《金匮要略》新解

基于六经辨证的病证结合诊疗方案

主编 倪 青 陈玉鹏

中国科学技术出版社

·北 京·

图书在版编目（CIP）数据

《金匮要略》新解 / 倪青 , 陈玉鹏主编 . —北京 : 中国科学技术出版社 , 2024. 10.
—ISBN 978-7-5236-0962-0

Ⅰ . R222.39

中国国家版本馆 CIP 数据核字第 2024X1726Q 号

策划编辑	王久红　　焦健姿	
责任编辑	王久红	
文字编辑	靳　羽	
装帧设计	佳木水轩	
责任印制	徐　飞	

出　　版	中国科学技术出版社
发　　行	中国科学技术出版社有限公司
地　　址	北京市海淀区中关村南大街 16 号
邮　　编	100081
发行电话	010-62173865
传　　真	010-62179148
网　　址	http://www.cspbooks.com.cn

开　　本	710mm×1000mm　1/16
字　　数	553 千字
印　　张	30
版　　次	2024 年 10 月第 1 版
印　　次	2024 年 10 月第 1 次印刷
印　　刷	北京博海升彩色印刷有限公司
书　　号	ISBN 978-7-5236-0962-0/R·3323
定　　价	98.00 元

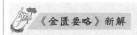

编著者名单

主　编　倪　青　陈玉鹏

副主编　汤怡婷　刘旭菲

编　者　（以姓氏汉语拼音为序）

布天杰　陈玉鹏　姜婷婷　李雨倩
刘旭菲　倪　青　史佩玉　汤怡婷
魏　畅

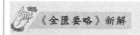

内容提要

　　《金匮要略》是我国东汉医学家张仲景所著《伤寒杂病论》的杂病部分，也是我国现存最早的一部论述杂病诊治的专书，其中运用六经辨证法对杂病进行了辨证施治，使杂病的辨治方法得以扩展，为后世进一步运用六经辨证法奠定了坚实基础。

　　著者从六经辨证角度系统解读了《金匮要略》。全书由总论和各论两部分组成，共33章。总论部分概述了六经辨证在《金匮要略》病因病机、诊断、治则、方药等方面的应用特点。各论部分是每个病证六经辨证应用的具体内容，以方证为主，从"症－病－证－治则－主方－加减法－现代应用"等多层次，剖析了杂病治疗中六经辨证的整体性，详述了每个经方的方证循证依据，并附以经典名家案例。

　　本书立足临床实践，构建了相对完整的杂病六经辨证理论与临床应用体系，便于临床掌握与应用，可供临床医生、中医院校师生、经方爱好者阅读、参考、应用。

　　补充说明：本书《金匮要略》原文、方剂索引和病症索引，是本书的特色和亮点之一，已更新至网络，读者可通过扫描右侧二维码，关注出版社"焦点医学"官方微信，后台回复"9787523609620"，即可获得文件下载检索。

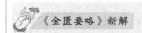

前言

　　《金匮要略》由东汉末年著名医家张仲景所著，是我国现存最早的一部融理、法、方、药为一体的辨治杂病的专书。其与《伤寒论》一脉相承，是汉代以前我国临床医学成就的总结，奠定了中医学辨证论治的基础，为中医经典著作之一。历代学者对《金匮要略》辨治杂病方法的研究多集中于脏腑经络辨证，而《伤寒论》则是以六经辨证为主，治疗伤寒等外感热病而著称。俞根初、柯琴、陈修园等医家均强调"仲景之六经，不专为伤寒一科，乃百病之六经也"。痉病、湿痹、暍病、历节、疟疾、咳嗽上气、风水、寒疝、支饮、消渴、黄疸、产后郁冒、产后大便难、妇人杂病等，约占《金匮要略》一书所论疾病的35%，不仅应用了脏腑辨证法，也运用了六经辨证法。当代医家明确提出这些杂病辨治当以"六经辨证"为先。有鉴于此，笔者从六经辨证角度对《金匮要略》进行较为系统、深入的整理性解读，希冀能抛砖引玉，弥补以往《金匮要略》"只重脏腑，不重六经"之不足。

　　本书分为总论和各论两部分。总论部分探讨了"六经钤百病"的源流及理论基础，论述了《金匮要略》中六经辨证在病因病机、脉法、诊断、治则、方药上的应用及意义。各论部分，将《金匮要略》二十二篇章以"病"为核心划分为28个专题，对原文先作语义浅释，后作六经辨析。以前后文互勘或"以方（药）测证（机）"、联系《伤寒论》相关条文等方法补充，并参考后世医家注释，对每一条文的病脉证并治进行了阐释，从病位、病性、病机或症状、证机、药证，结合六经病的特征，辨其六经归属，以引导应用六经理论辨治杂病。

　　对于六经实质的理解众说纷纭。医家对六经理论的理解不同，对《金匮要略》相关条文中包含的病因病机、方证等解读也不尽相同。本书的六经解读仅是结合前人研究基础上，加入当代临床实践体会，尚属初步探讨。仲景开万世师表，六经理论博大精深。我们对《金匮要略》研究如井中视星，难得全面，难避谬误，故书中仍存在诸多缺点或错误，敬请读者不吝赐教。

中国中医科学院广安门医院　倪　青
2024 年 6 月 6 日

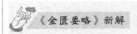

目 录

总 论

各 论

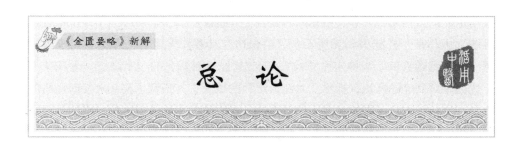

第1章 六经钤百病 《金匮》开先河

一、六经钤百病源流

《伤寒杂病论》为东汉张仲景所著，由于兵火战乱等原因而散佚，西晋时期经王叔和搜集整理编次改名为《伤寒论》得以传世。众多医家认为《伤寒论》中的六经辨证理论是张仲景为外感病所特设，且更适于指导外感病的诊疗。《金匮要略》作为我国现存最早的诊治杂病的专著，其所载的脏腑经络辨证也被认为是辨治杂病的唯一辨治方法。至清代柯韵伯始提出"六经为百病立法"的学术思想，即"仲景之六经为百病立法，不专为伤寒一科，伤寒杂病，治无二理，咸归六经之节制，六经各有伤寒，非伤寒中独有六经也。"在理论上，柯氏在《伤寒来苏集》指出："按仲景自序言作《伤寒杂病论》合十六卷，则伤寒杂病，未尝分两书也。凡条中不冠伤寒者，即与杂病同义。如太阳之头项强痛，阳明之胃实……是六经之为病，不是六经之伤寒，乃是六经分司诸病之提纲，非专为伤寒一症立法也。"同时强调："观仲景独于太阳篇，别其名曰伤寒、曰中风、曰中暑、曰温病、曰湿痹，而他经不复分者，则一隅之举，可以寻其一贯之理也。""岂知仲景约法，能合百病，兼该于六经，而不能逃六经之外，只在六经上求根本，不在诸病名目上寻枝叶。"因此，六经为百病辨证的方法，不仅仅为外感病而设，如果一叶障目，岂不辜负湮灭仲景大法。在临床实践中，柯氏认为"凡条中不冠伤寒者，即与杂病同义"。考《伤寒论》398条原文，冠有伤寒或者中风者共97条，冠三阴三阳者166条，不冠名者135条，其中很多方证，临床实践中不仅可治疗外感病，也可以应用于内伤杂病的治疗。清代著名医家俞根初认为仲景的《伤寒杂病论》以"伤寒"二字，统括四时六气之外感证；以"杂病"二字，统括全体脏腑之内伤证，外感内伤无所不包。俞根初在其著作《通俗伤寒论》明确提出了"以六经钤百病，为确定之总诀"，即"六经钤百病"的学术观点。俞氏基于上述诸家对六经的认识，提出"六经形层"的概念，其拓宽了狭义六经即经络的内涵，使六经包含了脏腑经络、四肢百骸，同时将气化学说与脏腑经络的生理病理有机地结合，从而使四时外感所致之病以及内伤杂病，均可囊括在六经之内而无遗。清代以后"六经钤百病"理论在柯、俞的理论基础上不断丰富完善，为后世医家所广泛认同和使用。六经辨证及经方广泛应用于临床各科，疗效显著，证实了"六经钤百病"的正确性。以太阳病为例，狭义的太阳病定义为外感热病的初期阶段，外邪侵袭人体，正邪交争于肌表，以营卫功能失调为主要特点。桂枝汤、麻黄汤等为太阳病的代表方。而在"六经钤百病"的理论指导下，桂枝汤、麻黄汤亦应用于内伤杂病，如有学者收集了 1958—2018 年公开发表的桂枝汤医案 505 例，其中气血津液病医案占 16.83%，位居第一；妇科病医案占 15.84%，位居第二；而涉及外感病的肺系病医案仅占 10.74%，位居第三。

《伤寒论》与《金匮要略》二者同源而异流，一论外感时病，一论内伤杂病，虽然重点不同，但联系紧密，张仲景将六经辨证广泛运用于杂病的辨证论治，突出了六经辨证是其原书《伤寒杂病论》的基本辨证论治方法。无论伤寒还是杂病，均由人体患病后所反映的症状确定，其发病规律是一致的，即正邪交争，二者不能截然分开。仲景的六经辨证可作为辨治疾病总纲，用六经辨证理论和方证治疗杂病是被现在临床研究证实的事实，而《金匮要略》是应用六经辨证论治杂病之先河。

二、《金匮要略》与六经辨证

六经辨证理论是仲景基于《素问·热论》六经分证相关理论所创立的，以太阳、阳明、少阳、太阴、少阴、厥阴六经作为辨证纲领，总结其在发生、发展、变化方面的一般规律和临床表现特点的一种辨证方法，且包含八纲、脏腑、经络、气血津液、病因等辨证方法的内容，相互之间具有密切的内在联系。

伤寒有广义和狭义之分，广义者包括温病、杂病，狭义者单指伤寒。如《素问·热论》曰："今夫热病者，皆伤寒之类也。"可知古代将有发热特征者称为伤寒，是广义伤寒。《难经·五十八难》曰："伤寒有五，有中风，有伤寒，有湿温，有温病，有热病。"前一个伤寒是广义的，而后一个伤寒是狭义的。天下的疾病千变万化，概括起来，不外两类，一类是具有发热特征的疾病，称为伤寒；另一类是不具有发热特征的疾病，称为杂病。后世医家将疾病分为外感和内伤两类，大致雷同。这就是《伤寒论》的真实含义，即《伤寒论》是治疗人体常见的急性病、慢性病，外感、内伤，发热、不发热，伤寒、杂病之书。故陈修园在《古今医论》云："至云仲景《伤寒论》独为伤寒而作，非治杂症，试观其中表里寒热虚实阴阳诸法全备，杂症俱可仿之为则，虽代有名贤杂症诸书，不过引而伸之，触而长之，谁能出其范围，后学果能熟读揣摩，则治杂症思过半矣，推而广之，并可统治男妇小儿一切杂症"。其实，外感和杂病是人体患病后，正邪相争所致的两种不同的发病形式，二者的发病规律并无本质区别，临床上不能截然分开。刘渡舟教授对于《伤寒论》同治伤寒外感和杂病提出了三点理由：一是伤寒单纯发病者少，而与杂病相兼则多，故伤寒与杂病合论则全面。二是人分男女，体有强弱，感邪虽一，发病则异，而且内因是变化的根据，故辨证不明杂病，则亦不能明伤寒。只论伤寒，不论杂病，则不能曲尽辨证之长。三是有的患者先患他病，后感伤寒，内伤外感，病情杂沓，难求一致，无法用伤寒一种发病形式而统摄诸病。柯琴亦云："伤寒之中最多杂病，内外夹杂，虚实互呈，故将伤寒杂病而合参之，正以合中见泾渭之清浊，此扼要法也。"六经病症有一个突出的特点，即多数病症是起于外感，而终于内伤。故临床上外感病证与内伤杂病难以截然分开。

　　基于以上理论，《金匮要略》中六经辨证广泛运用于杂病的辨证论治。统计显示，《金匮要略》一书约40种疾病中，其中有14种疾病全部或部分运用了六经辨证的方法。详考《金匮要略》，全书运用六经辨证治疗的杂病有痉病、湿痹、暍病、历节、疟疾、咳嗽上气、风水、妇人杂病、产后郁冒9种疾病，有葛根汤证、瓜蒌桂枝汤证、大承气汤证、麻黄加术汤证、麻杏薏甘汤证、桂枝附子汤证、甘草附子汤证、白虎加人参汤证、一物瓜蒂汤证、白虎加桂枝汤证、桂枝芍药知母汤证、射干麻黄汤证、越婢加术汤证、小青龙加石膏汤证、小柴胡汤证、防己黄芪汤证、越婢汤证、杏子汤证、小柴胡汤证等累计21证次，分别使用了六经辨证中辨治太阳病、阳明病和少阳病的方法。

　　以痉病而言，痉病是由于素体津液亏虚，复感外邪所致，以颈项强直、牙关紧闭、口噤不开等为主症的疾病。痉病虽属杂病范畴，但病因与感受外邪有关，故临床主症除上述表现外，兼有外感风寒的太阳表证。原文第1、2条论述痉病的分类时言"太阳病，发热无汗，反恶寒者，名曰刚痉"及"太阳病，发热汗出，而不恶寒，名曰柔痉"。条首冠以"太阳病"，说明其病因与感受外邪有关，同时明示其临床表现既有筋脉失于濡养的见症，亦包括了发热、恶寒（风）、脉浮等太阳表证。治疗痉病时不但需滋养阴液、舒缓筋脉，而且应疏散表邪，方可取效。此即《金匮要略·痉湿暍病脉证治》在论述柔痉时所说："太阳病，其证备，身体强，几几然，脉反沉迟，此为痉，瓜蒌桂枝汤主之。"张仲景在本条指出治疗柔痉应选用瓜蒌桂枝汤，是因此方中既有天花粉滋养阴液，舒缓筋脉，又有桂枝汤疏风解肌，疏散太阳之表邪，全方共奏滋阴养液、疏风散邪之效。"痉为病，胸满口噤，卧不着席，脚挛急，必齘齿，可与大承气汤。"若外感风寒致痉，郁久化热，内陷阳明，则选用大承气汤以泄内结之燥热，破壅滞之气，泄热存阴，使痉病自愈。

张仲景在《金匮要略》一书中，对于本属杂病又兼外感风寒者每多运用六经辨证进行治疗。例如，其在治疗寒疝、支饮、消渴、黄疸、产后大便难5种疾病时，使用了乌头桂枝汤、小青龙汤、五苓散、小柴胡汤、大柴胡汤、桂枝加黄芪汤、大承气汤7首治疗伤寒三阳病的方剂，收到了杂病和外感同治、里病与外邪并除的效果。以寒疝为例，张仲景认为寒疝是阳虚寒盛而致的寒性腹痛，属杂病范畴。在《金匮要略·腹满寒疝宿食病脉证治》篇中详细论述了寒疝的病机："腹痛，脉弦而紧，弦则卫气不行，即恶寒，紧则不欲食，邪正相搏，即为寒疝"。细析原文可知，寒疝是因病者素体阳虚内寒，复因感受外寒诱发，以致外寒与内寒相合，形成阳虚寒盛的阴寒腹痛。此证若无表寒，则只需温里散寒，方宜大乌头煎；但若阴寒内盛，外兼表寒者，便会形成表里俱寒之证，此时纯用大乌头煎无益，治疗时不仅需温里散寒止痛，也要解散在表之寒邪，故用乌头桂枝汤治之，方中桂枝汤解散表寒，乌头、蜂蜜温散里寒，俾里寒得温，表寒蠲散，双解表里而其证自除。

三、《金匮要略》中六经辨证运用的意义

张仲景的《伤寒杂病论》总结《黄帝内经》《难经》《神农本草经》等古典医籍的基本理论并结合临床经验，提出了包括病脉证并治、理法方药、煎服禁忌一气呵成的六经辨证论治体系，以阴阳为总纲，用太阳、阳明、少阳、太阴、少阴、厥阴作为辨证纲领，从病脉证治、邪正盛衰、病变部位、病势缓急、病情进退等方面，对疾病进行分析辨别，并用以指导临床治疗的辨证方法。仲景创造性地把疾病发展过程中的错综复杂、变化多端的证候，用"三阴三阳"进行归纳，创立了六经辨证论治的独特体系。"辨证论治"的内涵由此被基本确立，既为医家揭示了辨证论治的原理原则，又指出了辨证论治的具体方法。仲景的伤寒杂病分论各治，对临床实践具有高度的指导意义，可以说是中医临床辨证学的里程碑。六经辨证作为独立的中医辨证体系，不可能只为外感而设。实践证明，它不仅是诊疗外感疾病辨证施治的纲领，也是中医临床各科疾病辨证施治的基础。张仲景在《金匮要略》中据证多处运用六经辨证方法辨治杂病，具有十分重要的理

论价值和临床指导意义。

六经辨证贯穿《伤寒杂病论》始终。六经辨证以脏腑、经络辨病位，结合阴阳以明病性，又因外感热病传变迅速，尤为注重疾病的传变。仲景在《伤寒论》中对六经病的症状、脉象、治法、方药论述详尽，其所言六经病是脏腑、经络、气血、津液及其气化功能发生病变的一种综合性反应。六经辨证包含了对病位、病性的静态判断，涵盖了对疾病发展传变的动态认知。《素问·热论》以六经分证论述外感热病，仲景于《伤寒论》将此理论完善并创新，使其理法方药完备。《金匮要略》中进一步论述六经辨证在复杂病症的具体应用，扩展六经辨证运用范围。《金匮要略》中杂病病因复杂多样，如《脏腑经络先后病脉证》针对发病的原因，提出"千般疢难"的概念，并将其划分为三大类；《血痹虚劳病脉证并治》又具体指明"五劳、七伤"是引发虚劳病的主要因素；《黄疸病脉证并治》更是以饮食、酒水、房劳等病因进行分类；《妇人杂病脉证并治》中将引起妇人杂病的原因概括为"因虚、积冷、结气"三个方面等。杂病病机更为矛盾复杂，如《金匮要略》治虚劳病，虽然以扶正为要，但不惟"补"，不忽略祛邪，仲景示人以正气虚则易招致病邪不去，而邪实又碍正气的恢复，往往形成正虚邪恋的复杂局面，故针对虚劳干血之证，治以大黄䗪虫丸祛邪以扶正。其病证确实和《伤寒论》六经病有所不同，但很多病证都与伤寒热病相联系，如痉、湿、暍、百合、狐惑、阴阳毒、肺痈、肠痈、风水、谷疸、黄汗等。《金匮要略》的杂病应该是《伤寒论》六经病证的补充，其间贯彻六经的主旨思想。张仲景将六经辨证方法广泛地运用于杂病的辨证施治，其中直接涉及治疗杂病9种，涉及方证21证次；杂病兼夹外感病5种，涉及方证7证次；共计辨治杂病14种，涉及方证28证次，充分说明六经辨证不仅可以运用于辨治外感疾病，也可以广泛运用于杂病的辨证治疗。一般认为，论治杂病应当运用张仲景创立的脏腑经络辨证，而六经辨证仅适用于治疗外感风寒所引起的六经疾病。千百年来，这一思维已经成为中医治疗疾病亘古不变、约定俗成的定向思维模式。张仲景在《金匮要略》一书中已将六经辨证运用于杂病的论治，开创了运用六经辨证论治杂病的先河，丰富了杂病辨证论治的内容。正是由于张仲景在《金匮要略》中早已把六经辨证运用于杂病的治疗，扩展了六经辨证的运用范围，丰富了辨证论治杂病的内容。换言之，《金匮要略》是仲景为世人讲述六经辨证理论体系应用的进阶篇。

第 2 章　理法肇机原　六经是准绳

病因是导致疾病发生的原因，又称致病因素；病机是疾病发生、发展和变化的机制，也是发病的关键与机要。中医病因病机理论形成于先秦两汉时期，《黄帝内经》记载了六淫、七情、饮食、劳倦等多种致病因素，提出了最早的病因分类法和病机十九条。《伤寒杂病论》在继承《黄帝内经》等古典医籍理论的基础上，创立六经辨证理论，提出了理法方药完备的辨证论治体系，其中最关键之处在于辨析病因、病机。但目前临床医生最常以脏腑病机为核心，经方的应用存在以条文对应为主的简单机械方证对应的问题，而对《伤寒杂病论》六经辨证中有关病因病机的相关理论重视不够。《伤寒杂病论》作为我国第一部临床治疗学方面的巨著，其书写体例与医经著作《黄帝内经》有所不同，不似《黄帝内经》成段成篇地论述病因病机，而是散落于条文之中。例如，"膈内拒痛，胃中空虚，客气动膈……阳气内陷，心下因硬，则为结胸，大陷胸汤主之。""伤寒，大吐大下之，极虚，复极汗者，其人外气怫郁，复与之水，以发其汗，因得哕。所以然者，胃中寒冷故也。"

一、六经辨证对病因阐释

六淫是六经辨证理论里最重要的病因之一。仲景结合临床观察对六气发病证候表现进行归纳，使广义伤寒的不同外感病进一步具体化。如根据发热、汗出、恶风、脉缓等不同情况对太阳病归纳出中风、伤寒、温病、风温等不同证候和所主方剂；对痉、湿、暍也进行了归纳和区分，由此概括出六气致病的具体临床表现。作为病因的六淫，既是指外六淫，也包含内六淫的概念，在伤寒外感病中有内伤杂病，在杂病中也可辨外感。内六淫风、寒、湿、热、燥、火也受体质因素的影响，六淫内外结合，更能准确有效针对复杂病机的辨证。《伤寒论》中的病因还包括误治、劳复等。误治因素中有误于汗、吐、下、火等诸法，误治后引发六经传变，使病机错综复杂并呈动态变化的局面。劳复主要是指房劳复、食复与劳作复，启迪了康复医学和治未病的思想。

燥屎、水饮、宿食、瘀血等病理产物亦是六经病证中重要病因。《金匮要略·腹满寒疝宿食病脉证治》第 25 条"脉紧如转索无常者，有宿食也"，强调有宿食。《伤寒论》第 174 条"伤寒八九日，风湿相搏，身体疼烦，不能自转侧，不呕不渴，脉浮虚而涩者，桂枝附子汤主之；若其人大便硬，小便自利者，去桂加白术汤主之"；《金匮要略·痰饮咳嗽病脉证并治》第 16 条 "心下有痰饮，胸胁支满，目眩，苓桂术甘汤主之"；《金匮要略·痰饮咳嗽病脉证并治》第 25 条 "心下有支饮，其人苦冒眩，泽泻汤主之"；《金匮要略·痰饮咳嗽病脉证并治》第 31 条 "假令瘦人，脐下有悸，吐涎沫而癫眩，此水也，五苓散主之"，皆强调外邪合并痰饮。《金匮要略·妇人妊娠病脉证并治》第 2 条 "妇人宿有癥病，经断未及三月，而得漏下不止，胎动在脐上者，为癥痼害。妊娠六月动者，前三月经水利时，胎也；下血者，后断三月衃也。所以血不止者，其癥不去故也，当下其癥，桂枝茯苓丸主之"；《金匮要略·妇人杂病脉证并治》第 9 条 "问曰：妇人年五十所，病下利，数十日不止，暮即发热，少腹里急，腹满，手掌烦热，唇口干燥，何也？师曰：此病属带下，何以故？曾经半产，瘀血在少腹不去，何以知之？其证唇口干燥，故知之，当以温经汤主之"；《伤寒论》第 237 条 "阳明证，其人喜忘者，必有蓄血，所以然者，本有久瘀血，故令喜忘，屎虽硬，大便反易，其色必黑，宜抵当汤下之"，皆强调有瘀血。此类条文充分说明仲景六经辨证时重视病因的存在。

《伤寒杂病论》所涉及的各种外感、误治、病理产物等病因客观存在，且经临床实践证实。仲景尤为重视误治病因，《伤寒论》中有近 1/3 的条文都与误治和救误相关，这些既是仲景对前人误治教训的总结，也是六经辨证论治思维精华所在。在《金匮要略》中，张仲景结合《黄帝内经》将外因的六淫产生条件更为具体化，提出三因学说，开篇即言 "千般疢难，不越三条：一者，经络受邪，入脏腑，为内所因也；二者，四肢九窍，血脉相传，壅塞不通，为外皮肤所中也；三者，房室、金刃、虫兽所伤。以此详之，病由都尽"。三因学说以脏腑经络为基础，强调病因影响机体的动态过程。

二、六经辨证对病机阐释

六经辨证从病位、病性、病邪数量阐释病机。病因侵犯人体，必有病位，六经辨证以六经定病位。六经以脏腑经络体系为本，确定六经病变部位是六经辨证的第一步，如 "伤寒一日，太阳受之" "太阳受病……以其脉上连风府，故头项痛，腰脊强" 等所述。六经病变不仅会在经络循行部位发生病变，还会波及所属脏腑，如 "趺阳脉浮而涩，少阴脉如经者，其病在脾……今趺阳脉浮而涩，故知脾气不足，胃气虚也。"《金匮要略·中风历节病脉证并治》中对中络、中经、中腑、中脏的不同症状作了说明；《金匮要略·血痹虚劳病脉证并治》通过症状的具体描述把病变落实到各个脏腑；《金匮要略·水气病脉证并治》根据内脏病变所见之证，分述了心水、肝水、脾水、肺水、肾水等临床特征，说明脏腑经络的病理变化是病机的基础。

《金匮要略》应用脏腑病机理论进行证候分类，对杂病进行归纳研究，提出许多新的病种和病名。如对风水病、石水病的认识和区分，不仅丰富了病名，同时将一种疾病分为数种，使认识进一步细化。《金匮要略》论及杂病多达近百种，通过对病证临床表现进行分析归纳，如将黄疸病又分为谷疸、酒疸、女劳疸与黄疸；还结合临床发现总结出新病名，如百合、狐惑、阴毒、阳毒、瘀血等；并进行分科命名，所论内科杂病涉及 40 余种病证，还论及妇科、外科等。每一种具体病名是仲景对具体疾病全过程的特点与规律所作的病机概括，是对该具体病变的本质性认识，基于脏腑经络定位极大丰富了病机理论；充实了病机理论，为中医杂病理论发展奠定了基础。六经不离脏腑经络，但是六经并非一定包括五脏、六腑在内，与脏腑经络也不是一一对应的关系。正如陈亦人教授认为，阐释各经病的病理机制时，都要两脏两腑并提，这是刻意求全，将无作有，反而降低六经辨证理论的价值。六经是多方面综合的系统概念，脏、腑、经络、形体、五官及气血津液精等身体各器官、组织和成分等要素属于六经系统，是"属"而非"是"的确定关系，不是完全等同。还应认识到六经所包含的脏腑形质及功能与西医学解剖所认知的脏腑形态与功能可作参看，但也不完全等同。

任何疾病，病机不外乎阴、阳、寒、热、虚、实之分，又寒、热、虚、实从属于阴阳，故任何疾病均有阴、阳两类不同的病情反应。六经辨证融合八纲，以八纲作为定性、定量的方法。在《伤寒论》中，阴阳、寒热、虚实病机反映了疾病的性质。在阴阳病机之下分列阴阳的多种情况，有亡阳、阳虚、阳盛、阴盛、阴虚、阳虚阴盛、阴虚阳盛、阴阳俱虚等，如"太阳病中风，以火劫发汗……两阳相熏灼，其身发黄。阳盛则欲衄，阴虚小便难。阴阳俱虚竭，身体则枯燥"。其中处处不离阴阳。另外，在疾病的转归上，强调"凡病若发汗、若吐、若下、若亡血、亡津液，阴阳自和者，必自愈"。寒热病机之下包括热病机、寒病机和寒热错杂病机 3 种。单纯的寒热病机辨识尚易，如"紧则为寒""伤寒脉滑而厥者，里有热也""自利不渴者，属太阴，以其脏有寒故也"。寒热错杂的病机分析则较难，但仲景也有举例说明，如"病人身大热，反欲得近衣者，热在皮肤，寒在骨髓也。身大寒反不欲近衣者，寒在皮肤，热在骨髓也"。虚实病机反映了邪正盛衰的情况，包括虚病机、实病机与虚实夹杂病机 3 种。就六经病而言，三阳病多属正盛邪实的实证，三阴病多属正气虚损的虚证，但因书中涉及他医误治的情况较多，导致患者的病情虚实变化复杂，仲景常细查脉症以辨病机，如"脉浮而紧者，法当身疼痛，宜以汗解之，假令尺中迟者，不可发汗，何以知然，以荣气不足，血少故也"。八纲综合对虚实、寒热、表里六个变量分析的基础上，从总体上判定疾病的性和量，通过全面考察病因与患者症状、脉象、体征等综合判断得来的。

《伤寒论》从分析外感病机到论邪正之间的关系，从用六经、脏腑、表里等确定病位到用八纲中阴阳、寒热、虚实辨别病性，阐发荣卫、气血、津液等物质的病理变化，彰显着全局、动态、多维度地认识病机的特点。

六经辨证根据人体患病后所反映出的症状，基于人体脏腑经络、八纲理论等探讨病因、病性、病位以明确疾病发生机制，并选用适合的药物或其他非药物方法调节身体功能。其理论体系正是以病因病机为核心论述，开创了辨证论治的理、法、方、药一体的体系，辨证论治的关键是病机的把握，"理"字当头，即是强调首重病因病机，强调方随机转、随证治之。庞祝如将六经辨证特点归纳为三点：一是非特殊性，即几乎所有疾病都可适用；二是注意患者的生理机转的促进，而不直接注意病原和症状的消灭；三是整体性，即照顾到患者整体的生理机转，根据全身证候而采取与之相适应的综合疗法。它的原理是根据机体抗病的生理机转的反射性现象，给予相应的扶助和调节，使机体的生理功能战胜病因的侵害，而恢复其正常状态。六经辨证对于病因病机的重视体现了中医学整体观念与辨证论治的特点。正是在这种灵活、全面的指导思想下，站在仲景巨人的肩膀，基于前人治病经验的积累，却又不受经验所局限，中医学才不断发展与突破。

第3章　脉理益伤寒　切诊别阴阳

疾病的标与本，即疾病的现象与本质。仲景将脉与症视为疾病外在表现的两个现象，在诊察时将两者紧密结合起来，做到分析症状时有脉可凭，诊察脉象时有症可参，避免误诊。《伤寒论》开篇就以"辨脉法第一""平脉法第二"分列前两位，张仲景因脉证而论治用方，理法方药一线贯穿，称"平脉辨证"。"平脉辨证"即是分辨脉证之义，又各条文均示以治法方药为论治，以此开辨证论治先河。张仲景认为切脉之脉是"效象形容"，脉为医家的判断依据，将脉列于证之前称脉证，以此又将张仲景以脉证为核心的辨证论治称为平脉辨证思维。《伤寒论》几乎每篇的篇目都冠以"辨××病脉证并治"的字样，此外，正文398条中，有148条论及脉象，可见脉诊贯穿全书始终。《金匮要略》沿袭《伤寒论》脉法，脉诊贯穿于辨证论治的各个环节，占有十分重要的地位。《金匮要略》中各篇几乎均以"……病脉证治"或"……病脉证并治"为题。张仲景临证时将脉与症视为同等重要，辨证时合参之，足可见脉诊是仲景学术辨证论治思想体系中极为重要的组成部分。

一、《金匮要略》中脉法

（一）独取寸口脉

《难经》言："寸口者，五脏六腑之所终始，故法取于寸口也。"寸口是脉之大会，五脏六腑之终始，所以脏腑有病，气血运行失常，便表现在寸口脉象。寸口三部诊法是目前临床上最常用、最重要的脉诊方法，由于其简便易行，可通过切寸口一脉而了解周身阴阳气血之盛衰，五脏六腑之病变。张仲景遵《难经》脉诊经旨，亦重视寸口脉法，将其广泛应用于外感、杂病诊疗，是《金匮要略》中出现率最高的脉法。一般寸口脉有两种含义，一是指寸关尺三部脉，如"寸口脉动者，因其旺时而动"，《金匮要略·疟病脉证并治》"疟脉自弦"，《金匮要略·血痹虚劳病脉证并治》"劳之为病，其脉浮大""男子脉浮弱而涩，为无子，精气冷"，此寸口脉动、脉均指寸、关、尺三部脉而言；二是单指寸脉，则多与关、尺脉并提，如"寸口脉沉而迟，关上小紧数"。

《伤寒论·平脉法》曰："荣卫气血，在人体躬，呼吸出入，上下于中，因息游布，津液流通……出入升降，漏刻周旋，水下百刻，一周循环，当复寸口，虚实见焉。"肺朝百脉，一身荣卫血气周流不息有赖于肺宣发肃降的推动，营卫循行五十次复会于寸口，因而诸经之脉皆汇于肺，故诊寸口能够了解全身营卫气血的盈亏、脏腑的虚实。《金匮要略》承继《伤寒论》这一观点，多采用寸口脉法来诊全身性疾病。《金匮要略·痉湿暍病脉证治》曰："太阳病，关节疼痛而烦，脉沉而细者，此名湿痹，湿痹之候，小便不利，大便反快，但当利其小便。"这一节"脉沉而细"当指寸口脉而言。痹属全身性病变，用的是寸口脉法。《金匮要略·中风历节病脉证并治》曰："夫风之为病，当半身不遂，或但臂不遂者，此为痹。脉微而数，中风使然。"中风属全身性病变，而"脉微而数"指的是寸口三部脉，充分证明仲景用寸口法以诊全身疾病。

（二）趺阳脉

《素问·三部九候论》曰："故人有三部，部有三候，以决死生，以处百病，以调虚实，而除邪疾……下部人，足太阴也。"王冰注："下部人，谓脾脉也。在鱼腹上越筋间，直五里下，箕门之分……沉取乃得之，而动应手也。候胃气者，当取足跗之上，冲阳之分，穴中脉动乃应手也。"《素问·气交变大论》曰："岁木太过，风气流行，脾土受邪。民病飧泄食减，体重烦冤，肠鸣腹支满，上应岁星。甚则忽忽善怒，眩冒巅疾。化气不政，生气独治，云物飞动，草木不宁，甚而摇落，反胁痛而吐甚，冲阳绝者死不治，上应太白星。"《黄帝内经》最早将冲阳脉诊用于临床实践。张仲景明确提出趺阳脉诊的概念，并将其广泛运用于临床辨证论治之中。

趺阳脉在足背上五寸骨间动脉处，即足阳明经冲阳穴处。《灵枢·本输》曰："胃出于厉兑，……冲阳，足跗上五寸陷者中也，……大肠小肠，皆属于胃，是足阳明也。"趺阳脉乃胃脉，候脾胃。《伤寒论·辨脉法》第 21 条"趺阳脉迟而缓，胃气如经也"，指出趺阳脉与胃气的密切关系，并提出趺阳脉生理脉象为迟而缓。《金匮要略》中仲景诊脾胃病变，常用趺阳脉诊法。例如，《金匮要略·五脏风寒积聚病脉证并治》曰："趺阳脉浮而涩，浮则胃气强，涩则小便数，浮涩相搏，大便则坚，其脾为约，麻子仁丸主之。"《金匮要略·消渴小便利淋病脉证并治》曰："趺阳脉数，胃中有热，即消谷引食，大便必坚，小便即数。"《金匮要略·呕吐哕下利病脉证治》曰："趺阳脉浮而涩，浮则为虚，涩则伤脾，脾伤则不磨，朝食暮吐，暮食朝吐，宿谷不化，名曰胃反。"《金匮要略·水气病脉证并治》亦多次提及趺阳脉，如"趺阳脉当伏，今反数，本自有热，消谷，小便数，今反不利，此欲作水。"趺阳脉位置较表浅，当水肿致使寸口很沉难以准确触及时，亦诊趺阳脉。

（三）少阴脉

少阴脉与手少阴心经与足少阴肾经互相联系。少阴脉一指手少阴神门穴，即掌后锐骨端陷中之脉；二是指足少阴太溪穴，即足内踝后五分陷中之脉。切少阴脉可知心、肾等脏器之恙。仲景用少阴脉用于诊断心肾病或下焦病变，如《金匮要略·中风历节病脉证并治》曰："少阴脉浮而弱，弱则血不足，浮则为风，风血相搏，即疼痛如掣。"少阴脉浮而弱，为心血不足，血脉不充，风邪乘虚而入血脉则见疼痛。《金匮要略·水气病脉证并治》曰："少阴脉紧而沉，紧则为痛，沉则为水，小便即难。"少阴肾脉沉紧，肾阳不足，阴寒水饮内停，气化不行则小便不利。《金匮要略·妇人杂病脉证并治》曰："少阴脉滑而数者，阴中即生疮，阴中蚀疮烂者，狼牙汤洗之。"少阴为肾脉，阴中为肾窍。脉滑数主有湿热，湿热聚于前阴，郁积腐蚀，致腐烂成疮。

（四）少阳脉

《素问·三部九候论》曰："上部天，两额之动脉。"王冰注："上部天，两额之动脉，在额两旁，动应于手，足少阳脉气所行。"一般认为少阳脉即为额厌部位的两额动脉。《伤寒论》第271条："伤寒三日，少阳脉小者，欲已也。"伤寒多日本应传少阳，但诊少阳之脉见脉小而邪气不盛，故病势衰微，不传与少阳，病即告愈。《金匮要略·水气病脉证并治》曰："少阳脉卑，少阴脉细，男子则小便不利，妇人则经水不通，经为血，血不利则为水，名曰血分。"结合《伤寒论·平脉法》所言"荣气弱，名曰卑"，少阳脉卑，气血亏虚，枢机不利，水液输布功能障碍，水液停滞则见"小便不利"等水气疾病。

（五）遍诊法

脉诊起源于古人对血脉经络，即经脉、络脉、经水、经筋和皮部等方面的全面检查和分析。《灵枢·经别》曰："夫十二经脉者，人之所以生，病之所以成，人之所以治，病之所以起。"因此，经脉的变化可反映疾病的发生发展，从而作为诊断疾病的依据。《黄帝内经》时期，遍诊法为主要的脉诊方法。在当时天、地、人三才思想的影响下，《黄帝内经》将人体动脉分为上、中、下三部，每部又分天、地、人三候，合为九候。如此三部九候之脉几乎遍于全身，故以"遍诊"为名。遍诊法是指切按手足三阴三阳十二经脉中浮露或较为浮露的具有代表意义或便于诊察的动脉进行诊察，以分析疾病的方法。

仲景继承和吸收了先贤脉学理论之精华。《伤寒杂病论》自序中就明确指出："按寸不及尺，握手不及足，人迎、趺阳，三部不参，动数发息，不满五十……所谓窥管而已。"批评当时很多医生忽视人迎、趺阳等部位的诊断，以致管中窥豹，无以全面掌握病机的全貌。陈修园《金匮要略浅注·读法》曰："论中言脉，每以寸口与趺阳、少阴并举……是遍求法，所谓撰用《素问》《九卷》是也。然论中言脉，不与趺阳、少阴并举者，尤多是独取寸口法，所谓撰用《八十一难经》

是也。然仲景一部书，全是活泼泼天机，凡寸口与趺阳、少阴对举者，其寸口是统寸、关、尺而言也。与关、尺并举者，是单指关前之寸口而言也……少阴、趺阳字眼犹云肾气、胃气，少阴诊之于尺部，趺阳诊之于关部，不拘于穴道上取诊亦未始不可也。"结合《金匮要略》诊脉部位出现频率，张仲景多次提到并使用人迎脉、趺阳脉、少阴脉、少阳脉等进行诊断疾病，尤其是涉及较重病情或者复杂病情时，甚至经常使用两部脉或者多部脉相参的方法，仍是偏诊寸口，但非"独取寸口"。

《金匮要略·水气病脉证并治》曰："师曰：寸口脉沉而迟，沉则为水，迟则为寒，寒水相搏，趺阳脉伏，水谷不化，脾气衰则鹜溏，胃气衰则身体肿。少阳脉卑，少阴脉细，男子则小便不利，妇人则经水不通，经为血，血不利则为水，名曰血分。"此段条文系统地列举了对于"寸口脉""趺阳脉""少阳脉""少阴脉"不同部位的诊断结果、病机分析及症状表现，印证了仲景脉法中使用的遍身诊法。《金匮要略·消渴小便不利淋病脉证并治》曰："寸口脉浮而迟，浮即为虚，迟即为劳，虚则卫气不足，劳则营气竭。趺阳脉浮而数，浮即为气，数即消谷而大坚，气盛则溲数，溲数即坚，坚数相搏，即为消渴。"这里结合寸口与趺阳以说明消渴的病机。又如将遍诊法用于说明黄疸之酒疸、谷疸、女劳疸分别，《金匮要略·黄疸病脉证并治》曰："趺阳脉紧而数，数则为热，热则消谷，紧则为寒，食即为满。尺脉浮为伤肾，趺阳脉紧为伤脾。风寒相搏，食谷即眩，谷气不消，胃中苦浊，浊气下流，小便不通，阴被其寒，热流膀胱，身体尽黄，名曰谷疸。"这里就用了趺阳和寸口脉的变化，说明谷疸的形成机制；也指出了谷疸与女劳疸的不同脉象。遍诊法是仲景脉法的重要组成部分。

二、《金匮要略》中脉诊应用

（一）析病因

据脉求因，根据脉象变化以揭示疾病的病因是《金匮要略》脉诊的重要应用，无论是内因还是外因或不内外因，侵袭人体，都表现为邪正斗争、阴阳消长、升降失常等，致脏腑功能紊乱，出现全身的病理反应，必然会反映到脉象的变化。

张仲景运用脉诊以区别研判各种病因，审因论治，在治疗疾病中达到应手而瘥的效果。《金匮要略·肺痿肺痈咳嗽上气病脉证治》曰："寸口脉微而数，微则为风，数则为热，微则汗出，数则恶寒。风中于卫，呼气不入；热过于荣，吸而不出。风伤皮毛，热伤血脉，风舍于肺……始萌可救，脓成则死。"以寸口脉微而数之脉象，说明肺痈的病因为风热毒邪侵袭于肺。《金匮要略·痉湿暍病脉证治》阐述风湿"身重""一身尽疼，发热"等症状与太阳中暍"身热疼重"等临床症状极为相似。仲景以脉来判别病因，指出风湿"脉浮"，而太阳中暍"脉弦细芤迟"。"浮则为风"即风湿脉浮，其病因为湿邪与风邪夹杂侵袭人体所致。而太阳中暍脉象为"弦细芤迟"，暑湿之邪入里，耗气伤阴，气阴两亏则脉弦细；津血亏虚，血脉不充则见芤脉。此处张仲景阐述了在症状相似的情况下如何以脉来明辨病因。《金匮要略·中风历节病脉证并治》曰："少阴脉浮而弱，弱则血不足，浮则为风，风血相搏，即疼痛如掣。"阴血亏虚则见少阴脉弱，脉浮则为外感风邪，因而以脉象说明了阴血不足，风邪乘虚侵袭，经脉阻塞不通，筋骨失养，关节掣痛不能屈伸的原因。《金匮要略·黄疸病脉证并治》曰："寸口脉浮而缓，浮则为风，缓则为痹……"脉浮为风，脉缓主湿，风湿相合，痹阻于脾，故"脾色必黄"。这些条文根据脉象所做的病因分析非常透彻。

（二）定病位

脉有阴阳、形态、部位，病有在表、在里及在脏、在腑的不同，脉有所主，病有所布，脉象出现的部位不同，反映的病变部位也不同。《金匮要略》中仲景应用脉诊确定病在表、在里之异，在脏、在腑以及在上、在下之别。

《金匮要略·脏腑经络先后病脉证》曰："病人脉浮者在前，其病在表；浮者在后，其病在里。"以浮脉出现的位置来判别病在表里，"浮在寸口"，正气尚足，抗邪外出向外，故病在表；"浮在尺部"，精血不足，肾气亏虚，虚阳浮越，故病在里。浮脉出现的部位不同，其表里病位亦不相同。《金匮要略·水气病脉证并治》曰："水之为病，其脉沉小，属少阴；浮者为风。"水肿病脉见沉小，说明与少阴肾阳不足有关，病位在肾；水肿而脉浮，说明与外受风邪、肺失宣降有关，病位在肺。《金匮要略·五脏风寒积聚病脉证并治》曰："脉来细而附骨者，乃积也。寸口，积在胸中；微出寸口，积在喉中；关上，积在脐旁；上关上，积在心下；微下关，积在少腹。尺中，积在气冲；脉出左，积在左；脉出右，积在右；脉两出，积在中央。"脉来细而附骨即是沉细脉。积病所在的部位与沉细脉象所处部位相应，为确定病位提供了依据。《金匮要略·中风历节病脉证并治》曰："寸口脉沉而弱，沉即主骨，弱即主筋，沉即为肾，弱即为肝。"《金匮要略·黄疸病脉证并治》曰："尺脉浮为伤肾，趺阳脉紧为伤脾。"以脉象变化对应脏腑病变，对病位的判断洞悉无遗。

（三）明病性

疾病性质有寒热、虚实之分，而脉诊对于病性的辨别，有重要意义。通过脉诊，可明辨疾病之寒热虚实，分辨其阴阳属性。在《金匮要略》中由脉以明病性应用极为广泛。

脉沉、伏、迟、缓等多属于寒；脉浮、数、滑等多属于热证。如《金匮要略·疟病脉证并治》据脉辨疟病之寒热属性，"疟脉自弦，弦数者多热，弦迟者多寒。"弦数者为热盛，弦迟者为寒盛。《金匮要略·中风历节病脉证并治》曰："趺阳脉紧而数，数则为热，热则消谷，紧则为寒。"通过趺阳脉之浮紧以判断疾病的寒热属性。《金匮要略·妇人杂病脉证并治》曰："少阴脉滑而数者，阴中即生疮，阴中蚀疮烂者，狼牙汤洗之。"少阴脉滑而数，即下焦湿热蕴结。《金匮要略·水气病脉证并治》曰："趺阳脉当伏，今反数，本自有热，消谷，小便数，今反不利，此欲作水。"趺阳脉数为胃中有邪热，热则消谷善饥，水热互结膀胱，则见小便不利而形成水气病；"趺阳脉当伏，今反紧，本自有寒，疝瘕，腹中痛"，趺阳脉紧，病性属寒，腹中久积寒疾，如疝、瘕、腹中痛等。脉浮、虚、弱、涩、细、迟、弦等，且按之无力则多属于虚；脉多浮数、滑数等，按之有力多属于实。《金匮要略·肺痿肺痈咳嗽上气病脉证治》曰："上气面浮肿，肩息，其脉浮大不治。""咳而上气，此为肺胀……脉浮大者，越婢加半夏汤主之。"前者脉浮大无根，属虚；后者为饮热上逆之邪实内闭证，脉应浮大无力，属实。《金匮要略·腹满寒疝宿食病脉证治》曰："脉数而滑者，实也，此有宿食，下之愈，宜大承气汤。"据脉数而滑，辨为实证而选用承气汤下之。《金匮要略·血痹虚劳病脉证并治》曰："男子面色薄者，主渴及亡血，卒喘悸。脉浮者，里虚也。"脉浮而无力，或浮大无力，是血虚气浮之象，故主"亡血""里虚"等。以脉象的变化来判断病性，为仲景辨证论治的重要手段。

（四）立治法

从脉论治法，是仲景以脉象或脉与症状来论治疗方法是《金匮要略》脉法的重要内容。

《金匮要略·肺痿肺痈咳嗽上气病脉证治》指出："咳而脉浮者，厚朴麻黄汤主之；脉沉者，泽漆汤主之。"虽同为咳嗽，然因脉之浮沉不同，治法亦不相近。咳嗽而脉浮乃寒饮泛滥，上逆犯肺，以厚朴麻黄汤祛寒化饮、止咳平喘。咳而脉沉，乃水饮内停，阳气被困，而以泽漆汤通阳利水、止咳平喘。《金匮要略·腹满寒疝宿食病脉证治》曰："趺阳脉微弦，法当腹满，不满者必便难，两胠疼痛，此虚寒从下上也，当与以温药服之。"

以脉象为切入论治腹满。趺阳脉微弦，脉微为脾土阳虚之象，脉弦为肝木寒气乘虚上逆，克伐脾土，故治以温中散寒。《金匮要略·疟病脉证并治》曰："师曰：疟脉自弦，弦数者多热，弦迟者多寒。弦小紧者下之瘥，弦迟者可温之，弦紧者可发汗、针灸也，浮者可吐之。"疟疾多病在少阳，少阳枢机不利，故寒热失调。若脉弦而数者，为热邪偏胜，宜用清法，或酌用甘寒之类的饮食调理；若脉弦而迟者，多兼夹寒邪，宜用温法；若脉弦而兼小者，宿食或燥屎积滞于胃肠，当下之；若脉弦而兼浮紧者，病邪在肌表，宜采用发汗或针灸引邪外出；若脉弦而兼浮大者，为病邪与病势偏上，宜因势利导而采用催吐法。酒黄疸病既有腹满里实证，又有欲吐鼻燥，湿热病邪上壅证。腹满里实，可用下法，湿热上壅，可用吐法；病情复杂时，确定治法便要依据脉象。如果脉浮者，这是正气抗邪有上出之势，应因势利导，在上者因而越之，可用吐法。如果脉沉者，这是正气抗邪有入里之势，也应因势利导，在下者引而竭之，可用下法。由此可知，脉象对于确定治则有不容忽视的意义。

（五）测预后

疾病预后是患者未来一段时间里病情的发展情况，医者对病情预后的判断尤为重要。仲景在平脉辨证之际，非常注重从脉象改变，判断病情的轻重、预后、转归。

《金匮要略》中以脉预测疾病预后尤为详尽。《金匮要略·痰饮咳嗽病脉证并治》曰："久咳数岁，其脉弱者，可治。"久咳伤正，病久正衰，故脉来虚弱，脉症相符而预后尚可。《金匮要略·呕吐哕下利病脉证治》提出下利若见不同之脉，其病势发展截然不同。例如，"脉大者为未止；脉微弱数者为欲自止，虽发热不死。"脉大，邪气盛，故病势进展而下利不止。脉微弱数，是邪气渐衰，阳气始复，故知下利将自止，发热之症也为正气渐复之象，此条预后尚可，故曰不死。"脉反弦，发热身汗者，自愈。"弦脉是实脉，若下利见发热汗出，这是病情向愈的趋势，说明邪有从汗、从表解之机。"下利……少阴负趺阳者，为顺也。"趺阳是胃脉，主土，少阴是肾脉，主水。土不能制水则下利不止，今下利见趺阳胜于少阴，疾病发展趋势向好，是顺候。《金匮要略·痉湿暍病脉证治》曰："太阳病，发热，脉沉而细者，名曰痉，为难治。"痉病当见弦紧之脉，今脉沉细，乃太阳证而见少阴之脉，知乃阳气已衰，阴血不足之象，正虚不能胜邪，脉证不符当属难治。《金匮要略·水气病脉证并治》曰："脉得诸沉，当责有水，身体肿重。水病脉出者，死。"脉沉而又有水，此水当指里水。脉出即浮脉，里水若见脉浮，是正不胜邪，向外浮露，是预后不良之象。

第4章　四诊重合参　六经定乾坤

《伤寒论》中"观其脉证，知犯何逆，随证治之"充分体现了中医学诊疗疾病的基本原则辨证论治，而辨证之要在于四诊合参。望、闻、问、切四诊，是中医诊病的方法，四者从不同角度检查病情，收集临床资料，各有其独特的方法与意义，不能相互取代，而"四诊合参"是中医诊断疾病的基本原则之一。临床疾病多病因复杂，证候多端，病机处于动态变化中，遣方用药虽有常法但无成法，要求医生准确辨证，按证立法，依证选方。辨证准确的基础在于四诊合参，张仲景在《金匮要略》中将四诊合参贯穿诊疗始终，十分重视四诊合参，在诊断、预后判断疾病中具有重要意义。

一、四诊在《金匮要略》中的应用

（一）望诊

张仲景在诊断疾病过程中重视望诊，《金匮要略》中的望诊大致可包括望颜面、望目、望舌、望肤、望腹、望体态。

1.望颜面　《金匮要略·脏腑经络先后病脉证》曰："鼻头色青，腹中痛苦冷者死；鼻头色微黑者，有水气；色黄者，胸上有寒；色白者，亡血也。"仲景重视鼻部望诊，亦如《灵枢》所言"鼻为面王"，结合五行学说推断疾病病机。《金匮要略·脏腑经络先后病脉证》曰："设微赤，非时者，死。"以面部气色诊断疾病和判断预后。《金匮要略·脏腑经络先后病脉证》曰："卒厥……唇口青，身冷，为入脏即死。"望唇色见唇口青可知阳气虚脱，气血凝滞不同，内闭外脱。望额见于《金匮要略·黄疸病脉证并治》"额上黑……名曰女劳疸。""黄家日晡所发热……膀胱急，少腹满，身尽黄，额上黑，足下热……此女劳之病。"房劳伤肾，肾虚热浮，瘀血内滞，肾色外现，故有是证。

2.望目　《金匮要略·脏腑经络先后病脉证》曰："其目正圆者痉，不治。"目，是脏腑阴阳之精华，宗脉之所聚，仲景望目形以推测预后。两眼直视不能转动提示脏腑精气亡绝，多见于痉病，病情危重。《金匮要略·百合狐惑阴阳毒病脉证并治》曰："目赤如鸠眼，七八日，目四眦黑。"《金匮要略·血痹虚劳病脉证并治》曰："肌肤甲错，两目暗黑。"《金匮要略·惊悸吐衄下血胸满瘀血病脉证并治》曰："脉浮，目睛晕黄，衄未止。"望目色细致入微，临证强调区分目色部位，不同目色、不同的部位病位、病性均有不同。

3. 望舌 《金匮要略·腹满寒疝宿食病脉证治》曰："病者腹满，按之不痛为虚，痛者为实，可下之，舌黄未下者，下之黄自去。"望舌以确立治法。

4. 望肤 《金匮要略·黄疸病脉证并治》载"一身尽发热而黄，肚热，热在里，当下之"，湿热发黄则黄色鲜明；《金匮要略·痉湿暍病脉证治并治》载"湿家之为病……身色如熏黄"，脾虚湿郁，黄色晦暗。望皮肤颜色以明病机不同。

5. 望腹 《金匮要略·黄疸病脉证并治》曰："此为女劳得之……其腹胀如水状。"《金匮要略·妇人杂病脉证并治》曰："妇人少腹满，如敦状。"这些均是对不同疾病时腹部形状大小的形象描述。

6. 望体态 《金匮要略·痉湿暍病脉证治并治》载"身体强，几几然"，风寒阻滞经脉，营卫运行不利，津液不能正常输布而致筋脉挛急。还有妇人脏躁之"喜悲伤欲哭，象如神灵所作，数欠伸"，患者表现为情志不宁、频作欠伸、神疲乏力等症。通过望体态以认识某些特征性的疾病。

（二）闻诊

张仲景基于前人的理论，结合自己的临床，归纳总结出较为完整的闻诊方法。《金匮要略》中闻诊内容丰富，主要包括听声音和嗅气味，尤其对于肺系疾病运用较多。如《金匮要略·脏腑经络先后病脉证》论病态呼吸，言"吸而微数，其病在中焦，实也，当下之即愈；虚者不治。在上焦者，其吸促，在下焦者，其吸远，此皆难治。呼吸动摇振振者，不治"，通过听呼吸声音来辨病位之上下并推测其预后。《金匮要略·肺痿肺痈咳嗽上气病脉证并治》曰："咳而胸满，振寒脉数，咽干不渴，时出浊唾腥臭，久久吐脓如米粥者，为肺痈，桔梗汤主之。"闻唾出物的气味以辨成脓与否。

（三）问诊

《金匮要略》中绝大多数病证都运用了问诊。通过对患者进行有目的地询问，可了解疾病的起始、发展、治疗经过、现在症状和其他与疾病有关的情况，从而准确辨明病机以确定方证治法。对于患者的喜恶、个人的习惯往往只有通过问诊才能了解清楚。《金匮要略·脏腑经络先后病脉证》中"五脏病各有所得者愈，五脏病各有所恶，各随其所不喜者为病。病者素不应食，而反暴思之，必发热也"，通过询问其所喜所恶之味以辅助医家辨证。《金匮要略·百合狐惑阴阳毒病脉证并治》中"每尿时头痛者，六十日乃愈；若尿时头不痛，淅然者，四十日愈；若尿快然，但头眩者，二十日愈"，根据问诊所得症状不同，了解热邪的深浅程度，从而正确判断预后。

（四）切诊

切诊是医生运用自己双手的触觉，对患者的脉搏及体表进行触、摸、按、压，从而获得辨证资料的一种诊断方法。脉诊是《金匮要略》切诊重要组成部分，前文叙述较为完备，但腹诊也是切诊的重要内容。仲景将腹诊、腹证与病证、方药有机地联系起来，利用腹诊及腹证明诊断、判病性、寻病位、审病因、析病机、定治法、处方药，将腹诊融入中医诊疗的全过程。《金匮要略·痰饮咳嗽病脉证并治》曰："水在心，心下坚筑。""水在肝，胁下支满。""水在肾，心下悸。"通过分析腹诊分区、脏腑经络所属皮部等在腹部反应区以明确疾病所属脏腑。《金匮要略·五脏风寒积聚病脉证并治》曰："积者，脏病也，终不移；聚者，腑病也，发作有时，辗转痛移。"通过腹诊肿块的活动度就可以明确区分积聚的属性。再如《金匮要略·腹满寒疝宿食病脉证并治》曰："病者腹满，按之不痛者为虚，痛者为实。"通过腹诊来明确疾病的虚实属性。

《金匮要略》具体到某一条文中四诊各有侧重。综观全文，可知仲景四诊合参，重视整体，并非片面强调以某一种诊法作为诊断的唯一依据。通过整合四诊资料，以系统全面地了解病情。如首篇"寸口脉动者，因其王时而动，假令肝王色青，四时各随其色，肝色青而反白，非其时色脉，皆当病"，这是望诊与脉诊相结合的具体范例。又如《金匮要略·血痹虚劳病脉证并治》指出"男子面色薄者，主渴及亡血，卒喘悸，脉浮者，里虚也"，即是以色脉互参来诊断阴血不足的虚劳病。《金匮要略·肺痿肺痈咳嗽上气病脉证治》因痰浊壅肺而致的"咳逆上气，时时吐浊"，又当是望闻结合之实例。再如《金匮要略·水气病脉证并治》所载"外证肤肿，按之没指"，是望诊与触诊有机结合而得到的临床症状。同篇又云："寸口脉沉滑者，中有水气，面目肿大，有热，名曰风水；视人之目窠上微拥，如蚕新卧起状，其颈脉动，时时咳，按其手足上，陷而不起者，风水。"文中"面目肿大……视人之目窠上微拥，如蚕新卧起状，其颈脉动"属望诊；"时时咳"属闻诊；"有热"为问诊；"寸口脉沉滑者……按其手足上，陷而不起者"则属切诊。本条即是四诊合参判断水气过盛的风水病证之范例。单独的某一种诊法，只能反映疾病过程的局部或部分特征，只有四诊合参，才能把握住整个疾病过程中总的特征。《金匮要略》中运用四诊合参的实例还很多。

二、《金匮要略》中四诊应用特点

（一）四诊合参，以脉为主

《金匮要略》望闻问切四诊理论是在《黄帝内经》《难经》基础上发展完善的，《金匮要略》开篇即专述四诊内容。

1.望诊辨色。如"鼻头色青，腹中痛，苦冷者死；鼻头微黑者，有水气"，说明鼻面部气色可以诊断疾病和判断预后。

2.闻诊辨声。如患者"语声寂然喜惊呼者，骨节间病……语声啾啾然细而长者，头中病"，指出听声音的变化可以了解疾病所在。

3.切诊辨脉。脉象举例"寸脉沉大而滑，沉则为实，滑则为气。实气相搏，血气入脏则死，入腑即愈。此为卒厥"，以脉象判断卒厥在脏或在腑，并预断疾病发展。

4.问诊以了解病史。"病者素不应食，而反暴思之，必发热也"体现了仲景对于四诊合参理论的重视。

在具体各篇中也灵活应用四诊方法结合具体的病证指导疾病的诊断、治疗及判断疾病预后。或以闻诊为主，或以问诊为主，或以脉诊为主，或四诊合参。从《金匮要略》中不难看出四诊的理论和方法已经成熟、系统化，尤其是其对腹诊的应用更体现了《金匮要略》对诊查手段的完善和广泛。

《金匮要略》的诊察方法虽然是四诊合参，但并非平均使用。有学者研究发现书中症状计约94个，其中全身症状24个，头面症状11个，四肢症状8个，脏腑症状38个，胸腹症状13个，还有典型脉象50个，以问诊所得71个，闻诊所得7个，望诊所得8个。大部分是问诊及脉诊所得，分别占46%和33%。《金匮要略》除《奔豚气病脉证治》篇没有涉及脉象外，其余21篇均有脉象的记载。扩之《金匮要略方论》共三卷二十五篇，全书包括40多种疾病，共载方205首，论述脉象的条文145条，占全书的1/3以上，脉象达69种，单脉18种，相兼脉51种。足可以见四诊合参中仲景尤重脉诊，可见脉诊的重要作用。正如《素问·阴阳应象大论》云："按尺寸，观浮沉滑涩，而知病所生。"现代名医程门雪曾云："大凡内伤久病，苔脉相比，脉为重要。"

究其原因，一是脉诊中脉位、脉率、脉律、脉势、脉力、脉长等，可以更深入、直接、准确、迅速地反映脏腑经络气血的变化以及疾病的吉凶顺逆。因此，脉诊能直接探知疾病本质以提高方证相合的准确性，使得方证具有高度相关性。二是临床症状多是复杂且变化迅速。问诊所得多受患者主观认识影响，且临床中部分患者无法准确表达不适症状，同时一些疾病早期有无症状的情况；患者舌苔、面色等又极易受多种因素影响，造成与证候病机不符的假象；很多疾病又缺乏特异性闻诊特点。因此，脉诊受各方面影响较小，反映疾病的病理变化较为客观。通过脉诊，易于把握证候发展变化的全过程。

（二）脉症结合，重视问切

《金匮要略》脉症合参思想内容丰富，蕴涵着中医整体观念和司外揣内的基本思想，在临床中运用广泛。参合脉象症状，分析病症，有脉可凭，查脉有症，症状与脉象互相参看，使辨证准确，方证相应。《伤寒论》和《金匮要略》自始至终都贯穿着脉症合参的原则，《金匮要略》中的各篇与《伤寒论》一致，标题多以"×× 病脉证并治"的形式。有关脉象的论述，大都与《金匮要略》各篇的症状紧密结合，可见仲景对于问诊和脉诊的重视。

《金匮要略·呕吐哕下利病脉证治》云："病人脉数，数为热，当消谷引食，而反吐者……数为客热，不能消谷，以胃中虚冷故吐也。"从脉诊分析，数脉多主热主实；而问诊的患者消谷而反吐，与热、实病机并不相符。脉症合参细究病机发现发汗后津液消耗，胃气虚寒，虚阳浮越所致数脉，病性属真寒假热。《金匮要略·肺痿肺痈咳嗽上气病脉证治》云："寸口脉数，其人咳，口中反有浊唾涎沫者何……为肺痿之病。若口中辟辟燥，咳即胸中隐隐痛，脉反滑数，此为肺痈，咳唾脓血。脉数虚者为肺痿，数实者为肺痈。"肺痿和肺痈均有脉数，故需从症状加以区分。肺痿是咳嗽，吐稠痰白沫，肺痈是咳嗽而有口中干燥，咳嗽胸痛。或可以从脉象进一步区别，肺痿是脉数而兼虚，肺痈是脉数而兼实。肺痿为阴虚内热，肺受熏灼之病，病性属虚；肺痈为热壅血瘀，成痈化脓之病，病性属实。脉症结合，重视问切诊可辨析寒热虚实、上下内外变化，做到知常达变，从纷乱的现象中，抓住疾病的本质。

（三）舌诊虽少，尤重望苔

舌诊在《金匮要略》中的应用较少，书中仅有 5 处提到，但只从记载出现频率推论"仲景轻视舌诊"是不客观的。通过对《金匮要略》中有关的舌诊条文进行分析，便会发现仲景亦重视舌诊，将舌象的变化作为判断疾病、辨证用药、预测吉凶的重要依据之一，促进了中医舌诊理论与临床应用的发展。首创"舌胎"这一名词，即后人的"舌苔"。《金匮要略·痉湿暍病脉证治治》云："湿家，其人但头汗出，背强，欲得被覆向火，若下之早则哕，或胸满，小便不利，舌上如胎者，以丹田有热，胸上有寒，渴欲得饮而不能饮，则口燥烦也。"舌上湿润白滑、似苔非苔提示寒湿在上，阳郁不能布散，是湿病误下所致变证诊断的重要指征。《金匮要略·腹满寒疝宿食病脉证治》云："病者腹满，按之不痛为虚，痛者为实，可下之，舌黄未下者，下之黄自去。""舌黄未下者"以苔色作为诊断依据，又以下之舌黄是否自去为判断标准。《金匮要略·五脏风寒积聚病脉证并治》《金匮要略·痰饮咳嗽病脉证并治》《金匮要略·消渴小便利淋病脉证治》等篇中亦有以苔的润燥作为诊断依据的条文，可见张仲景在舌诊中是注重望苔的。

三、四诊合参的重要性

（一）四诊合参体现中医整体观

疾病的整体性。生命是一个复杂的整体，人是由天地孕育而成，受到自然、社会及人体自身的影响。而疾病的发生发展也是受多方面因素共同影响的，因此，全面收集疾病信息，整体把握病情状态是准确辨证的基础。整体观要求从事物的普遍联系中观察问题，认识事物的性质，而不能孤立地看待局部的现象。任何疾病，不是病邪与人体正气相争，便是机体本身的阴阳失调，病与人是全然不可分割的。诊断不唯识病，还要识人。在疾病整体中，体质是不可忽略的重要因素。不同的年龄、性别、体型等人群体质不同，生理状态不同，影响疾病发生和发展，故不同的人有各自病情特点。小儿为纯阳之体，脏腑功能发育不完全，年老者体弱脏腑生理功能退化；受生命节律影响有"女子以七、男子以八"为周期的生长衰老变化规律；肥人多痰，瘦人多火等。《金匮要略》诊疗中尤为重视体质因素的影响，如同属悬饮（十枣汤证），有强人与羸人之分。妊娠养胎，视妇人肥白者为寒体，宜白术散；形瘦者为热体，宜当归散。又有所谓"酒客"，是嗜酒而胃多湿热者；"尊荣人"，其体质则"骨弱肌肤盛"。凡此性别、年龄、壮弱、劳逸及饮食偏嗜等，皆可形成某些体质差异，对病情的变化有一定影响。唯有四诊合参，才能全面了解患者体质，为掌握疾病全貌打下基础。

中医强调"天人合一，阴阳自和，形与神俱"的观点，认为人与宇宙、自然界气候、地理环境、社会环境处于对立统一之中。疾病的形成也是多方面因素共同促成的。"夫人禀五常，因风气而生长，风气虽能生万物，亦能害万物"，说明人的生理、病理，无不与天地息息相关。因此，唯有四诊合参才能准确判断患者与周围环境联系，有助于了解病否与病之顺逆。如《金匮要略》用天人相参以说明病与不病有"寸口脉动者，因其王时而动，假令春时肝王色青，四时各随其色"。这是讲人的色脉随四时主气而发生相应改变，属正常变动范围，不得误为病态，而春时"肝色青而色反白非其时色脉，皆当病"则是人的色脉与天时相反，属克贼之象，故主病。又如"劳之为病，其脉大，手足烦，春夏剧，秋冬瘥，阴寒精自出，酸削不能行。"由于春夏木火炎盛，阳气外浮，而秋冬金水相生，阳气内藏，不仅有助于阴虚的诊断，而且因预见其减轻或转剧，为治疗时机提供了依据。在此基础上，通过辨证求因，就能给治疗指明方向。若要做到审察内外和辨证求因，其前提就是四诊合参。通过四诊合参，于内了解人体体质特点，于外了解人与自然环境的联系，以做到综合考量，见病知源。全面运用望、闻、问、切四诊，将证与病、病与人、人与周围环境看作一个统一的整体，广泛地联系和思考。对于全面了解病情、识别真伪、探求本原，具有非常重要的意义。

（二）望闻问切提高辨证准确性

望诊，是指医者运用视觉观察患者全身或局部表现，以了解机体生理功能和病理变化的一种诊察方法；闻诊，包括听声音和嗅气味两个方面；问诊，是通过询问患者或陪诊者了解疾病的相关资料；切诊，包括脉诊和按诊，脉诊主要是按寸口脉，按诊是在患者身体的一定部位进行触、摸、按压。四诊各有不同的内容，从其不同的角度去了解和认识疾病。辨证以四诊为依据，如果四诊不全，得不到全面的资料，就会影响辨证的准确性，甚至发生误诊。比如，切诊时遇滑脉，既可能是有痰饮或宿食，也可能是无病的常人或孕妇。到底是哪一种情况，非结合其他诊法不可。《脉诀汇辨》指出："望、闻、问、切，古所谓四诊也。知切矣而略于三者，犹欲入户而阖其门，其可得哉。"四种诊法并重，从不同的角度检查病情和收集临床资料。《周礼》记载："以五气、五声、五色眡其死生。"此可谓四诊合参的雏形，后又在长期医学进程中逐步形成了以望、闻、问、切四种诊法相辅相成的临床诊断体系。从这四个角度判断一个个体并对其分类，要比单一角度更准确，也更容易获得，四种方法因而可以互相补充，确保四诊信息的全面是准确辨证的前提。

（三）补充印证望闻问切以明证候真假

疾病是复杂多变的，证候具有模糊性、复杂性及运动性的特点。仲景在《伤寒杂病论·序》中言"玄冥幽微，变化难极"，此 8 个字高度概括了人体生理病理的复杂性。疾病是复杂而多变的，症情有真象也有假象。为了辨别真假，决不能以单一的诊法作为依据，必须四诊合参。疾病发展过程中时常出现复杂、严重的情况，从而出现真假疑似的证候，即寒热真假、虚实真假证。若不详细诊察以全面收集资料，则无法排除在疾病某一环节的某些干扰现象，掌握错误的病机，治疗则会犯"虚虚实实"之戒，后果甚重。"有诸内者，必形之于外。"虽然望、闻、问、切形式不同，但通过四诊收集来的患者病情资料，均是患者疾病的真实显现，反映的疾病内在本质是一样的。《灵素节注类编》中提到了四诊合参的重要性，即"四诊者，望闻问切也。望以辨色，闻以辨声，问以辨证，切以辨脉。盖人禀气血以生，气血不和而为病，有诸内者，必形诸外，但病变多端，其脉其证皆有真假，差之毫厘，失之千里，故圣人立法，必以四端互相参合，方无错误……故四诊之道，缺一不可……必得悟其神理，指下方能明其为和为病、为虚、为实"。

第 5 章　病证症结合　方证药对应

一、病纲证目，病证结合

《说文》谓"疾加也"，而"疾"又解作"病也"，二字均从"疒"部，是人不适倚床的象形。故合而言之，"疾病"泛指(人体)不健康的状态，或简称"病"；分而言之，则"病"为病之甚者，而"疾"为病之轻者。在中医学的范畴讨论，"病"的发生以阴阳失衡为根本，如《素问·平人气象论》云"平人者，不病也"，说明阴阳平衡则不会生病。凡病必有发生、发展、变化的过程，而疾病的各种表现则随着疾病发展过程出现。外在表现虽变化多端，但内里均有理存焉，称为"病机"。如《素问·至真要大论》的病机十九条，正是论述疾病表现与病机的关系。医者在长期的临床观察和对病机的分析中，渐渐发现某些疾病会有相对固定的临床表现和发生、发展与变化规律，于是便逐渐对个别疾病的发病特点进一步归纳，衍生了"病"一字作为"具体疾病"的含义，也自此开始了对具体疾病进行命名。辨证论治是中医学的特色之一，辨证之所以重要，是因为着眼并抓住当前的主要矛盾，为现时的治疗提供诊断。但证是从属于病的，它只是所属疾病的基本矛盾在某个发展阶段的表现。即使当前的证消失或治愈，但只要病的基本矛盾并未完全消失，就会衍生出新的证。正如《金匮要略》中风水是水气病的一证。以病的角度分析，水气病之本在肾，为肾虚气化不及，而风水的诱发与风邪壅肺、津液输布失常有关。《黄帝内经》遂有风水"其本在肾，其末在肺"之说。风水的辨证施治，宣肺去水则肿自消，但这只是标已除而本未拔，若不继续辨病治疗，积极调补肾气，则浮肿难免复发。学医的目的是认识并治疗"病"，而病是由症表现的，也就是说症是病的外在客观表现(症包括体征)，是现象，病是本质。认识病的过程就是透过现象的症，分析判断疾病发展过程中不同阶段的病理本质即证以认识本质病的过程。一切具体疾病虽说有其一定的发生、发展、变化规律，但往往并不是简单和直接的，更不会按单一的既定程序变化，所以辨证论治是核心，辨病论治是关键，二者结合才能掌握真实病机。

《金匮要略》重视辨病，以辨病为纲，以证为目，病证结合的思想体现在对疾病的诊断、鉴别诊断、分型证治、预测预后的全过程中。《金匮要略》将疾病按照不同特点进行分类。感受风、湿、暑等外邪引发的疾病可分为痉、湿、暍病。机体水液代谢障碍则见痰饮病、水气病等。在此基础上，每一篇章涉及的疾病又可按照具体的临床表现和特点进行分类，如痉病以项背强急、口噤不开，甚至角弓反张为主要表现，有刚痉和柔痉的不同。"太阳病，发热无汗，反恶寒"者为刚痉，"太阳病，发热汗出，而不恶寒"者为柔痉。痰饮以饮邪停留在身体局部为基本特征，按照饮邪停留部位的不同，又可分为狭义的痰饮、悬饮、溢饮和支饮四种类别。"其人素盛今瘦，水走肠间，沥沥有声"属狭义的痰饮，"饮后水流在胁下，咳唾引痛"属悬饮，"饮水流行，归于四肢，当汗出而不汗出，身体疼重"属于溢饮，"咳逆倚息，短气不得卧，其形如肿"属支饮。水气病以水肿、小便不利、脉沉为主要表现，又有风水、皮水、正水和石水的不同。风水"其脉自浮，外证骨节疼痛，恶风"，皮水"其脉亦浮，外证胕肿，按之没指，不恶风，其腹如鼓，不渴"，正水"其脉沉迟，外证自喘"，石水"其脉自沉，外证腹满不喘"。

辨病不只停留于"具体疾病"间的鉴别诊断，而是强调对疾病的动态变化全过程的掌握；辨证不只是对阶段性病机的判断，而是为了更好地认识和把握整个疾病过程。欲认识疾病，了解病机，必先从辨证入手，辨病与辨证不可分离，这是中医诊察任何疾病的共同方法。辨病与辨证关系的真实内涵，应是结合对具体疾病规律的认识，通过观察和分析患者的证候表现，从而对疾病发生、发展、变化过程内在机制（病机）做出全面、准确的判断。如百合病，仲景详细而形象地记录了其基本症状、诊断及证型。百合病的发展沿着两个方向发展，其一是自然病程，即从百合病不经吐、下、发汗等误治而自然发展的证，有百合病病形如初、百合病一月不解变成渴、百合病渴不瘥、百合病变发热者 4 个不同的证，这里的证体现辨证。其二是百合病误治而成的变证，有百合病经发汗、涌吐、泻下 3 个不同的证。张仲景在记述百合病误治而成变证时不言证而直接言方药，如"百合病发汗后者，百合知母汤主之""百合病吐之后者，用后方主之"等。这说明按百合病的变化规律若经发汗、泻下、涌吐后所出现的"证"是一定的，是可以预测的。因此，只要确定其组成病的证，也就有了其范围和规律。《金匮要略》充分体现了以辨病为纲，辨证为目的原则，使纲举目张。治疗的对象是个体，每个人的素质和所处环境都有差异，这就决定着机体的反应性不尽相同。疾病在不同的个体上会表现为不同的证候，故常用一病二方、一病三方或多方分证施治。例如，欲作刚痉用葛根汤治疗，柔痉用瓜蒌桂枝汤治疗，若发展至阳明痉病则可用大承气汤治疗。狭义的痰饮有苓桂术甘汤、肾气丸、五苓散、泽泻汤、小半夏汤、甘遂半夏汤、己椒苈黄丸等治疗用方，悬饮用十枣汤，溢饮根据具体病机的差异可用大青龙汤或小青龙汤治疗，支饮有木防己汤、葶苈大枣泻肺汤、厚朴大黄汤、小青龙汤等方为主治疗。水气病的风水可以用防己黄芪汤、越婢汤和杏子汤治疗，皮水可以用越婢加术汤、甘草麻黄汤、防己茯苓汤和蒲灰散治疗，正水可以用麻黄附子汤治疗等。

《金匮要略》以"病"为核心认识疾病，其具体内容通过辨病和辨证两者的关系得以体现。疾病出现必有外在证候，而证候也必先因于内在疾病，二者如影随形而不相离，在本质上不能分开。医者辨证其实是为了洞悉疾病过程，若能在过程中确认患者所得的是何种具体疾病，则能更准确地了解证候在当下的意义及病机。《金匮要略》一书以病分篇，正是为了显现各种具体疾病变化规律的复杂性，而不仅仅是列出疾病的证的分类。全书结构是以病为纲，在辨病的基础上辨证，其临床思维大致为首先通过对感性证候的辨析，具有大致相同规律总结为病，基于病的基本矛盾认识上再进一步结合当前不同的病理变化特点辨证。这两个阶段都要以"症状"为基础，需要通过对症状的辨识才能造成理性的概念或判断，形成了"辨症—辨病—辨证"的中医临床思维，对中医学临床有深远的影响。

二、方证对应，辨证论治

"辨证论治"是中医临床治疗的特色所在，是中医理论体系中最为核心的内容之一，且被认为是能够区分中医学与西医学理论体系最具自身特色的理论精华，贯穿于中医临床实施治疗的全过程。《伤寒杂病论》是中医学体系中最早创制融理、法、方、药为一体，以六经辨证为基本手段，以治疗外感热病及杂病的临床理论体系，而方证对应是其重要的临床应用思想方法，方证对应作为经验传承体系与辨证论治的理论体系，充分体现了中医"辨证论治"的治疗学特色。

"方证对应"是指一首方剂的药味组成及其配伍关系，与其主治病证的基本病机或病理环节间，具有高度的针对性或相关性。"方"指具有明确应用指征的特定药物组合，"证"指特定证候，是对疾病发展到某一阶段的概括，具有时空动态性；"对应"则是一个系统中某一项在性质、作用、位置、数量上与另一个系统中某一项相当。"方证对应"即强调方与证的对应，证以方名、方为证立。方药紧扣病机，汤方证辨析实际上是病机辨证，证是一组症状，或一个症候群，统领于一定的病机，病机反映深层次的病变本质，遣方用药针对病机，汤方功效紧扣病机。以方测证是汤方证辨析过程的逆向思维学习，即方指汤方，证是病机指向。汤方功效由药物组成，任何一个汤方都有一定的病机指向，这个指向就是以方测证的病机、症状和辨证的依据。应用六经辨证理论结合脏腑经络学说，根据疾病的特点可迅速将疾病分类，辨病与辨证结合全面分析掌握疾病发生发展的规律，将四诊所得的信息进行归纳、总结、细化，最终形成某方主治时，就形成了方证，寻求方药与其治疗适应症状之间的特定对应关系即方证对应以落实到具体治疗上，是临床取效的关键。纵观《伤寒杂病论》全书，无处不体现方证对应与辨证思维。如《伤寒论》第 317 条"病皆与方相应者，乃服之"明确提出了方证相应的思想。在疾病的论治过程中，从证到方的过程也是具体的临证思维过程。在这一过程中，与某一方对应的证往往有特定的代表该方证的核心证候，临床可以通过这些表现辨别具体的方证。如《伤寒论》中有"太阳中风，阳浮而阴弱，阳浮者，热自发，阴弱者，汗自出，啬啬恶寒，淅淅恶风，翕翕发热，鼻鸣干呕者，桂枝汤主之"和"太阳病，头痛，发热，汗出，恶风，桂枝汤主之"，提出桂枝汤为太阳中风证的主方，并列举了应用桂枝汤的辨证要点，临床见有"头痛，发热，汗出，恶风"可应用桂枝汤治疗。同样，麻黄汤的方证是太阳伤寒见"头痛，发热，身疼，腰痛，骨节疼痛，恶风，无汗而喘"。

　　方证相对应不仅见于《伤寒论》，亦见于《金匮要略》。如痉病瓜蒌桂枝汤证之"身体强，几几然，脉反沉迟"，疟病温疟白虎加桂枝汤证之"身无寒但热，骨节疼烦，时呕"，血痹黄芪桂枝五物汤证之"寸口关上微，尺中小紧，身体不仁"，皂荚丸证之"时时吐浊，但坐不得眠"，水气病中风水防己黄芪汤证之"脉浮，身重，汗出恶风"，皮水防己茯苓汤证之"四肢肿，四肢聂聂动"等可看作是特定方的运用指征或要点，见到特定的证候可以考虑运用相应的方剂。在《伤寒论》和《金匮要略》中，仲景常在原文某证后标以"某方主之"，此即含有方证相应、某证必用某方之意。对于方证基本相符、可用此方治疗者，常在某证后标以"可与某方"；可酌用此方者，则在某证后标以"宜用此方"这些均是方证对应的体现。

　　方证对应的形成是由单味药物的应用到多味药物的联合应用，即由单方方证对应到复方方证对应的，方证对应是单个药证的叠加。药是临床医学最重要与最根本的武器，是中医学中组成方剂最基本的单元。方证对应虽名为"方证"，但其本质是"方—药—证"的三者对应。方证既重视药物之间配伍联系所发挥的治疗作用，又重视单个药物的加减运用。《金匮要略·痉湿暍病脉证治》曰："伤寒八九日，风湿相搏，身体疼烦，不能自转侧，不呕不渴，脉浮虚而涩者，桂枝附子汤主之；若大便坚，小便自利者，去桂加白术汤主之。"表里阳气皆虚，里阳不振，表湿亦难从外解。桂枝附子汤中去桂枝，加白术以振奋里阳，等到里阳恢复，在表之风湿亦易从汗解。这充分体现仲景对于在方证对应中尤为重视单味药物，强调随证加减。《金匮要略》认为药的选择亦与"病"相对，如胸痹用瓜蒌、黄疸用茵陈、呕吐用半夏、便秘用大黄、百合病用百合等，可见肠胃实热积滞与寒实积滞俱用大黄、黄疸湿热发黄与寒湿发黄俱可用茵陈等。

"方证相应"的理论建立在病证结合、症状与发病机制结合的基础上，是辨证论治的核心和关键，是辨证论治在操作层面上的一种简洁的模式，其内涵不离中医学辨证论治的治疗特色。方证对应是中医辨证论治的具体操作方法，成方的应用必然是辨证论治的结果，也是遵循方证对应原则的具体体现。方证对应可操作性更强，是对辨证论治这一临床模式的继续深化、简单化和具体化，是由复杂向简明的一种跨越。

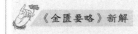

各 论

第6章　病脉证治有先后　辨证总览在六经

一、疾病传变

问曰：上工治未病，何也？师曰：夫治未病者，见肝之病，知肝传脾，当先实脾；四季脾旺不受邪，即勿补之。中工不晓相传，见肝之病，不解实脾，惟治肝也。

夫肝之病，补用酸，助用焦苦，益用甘味之药调之。酸入肝，焦苦入心，甘入脾；脾能伤肾，肾气微弱，则水不行，水不行则心火气盛，则伤肺，肺被伤则金气不行，金气不行则肝气盛，则肝自愈。此治肝补脾之要妙也。肝虚则用此法，实则不在用之。

《经》曰："虚虚实实，补不足，损有余。"是其义也。余脏准此。（1）

【语义浅释】

本段从脏腑相关的整体观念出发并结合五行生克乘侮规律，以"见肝之病，知肝传脾，当先实脾"为例，论述脏腑病变相传的规律、治疗原则及治未病的重要意义。

张仲景在继承《黄帝内经》"治未病"思想的基础上，发展了"治未病"理论，指出真正高明的医生要知晓疾病地传变规律，做到既病防变，如见到肝病，知道肝会影响脾，就应当先补脾，治未病之脏腑，早期治疗，防止疾病由一个脏腑向另一个脏腑传变，由表入里，由浅入深，由轻向重发展。一般的医生不知道疾病地传变规律，见到肝病，也不了解应当先实脾的方法，而只知道治肝，不能做到杜绝疾病传变的途径。只有知道疾病相传的规律，才可以取得满意的疗效。"见肝之病，知肝传脾，当先实脾"，此言肝邪实的治法。

对于肝虚病要用酸味药来补已病的肝，加上焦苦味的药以扶助不病的心，还要用甘味药来调和其脾。酸味入肝，可补肝之体。焦苦入心，使心气旺，有助于肝。益用甘味之药，则有实脾以制肾的思想，肾中阴寒水气便不会亢而为害，于是可保持心的少火旺盛，而心火旺盛可以制约肺金，肺气受制，则肝气便可逐渐旺盛，故补脾，肝病就会自然痊愈，这是用补脾来治疗肝病的一种重要方法。肝虚用酸补之，此为正治法；助用焦苦，补心气，"子能令母实"，此为隔一治法；甘药入脾，益脾所以胜肾，而使火旺以刑金，则使肺金不伤肝木，此为隔二治法。不过这种方法只能用在肝虚病，肝实病就不宜应用。

文末引用了《黄帝内经》之文，强调治病应明辨虚实，虚证用泻药，则虚证愈虚，实证用补药，使实证更加重，而应当是虚者补之，实者泻之，补其不足，损其有余，才是虚实两证的正确治疗方法。肝病如此，心、肺、脾、肾等脏，以此类推。

【六经辨析】

《金匮要略·脏腑经络先后病脉证》为全书之总纲，日本学者内藤希哲认为本篇亦为《伤寒杂病论》之纲领，应置于《伤寒论·序》之后，为全书开篇。大部分学者认为本篇冠二十二篇之首证明脏腑经络辨证为杂病辨证论治的核心。杂病的论治看似与六经辨证并无瓜葛，但六经是经络论、脏腑论、标本论、逆从论等概念的具体应用，脏腑经络为六经的物质基础，不论何种疾病，皆可为六经所统摄，六经非专为伤寒一证而设也。无论脏腑经络辨证还是六经辨证，仲景辨证论治思想的核心都是整体恒动观。《金匮要略·脏腑经络先后病脉证》篇名仲景选用"先后"一语，寓意深刻，意在对人体脏腑经络内外动态平衡失调而产生的一系列内在病理变化以"先后"演绎之形式作了实质性探讨。"先后"既有时序概念，又寓因果之理，并蓄规律深意，更具本末之机。仲景在首篇首节则借肝病传脾之例，表面以明上工治未病之说，实际强调疾病是一个不断变化的动态演变过程。只有用动态思维的方法去观察病情，才能全面、准确地把握疾病的发展变化，恰当地运用灵活多变的治疗方法进行施治，从而达到病愈的目的。基于疾病诊疗的恒动观，张仲景系统地论述了疾病的发生、发展规律，创立了完整的六经体系。

在六经病证的辨治过程中，始终注意运用动态思维去观察六经病证的变化，分析邪正消长及病理演变过程，以明确病机，进而判断其传变、转归及预后，指导治疗。其治未病思想亦是整体恒动观念的体现，强调诊疗疾病时持有运动的、变化的、发展的观点，而不可拘泥一成不变、静止的、僵化的观点。《伤寒论》

第 4 条："伤寒一日，太阳受之，脉若静者，为不传；颇欲吐，若躁烦，脉数急者，为传也。"第 5 条："伤寒二三日，阳明、少阳证不见者，为不传也。"始终以恒动的观念细审病机，对太阳病有传变征兆者，要采取积极的救治措施和预防性治疗，防止病情逆变和发展。病盛防危，谨防逆变。如《伤寒论》中第 320、321、322 条中少阴病出现口燥咽干，或自利清水，色纯青，腹痛拒按，或腹胀满不大便等症状时，可与大承气汤之三急下证。新愈防复，调养将息。如《伤寒论》398 条："以病新瘥，人强与谷，脾胃气尚弱，不能消谷，故令微烦，损谷则愈。"此与《金匮要略》中的既病防变的治未病理念有异曲同工之妙。

六经辨证是仲景整体恒动观念的集中体现，将六经病看成一个整体的病变过程，而六经病中各个病证则是整个病变过程中相互关联的一个阶段。因此，在辨证中，不应孤立看待六经病证，而应以整体恒动观的观点认识六经病证。

仲景将阴阳各一分为三，本身的含义就有恒动的意思。太阳、阳明、少阳，太阴、少阴、厥阴并不是可以截然分开的，只是结合具体经络脏腑及功能等进行命名，三阴三阳实际上说明了人体的阴阳之气升降出入一直处在恒动的状态。无论是伤寒还是杂病，其所辨的"病脉证治"四个内容，也并非是孤立的四个部分，同时脏腑经络也不是孤立发挥生理作用，疾病的诊治是一个有机联系的、动态的、变化的辨证论治过程，尤其要重视这样一个"过程"的辨证。每一经病、每一杂病的病脉证治也是一个"过程"的辨证。恒动观是仲景辨证论治的一大特点，贯穿于六经、脏腑经络辨证的病、脉、证、治的每一个阶段，且从时间和空间上具有三维立体的特色。《伤寒论》《金匮要略》科学地、形象地、真实地、理论联系实际地揭示了中医辨证论过程中最为精髓、最为宝贵的思维特征，"恒动"的辨证思维方法与规律。

二、病因

（一）病因分类

夫人禀五常，因风气而生长，风气虽能生万物，亦能害万物，如水能浮舟，亦能覆舟。若五脏元真通畅，人即安和。客气邪风，中人多死。千般疢难，不越三条；一者，经络受邪，入脏腑，为内所因也；二者，四肢九窍，血脉相传，壅塞不通，为外皮肤所中也；三者，房室、金刃、虫兽所伤。以此详之，病由都尽。

若人能养慎，不令邪风干忤经络；适中经络，未流传脏腑，即医治之；四肢才觉重滞，即导引、吐纳、针灸、膏摩，勿令九窍闭塞；更能无犯王法、禽兽灾伤；房室勿令竭乏，服食节其冷、热、苦、酸、辛、甘，不遗形体有衰，病则无

由入其腠理。腠者，是三焦通会元真之处，为血气所注；理者，是皮肤脏腑之纹理也。（2）

【语义浅释】

本段阐释了疾病的病因和预防。人与自然环境是一个统一的整体，五常即五行。风气为气候之变化。四时六气，万物赖之以生，唯适之者，则生发长养；不适者，则疾病死亡。人生活在自然界，要遵循五行的常理，和自然气候息息相关，四时风气流行，适宜于自然界气候的要求，便能生长万物；若是不正常的自然气候，则会毒害万物，对人来说，就将变为一种致病因素。这好比水能使船浮行，也能使船覆没。致病因素导致疾病的发生，还取决于人体的抗邪能力。人体适应气候之变化，赖机能之调节，此种机能即为正气，亦即元真。只要五脏的元真之气充实，营卫通畅，抗病力强，就能适应反常气候，而不受邪气影响。反之，邪气病毒就会乘虚而入，侵害人体，甚至造成死亡。致病原因有三：第一，经络受邪入脏腑，即大邪中表，如感受风寒传经入里，则为内因；第二，六淫所感，外中皮肤，使四肢九窍血脉之循行发生障碍，则属外因；第三，性欲不节、金刃虫兽所伤、属不内外因。

若人能养其正气，增加抵抗力，慎防邪侵而减少疾病的诱因，即能无病。假如偶然感受外邪，也应早期治疗，或用自摩自捏之导引法，以除劳去烦；或用道家吐故纳新之修身法，以升清去浊；杜绝疾病的进一步发展，使九窍不至于闭塞不通。所谓养慎，即包括不受刑伤、避免虫兽伤害、节制性欲、注意饮食起居等摄生方法。这样"不使形体有衰"，则病邪无由侵入腠理。腠理是气血流行和内脏正气通会的地方，如果人体对外抗御能力减退时，它可成为外邪侵袭的门户。

【六经辨析】

仲景对病因的归类与宋代陈无择以六淫邪气所犯为外因，五脏情志所感为内因，饮食房室、跌仆金刃所伤为不内外因的"三因学说"有所不同，而是以客气邪风为主。不以内伤、外感为内外，而以脏腑经络为内外。邪由经络入脏腑者为深为内，自皮肤流传血脉者为浅为外；至于房室金刃虫兽所伤，则非客气邪风中人之比，与上述脏腑经络的传变无关。疾病种类虽多，但发病途径只三条：一是从经络内入脏腑，故曰病在内。这就说外邪从肌表侵入，正不胜邪、邪则逐步深入。二是四肢九窍、血脉相传，说明人体是由血脉、经络等沟通于机体各子系统的大系统。因邪气只在体表、四肢、九窍血脉中流传，尚未入里，故而称之为外。三是致病因素，房室不节、金刃、虫兽等亦多是由表达里。仲景在《金匮要略》中重点阐述了外感六淫之邪而发病。邪气或皮肤血脉相传，或是内传脏腑。这是继承和发挥了《素问·阴阳应象大论》"故邪风之至，疾如风雨，故善治者治皮毛，其次治肌肤，其次治筋脉，其次治六腑，其次治五脏。治五脏者，半死半生也"的学术思想。外邪侵入机体后，表里相传的次序，充分地说明了人体是一个有机联系的、逐次递接的系统。前文强调了辨证论治过程中横向联系即注重脏腑间传变，本节阐释外邪乃由表入里、由经络至脏腑的过程，强调了疾病传变的"皮毛—腠理—经络—三焦—六腑—五脏"等纵向层次。

仲景六经辨证的基础，便是"脏腑—经络—气血"三者整体构成的人体生理病理情况。既以"六经"进行辨证，必不可能越过"脏腑"这一中心内容。仲景所创的六经辨证，作为脱胎于《素问·热论》的成熟辨证法，强调脉证为凭、不拘日数，且八法悉备，重在"知犯何逆，随证治之"，并不机械于经络天数的传变，也不拘于热证，故书中对病情动态演变的概括有"传""转属""转系""系在""转入""过经""作再经"等，另有"合病""并病"之说，此描述之极微极精，尚不至于忽略"脏腑"这一核心，或是经腑不分，书中虽未明确写出邪中何腑，然行文中"表""里"及条文中具体症状均体现了经、腑之别。如太阳经证为外感风寒之邪初犯人体，邪与经气交争于人体体表，故临床症状有经脉循行的"头项强痛"，也有功能失调的"营卫不合"。太阳经内连小肠、膀胱，若外邪传入于腑，影响膀胱贮藏水液、气化水液、排出水液的生理功能，则水液内停膀胱，气化不行，上不能承而"消渴""渴欲饮水，水入则吐"，下不得利而"小便不利"，称为蓄水证。若外邪内陷于膀胱血分，与血搏结，膀胱之气对水液的生理功能反不受其害，故"小便利"，而血乃魂之居、神之处，血分受邪，神魂受扰，则有神志异常，"其人如狂""其人发狂"。临床中既应重视脏腑间的横向联系，又不可忽视"经—腑"的纵向层次。

（二）病因特性

清邪居上，浊邪居下，大邪中表，小邪中里，馨饪之邪，从口入者，宿食也。五邪中人，各有法度，风中于前，寒中于暮，湿伤于下，雾伤于上，风令脉浮，寒令脉急，雾伤皮肤，湿流关节，食伤脾胃，极寒伤经，极热伤络。（13）

【语义浅释】

本节阐释五邪中人的特性规律。清邪即雾露之邪，多伤人上部。浊邪为水湿之邪，多伤人下部。大邪即风邪，大邪漫风，虽大力散，故多伤于表。小邪隙风，小邪即寒邪，虽小力锐，常中经络之里。饮食失节从口入而能伤胃，这是食积为病。风、寒、湿、雾、饮食五种病邪伤人，各有一定的规律。如风为阳邪，多中于午前，病在肤表，脉多浮缓；寒为阴邪，多中于日暮，病位偏里，脉多紧急。雾邪清轻，故伤于上而连及皮腠。湿邪浊重，易伤于下而流入关节，故有腿酸、脚软、麻痹不仁等症。经脉阴，伤于寒故急；络脉阳，伤于热而浮。邪有清浊大小之殊，病有上下表里之别。其中所谓大小、表里、上下、前后等，都是相对而言，并非绝对之词。

【六经辨析】

本节阐述的是五种病邪的特性及伤人的一般规律，而非绝对规律。六经辨证是根据人体感受病邪后在病位上的反应，分析疾病的性质、发生、发展及转化后的一系列治疗规律进行太阳、阳明、少阳、太阴、少阴、厥阳六经辨证。辨证的根本是患者的症状、舌、脉等机体反应，与病邪性质、规律相关，但并非绝对。体质禀赋的强弱、地域的区别等使之在同一病邪的作用下表现出不同的病证，治法用药也各不相同。如《伤寒论》中的太阳伤寒与太阳中风病因总是外感风寒所致，但有着虚实之别。在《伤寒论》中"发汗过多，其人叉手自冒心，心下悸，欲得按者，桂枝甘草汤主之。""伤寒二三日，心中悸而烦者，小建中汤主之。""发汗后，腹胀满者，厚朴生姜半夏甘草人参汤主之。"这三条条文分别讲述的是在感受外邪的早期，或由于用药不当，发汗太过，甚至未经过任何治疗，表现为心悸为主的变证，或以腹胀为主证的胃肠道症状，病证的发生发展与患者本身的体质因素有着密切的关系。心悸或心中悸而烦是由于患者素体心阳不足，稍受邪侵，更显虚弱，以致诱发，或复发，或加重；如果是平素患有慢性胃炎、胃溃疡病的患者，即中医认为素体脾虚者，也可能因邪或误治，导致脾阳受损，脾运失健而出现腹胀满等证。阳邪亲上，阴邪亲下，热气归阳，寒气归阴，以类相从的道理。这是从自然气候的性质结合到发病过程的实际而认识的。一般规律能使我们在临床分析病位在上在下、在表在里，性质属阴、属阳，是清邪、还是浊邪，但仍应灵活变通，详查体征，细审病机。

三、诊断

（一）望诊

问曰：病人有气色见于面部，愿闻其说。师曰：鼻头色青，腹中痛，苦冷者死（一云腹中冷，苦痛者死）。鼻头色微黑者，有水气；色黄者，胸上有寒；色白者，亡血也。色微赤非时者，死。其目正圆者，痉，不治。又色青为痛，色黑为劳，色赤为风，色黄者便难，色鲜明者，有留饮。（3）

【语义浅释】

本段阐释从望诊面部气色以诊知疾病和判断预后。《黄帝内经》云："精明五色者，气之华也。"色有五，为青、赤、黄、白、黑。五色各有明暗，别之曰气。气色，能决疾病之缓急轻重。精血藏于五脏，通过经络血脉而外荣于面，医生通过观察患者的面部气色，可以判断疾病的部位和性质，如果面部相应部位的光泽与颜色发生变化，则可反映五脏六腑的疾病。以望鼻为例，鼻属脾之部，脾统肠胃而言。青属肝之色，盖脾胃属土，以肝属木，鼻头色青，为木克土。若再见腹中拘急疼痛而又苦冷的，则属脾阳衰败，寒凝水聚的重证，生机将绝，故主死也。肾本水，黑为肾之色，为水病之征。鼻头色微黑，为水犯土，即肠胃蓄水证也。黄是脾之本色，内应于脾，若面色黄暗，主脾气衰弱，谷精不能四布，水饮停于胸膈之间。色白为亡血，亡血者失于濡养，故面色不华。假如鼻头色微赤而非火令季节，而时在冬令，则称"非其时而有其色"，为阴阳两伤，虚阳外浮之色，故预后不良。目正圆主阴绝血亡，痉主风气为肝阴内竭而阳强，正衰邪盛，故不治。色青为痛，因青为血脉凝涩不通。色黑为劳，黑为水色，内应于肾，若肾精不足，阳衰不温，阴寒重布，故黑色主肾劳之病。色赤为风者，风为阳邪，多从火化，阳热上浮，故面赤主风。色黄便难者，脾不健运，津液失布，大肠失于润泽。色鲜明者，有留饮。面色鲜明为水饮内停，溢于皮表，面部水肿，故见面部明亮光泽之色。《经》云：水病人目下有卧蚕，面目鲜泽是也。

【六经辨析】

六经辨证通过对患者反映在外的神、色、形、态及排泄物的色质变化，从望神、望色、望形态三个方面对患者进行多方位的观察，以了解病情，明确诊断，指导治疗，判断预后。

神是人体生命活动的外在表现，包括精神状态和意识活动。通过望神，可以了解患者的精气盈亏、脏腑盛衰，判断病情轻重及预后，在诊治疾病中有重要意义。正如《黄帝内经》所说："得神者昌，失神者亡。"张仲景在诊病过程中尤重望神，主要体现在观察精神状态和意识状态两方面。精神状态方面如"烦躁"，见于阳证者，为里热亢盛，邪实偏重；见于阴证者，为阳亡阴竭，神气浮越；不烦躁而"其人反静"，示脏气虚衰，阴寒凝结在脏；太阳病过程中"若躁烦"，则为表邪传里之征；"时静时烦"常为蛔虫扰动之象；药后出现"发烦目瞑"，为药助正气，与邪剧争之故。意识状态方面如三阳合病之"谵语，遗尿"，温病误治后之"多眠睡""失溲"，均为热盛神昏之象；"独语如见鬼状，若剧者，发则不识人，循衣摸床，惕而不安"，示邪热炽盛，阴津将竭，热扰神明，属阳明腑实重证。

六经辨证察色辨病开创了后世色诊之先河，望色包括望面色、辨肤色、视目色、观便色。面赤可并见于表里，亦可缘于实热、虚寒。例如，"面色反有热色""面色缘缘正赤"即外邪怫郁在表，其治法或小发其汗，或"解之熏之"。"面合色赤"乃无形邪热郁于阳明之经，故以清解里热为法。肤色之辨可测疾病性质，是为辨证依据。《伤寒论》中以论皮肤发黄色为多。如《伤寒论》第260条"身黄如橘子色"，第261条"伤寒身黄发热"，第262条、第98条"面目及身黄"，第231条"一身面目悉黄"，第259条"身目为黄"等皆是。可见目色变化与肤色变化相应，但目色变化往往先于肤色变化，据此可"见微知著"，及早治疗，以防病情加重。"伤寒瘀热在里，身必黄"皆为湿热蕴蒸，肝胆失疏之阳黄，其治法皆以清热利湿为主。观察二便颜色变化，可察脏腑病变与邪气性质及病情转归。察大便之色：第237条"屎虽硬，大便反易，其色必黑者"，为燥屎得蓄血濡润之故，治以抵当汤下其瘀血。第321条"少阴病，下利清水，色纯青"，此利为热结旁流，失此不治，真阴将竭，故以大承气汤急下之以存阴。

望形态可测知脏腑气血的盛衰，阴阳邪正的消长及病势的顺逆和邪气之所在。通过望形态可别证候之阴阳，审病机之虚实，辨寒热之真假。如阳明热郁于里，经气壅滞之"身重，难以转侧"，少阳枢机不利，阳郁不宣之"一身尽重，不可转侧"，风湿相搏之"身疼烦，不能自转侧"等亦均为实证。而"反复颠倒""卧起不安"则为热扰胸膈之实热证。"四肢微急，难以屈伸""脚挛急""两胫拘急"等皆为阳虚液伤，筋脉失养。

望诊是六经辨证的重要组成部分，从各个不同角度对患者进行多方位的观察，以了解病情，明确诊断，指导治疗，判断预后，在诊治疾病中有极其重要的意义。

（二）闻诊

师曰：病人语声寂然，喜惊呼者，骨节间病；语声喑喑然不彻者，心膈间病；语声啾啾然细而长者，头中病（一作痛）。（4）

【语义浅释】

本条论述闻诊在临床上的应用。声音虽发于喉咙，实有关于五脏，正常人语声虽有高低急徐之不同，但发音自然，声音均匀和畅，一有反常，便是病音。不同病音可以反映不同病变，对诊断脏腑气血津液的盛衰，不同性质疾病的病变部位及患者情志变化等，都有一定的参考价值。喜惊呼属病在厥阴肝，肝主筋。骨节之间，筋之位也。患者寒凝血滞在骨节间，关节不利，体位转动不利，动则作痛，故患者常处于被迫的安静体位，若偶一转动，则疼痛加剧，便突然发出惊叫声。"语声喑喑然不彻者"是由于胸膈有停饮伏痰，气道阻滞，心膈间火气壅塞不转，所以语声低而不畅，声如从室中言。此属胸痹满闷之类的疾病。"语声啾啾然，细而长者"指病在头中，恐音高，震动则痛，故抑之使细，语声不得不细；又因胸中无病，气道自舒，所以虽细而声音很长。这里的"头中病"，可能是头痛、脑风一类的疾病。

师曰：息摇肩者，心中坚，息引胸中，上气者，咳，息张口，短气者，肺痿

唾沫。（5）

师曰：吸而微数，其病在中焦，实也，当下之即愈，虚者不治。在上焦者，其吸促，在下焦者，其吸远，此皆难治。呼吸动摇振振者，不治。（6）

【语义浅释】

本节阐释以闻呼吸判断疾病之部位、虚实及预后。一呼一吸谓之息。呼吸时抬肩而动，属心中坚，示病在胸腔。胸部痞结，气升降失常，为增大胸腔之容积，故息而肩摇。"息摇肩"是呼吸困难，两肩上耸的状态，"心中坚"，则是由痰热实邪内蕴，阻塞在胸，以致肺气不宣，呼吸困难所致，常伴有鼻翼扇动，胸闷咳喘等。至于呼吸困难的虚证，则是肾不纳气，元气耗散所导致的喘息摇肩，多伴见肤冷汗出，切不可误诊为实证。若呼吸引胸中之气上逆而作咳，而为咳病，乃邪气阻肺之病；若呼吸张口短气的，乃上焦有热，肺叶枯萎，肺气不足。肺痿则津液不行，常吐涎沫。

吸而微数，是吸气短促，多由于中焦阻滞，气不得降。气通则愈，故曰当下之。若下其中实，则脾胃气利，呼吸自可恢复正常。若不因实而因机能衰弱，属元气虚者，既不胜攻下，又不能自和，故属不治。若吸而微数，由于宗气衰竭，肾不纳气，为游息无根，亦属不治。"在上焦者，其吸促"，指心肺宗气衰竭，气不得入则还，吸气浅而短。"在下焦者，其吸远"，指肝肾元气衰微，肾不纳气，气欲归而不骤及，则吸气长而远。在上焦和下焦的吸而微数乃正气不支之象，属于难治的证候。在呼吸时，全身动摇振振，为极端衰弱，形衰气弱，不能擎身之象，故曰不治。

【六经辨析】

闻诊是中医四诊中的重要内容之一，是在长期的医疗实践中逐渐形成和发展起来的，它积累了极其丰富的诊病经验，形成了一种独特的诊断方法和比较完整的理论，在中医诊断上有着较大的临床价值，是中医学的一大特色。张仲景著《伤寒杂病论》创六经辨证，继承前人的理论，结合自己的临床，总结了一套较为完整的闻诊方法，以听声音、闻气味作为闻诊的主要内容和方法诊察疾病。

声音的异常可大致分为：①语态异常，包括谵语、妄语、摇头言、独语、喜惊呼；②音调异常，包括声嗢、声乱、咽嘶、其声嘤、声喝、语声寂然、语声暗暗然不彻、语声啾啾然细而长；③数量异常，包括语言不休、默默；④内容异常，包括三言三止、言迟、语言必乱、郑声、言乱、多嗔；⑤不能言，包括咽塞、口噤不能言、口难言、语言难出、不能语言，声不出者、其喉为痹、咽中闭塞、舌萎、咽喉塞、声不得前、舌不得前、舌即难言、口不能言。

闻声音在临床的意义主要体现在以下六个方面：①反映病因。在《伤寒杂病论》中，通过闻诊与其他症状联合阐明病因。如《伤寒论·平脉法》云："师持脉，病人欠者，无病也。脉之呻者，病也。言迟者，风也。摇头言者，里痛也。"②反映病机。如《伤寒论·辨脉法》云："溲便遗失，狂言，目反直视者，此为肾绝也。"《伤寒论·辨太阳病脉证并治》云："血弱气尽，腠理开，邪气因入，与正气相抟，结于胁下，正邪分争，往来寒热，休作有时，默默不欲饮食。"③反映病位。如《伤寒论·辨阳明病脉证并治》云："阳明病，谵语发潮热，脉滑而疾者，小承气汤主之。"《伤寒论》以六经为病位，以病位代病证名，病证名已经包含了病位信息，上述条文明确表明病位在胃。另外还有合病和并病，如《伤寒论·伤寒例》云："二日阳明受之，即与太阴俱病，则腹满、身热、不欲食、谵语。"《金匮要略·中风历节病脉证并治》云："邪在于络，肌肤不仁；邪在于经，即重不胜；邪入于腑，即不识人；邪入于脏，舌即难言，口吐涎。"④反映治疗指征。治疗指征包括汤药和刺法。汤药如《金匮要略·胸痹心痛短气病脉证治》云："九痛丸，治九种心痛……兼治卒中恶，腹胀痛，口不能言。"《伤寒杂病论》中大量的汤证，即方证对应。如《伤寒论·辨太阳病脉证并治》云："伤寒五六日中风，往来寒热，胸胁苦满，默默不欲饮食，心烦喜呕，或胸中烦而不呕，或渴，或腹中痛，或胁下痞硬，或心下悸，小便不利，或不渴，身有微热，或咳者，小柴胡汤主之。"《金匮要略·痉湿暍病脉证治》云："太阳病，无汗而小便反少，气上冲胸，口噤不得语，欲作刚痉，葛根汤主之。"⑤反映误治。在《伤寒杂病论》中，声音异常可作为误治的表现之一。常见的误治包括误下、误汗、误火等。伤寒误用下法如《伤寒论·辨太阳病脉证并治》云："伤寒八九日，下之，胸满烦惊，小便不利，谵语，一身尽重，不可转侧者，柴胡龙骨牡蛎汤主之。"温病误用火法如《伤寒论·辨太阳病脉证并治》云："弱者必渴，被火者必谵语。"少阳病误用汗法如《伤寒论·辨少阳病脉证并治》云："少阳不可发汗，发汗则谵语，此属胃，胃和则愈，胃不和，则烦而悸。"⑥反映预后。声音作为疾病判断预后的标志之一。如《伤寒论·伤寒例》云："谵言妄语，身微热，脉浮大，手足温者生。"《伤寒论·辨太阳病脉证并治》云："但头汗出，剂颈而还，腹满微喘，口干咽烂，或不大便，久则谵语，甚者至哕，手足躁扰，捻衣摸床，小便利者，其人可治。"《伤寒论·辨阳明病脉证并治》云："夫实则谵语，虚则郑声。郑声者，重语也。直视谵语，喘满者死。下利者亦死。"

嗅气味是辨患者身体和病室之气的诊察方法。《金匮要略》中谈到了嗅痰之气味，如吐痰"腥臭"为诊断肺痈的重要指征。张仲景不论在外感伤寒或内伤杂病的诊断中，均广泛运用了闻诊的理论和方法，也为后世临床提供了启示和指导。

（三）切诊

师曰：寸口脉动者，因其旺时而动，假令肝旺色青，四时各随其色。肝色青而反色白，非其时色脉，皆当病。（7）

师曰：病人脉浮者在前，其病在表；浮者在后，其病在里，腰痛背强不能行，必短气而极也。（9）

【语义浅释】

前文是论述色、脉合于四时，而有当时和非时的不同。人体五脏之气各有旺时，与季节气候变化相应，因而随着春夏秋冬时序的更替，脉象和色泽也相应地发生有规律的变化。如在春季，气候温和，一阳之气上升，为木气当令之时，故脉弦而面色青；盛夏气候炎热，火气当令之时，故脉来洪而面色赤；秋季气候凉燥，金气当令之时，故脉浮而面色白；冬季气候寒冷，水气当令之时，故脉沉而面色黑，此为应时五脏之正常色脉。假如春令而面色反白，脉反浮涩而短，是春令反见秋之色脉，而为异常表现，这是属于异常的病理反映，故曰："非其时色脉皆当病"。

后文此以关脉之前后分表里，而辨外感、内伤。举例说明同一脉象，出现的部位不同，主病也就不同。关前寸脉属阳主表，寸浮为邪在表，正气向外抗病于表的现象。如外感表证，寸口脉浮而有力，又伴有恶寒发热，头疼身痛等表证。"浮者在后"，指浮在尺部，尺属阴主里，尺浮为病在里，即内伤精血之病。两尺主肾，其脉贯脊，尺浮是精血虚而受邪，阴虚阳亢，故腰痛背强。痹着不能行，精虚不能摄气归元，气反上逆，故短气而极也。脉浮为气血向上向外之势，有外感表证和内伤虚证的不同，必须认清浮脉的部位、强弱及其他症状，才能认识疾病的本质。

师曰：寸脉沉大而滑，沉则为实，滑则为气，实气相搏，血气入脏即死，入腑即愈，此为卒厥，何谓也？师曰：唇口青，身冷，为入脏，即死；如身和，汗自出，为入腑，即愈。（11）

问曰：脉脱，入脏即死，入腑即愈，何谓也？师曰：非为一病，百病皆然。譬如浸淫疮，从口起流向四肢者可治，从四肢流来入口者不可治；病在外者可治，入里者即死。（12）

【语义浅释】

本节说明脉证结合判断疾病预后吉凶的方法。前一条举"卒厥"证为例，说明疾病传变的规律，预测疾病发展的方法。厥是气逆，血之行，赖于气，气逆则血逆。《素问·调经论》云："血气并走于上，则为大厥，厥则暴死，气复返则生，不返则死"，知厥证为血气俱实之暴死证。寸脉沉大而滑，沉阴象，阴主血，邪在血，则血实而脉沉；滑阳象，阳主气，邪在气，则气实而脉滑。尤在泾云："实谓血实，气谓气实，实气相搏，是气血俱实。血瘀气滞而不流通，五脏者藏而不泄，血气入之，卒不得还，则神去机息，故唇口青，身冷，忽然昏倒而死。六腑者传而不藏，若邪气入腑，血气逆入，则传而不藏，气还血行，阳气外达，则身和，汗自出，故愈。入脏入腑，犹言暴死之后，气能返则生，不返则死之原因。"

后一条举例论述以脉证合参辨疾病传变顺逆之不同。"脉脱"为正邪相争，邪气阻遏正气，经脉一时不通，亦属卒厥、非气血虚竭之真脱。若邪气入脏者，则深而难出，故气竭不复则死；邪气入腑者，浅而易通，故气行脉出即愈。亦如上文，汗出则停滞之水毒可通，瘀血可行，故汗出而愈，凡病不外此理。浸淫疮为湿热火毒之邪浸淫肌表，发为皮肤湿疮。若正气衰弱，从四肢流来入口者，为毒邪从外入里，故不可治；若从口而流向四肢者，则为毒邪从里达表，故为可治。举例说明无论皮肤疮疾，或内脏卒厥，其病势向外者为轻浅可治，向内者为深重难治，以此作为判断疾病预后吉凶的基本依据。

【六经辨析】

六经辨证尤重脉诊，《伤寒杂病论》中脉法的内容非常丰富，以寸口脉诊为主，在辨证过程也往往起到关键作用。《伤寒论·辨脉法》曰："凡脉大、浮、数、动、滑，此名阳也；脉沉、涩、弱、弦、微，此名阴也，凡阴病见阳脉者生，阳病见阴脉者死。"将脉象作为判定病发阴阳、疾病预后的重要指标。太阳病提纲证提出的第一个病症表现就是"脉浮"。其后的第2、3条，脉浮缓还是脉浮紧，成了太阳中风证、太阳伤寒证的主要鉴别点。第4条又以"脉静""脉数急"相对比，作为判断表邪是否内传的重要依据。原文第37条"太阳病，十日以去……脉浮细而嗜卧者，外已解也……脉但浮者，与麻黄汤"，以脉象作为判断邪气是否内传、邪势盛衰的依据。通过切诊可以将发热区别为，风温为病的"身灼热"、太阳中风证的"翕翕发热"、阳明病的"蒸蒸发热"及少阴病热结膀胱的"一身手足尽热"。通过手足温热与否可以判断病发何经，若放在疾病动态观察的过程中，又成为判定预后的重要指标。在六经病中太阳、阳明见手足热，少阴、厥阴见手足厥冷或手足寒，手足自温提示病发少阳或太阴。如第99条"伤寒四五日，身热、恶风、颈项强、胁下满、手足温而渴者，小柴胡汤主之"。第187条"伤寒脉浮而缓，手足自温者，是为系在太阴"。而少阴、厥阴病见手足转温，是阳气恢复，疾病向愈的重要指标。如第288条"少阴病，下利，若利自止，恶寒而踡卧，手足温者，可治"。

四诊是中医诊疗的基础资料，而无证可辨现象对中医临床诊疗形成了挑战。

无证可辨的直接原因是缺乏"症候群"，根本原因是四诊的粗疏，不是症候群不存在，而是中医生未能采集到。梳理《伤寒杂病论》六经辨证中蕴含的关于四诊、体质辨证、以方测证和注重病机转变等方法能够有效解决无证可辨的问题。全面的切诊可以获取患者其他症状，且可以对前期收集的资料进行验证，以进一步提高辨证的准确性。《伤寒杂病论》亦重视患者体质对辨证的影响，全书记录体质有强人、支饮家、虚弱家、失精家等 24 种。具体辨证时可以结合不同患者的体质进行辨证，或者对已经辨识的证进行修正。《金匮要略·痉湿暍病脉证治》曰："湿家，身烦疼，可与麻黄加术汤。"湿家有湿邪为患，故以辛温苦燥的麻黄加术汤治疗。以方测证是中医生判断证候的一种重要手段。初诊时不能准确辨证，则先根据经验投方进行试探性治疗，并观察患者的反应，然后修正辨证结论。《伤寒杂病论》中有多处涉及以方测证的情况，如第 100 条"伤寒，阳脉涩，阴脉弦，法当腹中急痛，先与小建中汤；不瘥者，小柴胡汤主之"。腹中急痛初步诊断是里虚寒证，投以小建中汤，但患者症状并没有减轻，由此测知患者病属少阳，应该用小柴胡汤治疗。病传的本质是证候的变化，临床中某些疾病的证候变化是有规律可循的，在无证可辨时应予重视。《伤寒杂病论》中有多处反映了依据病传施治的内容，如第 29 条"伤寒脉浮、自汗出、小便数、心烦、微恶寒、脚挛急，反与桂枝汤，欲攻其表，此误也。得之便厥、咽中干、烦躁吐逆者，作甘草干姜汤与之，以复其阳。若厥愈足温者，更作芍药甘草汤与之，其脚即伸"。先予桂枝汤发汗导致患者出现阴阳两伤，故先用甘草干姜汤复其阳，再用芍药甘草汤复其阴。

　　在现代科学技术对传统中医诊疗模式的影响下，无证可辨不可避免。把仪器检测的内容纳入中医体系，是对自身不足的弥补。因此，利用现代科技和设备在微观层面认识人体的组织结构、功能特点，将微观层面的检查资料带入中医辨证体系中，扩展和丰富了传统中医辨证体系。多个微观指标联合，从多方面多角度观察，共同参与机体的微观辨证，动态、综合地分析、辨别中医证候。将微观指标与四诊宏观指标结合，从微观角度辨别、判断和确定中医证候，为宏观辨证提供内在的客观依据，对中医宏观辨证的有益补充和拓展。坚持中医思辨方式，适当结合现代理化指标，提高中医诊疗客观性的同时，不能忽视传统诊疗方法对疾病诊断的重要作用，这才是保证临床疗效的有效方式。

四、治疗

（一）表里同病，治有先后

问曰：病有急当救里救表者，何谓也？师曰：病，医下之，续得下利清谷不

止，身体疼痛者，急当救里；后身体疼痛，清便自调者，急当救表也。（14）

【语义浅释】

本条论述表里同病时的先后缓急治则。病在表而医反下之，属太阳表证误下而邪陷入肠胃，伤及脾胃则见下利清谷。太阳表证以寒伤皮毛肌腠，津液凝涩，血络不通故身体疼痛，但既经误下，表证仍在、里证复起，法当先救其里而后救其表。虽有表证，正虚难以抗邪，邪气势必蔓延，将会发生正虚阳脱之变；若发其汗，更虚其阳，则会导致上下两脱之危候，故须以里证为急，待里证解除，二便恢复正常，尚有身体疼痛的表证，则当再治其表。若正气已复，清便自调之后，又急当救表，正气初复，内阳未充，祛邪以杜其传变，否则表邪一旦陷入，则又成痞满等变证。

【六经辨析】

六经为病，太阳属表。风寒束表，腠理不密，营卫不和，而成表虚之中风；风寒外束，卫阳被遏，营阴郁滞，而成表实之伤寒。风寒之邪留恋在表不解，渐次化热入里，与有形之水饮、痰浊、宿食、瘀血等相结，而表证犹在，遂成表里同病格局。在表里同病的情况下，应根据证候缓急，分别采取先表后里、先里后表、表里同治等原则。

在表里同病、里气已虚的情况下，症见下利清谷者，说明里气既虚且急，当先救治里虚之阳，里阳恢复，里证得除，再治其表。若不分缓急，拘泥于先表后里之常法，强发虚人之汗以治其表，必更虚其阳，则犯"虚虚"的错误，而有亡阳之虞。在表里同病而里气不虚，但病势急重的情况下，亦应先里后表，先治其急。《伤寒论》云："太阳病六七日，表证仍在，脉微而沉，反不结胸，其人发狂者，以热在下焦，小腹硬满，小便自利者，下血乃愈，所以然者，以太阳随经，瘀热在里故也，抵当汤主之。"本证既有太阳表证，又见血蓄下焦之里证，由于里证急于表证，故用抵当汤破血逐瘀，先治其里。

若表里同病，里证不重，表证势急，自当先治其表，如《伤寒论》所云："太阳病，外证未解，不可下也，下之为逆。欲解外者，宜桂枝汤"，即属此例。本条表证势急，里证和缓，若先治其里则表邪内陷，变生他证，故应采取先表后里的治疗原则。

若表里同病，表里证俱急或俱缓，且二者在病情上相互影响，若单纯施解表则里证不去；单纯于治里，则表邪不除，此时则应二者兼顾，表里同治。如此，则表里分解，诸证尽除。如《金匮要略·肺痿肺痈咳嗽上气病脉证治》证属寒邪外束，饮热内郁之小青龙加石膏汤证即属此类。表里同病之时，宜权衡轻重，辨别缓急，先治急证，后图缓疾。

（二）新旧同病，治有先后

夫病痼疾，加以卒病，当先治其卒病，后乃治其痼疾也。（15）

【语义浅释】

本条论述论痼疾加卒病的先后缓急治则。痼疾，久有之病，非旦夕可以取效，不容急治，必须缓图。卒病，新感之病，新病势急，须急治，若日久则生变。病之暴起者易变，而痼疾则无变。变则加剧，故曰先治卒病。久病正气多虚，补虚宜缓。新感邪入未深，除邪宜急也。且新久兼病，正虚感邪，急去其邪，则新邪不使稽留。久病不致合邪而加重，故先治卒病，期以旦夕取效，然后专力治其痼疾也。新旧病同时存在，应根据二者孰缓孰急来确定治则，一般而言，当以旧病为本、为缓；以新病为标、为急。急则治标，缓则治本，先治新病，后治旧病。

【六经辨析】

在"痼疾加卒病"的情况下，一般应先治卒病，待卒病解除后，再治痼疾。①从病势方面来看，痼疾势缓，变化较少，而卒病势急，传变迅速。②从病情方面来看，痼疾多病情沉顽，证候复杂，且病久正虚，非旦夕可图，而卒病多病情轻浅，证候单纯，且正气充实，易于骤除，故应先治卒病，再治痼疾。③从标本关系分析，卒病为标，痼疾为本，根据"急则治其标，缓则治其本"的原则，亦应先治卒病，后治痼疾。

仲景对痼疾、卒病同病的论述较为完备。如《伤寒论》第 18 条："喘家作，桂枝汤加厚朴、杏子佳。"第 18 条"喘家"即素有气喘病的患者，复感风寒，属新病引发旧疾。因气喘患者本有气机不利，外邪易侵犯机表，外邪袭表影响肺气故又会加重气喘。第 43 条"太阳病，下之微喘者，表未解故也。桂枝加厚朴杏子汤主之。"为太阳病表未解而误用下法，致表邪内陷而喘。在桂枝汤的基础上加厚朴、杏仁作桂枝加厚朴杏子汤，方以桂枝汤解表邪，厚朴、杏仁降逆平喘，以达表里并治之效。《金匮要略·水气病脉证并治》云："寸口脉沉而紧，沉为水，紧为寒，沉紧相搏，结在关元……结寒微动，肾气上冲……医以为留饮而大下之，气击不去，其病不去。后重吐之……面目手足浮肿，又与葶苈丸下水……肿复如前……其水扬溢，则浮咳喘逆。当先攻击冲气，令止，乃治咳……先治新病，病当在后。"由于寒水早已结于关元，有寒故脉紧，有水故脉沉，说明此证积水为旧病，肾阳虚衰，寒水内盛，随肾气上冲，故见胁下急痛；医家误以为留饮而治以吐下，损伤脾胃，水谷不化，水饮内停，故见面目手足浮肿；水气随冲气上逆入肺，故见咳喘。此时，冲气、水肿、喘咳皆为新病。《金匮要略心典》云："此水气先得，而冲气后发之证，面目肢体俱肿，咽喉噎塞，胸胁满痛，有似留饮，而实挟冲气也。"但并非所有痼疾、卒病同病均以治卒病为先，如《金匮要略·妇人妊娠病脉证并治》所云"妇人宿有癥病，经断未及三月，而得漏下不止，胎动在脐上者，为癥痼害，妊娠六月动者，前三月经水利时，胎也；下血者，后断三月衃也。所以血不止者，其癥不去故也，当下其癥。"本条为妇人素有癥病，又见漏下不止的见证，癥病为痼疾，阻碍血脉运行，血不循常道，故见漏下不止，此为卒病。此乃因癥致漏下，癥积不去则漏下不止，治以桂枝茯苓丸，祛瘀化癥。王好古云："夫治病者，当知标本……以病论之，先受病为本，后流传病为标。凡治病者，必先治其本，后治其标。若先治其标，后治其本，邪气滋甚，其病益蓄；若先治其本，后治其标，虽病有十数证，皆去矣。"诊治疾病应对其标本有所认知，标病乃"后流传"者，是因本病而得者，若标病非急重自当先治其本，解决本病便是截断病之来路。"先治其卒病，后乃治其痼疾"的治疗原则中看似"痼疾"为病之本，违反标本原则，但其实不然。病之标本如阴阳理论对立，双方可以进行转换，从整体治疗看"痼疾"确为病之本，但当加之卒病则极易引发新变而使病势加重，故从局部来看此时的卒病当为本，痼疾则为标。六经辨证的精髓在于动态审视病机，故治则并非一成不变，贵在"观其脉证，知犯何逆，随证治之"圆机活法，灵活运用。

（三）审因论治

夫诸病在脏，欲攻之，当随其所得而攻之，如渴者，与猪苓汤。余皆仿此。

【语义浅释】

本条论述治疗必先审因论治，攻去病邪的依据。诸病在脏为里证，别于皮毛肌腠筋络言之，非谓五脏也。诸病在脏，是泛指一切在里的疾病。病邪在里痼结不解，往往与体内有害物如痰、水、瘀血、饮食等相结合，医者当随其所得予以恰当的治疗。以口渴为例，口渴虽然是一个极其普通的症状，但其形成原因十分复杂，病机亦各不相同，治疗方法亦应因人而异。若口渴属热食相结者，常兼腹满、便秘、潮热、谵语等症，治宜承气汤类泻热导滞；口渴属水热互结，膀胱气化不利者，必兼脉浮、小便不利、身有微热、水入即吐等症，治用五苓散化气行水；口渴属水热互结，郁热伤阴者，则见身热脉数，渴欲饮水，小便不利，治宜清热利水，滋阴润燥，又当选用猪苓汤治疗为宜。因此，临床之际必须详审病因，随证论治，方能切中病情，效若桴鼓，切不可一概而论，贻误病情。

【六经辨析】

"当随其所得而攻之"，即当无形病邪与痰饮、水湿、瘀血、宿食等有形实邪相结合，应根据其所得情况不同，施以恰当的攻逐方法以祛除有形实邪，使无形病邪无所依附，随着有形实邪的排出而祛除。仲景对"当随其所得而攻之"的应用甚是广泛，在《伤寒杂病论》中无形之邪与有形实邪的相合类型有多种。①无形之邪与水湿痰饮相合：无形之邪与水湿痰饮相合包括 7 种类型，分别是热邪与水湿相合、寒邪与水湿相合、风邪与水湿相合、暑邪与水湿相合、热邪与痰饮相合、寒邪与痰饮相合、疟邪与痰饮相合。在《伤寒杂病论》中，当无形之邪与水湿痰饮相合时，祛除有形实邪常选用的攻逐方法有发汗、利小便、泻下、涌吐 4种。发汗法，用于病邪偏上、偏表的疾病，主要见于湿病、历节病等，如湿病中的麻黄加术汤、麻黄杏仁薏苡甘草汤、防己黄芪汤、桂枝附子汤、甘草附子汤；历节病中的桂枝芍药知母汤、乌头汤等。常用发汗药物为麻黄、桂枝、黄芪、白术等。利小便法，用于病邪偏里、偏下的疾病，主要见于结胸、黄疸、消渴、小便不利、痰饮、水气等太阳腑证，如太阳腑证膀胱气化不利之五苓散；黄疸病中的茵陈蒿汤、茵陈五苓散等；小便不利的猪苓汤等。常用利小便药物有茯苓、猪苓、泽泻、茵陈等。通大便法用于病邪偏里、偏下且病情较急重的疾病，如悬饮证用十枣汤；大结胸证用大陷胸汤。常用的药物多为峻烈之品，如大黄、甘遂、芫花等。涌吐法，用于病邪偏上的疾病，如暍病中一物瓜蒂散。常用药物为瓜蒂。②无形之邪与宿食相合：无形之邪与宿食相合包括两种类型，分别是热邪与宿食相合、寒邪与宿食相合。在《伤寒杂病论》中，当无形之邪与宿食相合时，仲景祛除有形实邪宿食常选用的攻逐法为通大便法。热邪与宿食相合时常用方有三承气汤、麻子仁丸等；寒邪与宿食相合时常用方为大黄附子汤等。常用的通便药物有大黄、芒硝、枳实、厚朴、芍药、麻子仁、蜜等。③无形之邪与（脓）瘀血相合：无形之邪与（脓）瘀血相合主要是热邪与（脓）瘀血相合。《伤寒杂病论》中无形之邪与（脓）瘀血相合时，祛除有形实邪瘀血主要选用的攻逐方法为下血法、排脓法。下血法，主要见于太阳蓄血证、肠痈、妇人产后病等疾病，如太阳蓄血证中的桃核承气汤、抵当汤、抵当丸；肠痈中的大黄牡丹汤；妇人产后病中的大承气汤等。常用药为下血常用大黄、水蛭、虻虫、桃仁等。排脓法主要见于狐惑病中的赤豆当归散；肺痈病中的桔梗汤；肠痈病中的薏苡附子败酱散。其常用的排脓药为赤小豆、桔梗、生甘草、薏苡仁、败酱草等。

第 7 章　太阳过汗或致痉　风寒入里犯阳明

一、成因

太阳病，发汗太多，因致痉。(4)

夫风病，下之则痉，复发汗，必拘急。(5)

痉家虽身疼痛，不可发汗，汗出则痉。(6)

【语义浅释】

太阳病，虽本当发汗，但不可发汗太过，汗由津液所生，发汗太多，必然会津液大伤，筋脉失其濡养则为痉病。

外感风邪为病，或内风煽动为病，不可过早应用下法，误用攻下，耗伤阴津，则可发生痉病，若复加汗法，津液重伤，筋脉拘急。

久患疮疡流脓流血的患者，虽然出现身体疼痛等太阳表证征象，但由于营血津液素亏，血、汗、津同源，若误用发汗，汗出则营血津液更亏，筋脉失去濡养，而强直拘急，成为角弓反张的痉证。

【六经辨析】

痉病的条文句首皆冠以"太阳病"，即指明痉病属于太阳病范畴。《伤寒寻源》云："凡此五者（中风、伤寒、温病、湿温、热病），乃太阳病初起平脉辨证之大纲……"以中风、伤寒，温病、湿温、热病为太阳病之大纲。《伤寒论溯源集》云："温病风温痉湿暍诸证，邪气皆由营卫而入，故仲景皆称太阳病，所以附于太阳之末。"该条文认为温病、痉、湿、暍之邪皆由营卫而入，故皆属于太阳病。

太阳为一身之藩篱，主肤表而统营卫。当外邪中于表之后引起经气不利、营卫不和的病理反应为太阳病。太阳病的病位在表，其"表"虽无明确定位，但多是指皮毛、肌肤、经络、四肢关节为外、为表；皮毛、肌腠、经络、关节及五官异常所导致一些证候均可成为表证。尤在泾云："痉为风强病，而筋脉受之。"痉病的病位在筋脉，当属于表的范畴。

在论述痉病成因时亦冠以"太阳病"之名，旨在说明痉病的成因与太阳病成因相近。外邪侵袭是太阳病的主要成因，外邪中于肤表，太阳经气不利则头身疼痛，卫气被引趋向体表以抗邪，脉搏必浮，体表必热。卫气郁而不能卫外，则见恶寒等太阳病典型表现。《素问·至真要大论》云："诸暴强直，皆属于风。"痉病与外感邪气亦密切相关。外感邪气，束于肌表，腠理闭塞，玄府郁闭，筋脉阻滞，气血津液不畅，筋脉拘急以致痉。误治是导致太阳病变证丛生的关键因素，同样误治或治不如法，亦可转变为痉。太阳病正治法为"其在皮者，汗而发之"，以"遍身漐漐汗出"为度，其邪可解。倘若汗之太过，必重伤津液，筋脉失养而致痉。正如《医宗金鉴》云："不应下而下之伤液，不应汗而汗之伤津，以致津液枯燥、筋失所养而病痉。"素患疮痈之人，久治不愈，气血受损，虽有身痛表证，切不可发汗；汗血同源，汗出必阴血愈竭，筋失所养而成痉。

二、脉证

（一）主证

病者身热足寒，颈项强急，恶寒，时头热，面赤，目赤，独头动摇，卒口噤，背反张者，痉病也。(7)

夫痉脉，按之紧如弦，直上下行。(9)

【语义浅释】

痉病的脉证，除了恶寒、项痛、项强等太阳表证外，还有头摇、口噤、背反张等。痉病主要临床表现为"身热足寒，颈项强急，恶寒，时头热，面赤，目赤，独头动摇，卒口噤，背反张"，脉象表现为"紧如弦，直上下行"。上述皆为痉病的典型症状，在文中多采用省文的方法以"痉"字概括上述典型症状。因其风寒外束，正邪分争，营卫失调，故身发热恶寒；头为诸阳之会，邪热上壅于头，郁遏阳气，不能通达于下，故头热而足寒；风寒郁滞，气不布津，血不濡润，筋脉失养，拘急动风，故颈项强急、头动摇、卒口噤、背反张；风为阳邪，性善上行，与热为伍，两阳相合，上犯头面又风气通于肝，目为肝之窍，故面目皆赤。痉病因寒束肌表，筋脉拘急，故脉亦为之应，有牵绳转索之感，紧而且弦，寸关尺三部均同，即"直上下行"之谓。

【六经辨析】

《伤寒论》云："伤寒所致太阳病，痉、湿、暍三种，宜应别论；以为与伤寒相似，故此见之。"所谓"宜应别论"即强调痉病虽为太阳病，但是存在一定的特殊性。从临床表现看痉病在太阳外感表证基础上，具有"独头动摇，卒口噤，背反张"等风证特征表现；从病势上看痉病来势急、病情重、变化迅速。痉即燥病，因津液阴血燥竭，筋失润养所致。造成筋脉失养的原因有三：一是外感风寒外束经脉，二是误治，三是素体阴亏。若素体阴亏，加之燥为阳明本气，极易转入阳明。

太阳转阳明在《伤寒论》中论述详尽，太阳病篇中"伤寒二三日，阳明、少阳证不见者，为不传也"，揭示了二日传阳明、三日传少阳的主要规律。太阳传阳明的过程是寒邪化热，"二阳并病，太阳初得病时，发其汗，汗先出不彻，因转属阳明，续自微汗出，不恶寒"，汗出不彻转属阳明，即不汗出导致了太阳病向阳明病的传变，如大青龙汤证，是转属阳明之渐，其他如桂枝二越婢一汤、麻杏甘石汤等。若出现白虎汤证或承气汤证，就是阳明病证了，治疗可用诸承气汤，如"二阳并病，太阳证罢，但发潮热，手足漐漐汗出……宜大承气汤"。可见，太阳向阳明的传变在临床实践中是很常见的，而引起这种传变的原因也很多，如阳明病篇所说"太阳病，若发汗，若下，若利小便，此亡津液，胃中干燥，因转属阳明""太阳病，若吐若下若发汗后，微烦，小便数，大便因硬者，与小承气汤和之，愈"等。治疗不当是太阳向阳明传变的主要原因之一。

从原文描述症状来看，痉病与太阳、阳明两经有着密切关系。由于风寒外袭，侵犯太阳之表，卫气与邪相争，故身热、恶寒；表邪未解迅速化热入阳明，邪热熏蒸于上，则时头热，面赤目红；阳气闭郁不能下达，故足寒。热盛动风，见独头动摇；热盛灼津，筋脉失养，拘急不舒，故见颈项强急、卒口噤、背反张。至于颈项强急而背反张，皆是热盛伤阴，筋脉痉挛的表现。由于痉病病机的特点，诊疗过程中尤应注意其向阳明的机转，及时截断疾病发生发展，扭转病势。

太阳病，发热无汗，反恶寒者，名曰刚痉。(1)

太阳病，发热汗出，而不恶寒，名曰柔痉。(2)

【语义浅释】

痉病可分为刚痉与柔痉，二者均有项背强急等筋脉拘急的痉病典型证候以及发热等太阳表证，其不同点主要在于有汗、恶寒与否，无汗反恶寒者为刚痉的主要表现，汗出而不恶寒为柔痉的主要表现。

【六经辨析】

冠以"太阳病"之名提示其病由外感引起，证候上存在外感表证，治疗上应遵太阳病治法宜从外解。

太阳系统是人体肌表抵御外邪、调和机体与外环境相适应的功能概括。外邪侵袭人体，则太阳首当其冲，外邪致痉，必然不离太阳。《伤寒论》云："太阳病，或已发热，或未发热，必恶寒。""太阳病，发热而渴，不恶寒者，为温病。"风寒无汗，风热自汗，结合原文与临床实际，风寒是处于表证阶段刚痉的主要病因，而柔痉的主要病因为风热。

太阳经脉循身之背，上额交巅络脑，还出别下项，寒闭太阳经脉即出现头连项强痛，进而项背强。太阳经气被束，卫阳不通于表，则出现恶风寒、无汗、脉浮紧等。正邪相争则发热。风寒闭阻太阳经脉，经气不舒，阻滞津液不能输布，致太阳经脉失于濡养所致刚痉。若犯表之风邪偏重风邪伤卫，卫外失固，腠理疏松，故汗出、恶寒。外邪阻于太阳筋脉，妨碍津液的输布，兼素体津伤不足，营气亏虚，以致筋脉失养而挛急，故项背强急、口噤不开，甚至角弓反张。因本证是痉病主症兼太阳表虚，故称为柔痉。

（二）变证

若发其汗者，寒湿相得，其表益虚，即恶寒甚。发其汗已，其脉如蛇。（7）

【语义浅释】

痉病虽有太阳经证的表现，但是也存在阴亏之象，如果采用汗法发散，必然导致表愈虚而恶寒更甚，汗出之湿与外来寒邪相互搏结，留滞于肌表，其脉亦会发生变化，呈现沉伏不利，屈曲如蛇的痉挛之脉象。

【六经辨析】

此段描述与芍药甘草附子汤证有相似之处。《伤寒论》第 68 条："发汗，病不解，反恶寒者，虚故也，芍药甘草附子汤主之。"芍药甘草附子汤的方证以恶寒伴拘挛急迫为主，患者症见恶寒肢冷，腹中拘急，手足挛急，或手足麻木，或腹痛，或关节疼痛，或筋脉僵硬，得热痛减，遇寒加剧，其脉多见沉迟或沉细或弦细紧。方证表现与痉病的临床表现也基本相同。芍药甘草附子汤证应是在素体营血亏损的基础上，或感风寒之邪，医以辛温发汗法祛邪解表，病不解陷入阴证，反而出现恶寒症状加剧等诸症。芍药甘草附子汤的首要病机是患者营血亏损、组织失养、筋脉肌肉挛急，为汗后营卫阴阳两虚的证治。《伤寒论》第 29 条："伤寒脉浮，自汗出，小便数，心烦，微恶寒，脚挛急……若厥愈足温者，更作芍药甘草汤与之，其脚即伸。"芍药甘草药证特点为脚挛急，小便数，腹挛痛，或四肢挛急疼痛。从《伤寒论》条文分析可以看出，患者自汗出，小便数皆伤营血津液，用桂枝发汗后更伤营血津液，故其病机为营血津液亏耗，人体组织筋脉失营失养，血虚生风而筋急，故肢体强急拘挛甚至抽搐。其病机特点与痉病相同。芍药甘草附子汤为太阳有少阴机转之方证，痉病亦可由太阳转入阴证。

从痉病的发病机制来看，外感风寒之所以发痉，是因为风寒客于肌体，导致经脉郁滞，津液损伤，不能正常敷布濡养筋脉，伤筋动风。如果发汗过度，必然更伤津液，津液一伤，经脉失其充盈，津血亏少，故脉搏往来不流利，根涩不匀。发汗过度，阳气也伤，脉气不充，阳运无力，则脉弛缓松懈，脉搏虚而无力。虚涩相兼，脉道不充，故脉道挛急，脉动急且益劲，或曲折逶迤如蛇行。病机本虚，易涉少阴、厥阴，若误治更伤内，极易入里陷阴而发展为坏病。

三、证治

（一）瓜蒌桂枝汤证

【原文】

太阳病，其证备，身体强，几几然，脉反沉迟，此为痉，瓜蒌桂枝汤主之。（11）

【证治机制】

尤在泾云："太阳病，发热汗出为表虚，则当恶寒，今不恶寒者，风邪变热。"外感风邪，入里化热，内有津液亏虚，加之营卫不和而表虚自汗，或医者误汗吐下导致津液耗伤。外感邪气束滞经络，筋脉失养而拘挛，津液内亏则脉转沉迟。不宜用麻黄之类更发其汗，如强发其汗则更容易伤阴耗液而变证丛生。治以调和营卫，疏解肌表之邪，敛阴益气，固表止汗。

【方剂组成】

瓜蒌根二两，桂枝三两（去皮），芍药三两，甘草二两（炙），生姜三两（切），大枣十二枚（擘）。

上六味，以水九升，煮取三升，分温三服，取微汗。汗不出，食顷，啜热粥发之。

【方解】

本方由桂枝汤加天花粉（瓜蒌根）组成，方用桂枝汤调和营卫、解肌祛邪、疏风解表，风邪去则经气流通，筋脉舒缓；同时宣脾阳而达营分，使卫与营和，汗出热清，筋得所养则痉止病愈。天花粉，《本经》载其"味苦，寒。主消渴，身热，烦满，大热，补虚安中，续绝伤。""消渴""身热""大热"说明其可生津润燥。《诸病源候论·烦满候》云："烦满者，由体虚受邪，使气血相搏而气逆，上乘于心胸，气否不宣，故令烦满。"天花粉具有开宣壅滞以除烦满的作用；可补阴津而走行经脉筋骨，故有"续绝伤"之功。天花粉甘寒，清热生津，散结导滞，内走经络以舒筋柔脉。以热粥调护，仍合太阳中风桂枝汤治疗的用意，取水谷精微以滋汗源，使谷气内充，则易于酿汗以祛邪外出，汗后不伤正气，痉急亦解。

【现代应用】

研究证明瓜蒌桂枝汤全方及其单味药在体内外实验中均有不同程度抗氧化、抗炎，清除自由基，抑制兴奋氨基酸水平，降低脑组织 Ca^{2+}、Na^+、水含量，增强 ATP 酶活性，抑制细胞凋亡等作用。临床将该方用于脑卒中后痉挛性肢体功能障碍、癫痫等疾病的康复治疗，疗效确切。部分学者将其用于治疗面肌痉挛、颈椎病、肩周炎、斜颈、脱髓鞘疾病、脊髓空洞症、纤维肌痛综合征、干燥综合征及类风湿关节炎等筋脉疾病，具有一定的疗效。

【临床验案】

谢某，男，32 岁，南昌县人，农民，1996 年 5 月 23 日初诊。患者诉颈项强痛，自项至腰背脊柱不适已年余，自觉腰背强直不柔和，弯腰、伸腰均感不便，影响劳动，易出汗，出汗后怕风怕冷，曾在某附属医院住院检查，无明确诊断，服药无效。曾服祛风补肾中药数十剂，亦无济于事，乃来诊。口不渴，苔白，舌偏淡，脉弱两寸浮。拟瓜蒌桂枝汤试治：桂枝 10g，白芍 10g，炙甘草 6g，大枣 5 枚，生姜 3 片，天花粉 15g，葛根 15g。5 剂，每日 1 剂，水煎分 2 次服。

二诊：药后项背强痛减轻，恶风亦减，脉舌同上，又予原方 5 剂。药后症状大减，再服原方 5 剂而愈。（刘渡舟医案）

按： 从症状上看，患者的"自汗""恶风""颈项强痛"似与《伤寒论》第 14 条"太阳病，项背强几几，反汗出恶风"的桂枝加葛根汤证相应。考究脉象桂枝加葛根汤主治太阳中风兼太阳经脉不利证，太阳表证当为脉浮或浮数，而此案脉为"脉弱两寸浮"，结合"太阳病，其证备，身体强，几几然，脉反沉迟，此为痉，瓜蒌桂枝汤主之"。其中"反"字，其意为症状与太阳表证相符，脉当以"浮"为主，此处脉沉迟，与太阳表证的常见脉正好相反，说明痉病与一般的太阳表证不同。沉迟之脉产生的原因，一是本病证病位并非局限在肌肤腠理，而是以筋脉为主，病位较前更深入，故脉较前沉；二是本方证在太阳经气不利的基础上，还有津液虚筋脉失养的虚性病机，故脉沉迟。刘老用桂枝汤调和营卫，加葛根以宣通经脉之气，加用天花粉生津濡养筋脉，脉证合参，辨证准确，用药精当。

（二）葛根汤证

【原文】

太阳病，无汗而小便反少，气上冲胸，口噤不得语，欲作刚痉，葛根汤主之。（12）

【证治机制】

"太阳病"三字，提示此为外感痉病，存在发热、恶寒等表象。本证乃外感风寒闭阻太阳经脉，经气不舒，津液输布障碍，致筋脉失于濡养。足太阳经脉上额交巅入络脑，还出别下项，循背至腰。足太阳之筋，上夹脊上项，其直者，结于枕骨，上头。风寒外束太阳，卫阳被郁，卫气无以发挥其"温分肉，肥腠理"之功能，故不能濡养经脉及经筋，致头项连及背部强痛且伴有拘紧感。《金匮要略心典》曰："无汗而小便反少者，风寒湿甚，与气相持，不得外达，亦并不下行也。不外达，不下行，势必逆而上冲，为胸满，为口噤不得语，驯至面赤头摇，项背强直，所不待言，故曰欲作刚痉。"外邪束表，肺气不宣，津液枢机不利则见无汗而小便不利；肌腠被束，气不得外达，加之正气上冲抗邪于肌表，表里之气无以宣通，故见胸满；邪气痹阻太阳，欲传阳明，导致阳明筋脉不利则见口噤不得语。治以葛根汤辛温散寒祛风，生津柔筋。

【方剂组成】

葛根四两，麻黄三两（去节），桂枝二两（去皮），芍药二两，甘草二两（炙），生姜三两，大枣十二枚。

上七味，咬咀，以水七升，先煮麻黄、葛根，减二升，去沫，内诸药，煮取三升，去滓，温服一升，覆取微似汗，不须啜粥。余如桂枝汤法将息及禁忌。

【方解】

方中以葛根为君，生津舒筋为主，轻扬发散，开腠理。《神农本草经》载其"味甘，平。主治消渴，身大热，呕吐，诸痹，起阴气，解诸毒。"外可鼓舞卫气以驱逐邪风，内可起阴气生津以润泽燥火。麻黄开泄腠理为辅，其味苦而温，发表出汗，禀天地清阳刚烈之气。桂枝味辛发散，性温散寒。两者合葛根祛风散寒、解表疏筋，共为臣药。佐酸苦性平之芍药，补中缓急之甘草，合葛根解肌生津，敛阴止痛。配伍芍药其意有三：一则酸苦敛阴入经脉，脉管通利，血供无阻，筋脉易解；二则柔肝止痛，以缓项背拘挛；三则疏解筋脉。其归肝经，肝在体合筋，可助葛根解筋之效。姜、枣调护脾胃，生发胃气，共为使药。生姜既止阳明下利呕吐，又协助麻黄、桂枝解表散寒、祛风寒湿邪。全方诸药配伍共奏生津发表、舒筋缓急之效。

【现代应用】

药理研究表明，葛根汤主要含有黄酮类、单萜类、生物碱类和苯丙酸类等多种成分。葛根中主要发挥药效的是异黄酮。异黄酮通过作用于 β 受体，可以舒张血管，从而减缓血流速度，达到降低血压、减慢心率的效果。异黄酮通过降低儿茶酚胺的生成，抑制血小板聚集，发挥抗血栓的作用，减少某些因高血压、血小板功能异常、血管壁功能异常而发生的疾病。葛根素可能通过促进脂肪细胞葡萄糖转运蛋白 4 的表达，提高肝糖原的合成率；或者激活 α 肾上腺素受体，提高使 β- 内啡肽分泌增加，达到降低血糖的效果。葛根汤能促进机体免疫细胞增殖和成熟，增强机体免疫力，减少疾病发生。

葛根汤具有解肌退热、生津透疹的功效，常应用于治疗外感发热性疾病且取得良好的疗效。临床研究发现，葛根汤治疗上呼吸道感染疾病缓解率及降温总有效率高于复方盐酸伪麻黄碱缓释胶囊的对照组，不仅对呼吸道感染疗效显著，还可应用于上呼吸道感染合并白细胞下降。在甲型 H_1N_1 流感的治疗方面,葛根汤颗粒在联合抗病毒药的治疗取得很好的效果。

葛根汤具有较好的祛风散寒除湿、舒筋通络,解肌止痛的作用,在颈椎病的应用方面取得良好效果。方中君药葛根有效成分异黄酮,有研究证实具有扩张血管、解除颈项部的肌肉痉挛、改善循环、消除水肿的作用。桂枝有效成分桂皮醛有促进血液流动,改善循环,提高疼痛阈值达到镇痛的作用。葛根汤加减结合针刺治疗可以降低椎动脉血流速度,提高大脑血液供应,缓解颈源性头痛。葛根汤在治疗骨与关节、肌肉疾病方面有着不可撼动的地位,加减配合使用,疗效好、治愈率高、有效率高。

葛根汤能有效降低血压、减慢心率、扩张冠状动脉、改善心肌的代谢、保护肝脏组织、促进血管软化、预防动脉硬化、抗心律失常等,在心血管疾病的应用中也取得良好的临床效果。临床研究发现葛根汤在糖尿病合并高血压危象患者的治疗方面也取得了较好的临床效果。

葛根汤还应用于治疗更年期综合征、代谢性疾病、荨麻疹、慢性鼻炎、多囊卵巢综合征等多种疾病,具有疗效显著、总有效率及治愈率高、复发率和不良反应指数低的优点。

【临床验案】

光华眼镜公司有袁姓少年,其岁八月,卧病四五日,昏不知人。其兄欲送之归,延余诊视以决之。余往诊,日将暮。病者卧榻在楼上,悄无声息。余就病榻询之,形无寒热,项背痛,不能自转侧。诊其脉,右三部弦紧而浮,左三部不见浮象,按之则紧,心虽知为太阳伤寒,而左脉不类。时其兄赴楼下取火,少顷至。余曰:乃弟沉溺于酒色者乎?其兄曰:否,惟春间在汕头一月,闻颇荒唐,宿某妓家,挥金且甚巨。余曰:此其是矣。今按其左脉不浮,是阴分不足,不能外应太阳也。然其舌苔必抽心,视之,果然。余用:葛根二钱,桂枝一钱,麻黄八分,白芍二钱,炙草一钱,红枣五枚,生姜三片。余微语其兄曰:服后,微汗出,则愈。若不汗,则非余所敢知也。临行,余又恐其阴液不足,不能达汗于表,令其药中加粳米一酒杯,遂返寓。明早,其兄来,求复诊。余往应之,六脉俱和。询之,病者曰:五日不曾熟睡,昨服药得微汗,不觉睡去。比醒时,体甚舒展,亦不知病于何时去也。随请开调理方。余曰:不须也,静养二三日足矣。闻其人七日后,即往汉口经商云。(《经方实验录》)

按:《素问·金匮真言论》曰:"夫精者,身之本也。"故藏于精者,夫精者,津之聚于一处者也。津者,精之散于周身者也。故精与津原属一而二,二而一之物。本案患者因房劳耗伤精气,津液本虚,加之外受邪风之侵,则为"项背痛，不能自转侧"等痉病的临床表现，津液不能濡养筋脉所致，故用葛根汤生津舒筋。

原文第12条"太阳病，无汗而小便反少，气上冲胸，口噤不得语，欲作刚痉，葛根汤主之。""欲作"是刚痉初期，"欲"字在《广释词》中解释为"初始"之意，故此处"欲作"两字是指刚痉之初始，症状不典型。陈修园言："此一节为刚痉之将成未成者出其方也。""刚"表示痉的程度较重。《素问经注节解·气厥论》曰："但比刚痉少缓，故曰柔也。"若津液大伤，加之经气不利，致使刚痉全身肌肉痉挛，显然葛根汤中之大队辛温发汗之品不合病机，葛根汤仅为刚痉初始阶段的主方，而不是刚痉的代表方。结合本案临床表现亦并非典型的刚痉，津液精气虽虚，但年少精气津液尚足，故仅需葛根汤疏利宣达内外，酌加粳米生津顾护阴液，使津液布散濡养筋脉则愈。

（三）大承气汤证

【原文】

痉为病，胸满口噤，卧不着席，脚挛急，必齘齿，可与大承气汤。（13）

【证治机制】

本条"痉"字前有"刚"字即"刚痉为病"，葛根汤证为欲作刚痉，此由葛根汤证进一步发展而来。曹颖甫所言："若夫胃热上熏，则头热而面赤。热邪郁于脑部，则目脉赤。血热挟风，循神经上冲巅顶，则独头动摇。牙龈筋脉，以液涸而强急，故卒口噤。燥矢郁于内，筋脉挛于外，故背反张。此大承气汤方治。所为急下存阴，而间不容发者也。"病邪入里，传至阳明，胸满可由葛根汤证气上冲胸加重而成，热势上壅，阳明不降，故胸满。阳明之脉入齿中，夹口环唇，阳明邪热上迫，牙关之筋燥急，故口噤、齘齿；里热炽热，阴津枯竭，背脊经输筋脉干燥失濡则拘急痉挛、不可平卧。柯琴云："阳明脉盛于足，故两足脉阳明居其六行。《黄帝内经》曰：身重难以行者，胃脉在足也，是脚挛当属阳明矣。"又曰："观伤寒脉浮自汗，心烦恶寒，而见脚挛急，是痉之势成。便当滋阴存液。"可见若津液上冲加剧，上逆则下虚，足之筋脉不养，足寒进一步发展便见脚挛急。《灵枢·热病》曰："九曰：热而痉者死。腰折，瘛疭，齿噤也。"此证是太阳传入阳明病之热盛津液耗竭、阴伤筋挛之刚痉病，治当急泄里热以救其阴，方选大承气汤通腑泄热、急下存阴。

【方剂组成】

大黄四两（酒洗），厚朴半斤（炙，去皮），枳实五枚（炙），芒硝三合。

上四味，以水一斗，先煮二物，取五升，去滓，内大黄，煮取二升；去滓，内芒硝，更上火微一二沸，分温再服，得下止服。

【方解】

本方以大黄、芒硝泄其燥热，枳实、厚朴宽其壅滞，使里热从大便排泄。这是属于急下存阴之法。《神农本草经》载大黄"味苦，寒。主下瘀血，血闭，寒热，破癥瘕积聚，留饮宿食，荡涤肠胃，推陈致新，通利水谷，调中化食，安和五脏。"气味俱厚，味厚则发泄，性峻猛，善下泄，推陈致新，荡平邪实。味厚则入阴分，荡涤肠胃，通利水谷。大黄苦寒泄热，荡涤肠胃引邪热积滞由大便排出，用为君药。芒硝咸苦而寒，主治五脏积热，邪热盛则筋脉失养，热淫于内，治以咸寒，结散热除则津液敷布筋脉，协大黄则峻下热结之力尤增。阳明热盛，气机不降，气滞内阻，加用厚朴、枳实性专消导，下气开痞散结。二者与大黄、芒硝相伍，泻热破气。大承气汤攻降阳明之实兼下肺胃之热，热去则风息。从原文的"可与"二字，寓有斟酌之意，说明痉病用大承气汤是属于紧急措施，并非常规正治之法。本条热盛致痉，用大承气汤急下存阴，体现了治疗痉病应顾护其阴津的原则，但痉病存在津伤不足的内因，而攻下之剂毕竟易伤阴液，故痉病攻下时应当慎重。

【现代应用】

药理研究发现，大黄蒽醌类成分是中药大黄泻下的有效成分，厚朴中的厚朴酚类具有抗病原微生物和调整胃肠运动等药理作用，枳实中的橙皮素对胃肠道平滑肌、心血管系统等均有一定的作用，还有抗炎和利尿的作用。大承气汤除具有泻下、调节胃肠激素分泌和促进胃肠运动的作用，还具有抗炎、抗感染、抑制血清内毒素、降低炎性细胞因子和提高机体免疫力等的作用，对脑、肺等重要脏器具有显著的保护作用。

动物实验表明，大承气汤可以保护大肠杆菌和变形杆菌感染的小鼠，具有良好的抗感染作用。同时可以通过改善肠道推进功能，从而降低肠道致病菌水平。大承气汤能促进胃肠激素分泌和胃肠道平滑肌蠕动，从而调控胃肠运动，并能有效预防及减少术后并发症的发生。大承气汤可清除氧自由基，减轻脂质过氧化反应，以及减轻炎症反应，防止肠道功能衰竭而治疗重症胰腺炎，并可以改善其预后。

除了作用于胃肠道外，大承气汤调节外周血细胞功能，从而改善机体免疫功能。大承气汤对肠道巨噬细胞释放 TNF-α 有双向调节作用，可提高外周血中性粒细胞的吞噬率及改善胸腺指数、白细胞移行抑制指数，减少肿瘤坏死因子过度释放，调节血浆皮质醇水平。大承气汤能阻止细胞色素 C 释放入胞质，从而阻断凋亡信号进一步传导，保护脑出血后神经元。大承气汤能促进肺泡上皮增生，改善肺水肿，保护脏器功能，促进损伤修复。

目前，临床上大承气汤主要用于治疗急腹症、肠梗阻、手术后导致的肺损伤与胃肠道功能障碍、多器官功能障碍综合征等疾病。此外，该方在辅助改善脑血管患者意识、有机磷农药急性中毒抢救等方面显示出很好的疗效。

【临床验案】

余尝诊江阴街肉庄吴姓妇人，病起已六七日，壮热，头汗出，脉大，便闭，七日未行，身不发黄，胸不结，腹不胀满，惟满头剧痛，不言语，眼张，瞳神不能瞬，人过其前，亦不能辨，证颇危重。余曰：目中不了了，睛不和，燥热上冲，此《阳明篇》三急下证之第一证也。不速治，病不可为矣。于是遂书大承气汤方与之。大黄四钱，枳实三钱，川朴一钱，芒硝三钱。

并嘱其家人速煎服之，竟一剂而愈。盖阳明燥气上冲巅顶，故头汗出，满头剧痛，神识不清，目不辨人，其势危在顷刻。今一剂而下，亦如釜底抽薪，泄去胃热，胃热一平，则上冲燥气，因下无所继，随之俱下，故头目清明，病遂霍然。非若有宿食积滞，腹胀而痛，壮热谵语，必经数剂方能奏效，此缓急之所由分。是故无形之气与有形之积，宜加辨别，方不至临诊茫然也。

曹颖甫按：余尝见一男子病者，神志恍惚，四肢痉厥，左手按额上，右手按其阴器，两足相向弯曲而崛起。旁人虽用大力，不能使之直伸，目张而赤，近光则强闭，脉凌乱隐约，大便多日不行，数日来头痛，病起仅七八日，服药五六日，却至如此地步，据谓前曾宿娼患疮，外治而愈。余曰：此大承气证失治者也。故口噤药不能下，侍者用简便法，纳甘油锭于其肛中，凡三次，毫无效验。惜无亲人作主，不能试胆导法。次日汗出，夜毙，是可悯也。

按：仲景应用大承气汤时常有神昏、厥、痉，在原文中，虽然论痉时没有提到厥与神昏，论神昏时没有提到痉与厥，但三者皆以大承气治疗。因此，邪热亢盛阶段，痉、厥、神昏是相兼出现的三种证候。《金匮要略》痉病的大承气汤证亦常伴有厥与神昏二证。《温病条辨·中焦》。第6条："阳明温病，面目俱赤，肢厥，甚则通体皆厥……但神昏。"第22条："斑疹，用升提则衄，或厥，或咳呛，或昏痉。"两条中神昏、痉、厥并提。结合本案及按中"眼张""四肢痉厥"亦合病神志不清，究其原因"阳明为三阴之外蔽"，病入阳明不解，进而伤及人体的阴精或阳气，病则转入三阴。《经》云："两精相抟谓之神。"邪热日久不除则耗伤阴精，精是神产生的物质基础，精伤则神昏。《伤寒论》云："阴阳气不相顺接便为厥。"阴在阳之内，不在阳之对，邪热伤及阴分，阴伤必致阳损，阴阳无以交接，脏腑虚衰则见厥。因此，仲景使用大承气汤急下救阴之证，有转入少阴、厥阴之征兆。如曹按若错失下法时机则致转入阴证，多为难治，故应识痉病所由来，细审病机，不可以为惊风妄投镇惊祛风之药。

四、预后

太阳病，发热，脉沉而细者，名曰痉，为难治。（3）

痉病有灸疮，难治。（10）

【语义浅释】

外感致痉，以项背强急、背反张及发热、恶寒等太阳病阳性证候，而脉本应以浮为主，而反出现沉细的阴性证脉象，表明阴液内亏，正气已伤。《素问·平人气象论》云："脉从阴阳，病易已；脉逆阴阳，病难已。"邪实正虚，攻补两难，若辛温发散表之邪气，恐津液精血虚少；若补养津液精血之虚，外邪不除而恐有入里留邪之弊，故较难治疗。

所谓灸疮，是灸后造成的皮肤损伤，溃脓而成。黄元御注："灸疮，艾火燔灼，焦骨伤筋，津血消烁，未易卒复，故难治也。""灸疮"被视为艾灸过度灼伤筋骨损耗气血的坏证表现。后世医家对于痉病与灸疮发生的先后问题有两种意见：一是先有灸疮，后有痉病，灸疮流失脓液，津血本就亏损，加之火热内盛，腠理开泄，外感风邪，则成痉病。《金匮要略心典》载："有灸疮者，脓血久渍，穴俞不闭。楼全善云：即破伤风之意。盖阴伤而不胜风热，阳伤而不任攻伐也。故曰难治。"二是痉病误用灸法导致津液更虚而为难治之证。正如《伤寒论》载："微数之脉，慎不可灸。因火为邪，则为烦逆，追虚逐实，血散脉中，火气虽微，内攻有力，焦骨伤筋，血难复也。"《灵枢·经水》对过灸亦有提及，"灸而过此者得恶火，则骨枯脉涩"。针对两种意见，二者均可采纳，本条具有一定临床指导意义，一是提示痉病素有津血不足内因，其预后往往欠佳；二是虽然痉病病位主要在经筋，但选用灸法应慎重，时刻顾护患者津液精血。《金匮要略阐释》指出："一般痉病配合针刺及灸法，则疗效更好。"

【六经辨析】

太阳病发热，是刚痉和柔痉的共同症状，之前未提到脉象，本条补充脉象，因而更富有辨证意义。一般说，太阳表证的脉象多浮，如太阳中风脉浮缓，伤寒脉浮紧，今痉病外见太阳表证发热，而脉却沉细，是太阳证而见少阴之脉，可见不同于太阳病中风、伤寒，乃是里阴亏虚的标志，验之临床，痉病的形成，多由于阴液不足，筋脉失于濡养。痉病邪深伤筋，故脉沉紧弦，直上下行也；其不紧弦而沉细，则邪入深，而气血大虚，正不胜邪，邪何能出，故为难治。后者素患灸疮之人，气血久虚，再见痉病，此等患者治疗最为棘手，欲补则躁烦立至，误攻则津血更竭，故曰难治。此二条充分体现痉病虽以"太阳病"冠首意在指明其病因由外感所得，但其病机与太阳病有所不同，预后传变较之太阳病中风、伤寒等更快且更为凶险，若处理不当，有危及生命的可能。

暴腹胀大者，为欲解；脉如故，反伏弦者，痉。（8）

【语义浅释】

所谓"暴腹胀大"指角弓反张得到缓解，腹肌呈松解膨大状态，若脉弦紧改善，此为阴来阳和，津液恢复，病邪消退，正气渐复的现象。如腹部胀大，脉象仍呈现沉弦，是病根未除，仍有发痉的可能。有学者考《脉经》《金匮玉函经》载："痉病，发其汗已，其脉浛浛如蛇，暴腹胀大者，为欲解；脉如故，反伏弦者，必痉"，认为"暴腹胀大"是对脉象的形象描述，指浮软缓大，充实无力，即蛇吞食后会出现"暴腹胀大"，安静平卧，肌肉松弛，与"紧如弦""伏弦"截然相反，故为欲解之脉。"浛"谓水和泥也，形容滑利之象，也是对这种脉象的生动描述。

【六经辨析】

部分学者从六经气化理论角度认为痉病始于太阳，太阳水气，受阳明燥化，津液消损，筋脉乃燥。但阳明从乎中气，而可转入太阴，"发汗后腹胀满，厚朴生姜半夏甘草人参汤主之"即是此证也。痉病本由血少，统血之脾脏当虚，而复以发汗张其虚气，病乃转入太阴，而腹部虚胀，病机由表入里，筋脉不更受灼，故为欲解。此观点虽有所据，但终觉不甚妥帖，"为欲解"后紧连"脉如故"，意在提示预解之脉必为和缓之象，如是诊之，其脉必浮而不沉，缓而不弦。脉症合参，病势趋于和缓怎可未转入太阴？转入太阴乃是阳病入阴，病位更深，病机更为复杂，于理不通。而后者其脉如故，而反加伏弦，才应是邪内连太阴，里病转增，而表病不除，为转入太阴。只以"暴腹胀大者"言"转入太阴"而忽略脉象变化未免偏颇。对于疾病的预后，应当脉症合参。《伤寒杂病论》中，脉法贯穿于整个辨证施治的过程中，运用脉法来解释疾病的病因病机、鉴别诊断、发展转归及预后。张仲景已将脉证合参的理论与临床结合并完整地阐释出来。一般而言，若脉症均有改观的，是为佳兆，属病愈之象；若症无多大变化，但脉有好转的，亦属病有转机之征；若症虽减轻，但脉无改善，甚至反而恶化的，常为病情恶化之兆。

第8章 湿邪重滞病候多 外邪郁遏太阳经

一、脉证

太阳病，关节疼痛而烦，脉沉而细者，此名湿痹。湿痹之候，小便不利，大便反快，但当利其小便。(14)

湿家之为病，一身尽疼，发热，身色如熏黄也。(15)

【语义浅释】

外感湿邪，侵袭太阳之表，痹着人体，患者具有头痛身疼、发热或恶寒等太阳表证表现，而出现骨节疼痛剧烈，脉沉而细，兼有小便不利，大便清薄而易于排解，此病称为"湿痹"。

久患湿病的人，湿邪在外而浸渍肌肉，故一身尽痛。内湿郁遏生热，故发热、皮肤色黄且晦暗，如烟熏状。

【六经辨析】

湿为六淫之一，湿从外入，太阳主一身之表，湿邪为六淫邪气，乘虚侵袭，侵犯太阳肌表，则先伤太阳而见表证，如头项强痛、恶寒发热等，初起为太阳表证，治疗可按六经辨证体系太阳病辨治。

湿病风湿犯太阳的病变非伤寒、中风等典型太阳病，属太阳病的变证。既为变证，则太阳风湿表证与太阳伤寒或太阳中风有诸多不同。在临床表现上湿病身重较明显，即使是身疼，亦以酸楚重痛为特征；而伤寒、中风身重不显著。由于湿性滞缓，其阻滞营卫所造成的营卫闭遏的程度既不如寒邪凝闭所致者重，也不如寒邪骤闭迅速，因而起病之初卫气与表湿相争之力多不似与表寒相争之力强。湿病其恶寒发热往往不如太阳伤寒表证显著。湿病因卫气受郁而常无汗，这与太阳中风的自汗出不同。即使风湿表证兼卫气不足者可现汗出恶风，汗出不能下达（或剂颈或剂腰而还），则与太阳中风表证的全身汗出时的汗出不彻不同。另外，风湿犯表，其脉沉细，而太阳伤寒与中风表证，其脉一般以浮为主。究其原因在于湿病的病位、病性有特殊性。尤在泾言："湿为六淫之一，故其感人，亦如风寒之先在太阳。但风寒伤于肌腠，而湿则流入关节。"湿病的病位在肌肉、关节。太阳病不解，感受外湿，由腠理流入肢节空隙。痹者，闭塞不通之意。湿邪痹于外，则毛孔塞而汗液不通。湿痹于内，则下焦壅而小便不利。太阳表气不达，则湿邪窜于关节肌肉空隙处，侵犯筋络，则见酸疼，继则烦热。里气不通，水液代谢失常，小便不利，水通过下焦别入回肠，而大便反快。

湿病之人多素有内湿而感外湿而发。内外合邪，湿邪流注关节痹阻太阳之表的阳气则关节疼烦，内湿致使气化不及则小便不利，发为湿痹。湿痹尚以外湿为主，而湿病发黄内湿为甚。《医宗金鉴》言："湿家，谓病湿之人。湿之为病，或因外受湿气，则一身尽痛；或因内生湿病，则发热身黄。若内外同病，则一身尽痛，发热，身色如熏黄也。湿家之身痛发黄，不似伤寒之身痛发黄者，以无六经之形证也。"湿邪郁久，在里不解，湿热郁于肌肉之间而无所出则发黄。但本证之黄为黄而晦暗，与阳明瘀热发黄似橘子色者不同则非阳明瘀热。脾者，土也。土色为黄。太阴为湿土之脏，脾虚寒湿郁滞，则有发黄的可能，故曰"太阴当发身黄"。湿邪郁久，内湿欲盛，则有太阳至太阴转机。

二、治则

（一）正治法

风湿相搏，一身尽疼痛，法当汗出而解，值天阴雨不止，医云此可发汗，汗之病不愈者，何也？盖发其汗，汗大出者，但风气去，湿气在，是故不愈也。若治风湿者，发其汗，但微微似欲出汗者，风湿俱去也。（18）

湿痹之候，小便不利，大便反快，但当利其小便。（14）

【语义浅释】

风与湿相互搏结侵袭太阳肌表，痹着于全身肌肉筋骨关节之间导致周身疼痛，应不用发汗法，以外祛风除湿而愈。如果适逢阴雨连绵之际，外界湿气较盛，汗出肌腠疏泄，外湿又易乘虚而入，内外湿气相交杂，体内湿气难以排出，虽发汗，病却不愈的，是由于发汗不得法，发汗太过，大汗出，风邪虽外解，但湿乃是水气弥散于人体组织黏滞难除，且湿性重浊难以速去。因此，风湿病使用汗法，应当是使全身微微湿润，似有汗出的样子，才能使风与湿邪俱除。

对于湿阻于里，小便不利，应当因势利导，采取通利小便之法，使湿有去路。小便通利，湿从下出，阳气宣通，其病自愈。

【六经辨析】

仲景遵《黄帝内经》"开鬼门，洁净府"之训，提出湿病两大治疗原则，即"微发汗"和"利小便"。太阳病，发汗后，或自汗，风邪侵袭肌腠，毛孔闭塞，夹杂外湿或汗出未尽留着肌理成湿，风湿相抟，一身肌肉尽痛。太阳之证、身疼痛者，救表皆宜麻黄汤，唯湿病为太阳变证而大汗出所能愈。正如《医门棒喝·伤寒论本旨》所言："若治风湿者，必通其阳气，调其营卫，和其经络，使阴阳表里之气周流，则其内湿随三焦气化，由小便而去，表湿随营卫流行，化微汗而解，阴湿之邪既解，风邪未有不去者，此治风湿与治风寒不同者。虽寒湿同为阴邪，而寒清湿浊，清者易散，浊者黏滞，故发汗大有区别也。"

水液代谢输布赖以脾运化的生理功能，历代医家将湿病责诸脾，同时湿痹治法以利小便为主，认为里湿为甚，故将水湿痰饮均归于"太阴病"范畴。水、湿、痰、饮有一定的区别，稠浊者为痰，清稀者为饮，清澈澄明者为水，而湿乃是水气弥散于人体组织中的一种状态。太阳外感者，为外湿；脾不健运，湿浊内生，名为内湿。二者常相互影响，但本篇湿病应是以外湿为主要矛盾，当为太阳病，多为太阳藩篱不固，感受湿邪阻滞肌肉、关节、三焦等人体气机出入的通路，故湿阻于肌腠筋骨关节以发汗之散、内外湿夹杂阻滞于下焦则以利小便之通为法，而不同于"治痰饮者，当以温药和之"。在本阶段以外湿为主要矛盾，以内湿为次要矛盾，发汗、利小便给邪以出路，疾病发生发展过程中主要矛盾与次要矛盾可以发生转换，外湿阻滞已除，则可以健脾为培本之道。

（二）治禁

1. 慎攻下

湿家，其人但头汗出，背强，欲得被覆向火。若下之早则哕，或胸满，小便不利，舌上如胎者，以丹田有热，胸上有寒，渴欲得饮而不能饮，则口燥烦也。（16）

湿家下之，额上汗出，微喘，小便利者死；若下利不止者，亦死。（17）

【语义浅释】

患湿病的人唯有头部出汗，脊背僵强不舒，畏寒欲加盖衣被、近火以取暖。若此时过早使用攻下之法，表湿内陷，在上阻遏阳气，伤及胃阳，则会出现呃逆或胸中满闷，在下阻滞下焦失于气化则小便不利。上焦有寒，则舌上湿润白滑，似苔而非苔。寒湿阻滞，阳气内郁，则下焦有热。寒则不能散水，水聚则津液不能四布，以致口燥严重。

患湿病之人，若误用下法，虚阳浮越见额上汗出，息微气喘；肾阳虚衰，故小便清长而频数，预后不良；或胃阳已败大便泻下不止的，预后亦险恶。

【六经辨析】

头为诸阳之会，头汗出多见于阳明郁热，热不得上越上达则见头汗出。但此证并非病在阳明。《伤寒论》曰："伤寒五六日，已发汗而复下之，胸胁满微结，小便不利，渴而不呕，但头汗出，往来寒热，心烦者，此为未解也，柴胡桂枝干姜汤主之。"此为少阳枢机不利，微饮内结，阳热遏郁则见头汗出。成无己曰："邪但在表者，则无头汗之证，必也寒湿相搏，与邪气半在表半在里者，乃有头汗。"寒湿内陷，阳气不得外达，转而上行，故出现头汗。湿病初起为太阳，病位在表，但用下法，是湿邪由肌腠筋骨关节内陷于半表半里之三焦，下法伤及中焦阳气，阳虚而胃寒气逆为哕；上焦胸阳虚而阳气不布，寒湿内停则见胸满；邪在三焦，津液代谢失常，气化不足则小便不利；枢机不利，上下二焦失于沟通，下焦郁热不发则丹田有热而无以温上。由此可知，其病位已不在太阳之表，但与柴胡桂枝干姜汤证不同，陈慎吾先生曾言柴胡桂枝干姜汤"少阳病而兼见阴证机转者，用之最恰"。本证阳气更伤，当属半表半里之阴性证，属于由太阴病病位内陷欲传厥阴病的阶段。曹颖甫先生亦认为此证可予厥阴病主治之吴茱萸汤加减。而湿家下之过甚，出现额上汗出、微喘则为阳脱。《脉经》言："阳气上出，汗见于头者，盖阳脱也。"阳脱外出，则为死证。

2. 慎火攻

湿家身烦疼……慎不可以火攻之。（20）

【语义浅释】

火攻即温针法、烧针法、灸法、熏法、熨法，火攻容易造成汗出过多而伤人体之阳，不利于湿邪的祛除，故慎用火法。

【六经辨析】

火法为东汉盛行的治法。《伤寒论》中灸法常见于少阴病、厥阴病等治疗，具有回阳救逆之功，但不宜用于三阳实证的。仲景列举大量火逆证条文，目的是说明灸法及其他火疗法的禁忌证，告诫人们勿犯虚虚实实之戒。而熏法作为火法的重要组成之一，为仲景常用的取汗法。《伤寒论》载："阳气怫郁在表，当解之熏之。"湿病为寒郁肌腠，湿滞筋骨，表阳被遏，与太阳病伤寒表实证不同，火法迫汗，因为火法取汗较暴急，易致大汗淋漓，而湿性黏滞，不易骤除，寒湿在表宜微汗温散，发大汗势必致变证层出。汗法伤于血分可有发黄、吐血、衄血之火逆变证。

三、证治

（一）头中寒湿

湿家病，身疼发热，面黄而喘，头痛，鼻塞而烦，其脉大，自能饮食，腹中和无病，病在头中寒湿，故鼻塞，内药鼻中则愈。（19）

【语义浅释】

外感雾露之湿邪，伤于身半之上，湿邪外束，故头疼、鼻塞、身疼；寒湿袭表，肺气失宣则喘；湿邪郁滞肌表，阳气怫郁不得越，则面黄而身不似熏黄，为湿在上之候。此证为头中寒湿，以鼻塞为主证，而饮食正常，腹中无病，可知湿邪此时并未传里。治宜宣散寒湿、通利气机，可予纳药鼻中的外治法。

【六经辨析】

此条言"身疼"亦在与"一身尽疼"相区别，意在说明病位轻浅，湿邪并未流注于筋骨关节、三焦等，"脉大"可能并非指其脉象洪大，而意在与湿病典型之"沉细"脉相区别，说明病情较轻。"自能饮食""腹中和无病"，说明病位在表而未入里转为阴证，无太阴病表现。其证属太阳病轻证，病位在太阳肌腠、经络层次，病机是属寒湿在头，滞留鼻窍，表阳郁遏，肺气失宣，治以纳药鼻中。"内药鼻中"的药仲景未明确说明，可能由亡佚所致，更有可能是人病轻不必深究，药物选择多，取其辛香发散之性即可，如辛夷、细辛等。

（二）太阳表实证

1. 麻黄加术汤证

【原文】

湿家身烦疼，可与麻黄加术汤发其汗为宜，慎不可以火攻之。(20)

【证治机制】

本病为寒湿在表，感受外来风、寒、湿邪气为病，发病以发热、体表四肢疼痛为主，病位在肌表，属太阳风寒湿表实证。条文言"烦疼"，其中"烦"并非为郁久化热之象，而应当作苦于身体缠绵不断地持续性疼痛，暗含湿邪黏滞重浊、易于流注肌肉筋骨关节的特性。"湿家"初起，以身体疼痛为主，病位尚轻浅，可采用汗法，而根据湿邪凝滞弥漫的特性，采用微汗法，使湿邪缓缓褪去，《金匮要略心典》云："故欲湿之去者，但使阳气内蒸而不骤泄，肌肉关节之间充满流行，而湿邪自无地可容矣。"法当发汗解表，散寒除湿。

【方剂组成】

麻黄三两（去节），桂枝二两（去皮），甘草一两（炙），杏仁七十个（去皮尖），白术四两。

上五味，以水九升，先煮麻黄，减二升，去上沫，内诸药，煮取二升半，去滓，温取八合，覆取微似汗。

【方解】

本方是麻黄汤加白术而成。方中麻黄辛温，开腠理，透毛窍，发汗以祛在表之风寒；麻黄开表通行之功强，但温通之力弱，配伍辛温甘之桂枝，温通营卫，加强发汗开表之功。《神农本草经》载杏仁"味甘，温。主治咳逆上气，雷鸣，喉痹，下气，产乳，金创，寒心，贲豚"。其中"咳逆上气""雷鸣""喉痹"等皆是气壅上逆所致，杏仁具有宣降气机之功，"金创""寒心"意在说明其可舒达络脉，与麻黄相伍，宣降肺气，杏仁伸其肌表络脉之气以加强麻黄开表之功。使以炙甘草，既调和药性，取甘缓之性，使湿邪缓除。加白术以祛湿。《神农本草经》载白术"气味甘温，无毒，治风寒湿痹、死肌、痉疸，止汗、除热、消食"。脾主肌肉，在皮毛筋骨中，痹、死肌、痉病在肌肉内，白术可健脾以逐皮肉肌腠湿气，麻黄与白术合用，治疗寒湿之证，有相得益彰之妙。喻嘉言云："麻黄得术，则虽发汗不致多汗；而术得麻黄，可并行表里之湿下趋水道，又两相维持也。"

【现代应用】

麻黄加术汤由麻黄汤加白术而成，目前药理研究发现麻黄汤具有利尿、解热、止咳、抗炎、抗病毒、抗过敏及抗癌等多种功效。麻黄汤有效成分可以抑制发热因子 IL-6、IL-1β 和 TNF-α 的释放，降低体温。单味药中麻黄的发汗效果最强，桂枝所含成分桂皮醛也有发汗功效，都可导致汗腺导管内径的扩张。麻黄汤中所含药材的多种成分具有抗癌作用。桂枝中的桂皮醛可以诱导细胞凋亡并降低黑色素瘤细胞的增殖率，其衍生物可在结肠癌和宫颈癌细胞中诱导细胞凋亡。苦杏仁中的苦杏仁苷可以通过抑制细胞增殖、诱导细胞凋亡和损害体内免疫功能，对多种实体瘤表现出细胞毒作用。麻黄所含有效成分可以通过抑制 c-Met 酪氨酸激酶活性，从而抑制肝细胞生长因子诱导的癌细胞运动。对甘草生物活性成分 β-甘草次酸的研究发现，其可以有效抑制非小细胞肺癌细胞 A549 和 NCI-H460 中血栓素合酶的表达和活性。近年来，白术的药理作用研究较为广泛。白术具有保护神经系统、调节胃肠道运动、调节肠道微生态、抗血小板聚集、抗肿瘤、抗炎及保肝等多方面的药效，其发挥药效的物质基础主要为挥发油类、内酯类、多糖类等成分。白术的药理作用是通过多途径发挥作用，即与多靶点蛋白、多条通路调控有关，如白术发挥神经保护作用与调控 Bcl-2、Bax、JAK2/STAT3 等多条信号通路有关。另外，单个通路或靶点蛋白也可参与多种药理作用的调控，如NF-κB 信号通路能够抑制肺炎、肾炎等疾病，而白术可介导 NF-κB 通路，调控通路下游相关蛋白表达水平，减轻炎症和氧化应激损伤缓解这些病症。

临床上麻黄加术汤常用于治疗泌尿系统、免疫系统疾病。临床研究发现麻黄加术汤为主治疗小儿急性肾炎疗效显著。麻黄加术汤加味疗法在风湿病患者治疗中具有显著的临床疗效，可有效改善患者关节功能，缩短症状改善时间及住院时间，有较低的并发症发生率及复发率，有较高的安全性。麻黄加术汤疗效确切，可有效改善患者临床症状，降低疾病复发率，安全可靠，适于临床推广应用。

【临床验案】

黄君，年三十余，素因体肥多湿，现因受寒而发，医药杂投无效，改延余诊。其症手脚迟重，遍身酸痛，口中淡，不欲食，懒言语，终日危坐。诊脉右缓左紧，舌苔白腻，此《金匮》所谓湿家身烦疼，可与麻黄加术汤也。遵经方以表达之，使寒湿悉从微汗而解。方药：带节麻黄 2.4g，桂枝 2.1g，光杏仁 4.5g，炙甘草 1.5g，苍术 3g。连投 2 剂，诸症悉平而愈。(《金匮名医验案精选·萧琢如医案》)

　　按：本案患者体型肥胖，肥人多痰湿，素有内湿，外感寒邪壅阻皮毛，汗液不得发泄则内之成湿，寒湿阻滞则为湿病。细审患者症状，"口中淡，不欲食，懒言语，终日危坐"皆是脾虚太阴病之表现，可见患者当属表里同病，在表风寒湿阻滞，在里脾虚不运。笔者推测"医药杂投无效"多是由于前医以为里虚为主，故使用健脾除湿为法，而寒湿在表，病位在上在表，难以通过运化中焦而除。《伤寒论》曰："太阴病，脉浮者，可发汗，宜桂枝汤。"太阴病本属里证，脉不沉而见浮象，提示当兼表证，太阴病兼表，先治表，必然是太阴里虚寒尚不甚，若里虚寒较甚，则虽有表证，亦不可先治其表，而宜先温其里，后和其表，或温里为主，兼以和表。此案亦是如此，脾虚不重当以解表为先。《伤寒杂病论》表里同病的证治规律可概括为三个方面：①表里同病，里证不急或病机在表，先治其表；②表里同病，里证重急，治里为先；③表里同病，而里证并非大实大虚证，且表里寒热虚实夹杂，解表治里两难者，每宜表里同治，以图双解。此为伤寒表里同病的一般治疗规律。然临证之际，每有双解不效而后图以先后之法，或见宜于先后之法而反易以双解者，故应审时度势，活法圆机，切不可拘泥呆板。中医诊病应扩大立法思路，多途径寻求治法。

2. 麻黄杏仁薏苡甘草汤

【原文】

病者，一身尽疼，发热，日晡所剧者，名风湿。此病伤于汗出当风，或久伤取冷所致也。可与麻黄杏仁薏苡甘草汤。(21)

【证治机制】

　　本证因汗出之时，风邪趁腠理开泄而侵袭，汗液不得外泄则着而为湿。或久居阴冷之地，经常贪凉受寒风，滞留肌表，风湿相搏，证属太阳风湿表实证。本证名为"风湿"，其以风湿为患，相较于麻黄加术汤太阳寒湿表实证"身烦疼"重视疼痛程度，因风邪易走窜而阻滞周身关节筋脉表现为"一身尽疼"，"尽"重视疼痛范围，体现了疼痛范围较广，周身掣痛不可屈伸。《中华大字典》载"晡，申时也"，晡时即 15—17 时。晡时阳明气旺，为阳明所主，是人体阳气在一天中最充盛的时候。在人体的新陈代谢过程中，不断地产生热量，以维持正常体温。人的正常体温一般维持在 36～37℃，下午多为一天体温最高时，说明下午人体代谢旺盛，尤其在 15 时左右，即所谓阳明气旺。在外邪侵袭的情况下，机体发热与否在一定程度上反映了人体正气之强弱，日晡发热是正邪相争之故，意在说明正盛邪实，风湿患者，湿邪黏滞，身热不扬，以低热为主。外感风湿，正气尚充盛，邪气较轻浅，风湿邪有化热倾向，治以轻清宣化，解表祛湿。

【方剂组成】

麻黄半两，杏仁十个（去皮尖），薏苡仁半两，甘草一两（炙）。

上锉麻豆大，每服四钱匕，水盏半，煮八分，去滓，温服。有微汗，避风。

【方解】

方中麻黄解表开腠理，以宣散肌表的风湿。《神农本草经》言薏苡仁"味苦，微寒。主治筋急拘挛，不可屈伸，风湿痹，下气"，为利湿除痹之要药，作用层次在筋脉关节。结合原文"一身尽疼"重在肌表关节，较麻黄加术汤证之湿邪稍深，而表证较轻，且有化热倾向，故以性寒、善利关节筋脉湿邪的薏苡仁易辛温之桂枝，既可渗利除湿，又制约麻黄之温性，以免其助热化燥之势。杏仁宣利血络气分，以助麻黄解表，助薏苡仁除湿之力，甘草和中胜湿。诸药共用，轻清宣化，使风湿之邪从微汗而解。

相较于麻黄加术汤，本方药物剂量明显减少，部分学者认为意在突出麻杏薏甘汤用以清化在表之风湿，不同于麻黄加术汤用以温化在表之寒湿。日本医家丹波元简曰："盖后人所改订，外台脚气门所载，却是原方。"其认为本方为后世传抄讹误，原方应为《外台秘要·卷第十九》所载"疗湿家始得病时，可与薏苡麻黄汤方。薏苡半升，麻黄四两（去节），甘草二两（炙），杏仁二两。上四味，哎咀，以水五升，煮取二升，分温再服，汗出即愈。湿家烦疼，可以甘草麻黄汤发汗，不小异"，亦有一定的道理，需要进一步的临床验证考究。

【现代应用】

麻杏薏苡甘草汤加减多用于治疗慢性咳嗽、过敏性鼻炎、支气管哮喘、风湿病等。张俊红运用麻杏薏甘汤合止嗽散治疗54例慢性咳嗽患者，取得了满意的临床疗效。云少敏通过对140例运用麻杏薏甘汤加味治疗支气管哮喘患者临床疗效观察，发现麻杏薏甘汤加味可以有效控制支气管哮喘发作的症状。

现代临床药理研究证实，麻黄、杏仁、薏苡仁、甘草具有止咳化痰平喘的作用，部分药物还可以提高患者的免疫力。薏苡仁具有抗炎、镇痛、镇静作用，张明发等通过多种实验性急、慢性动物炎症模型研究，发现薏苡仁具有温和的镇痛、抗炎作用。有学者认为薏苡仁水提液对机体免疫功能具有较好的增强免疫作用，主要表现为体液免疫、细胞免疫和非特异免疫功能的改变。动物研究发现薏苡仁对机体的免疫器官及免疫功能具有保护作用。

苦杏仁苷是麻杏薏甘汤发挥对风湿治疗作用的主要功效组成。该成分具有清除人体内风湿因子和止痛的作用，同时有免疫抑制、抗高氧诱导肺损伤、抗肺纤维化、抗肾间质纤维化及抗动脉粥样硬化等作用。但苦杏仁苷在人体中可被分解为氢氰酸，而氢氰酸具有抑制中枢神经的作用，一旦其剂量过大就会使人中毒。研究发现当麻黄与杏仁配伍使用时，会增加麻杏薏甘汤中苦杏仁的含量；当甘草与苦杏仁配伍使用时，会降低麻杏薏甘汤中苦杏仁苷的含量。因此，麻杏薏甘汤在使用杏仁的同时配伍使用麻黄与甘草，可以有效地控制麻杏薏甘汤中杏仁苷的含量。由此可见，麻杏薏甘汤的组方配伍精当合理。

【临床验案】

农人汤瑞生，40 岁。夙患风湿关节病，每届严冬辄发，今冬重伤风寒，复发尤剧。症见发热恶寒，无汗咳嗽，下肢沉重疼痛，腓肌不时抽掣，日晡增剧，卧床不能起，舌苔白厚而燥。《内经》所谓"风寒湿杂至，合而为痹"之证。但自病情观察，则以风湿之成分居多，且内郁既久，渐有化热趋向，而不应以严冬视为寒重也。法当解表宣肺，清热利湿，舒筋活络，以遏止转化之势。窃思《金匮》之麻黄加术汤原为寒湿表实证而设，意在辛燥发散，颇与本证风湿而兼热者不合，又不若用麻黄杏仁薏苡甘草汤为对证。再加苍术、黄柏、忍冬藤、木通以清热燥湿疏络则比较温和，且效力大而更全面矣。上方服 3 剂，汗出热清痛减。再于原方去麻黄，加牛膝、丹参、络石藤之属，并加重其剂量，专力祛湿通络。日服 2 剂，3 日痛全止，能起床行动，食增神旺。继进行血益气药，1 个月遂得平复。(《治验回忆录》)

按：本案患者每至严冬则发，且又伤风寒，理应病性属寒，治以疏风散寒通络为法，而此案则以解表宣肺、清热利湿、舒筋活络为法，足可见医者深谙中医辨证论治精髓。中医辨证论治所言之证，是根据人体感受外邪（风、寒、暑、湿、火）后与人体正气相争所反映出的症状、证候来判定的，与感受外邪的性质固然相关，但绝非等同，感受寒邪后可反映出寒证，也可反映出热证；同样感受热邪后也可反应为寒证、热证。仲景《伤寒论》《金匮要略》篇章多以"……病脉证并治"为名，意在辨证论治是结合脉、症状、诱发因素等综合考量，绝非独重一方。临床切忌以偏概全，而应四诊合参，细审病机。

（三）太阳风湿表虚证

防己黄芪汤

【原文】

风湿，脉浮、身重，汗出，恶风者，防己黄芪汤主之。（22）

【证治机制】

《伤寒论》曰："病常自汗出者，此为荣气和。荣气和者，外不谐，以卫气不共荣气和谐故尔。"汗出恶风当责之卫气，风湿袭表，卫气不和则表虚不固。《灵枢·本脏》曰："温分肉，肥腠理，充皮肤，司开阖。"《医门法律》曰："身重，水客分肉也。"风湿阻滞在表损伤卫气，湿邪停滞，其性重浊又易闭阻阳气，故导致气血运行不畅、阻滞气机则见身重。此证为太阳风湿表虚证。《金匮要略浅注》曰："风湿之病，脉浮，为风。身重，为湿。若见此脉此证，汗不出而恶风者，为实邪，大剂有麻黄加术汤，小剂有麻黄杏仁薏苡甘草汤可用。若汗出恶风者，为虚邪，以防己黄芪汤主之。"本病之于麻黄加术汤、麻黄杏仁薏苡甘草汤均为外感风寒湿邪，但麻黄加术汤、麻黄杏仁薏苡甘草汤均为表实证，若其人素体表虚，或病程较长，卫气失和，出现脉浮自汗，属湿家表虚。本证之表虚当属卫气不和，由外感风湿所致，而非真阳虚气化不足所致，故以防己黄芪汤益卫气以祛湿邪。

【方剂组成】

防己一两，甘草半两（炒），白术七钱半，黄芪一两一分（去芦）。

上锉麻豆大，每抄五钱匕，生姜四片，大枣一枚，水盏半，煎八分，去滓，温服，良久再服。喘者加麻黄半两。胃中不和者，加芍药三分。气上冲者，加桂枝三分。下有陈寒者，加细辛三分。服后当如虫行皮中，从腰下如冰，后坐被上，又以一被绕腰以下，温，令微汗，瘥。

【方解】

《神农本草经》载防己"味辛，平。主治风寒，温疟，热气，诸痫，除邪，利大小便。"《素问·疟论》曰："腠理开，因得秋气，汗出遇风，及得之以浴，水气舍于皮肤之内，与卫气并居……岐伯曰：风气留其处，故常在；疟气随经络沉以内薄，故卫气应乃作……此先伤于风而后伤于寒，故先热而后寒也，亦以时作，名曰温疟。"防己味辛主通，气平主降，言其治温疟意在说明其可通行卫气以除风寒热等邪气，《本草经集注》载其治痈肿、疥癣，痈肿恶结诸疥癣虫疮多由湿壅于肌肉而成，说明其可随卫气入肌肉引湿邪从大小便而解。黄芪味甘，是利水消肿之要药，能固表止汗，利水消肿，善走肌表。《本草正义》曰："其皮直达人之肌表肌肉，顾护卫阳，充实表里，是其专长，所以表虚诸病，最为神剂。"黄芪合防己，又能行肌表之水气。白术补气健脾祛湿，既助防己祛湿行水之力，又增黄芪益气固表之功。防己利湿除邪，黄芪行外达表，白术健脾守中，甘草调和诸药。

【现代应用】

防己黄芪汤主要含皂苷类、多糖类、生物碱类、黄酮类等成分，具有除湿行水、益气固表的功效。防己黄芪汤的现代药理研究涉及多方面，包括风湿免疫、肾脏疾病，循环系统，肺部疾病等。后世医家在临床上运用此方加减治疗多个系统疾病，疗效确切。

在消化系统，防己黄芪汤能有效清除肝纤维化小鼠体内的氧自由基水平，从而减轻肝纤维化过程中的过氧化损伤。同时有效抑制大鼠 HSC 增殖，促进 MMP-2 合成，抑制 TIMP-1、TGF-β_1 合成，可能是其抗内毒素干预型肝纤维化的机制之一。

在循环系统，防己黄芪汤可通过升高血清 NO 量、降低血浆 ET-1 水平来改善血管内皮功能。临床研究证实改善心力衰竭患者左心室收缩功能；保护单肺通气、肺缺血再灌注所致的肺损伤；降低肝硬化门静脉高压；治疗稳定性心绞痛。

在呼吸系统，防己黄芪汤能保护 OLV 后肺复张损伤，可减轻肺缺血再灌注损伤。防己黄芪汤减轻肺组织结构损伤的作用更显著，对肺组织有更好的保护作用。

防己黄芪汤治疗类风湿关节炎有较好的疗效，且不良反应少于单纯用雷公藤片，具有疗效确切、安全性好的特点。

【临床验案】

王某，女，24 岁，1989 年 4 月 20 日初诊。患者四肢多发性关节肿痛 1 年半，双手小关节先发病，晨僵感明显，曾服用炎痛喜康（吡罗昔康）、布洛芬、昆明山海棠等药效果欠佳。查双手指间关节呈梭形肿胀、压痛，双腕关节肿胀、压痛，活动受限，舌质淡红，苔白腻，脉细滑。红细胞沉降率每小时 76mm，RF（＋）。X 线检查示：双腕关节间隙变窄，关节面破坏，周围骨质疏松。诊断为类风湿关节炎。处方：防己黄芪汤加味，黄芪 30g，防己 20g，白术 10g，甘草 6g，寻骨风 20g，秦艽 10g，徐长卿 20g，生姜 3 片，大枣 3 枚。服用本方 20 剂，肿痛减轻，继续巩固治疗 20 天，诸症消失，功能恢复而痊愈。2 年后随访未见复发。（《国医论坛·李现林医案》）

按：表虚风湿留着关节，发为痹证，用防己黄芪汤治疗有效。类风湿关节炎与"湿病"密切相关，多由外湿侵袭肌表所诱发，湿性黏滞留滞关节，湿易伤脾，脾伤则运化失则，津液内停，痰湿内生。病情进一步发展，痰湿等水液代谢产物的不断聚集，邪聚不散，流窜骨节经络，闭阻气血，血滞为瘀，痰瘀互结，痹阻络脉，致筋骨疼痛，加重病情发展。内外湿邪夹杂，加重内湿的形成，致本病反复发作，迁延难愈。防己黄芪汤具有益气祛风除湿之功，可应用于类风湿关节炎初起，其祛风之力较弱，故可合用秦艽、徐长卿等祛风通络之品。

（四）太阴风湿表证

1. 桂枝附子汤、白术附子汤

【原文】

伤寒八九日，风湿相搏，身体疼烦，不能自转侧，不呕不渴，脉浮虚而涩

者，桂枝附子汤主之。若大便坚，小便自利者，去桂加白术汤主之。（23）

【证治机制】

本证为病程日久致使湿邪由太阳入里传为太阴脾阳受损而为太阴风湿表证。原文以"伤寒"冠首，此证并非为太阳伤寒，"伤寒八九日"意在说明本证为感受外邪所发，说明其病因，伤寒八九日，已过一候，或病从表解，或入里传变。《伤寒论》曰："太阴中风，四肢烦疼，阳微阴涩。"太阴属脾，脾主四肢，主肌肉，感受风湿，里虚湿滞，邪入太阴。水气留着肌肉而为湿，风乘皮毛之虚，营卫不和，犯肌肉而凝闭其腠理，风湿相搏于肌肉营卫故见身体疼烦、不能自转侧。"不呕不渴"旨在此为阴证而非少阳、阳明病。《黄帝内经》中"涩脉曰痹"，湿为阴邪，脾为湿困，气机阻遏，气血运行不畅而见涩脉。涩脉为气血运行涩滞，通路不畅，而并非为瘀血专指。《伤寒论》曰："浮则胃气强，涩则小便数。"涩脉亦是脾生理功能的反映，脾气衰则生湿邪而现涩脉，脾胃的功能失司则容易出现运化失常的湿邪之病。《脉症治方》曰："沉细微缓，或涩或濡，皆为湿脉"。"太阴"是以脾、肺脏腑及经脉为物质基础，对人体津液气血的营养精微物质生成与输布的功能概括。"太阴之表"包括手足太阴经之经络、经筋等，以及脾之所主的四肢、肌肉、口，肺之所主鼻、喉等，还包括与脾肺功能关系密切的基础物质，如充养体表的卫气、营气、津液、经脉气血等。姚梅龄先生言："太阴风湿表证的实质即是以风湿杂合直接作用于太阴之表为癥结的病变。"外感风湿，风湿相搏发为太阴风湿表证，治宜桂枝附子汤温经，和营卫助表阳以逐湿。

湿困脾脏，脾为胃行其津液，则脾阳停而胃纳不行，水谷枢转不利，肠中谷气愈少，而日渐干涸，则见大便坚。阳气不行于肌表，三焦水道失却统御之权而下趋，气化失司，湿邪不化下趋水道而小便自利。此证为太阴风湿表证，里虚明显，故以补里虚助气化以逐表湿。

【方剂组成】

桂枝附子汤方

桂枝四两（去皮），附子三枚（炮，去皮，破八片），生姜三两（切），甘草二两（炙），大枣十二枚（擘）。

上五味，以水六升，煮取二升，去滓，分温三服。

白术附子汤方

白术二两，附子一枚半（炮，去皮），甘草一两（炙），生姜一两半（切），大枣六枚（擘）。

上五味，以水三升，煮取一升，去滓，分温三服。一服觉身痹，半日许再服，三服都尽，其人如冒状，勿怪，即是术、附并走皮中，逐水气，未得除故耳。

【方解】

桂枝附子汤由桂枝去芍药加附子汤增桂、附药量而成。《神农本草经》记载："附子，味辛，温。主风寒咳逆邪气，温中，金疮，破癥坚积聚，血瘕，寒湿，踒躄拘挛，膝痛不能行步。"附子性走而不守，可上可下，并行内外，而逐太阳表湿，温散体内寒。加大附子药量取附子温通之力，助气化，实表阳而濡养肢体经脉，加大桂枝以辛温之性达表以温通经络，助附子温化湿邪。生姜、甘草、大枣顾护脾胃，调和营卫，助胃气运化敷布。诸药合用使阳气通达，气化已行。

"术，味苦，温。主风寒湿痹死肌，痉疸，止汗，除热，消食，作煎饵。"风寒湿痹死肌痉疸皆由风寒湿阻滞所致，湿为脾所主，脾气不治则湿邪为患。白术入脾胃，能内固中气，外御湿侮。此处白术当为生白术，其质多脂液，最益脾精，以利大便之坚。本证"大便坚""小便自利"皆是里虚之象，故减达表之桂枝，不欲发表而重夺津液，而换以补气益精之白术。本方附子之用以温化补虚为主而不在于而非通利，故减其药量以缓图。生姜、大枣、甘草补益中气，扶助正气，健运中焦。

【现代应用】

现代药理研究证实，桂枝附子汤中含有的单味中药和配伍药对，都发挥着麻醉、止痛、解痉的作用。例如，桂枝主要含有桂皮醛，可以扩张血管，使痛阈值增大，发挥止痛的效果；甘草中黄酮类和甘草次酸，有解痉止痛的作用；动物实验证实附子中的乌头类生物碱，可以抗炎镇痛，消除神经痛的作用。王铁东等证实，附子能缓解大鼠的神经机械痛和痛觉过敏，达到镇痛效果，其镇痛机制可能是介导中枢阿片类受体有关。桂枝和附子相配不仅可以降低附子的不良反应，而且可以增加附子散寒止痛的效果，机制可能是降低 TNF-α，IL-6 水平作用，降低炎症组织周围的 NO、丙二醛（MDA）的产生与释放。

桂枝附子汤还具有明显的抗炎作用，研究证实桂枝汤可以明显抑制大鼠血液中 IL-1β、TNF-α 的活性，降低关节液中的 PGE_2 含量。炮附子主要有效成分是乌头类生物碱类，可以抑制炎性渗出、止痛、解热，在抗炎过程中起重要作用。桂枝，炙甘草等中药具有明显的抗炎止痛效果，可以推测本方发挥着抗炎止痛的效果。

附子、白术配伍重在发挥温阳散寒、健脾补中之功效，扎西草通过观察附子与白术配伍对佐剂性关节炎大鼠的继发性关节肿胀和血清 NO 及 TNF-α 浓度的影响，验证出附子与白术配伍有增强免疫的作用。

临床上桂枝附子汤常用于治疗类风湿关节炎、骨关节炎，同时由于该方具有助阳和温通血脉的作用，故常用于心动过缓、低血压、雷诺病等。白术附子汤常应用于腰椎间盘突出、坐骨神经痛、乳腺癌骨转移、心力衰竭等疾病的治疗，疗效确切，安全性好。

【临床验案】

患者，男，51岁。患风湿性关节炎已12年，近时发作颇剧，两膝关节肿痛尤甚，形寒怕冷，腰亦酸痛，行走需扶杖，大便溏薄，纳差，易感冒，苔白润，脉沉弱。投以桂枝附子汤加味：桂枝12g，附子12g，杜仲15g，桑寄生30g，黄芪24g，防己9g，防风9g，当归9g，生姜3片，炙甘草6g，大枣4枚。

初服7剂后，患者腰腿疼痛大减，续方14剂后，可以去杖行走。(姜春华医案)

按：辨证本例痹证属于阳虚的风湿证，故用桂枝附子汤加味。附子有温经止痛作用，与桂枝同用可散表中风湿。本例病程已久，气血不足，故用当归补血汤扶正，加防风、防己以祛风湿，加桑寄生、杜仲滋益肝肾。全方解表温里，祛寒止痛，活血通络，养血荣筋，达到逐邪而不伤正、扶正而不恋邪的目的。

2. 甘草附子汤

【原文】

风湿相搏，骨节疼烦，掣痛不得屈伸，近之则痛剧，汗出短气，小便不利，恶风不欲去衣，或身微肿者，甘草附子汤主之。(24)

【证治机制】

本证为外感风寒湿邪入里留注关节而阳气不足之太阴风湿表证兼表阳虚之重症，且有少阴机转趋势。风湿本外起于皮毛，治以麻黄加术汤等发表则愈。若失治则入肌肉，肌肉湿痹，脾胃之外主肌肉者，亦以阳气不通，治以桂枝附子汤、白术附子汤温经助阳逐湿。肌肉失治则流关节，风湿相搏于骨节之间故见骨节疼痛、掣痛不得屈伸；风湿相搏，阳虚不能固表，卫外失固，故汗出、恶风；湿阻呼吸则见短气；水湿内停阻遏阳气，气化不行，故见小便不利；水湿泛溢肌表则见身微肿。若在此阶段失治则久病入里为少阴历节。病属风湿两盛，表里阳气俱虚之证，故当通利关节、温经助阳、祛风胜湿，方用甘草附子汤。

【方剂组成】

甘草二两(炙)，附子二枚(炮，去皮)，白术二两，桂枝四两(去皮)。

上四味，以水六升，煮取三升，去滓，温服一升，日三服。初服得微汗则解，能食、汗出、复烦者，服五合。恐一升多者，服六七合为妙。

【方解】

《医方考》曰："附子之热，可以散寒湿；桂枝之辛，可去解风湿；甘草健脾，则湿不生；白术燥脾，则湿有制。是方也，以桂、附之辛热而治湿，犹之淖潦之地，得太阳暴之，不终朝而湿去，亦治湿之一道也。"本方以"甘草"冠首表现甘草在本方中具有重要的作用，《神农本草经》载甘草"味甘，平。主治五脏六腑寒热邪气，坚筋骨，长肌肉，倍力，金疮肿，解毒。"甘草健脾土，缓中和中，和众气，能无处不到，无邪不祛，此所谓主五脏六腑寒热邪气也。其能滋补脾胃以加强胃气充养经脉、肌肉的作用，故可坚筋骨，长肌肉。甘草缓之至，而治急疾之病，著效甚速。本证以关节疼痛为主要表现，故以甘草缓急止痛。因卫气虚甚，风寒湿邪较重，疼痛剧甚，表气郁闭更为严重，用桂枝辛温之性以走表；湿邪弥漫，凝涩不动，用善走之附子通行筋脉关节，加白术共逐皮内之水；表气郁闭，非姜、枣所能调和，应集中力量发散表郁。病邪在关节骨节之间，病位较深且特殊，非汗、下所能及，应治以缓攻，附子性猛且急，配合桂枝走散之力更强，恐风湿之邪不能和盘托出，附子量多徒使汗大出而邪不尽耳，故减附子用量，而以甘草缓图，使药物作用更深以除风湿。

【现代应用】

甘草附子汤的研究广泛，尤其在治疗风湿相关疾病的成就突出。现代研究表明，甘草附子汤通过增强患者的免疫力，以起到强身健体，延缓疾病发展进程的作用，还可拓宽患者治疗方式的选择，具有与西药抗炎镇痛药相似的功效。在动物实验中，研究者运用甘草附子汤观察骨关节炎模型小鼠的临床及病理学表现，发现甘草附子汤可缓解小鼠关节的疼痛和肿胀，降低炎症因子水平，并发现中药中、高剂量组很大程度上修复了小鼠骨组织，骨关节面光滑，软骨细胞排列整齐。此外，甘草附子汤可治疗周围神经病变、梨状肌综合征等疾病，疗效明显。

【临床验案】

杨某，男，42 岁。患关节炎已 3 年，最近加剧，骨节烦疼，手不可近，并伴有心慌气短、胸中发憋，每到夜晚则尤重。切其脉缓弱无力，视其舌胖而嫩。辨为心肾阳虚，寒湿留于关节之证。为疏：附子 15g，白术 15g，桂枝 10g，炙甘草 6g，茯苓皮 10g。服 3 剂而痛减其半，心慌等证亦佳。转方用桂枝去芍药加附子汤，又服 3 剂，则病减其七。乃书丸药方而治其顽痹获愈。(刘渡舟医案)

按：胡希恕曾言："方证对应是辨证论治的尖端。"若要做到方证对应，首要在于抓主症，本案用甘草附子汤首先抓住了两个关键：一是周身骨节烦疼而不可近，寒湿也；二是心悸气短、胸满阳虚也。其次在于明辨方证，"诸肢节疼痛，身体尪羸，脚肿如脱，头眩，短气，温温欲吐，桂枝芍药知母汤主之。"桂枝芍药知母汤亦是治疗风寒湿的代表方剂，临床中应细分明。桂枝芍药知母汤为甘草附子汤而增益之。风湿日久，统血之脏久虚，不能营养分肉，则见身体尪羸。脚肿如脱为寒湿下注之象。桂枝芍药知母汤表里上下皆痹，病机更为复杂，故加芍药以通营血，加麻黄以开卫阳之痹，以外风不去而加防风，以胸中有热温温欲吐而加知母，以胃中有寒而加生姜。方证病机为风湿留滞不去，郁久化热伤阴，筋脉痹阻。而本案以风寒湿流注关节为主，甘草附子汤正具有温阳散寒、祛风除湿之功，特别适用于心脾肾阳气内虚，而寒湿邪气外痹关节；或卒受寒湿，外伤筋骨，日久致阳虚者。方证相应，效如桴鼓。

第9章 太阳中暍脉微弱 邪热体虚气阴伤

一、脉证

太阳中暍，发热恶寒，身重而疼痛，其脉弦细芤迟。小便已，洒洒然毛耸，手足逆冷。小有劳，身即热，口开，前板齿燥。若发其汗，则其恶寒甚；加温针，则发热甚；数下之，则淋甚。(25)

【语义浅释】

本条论述伤暑的证候及误治后的变证。本条开篇提及太阳中暍，指暑邪外感，病从太阳始，故见恶寒发热等太阳症状。暑为六淫之一，暑邪伤人，暑多夹湿，故身重而疼痛。暑为夏季炎热之气，其性开泄，迫汗外出，且夏热之时人身阳气随汗而外泄，阴气以热而内耗，多呈气阴两伤的症状，可见阳明里热表现。暍病脉象为"其脉弦细芤迟"，为暑伤阴耗气，故其脉所见不一。

太阳内合膀胱，外应皮毛，小便后，阳气下泄，一时阳虚，故见行寒而毛耸，阳郁不能温养四末，故见手足逆冷。活动后，阳气外浮故见身热，喘促，阴津耗损故见前板齿燥。若发汗，更伤阳气，可加重恶寒；若温针，可进一步耗损津液加重内热，故见发热；若攻下，进一步耗损津液，热邪内陷，以上治法均为误治。

【六经辨析】

本条首冠太阳，可见暍病始于太阳，太阳外合皮毛，暑热之邪犯于太阳肌表，入里化热，炎热之性，迫汗外出，伤津耗气，病传于阳明，故暍病位太阳阳明合病。

二、证治

（一）白虎加人参汤证

【原文】

太阳中热者，暍是也。汗出恶寒，身热而渴，白虎加人参汤主之。(26)

【证治机制】

太阳中热为暍病，即暑热邪气侵犯太阳肌表而发病，本证汗出恶寒与表证发热恶寒不同，汗出阳气随津液外出而耗散，肌表失于温煦，故见汗出恶寒，因热迫津液外出，汗出而恶寒。应当选用白虎加人参汤清热祛暑，益气生津。

【方剂组成】

知母六两，石膏一斤（碎），甘草二两，粳米六合，人参三两。

上五味，以水一斗，煮米熟汤成，去滓，温服一升，日三服。

【方解】

本方为白虎汤加人参，白虎汤证热盛津液耗损严重，渴欲饮水，加人参安中养胃，益气生津，以石膏之辛寒，清里热，知母之苦寒，滋亏损之阴液，阴阳兼顾，甘草、粳米补中和胃。本方为治疗暍病伤暑热盛证，气阴两亏时选用。暑热邪气侵犯太阳肌表，邪热入里，化为阳明里热，迫汗外出，故见汗出，恶寒，发热，口渴等症，故为太阳阳明合病。

【现代应用】

白虎加人参汤治疗糖尿病及其并发症疗效明显。临床治疗方面在明显改善糖尿病患者糖代谢异常、血脂紊乱、胰岛素抵抗等病理状态的基础上，还可以很好的干预体内的炎症状态、氧化应激水平，同时对于糖尿病并发症，如糖尿病酮症酸中毒、血管并发症、抑郁症等具有良好的治疗效果。在检索的文献当中，白虎加人参汤组的不良反应出现频率极少，如有数例患者经治疗后出现腹泻、矢气增多等不良反应事件。动物实验方面，白虎加人参汤可干预炎症相关因子，降低体内免疫及炎症反应，改善肠道蛋白表达，保护及修复肠道屏障，降低氧化应激水平，保护胰岛 B 细胞，还具有保护糖尿病小鼠肺部的功效。

本方用治伤暑热盛津伤，临床常用于热性病、中暑、热射病等引起的高热、烦渴和脑病。糖尿病、甲状腺功能亢进症等引起的烦渴、脉洪大等也可应用此方治疗。《医学衷中参西录》用此方以山药代粳米，既能补脾阴，又能防石膏过寒而伤中气。此处加人参当用生晒参为宜，如用西洋参益气养阴、清热生津效果更佳。

药理实验证明，单用石膏退热作用虽快，但作用较弱而短暂；知母退热虽缓，但作用较强而持久。两药合用，退热效果更加显著。

【临床验案】

陈某，男，18 岁。1974 年 7 月 15 日初诊。

外感暑邪，身热气促急，烦渴引饮，汗多前额痛，日前曾有鼻衄，牙龈肿痛，舌红，唇干，脉洪大。宜解暑热，益津气。党参 2g，北沙参 9g，生石膏 30g，知母 9g，生甘草 6g，天花粉 9g，赤芍 9g，鲜生地黄 30g，粳米 1 小盅，3 剂。

7 月 19 日复诊。气促已平，身热见低，牙宣龈痛，便艰。续以泻胃火而益津。太子参9g，北沙参9g，知母6g，生甘草6g，生石膏12g，麦冬9g，淡竹叶9g，鲜生地黄30g，生大黄4.5g。本例是暑热之邪干于气分……用白虎加人参合生津等药。3剂而暑热证解，复诊加清胃肠之品。清润泄热合用，病情比较快地得到痊愈。（何任《金匮要略新解》）

按： 热邪由皮毛入犯肌腠，病起于太阳，外感暑邪与血热并居传入阳明。热邪直中肌腠，肌腠受灼，故汗出。身热汗出则津液少而阳明燥热，故内外俱热，血热妄行则鼻衄。阳明热盛津液外散不得敷布，故渴。阳明经受暑邪，经气不利则前额疼痛。六经辨证当属于阳明病，予白虎加人参汤清暑生津。

（二）一物瓜蒂汤证

【原文】

太阳中暍，身热疼重，而脉微弱，此以夏月伤冷水，水行皮中所致也。一物瓜蒂汤主之。（27）

【证治机制】

本证为暍病兼湿证。夏天为冷水所伤，水寒之气滞留于肌表，因而阻遏肌表之邪热不能随汗液而排泄。暑邪夹湿伤人，自表而入，故称"太阳中暍"。抑制汗液的排泄，而汗的排泄道路又在肌肤，汗液被遏不得外泄，以致水湿留滞肌肤，所以说"水行皮中所致"。暑热郁蒸肌表，故身热；伤暑夹湿，湿郁肌腠，阻遏卫阳，故身体疼痛且沉重；湿盛遏阳，故脉微弱。以上脉证，是夏日炎热之际贪凉饮冷，或汗出沐浴冷水，感受暑湿之邪，湿邪郁遏，表气不宣，暑热不得外泄所致。因冷水之诱因而起，虽见身热，以瓜蒂之苦寒上涌下泄，使水去气达，方用一物瓜蒂汤。

【方剂组成】

瓜蒂二十个。

上锉，以水一升，煮取五合，去滓，顿服。

【方解】

瓜蒂性苦寒，《神农本草经》载其"味苦，寒。主治大水，身面四肢浮肿，下水，杀蛊毒，咳逆上气，食诸果不消，病在胸腹中，皆吐下之。"可见，瓜蒂既能宣发上焦，又可行水化湿。过饮冷水或以凉水浇身，《神农本草经》所谓"食诸果病"，皆所谓伤于冷水。夏热中人，汗得出而热得解，原可不病，若伤于冷水，使汗不得畅出于体外，停滞皮中，反致热郁难解，则易患暑湿之证。此用之，意在开泄腠理，宣通阳气，使湿邪得除，暑热自解。瓜蒂散服用末，同时用香豉，散剂攻邪有力则催吐作用较强；一物瓜蒂汤煎服不用散，且不用香豉，改予汤剂只除热利水，催吐作用较小。

【现代应用】

现代药理学研究发现，瓜蒂含有的主要药用化学成分为葫芦素 B、E、D，异葫芦素 B、葫芦素 B 苷、喷瓜素等，其中以葫芦素 B 的含量最高（1.4%），亦含有葫芦素 B 苷，还含甾醇、皂苷及氨基酸等。瓜蒂所含的甜瓜素能刺激胃感觉神经，反射性地兴奋呕吐中枢而致吐；也反射性地引起胆道收缩，使中小胆管排胆能力加强，减轻胆汁淤积；还能明显降低血清转氨酶含量，对肝脏的病理损害有一定保护作用且能增强细胞免疫功能，对清除肝炎病毒有重要意义。瓜蒂含的葫芦素 B 是抗癌候选药物，其疗效在对肝癌细胞 BEL-7402 的体外试验中得到证明；葫芦素 B、E 等还具有抗肝损伤、降低血清转氨酶等作用。此外，瓜蒂能提高细胞免疫功能。

临床中瓜蒂除作为催吐剂外，广泛应用于多种疾病的治疗。有学者用瓜蒂散治疗湿重头痛，疗效显著。

瓜蒂具有抗癌的作用。研究表明，甜瓜藤有效部位具有明显抗肿瘤活性；研究还发现，葫芦素 E 和阿霉素合用可治疗卵巢癌，能显著提高阿霉素的疗效。

南瓜蒂有降糖作用。研究发现，南瓜蒂可以治疗习惯性流产；瓜蒂玉须汤（老南瓜 15g，玉米须 15g）可安宫保胎，有习惯性流产者宜早用之。此外，南瓜蒂茶（南瓜蒂 3 枚）具有排痰、安胎之功效，主治习惯性流产。

【临床验案】

予治新北门永兴隆板箱店顾五郎亲试之，时甲子六月也，予甫临病者卧榻，病者默默不语，身重不能自转侧，诊其脉则微弱，证情略同太阳中暍，独多一呕吐。考其病因，始则饮高粱酒大醉，醉后口渴，继以井水浸香瓜五六枚，卒然晕倒，因念酒性外发，遏以凉水浸瓜，凉气内薄，湿乃并入肌腠，此与伤冷水，水行皮中正复相似，予乃使店友向市中取香瓜蒂四十余枚，煎汤进之，入口不吐，须臾尽一瓯，再索再进，病者即沉沉睡，遍身微汗，醒而诸恙悉愈矣。（曹颖甫医案）

按：患者病在甲子六月，正值天热腠理开泄，饮酒后致使阳明内热，肌腠不固，加之食用凉瓜，内生寒湿。以有热复有湿，寒湿阻滞则阳气不得外泄，肌肉困于水湿。病机为内热表闭，湿邪病在肌肉，当属于太阳阳明合病，夹杂湿邪。热、寒、湿三者相搏，考虑患者正气尚可，湿气去则表里沟通，寒热自解，故以一物瓜蒂汤去肌表湿邪。后患者得微汗而安，并非为吐法所解，可见瓜蒂为祛水湿之品。著名经方家胡希恕亦认为一物瓜蒂汤为只是祛湿祛水、下水并非为涌吐剂。

第 10 章　伤寒虚劳百合病　治重补虚清血热

一、脉证，病机与预后

论曰百合病者，百脉一宗，悉致其病也。意欲食复不能食，常默默，欲卧不能卧，欲行不能行，饮食或有美时，或有不用闻食臭时，如寒无寒，如热无热，口苦，小便赤，诸药不能治，得药则剧吐利，如有神灵者，身形如和，其脉微数。每溺尿时头痛者，六十日乃愈；若尿时头不痛，淅然者，四十日愈；若尿快然，但头眩者，二十日愈。其证或未病而预见，或病四、五日而出，或病二十日或一月微见者，各随证治之。(1)

【语义浅释】

本条为百合病的总纲，论述百合病的病因病机、脉症、预后和治疗原则。

病因病机：《素问·经脉别论》曰："脉气流经，经气归于肺，肺朝百脉。"由此可见，其病位在心肺。《医宗金鉴》中百合病的病因有二，其一为"伤寒大病之后，余热未解，百脉未和"，其二为"或平素多思不断，情志不遂。或偶触惊疑，卒临景遇，因而神形俱病，故有如是之现证也"，指出百合病一般由伤寒大病之后，余热未解，或平素情志不遂，又遇外界精神刺激所致。明代医家赵以德于《金匮方论衍义》中提出百合病多因"情志不遂，或因离绝菀结，或忧惶煎迫"所致。当代医家普遍认为，百合病相当于现代医学的情志病、神经官能症、精神分裂症、躁狂症等，与情志异常密切相关。

脉症：其脉微数，为阴虚内热之象。百合病症状变化多端，可将其归纳为情志症状、饮食异常、感觉异常等方面。

百合病病位在心肺，肺主治节，心肺阴虚，肺气宣降失常，经气不利，百脉失和，心神不养，虚火上扰则见神志异常，故见"常默默，欲卧不能卧，欲行不能行"。阴虚热盛则见口干口渴、口苦、小便黄赤。虚热内扰，影响脾胃功能，故见"饮食或有美时，或有不用闻食臭时"。百合病发于热病后期，余热伤阴，与阴液虚少相关，当肺阴虚时，魄亦被扰，因而寒热感觉失调，故见"如寒无寒，如热无热"。

预后：若小便时头痛者，一般 60 天左右痊愈；若小便时头不痛，只感觉怕风或寒栗者，常 40 天左右获愈；若小便排解畅快，唯觉头眩者，20 天左右痊愈。

可见，小便时头痛与否与病程的长短相关，提示阴液损伤程度与百合病的预后密切相关。

治疗原则："其证或未病而预见"至"各随证治之"，论百合病的治疗大法。百合病若始于情志不遂，郁火伤阴的，可在伤寒热病之前出现诸证，若继发于伤寒热病之后，余热伤阴者，则"病四五日而出，或病二十日或一月"才表现出来。上述两种情况虽均致心肺阴虚内热，但有深浅、轻重之别，故当辨证论治，因证制宜。

【六经辨析】

百合病多由伤寒大病之后，余热未解，或情志不遂煎灼津液，阴虚内热而发病分为两种情况。伤寒大病而发，首先病在太阳，情志不遂多病在少阳，后阴虚内热，内扰心肺，故见神志异常及阴虚内热等多种表现。少阳提纲证为"少阳之为病，口苦，咽干，目眩也"，少阳位于半表半里之位，正邪搏斗之时，寒热交替，休作有时。百合病正邪搏斗之时，"或有美时，或有不用闻食臭时""如寒无寒，如热无热"，亦为正邪斗争之象。因此，百合病病起于太阳及少阳。若后期，变证丛生，病在少阴心、太阴肺、太阴脾等，故治疗原则为"随证治之"，根据不同的病情选用不同治疗，灵活选用药物。

二、脉证

（一）误治

1. 误汗——百合知母汤——太阴少阴合病

【原文】

百合病，发汗后者，百合知母汤主之。（2）

【临床表现】

怕热多汗，烘热汗出，盗汗，手足心多汗等表现兼有心烦者。

【证治机制】

本条论述百合病误汗后的救治法。百合病为阴虚内热之病症，不应当使用汗法。"如寒无寒，如热无热"为阴虚内热，寒热感觉失调导致的，若误认为表证，选用汗法，加重津液损伤，耗损心肺阴液，病在太阴少阴，需选用百合知母汤治疗。

【方剂组成】

百合七枚（擘），知母三两（切）。

上先以水洗百合，渍一宿，当白沫出，去其水，更以泉水二升，煎取一升，去滓；别以泉水二升煎知母，取一升，去滓，后合和煎，取一升五合，分温再服。

【方解】

方中百合甘平，润肺清热，养心安神，为主药。《雷公炮制药性解》载："知母泻无根之肾火，疗有汗之骨蒸，止虚劳之阳胜，滋化源之阴生。"知母苦寒且可入肾，可滋阴壮水而清热，可治疗阴液不足兼有汗出的病症。以甘凉之泉水助其养阴清热之功，用于煎药，能引虚热下行。全方共奏清热养阴、生津润燥之功。

肺主皮毛，润泽肌肤，发汗过多，损耗心肺阴液，故病在太阴少阴。百合养心安神之力强，知母可滋肾阴而清热，以方测证，本方证应用于太阴少阴合病之症。

尤在泾：人之有百脉，犹地之有众水也。众水朝宗于海，百脉朝宗于肺，故百脉不可治，而可治其肺。百合味甘平微苦，色白入肺，治邪气，补虚清热，故诸方悉以之为主，而随证加药治之。用知母者，以发汗伤津液故也。（《金匮要略心典》）

【现代应用】

本方除用于百合病误汗后变证外，可用于治疗神经官能症、慢性肝炎、慢性肾炎等。亦可与百合地黄汤合方治疗心动过速、肺结核、大叶性肺炎恢复期等见本方证者。

【临床验案】

李某，男，54 岁，就诊日期：2022 年 6 月 12 日。主诉：心慌、消瘦半年余，加重 1 个月。现病史：患者半年前无明显诱因出现心慌手抖，伴消瘦，未予重视，1 个月前出现上述症状加重，就诊于当地医院，诊断为"甲状腺功能亢进症"予甲巯咪唑，早晚各 1 片，症状仍未见缓解，且诊断为肝损害，患者为求中医药治疗遂来就诊。刻下症见：心慌手抖，急躁易怒，怕热多汗，手足心热，入睡困难，纳可，偶有反酸，大便成形，日 2 行，小便调，舌淡红，苔薄白。体格检查：身高 176cm，体重 70kg，心率每分钟 94 次，甲状腺 Ⅱ 度肿大。辅助检查（2022 年 5 月 7 日）：TSH 0.0008μU/ml，FT$_3$ 15.27pg/ml ↑，FT$_4$ 19.80ng/dl，aTG 22.22U/ml，aTPO 204.7U/ml ↑，WBC 3.34×10^9/L，ALT 67U/L，AST 53U/L。西医诊断：甲状腺功能亢进症、白细胞减少、肝损害；中医诊断：瘿病、百合病，气阴两虚证。以益气滋阴、软坚散结为法，方选百合知母汤合生脉散加减：百合 30g，知母 30g，太子参 30g，麦冬 30g，五味子 20g，地骨皮 15g，远志 6g。

2022 年 6 月 30 日复诊：心悸、怕热多汗明显好转。予上方加减调理 2 个月余，诸症减轻，甲功正常。随访至今，未见复发。

按：患者平素急躁易怒，肝郁日久化热，气郁日久而化火，热盛伤阴，炼液为痰，痰气交阻，搏结于颈前而成瘿气。怕热多汗进一步耗损阴液，阴液不足无以濡养心阴，阴虚无以潜藏阳气，阳不入于阴见入睡困难。甲状腺解剖位置在足少阴肾经、手少阴心经之循行所过，其少阴系统的生理功能以心火与肾水交合、炼精化气，蒸腾于外为主。六经辨证当属于少阴热化证，方选生脉散合百合知母汤加减，百合、知母、地骨皮引虚热下行滋养阴液，合用生脉散共奏益气养阴生津之功。远志养心安神，全方共奏滋阴清热潜阳之功。

2. 误下——滑石代赭汤——阳明病

【原文】

百合病，下之后者，滑石代赭汤主之。（3）

【临床表现】

大便次数增多，腹泻，胃中嘈杂者且兼有口干等津液耗损的症状。

【证治机制】

本条论述百合病误用攻下法后的救治法。百合病本为阴虚内热，治宜清润，不可妄施攻下。若将"意欲食，复不能食""口苦，小便赤"误以为是邪热入里的实证，选用苦寒攻下的治法，耗损胃气，出现胃中嘈杂等表现，此外，心肺阴虚内热诸证仍在，治疗当养阴泄热、和胃降逆为法，选用滑石代赭汤治疗。

【方剂组成】

百合七枚（擘），滑石三两（碎，绵裹），代赭石如弹丸大一枚（碎，绵裹）。

上先以水洗百合，渍一宿，当白沫出，去其水，更以泉水三升，煎取一升，去滓。别以泉水二升煎滑石、代赭，取一升，去滓，后合和重煎，取一升五合，分温服。

【方解】

方中用百合润养心肺顾其本，《神农本草经》云滑石"利小便，荡胃中积聚寒热。"滑石清热利尿，导虚热下行，又予重镇的赭石降逆和胃，选用泉水煎药，协滑石清热利小便。诸药合用，共奏和胃降气清润之功。

本为阴虚内热之证，下后加重津液损耗，出现胃中嘈杂诸证，病在阳明胃，选用百合补阴液顾其本，滑石祛胃中之积聚寒热，结合方药，本方证为治疗阳明病。

尤在泾：百合病不可下而下之，必伤其里，乃复以滑石、代赭者，盖欲因下药之势，而抑之使下，导之使出，亦在下者引而竭之意也。（《金匮要略心典》）

【现代应用】

本方治疗泌尿系统疾病，如肾盂肾炎、尿道炎，出现尿频、尿急、小腹作胀，甚至尿道涩痛者，酌加淡竹叶、通草、猪苓等。也有用于慢性萎缩性胃炎、慢性胆囊炎、心律不齐、支气管扩张、支气管哮喘、梅尼埃病等见有本方证者。

【临床验案】

李某，女，来诊时步履艰难，必以他人背负，自诉胸痛、胸闷、心悸、气短、头晕，乃按胸痹治之。投以瓜蒌薤白半夏汤之类，久治不效。细审之，该患者每于发病时除上述症状外，尚喜悲、欲哭、嗳气、善太息，便于前方中加百合、地黄、旋覆花、代赭石之类治之，药后其症渐消。(《赵锡武医疗经验》)

按： 患者诉"胸痛、胸闷、心悸、气短、头晕"症似胸痹，瓜蒌薤白半夏汤方证病机为寒饮阻胸，经方家冯世纶认为其方证属太阴阳明合病证。但追问病史发现其发作前有"喜悲、欲哭"等精神类症状，实为"意欲食，复不能食。常默然，欲卧不能卧，欲行不能行，饮食或有美时，或有不欲闻食臭时，如寒无寒，如热无热，口苦，小便赤，诸药不能治"之百合病。赵锡武教授加以百合、地黄、代赭石等治愈，可知此病机当有阳明津液虚，津液亏虚，心神不养。

3. 误吐——百合鸡子汤——太阴病

【原文】

百合病，吐之后者，百合鸡子汤主之。(4)

【临床表现】

恶心，呕吐，嗳气，呃逆、心悸、虚烦难寐等。

【证治机制】

本条论述百合病误用吐法后的救治方。百合病本不可使用吐法，因其阴虚内热，非实邪之证。若将"饮食或有美时，或有不用闻食臭时"误认为是痰涎壅滞或宿食在上而用吐法，以实治虚，必然重亡津液，加重燥热，心阴愈亏，心神不宁，可见心悸、虚烦难寐。吐逆之后，胃气失和，尚可出现恶心，呕吐，嗳气呃逆等症。治当滋养阴液，安神和胃，方用百合鸡子汤。

【方剂组成】

百合七枚(擘)，鸡子黄一枚。

上先以水洗百合，渍一宿，当白沫出，去其水，更以泉水二升，煎取一升，去滓，内鸡子黄，搅匀，煎五分，温服。

【方解】

方中仍用百合益阴清热，润养心肺，并配以血肉有情之鸡子黄，《长沙药解》云："鸡子黄温润淳浓，体备土德，滋脾胃之津液，泽中脘之枯槁，降浊阴而止呕吐升清阳，而断泄利，补中之良药也。"两药合用佐以泉水使肺热得清，脾胃得濡。

吴谦：百合病不应吐而吐之，不解者，则虚中，以百合鸡子汤清而补之也。

（《医宗金鉴》）

尤在泾：本草鸡子安五脏，治热疾，吐后脏气伤而病不去，用之不特安内，亦且攘外也。（《金匮要略心典》）

百合病本属阴虚之证，不能用吐法，应用吐法后伤脾胃之阴，扰乱肺胃和将之气，因此，选用百合鸡子汤滋胃阴润燥，鸡子黄为温润之剂，降浊阴升清阳，以方测证，本方证治疗太阴病。

【现代应用】

本方治百合病误吐不能食者，可加玉竹、石斛、粳米。若惊悸不宁、心烦失眠、盗汗者，可加龙骨、牡蛎、珍珠母、酸枣仁、柏子仁等。若肢体震颤，虚风内动，可加龟甲、鳖甲、生地黄等。对于热病阴伤，或久病精亏，肺胃阴虚者，可合用生脉散等。亦有将此方用于心脏神经官能症、心动过速、自主神经功能紊乱、高热性疾病脱水等见于本方证者。

【临床验案】

尹某，24岁，女。主诉：无汗，若有汗则些许出于腋下，有经常性的低热状态，低热的发生时间从夜间17—19时开始，白天低热比较缓和。脊柱连同附近肌肉与颈项有严重的疼痛感，犹如被人鞭打一般，曾采用拔火罐逼汗之法以取效于片刻。近几日用冷水洗菜后，突感左手臂疼痛难忍，今日来诊时又伴随左腿亦疼痛。平素巅顶痛，且耳后侧边会生出莫名的肿核，能推移游走，虽不致感到疼痛却甚为困扰。口渴但饮之不多，每次饮水之后，不久便会想去小便。睡眠质量欠佳，饮食可，吃辛辣食物即生口疮或颊肿，大便臭秽且经常性便秘，下肢较冷。皮肤松软且热，虽热然按久则否。舌红绛少津，舌体偏于瘦小，指甲无血色。左手脉三部浮数，中取、沉取皆无。右手脉皆不浮，寸部偏高而滑，关部较弱且滑，尺脉略沉滑。

方药：黄连6g，黄芩10g，芍药15g，阿胶10g，百合18g，生地黄10g，鸡子黄2枚，除阿胶、鸡子黄外，先煮余药，至汤成后，趁热加入阿胶烊化，待其凉后再加入鸡子黄搅拌相得。先处方一剂与服，当夜服下，晨起项背汗出而疼痛顿减，壮热亦退去，唯肢体仍有疼痛。后予方药：薄荷6g（另包后下），生石膏30g（另包先煮），白茅根20g，桑叶10g，菊花10g，连翘15g，黄连6g，黄芩10g，百合18g，芍药15g，生地黄10g，鸡子黄两枚，阿胶10g。后随访，患者服第二方之第一剂后，诸热尽退，肢体疼痛皆愈。（张渊盛临床验案）

张渊盛原按：依其证情，实属血热偏盛、肝胆火旺、肝肾阴亏，且兼有阳明气分之热不解，其痛如杖被亦概由不得汗出留寒然而。然此之不汗，实不能即与解表之方，正仲景所谓亡血家不能更发其汗也。故而转念一想，汗之所由成者，阳加于阴者也，此徒有热邪，焉能有汗。故师曹颖甫用"黄连阿胶鸡子汤合百合地黄汤"之法，先处方一剂与服，以求资生汗源，清肝胆火以息风热之壮盛，复少阳枢机以透转阳气外出于足太阳而复其开阖。余素知阳明气分之热未能除去故尔，于是再仿张锡纯之用石膏合并阿司匹林法，以生石膏加辛凉解表、清风热药并首方与服。因张锡纯此法，按医案记载之效，有时顽固之患，总要数剂方能见效，且余所采非阿司匹林，乃辛凉之薄荷，盖今之阿司匹林与过去不同，多为实验室所合成，已无天然之性，且剂量拿捏亦未可从于张锡纯说，再则二者相较，阿司匹林实属猛烈发汗之性，与薄荷之微发者则相差甚多。鉴于此，怕耽误患者之病情，于是只 2 剂与服，后随访，患者服第二方之第一剂后，诸热尽退，肢体疼痛皆愈。

按：此案用黄连阿胶鸡子汤合百合地黄汤，曹颖甫认为黄连阿胶汤方证病机为"盖阳明腑热之伤及少阴，非少阴之自病"，此与百合类方方证病机相似，黄连阿胶鸡子汤病机以阴虚阳亢为主，火热偏盛；百合病的病因病机为伤寒热病之后，余热伤阴，或情志不遂，郁热伤阴，导致心肺阴虚内热，百脉失养而成。百合鸡子黄汤以阴不足为主，二方常可相须使用。

（二）正治主方

百合地黄汤——太阴少阴合病

【原文】

百合病，不经吐、下、发汗，病形如初者，百合地黄汤主之。(5)

【临床表现】

口干口渴，眼睛干涩疼痛，情绪急躁，眠差，心悸。

【证治机制】

本条论述百合病的正治法，百合病没有经过涌吐、攻下、发汗诸法误治，脉证和发病初相同。病机仍属于心肺阴虚内热，治法选用百合病正治之法，当益阴清热，润养心肺，而百合地黄汤则为其治疗的主方。

【方剂组成】

百合七枚（擘），生地黄汁一升。

上以水洗百合，渍一宿，当白沫出，去其水，更以泉水二升，煎取一升，去滓，内地黄汁，煎取一升五合，分温再服。中病，勿更服。大便当如漆。

【方解】

百合病主方为百合地黄汤。《本草纲目》中记载百合有安心、定胆、益志、养五脏的功效。方中百合味甘，微寒，具有清热生津、解郁除烦、益气安神的功效。李中梓说："百合之治百合病，是清心安神之效。"生地黄具有清热凉血、养阴生津的功效。方中百合、生地黄两味，共奏清虚热、滋阴液、安神之功。用于百合病未经汗、吐、下等误治而病形如初者。

尤在泾：此则百合病正治之法也。盖肺主行身之阳，肾主行身之阴，百合色白入肺，而清气中之热，地黄色黑入肾，而除血中之热。气血既治，百脉俱清，虽有邪气，亦必自下，服后大便如漆，则热除之验也。

吴谦：百合一病，不经吐、下、发汗，病形如初者，是谓其病迁延日久，而不增减。形证如首章之初也。以百合地黄汤通其百脉，凉其百脉。中病勿更服，恐过服生地黄，大便常如漆也。（《医宗金鉴》）

【六经解析】

本方证为百合病未经过误治，病形如初时，故为百合病的正治法。百合地黄润养心肺，滋阴液清虚热。百合病病位在心肺，百合地黄汤治疗太阴少阴合病。

【现代应用】

百合地黄汤常用于治疗各种神经官能症、癔症、自主神经功能紊乱及热病的善后调理。有以此方与酸枣仁汤、甘麦大枣汤、柴胡疏肝剂等合用，加柏子仁、合欢花、龙骨、牡蛎、磁石等治疗更年期忧郁症、夜游症、轻微脑功能失调及慢性疲劳综合征。也有用此方加麦冬、沙参、五味子、贝母治疗肺燥喘咳；加丹参、赤芍治疗胸痹；加茅根、黄芩炭、知母等治疗鼻衄。还有用于治疗心肌炎、心动过速、高血压、冠心病、肺心病、肺结核、大叶性肺炎恢复期等病而见本方证者。

【临床验案】

内翰孟端士尊堂太夫人，因端士职任兰台，久疏定省，兼闻稍有违和，虚火不时上升，自汗不止，心神恍惚。欲食不能食，欲卧不能卧，口苦，小便难，尿则洒淅头晕，自去岁迄今，历更诸医，每用一药，辄增一病。用白术则窒塞胀满，用橘皮则喘息怔忡，用远志则烦扰烘热……遂致畏药如蝎，唯日用人参钱许，入粥饮和服，聊藉支撑。交春，虚火倍剧，火气一升则周身大汗，神气裴裴欲脱，唯倦极少寐，则汗不出而神思稍宁。觉后少顷，火气复升，汗亦随至，较之盗汗迥殊。直至仲春，邀石顽诊之。其脉微数，而左尺与左寸倍于他部，气口按之，似有似无。诊后，疑述从前所患，并用药转剧之由……石顽曰此本平时思虑伤脾，脾阴受困，而厥阳之火尽归于心，扰其百脉致病，病名百合。此证唯仲景《金匮要略》言之甚详，本文原云"诸药不能治"，所以每服一药，辄增一病，唯百合地黄汤为之专药，奈病久，中气亏乏殆尽，复经药误而成坏病，姑先用生脉散加百合、茯神、龙齿以安其神，稍兼萸、连以折其势，数剂稍安。即令勿药，以养胃气，但令日用鲜百合煮汤服之，交秋天气下降，火气渐伏，可保无

虞。迫后仲秋，端士请假归省，欣然勿药而康。(《张氏医通》)

按：后世医家对百合病的成因多有阐发，《诸病源候论》认为与病后体虚未复有关，《金匮要略心典》认为乃无形邪热为患，《医宗金鉴》更明确提出本病得之于热病之后，余热未解，或情志不遂，郁热伤阴。张氏言此案由"平时思虑伤脾，脾阴受困"所致。总之，百合病之根源在于阴虚，六经辨证当为太阴病。太阴系统与足太阴脾、手太阴肺密切相关，主湿，脾主运化，将输布水谷精微到周身各处。肺主气，调水道，鼓动津液运行，"肺朝百脉"，十二正经之气的循环终始于肺，可以称为"主气脉"，二者共同构成太阴系统主要生理功能即津液、血液等人体系统有形物质的生成与输布。病位在太阴，故前者用人参补益太阴方可缓解，后予生脉散益气养阴，助太阴运化，再予百合地黄汤养阴清虚热。

（三）百合病变证治法

1. 百合洗方——太阴少阴合病

【原文】

百合病一月不解，变成渴者，百合洗方主之。(6)

【临床表现】

口渴、烦躁等内热征象较为显著。

【证治机制】

本条论述百合病经久变渴的外治法。百合病经久变渴，说明阴虚内热较重，伤及胃津，出现口渴，单纯服用百合地黄汤药力不够，如果过于应用清热解毒的药物，会加重气阴损伤。因此，在内服的基础上，配合外洗，用百合洗方，渍水洗身。因皮毛与肺气相通，百合浸水洗其皮毛，可达到通其内，润养肺阴的目的。"洗已，食煮饼"能调养胃气以生津，帮助除热止渴。"勿以盐豉"，以豆豉味咸反能伤津增渴，故当禁用。本方为百合病经久之变证，主要表现为口渴加重，为阴虚内热加重，津液耗损加重的表现，在内服的基础上，合用外洗治疗，通过皮毛和肺的关系，洗其外而通其内。此为太阴、少阴合病，津液亏损加重时选用的方证。

【方剂组成】

上以百合一升，以水一斗，渍之一宿，以洗身。洗已，食煮饼，勿以盐豉也。

【方解】

煮饼，古代面食的通称。《伤寒总病论》谓："煮饼是切面条，汤煮，水淘过，热汤渍食之。"

盐豉即豆豉，以盐和豆制成，古时用作调味品。

选用百合外洗，配合内服药物治疗，以求透达表里。肺合皮毛，百合洗身，可透达表里，增强清热养阴润燥之力。

徐彬：渴有阳渴、有阴渴，若百合病一月不解而变成渴，其为阴虚火炽无疑矣，阴虚而邪气蔓延，阳不随之而病乎。故以百合洗其皮毛，使皮毛阳分得其平，而通气于阴，即是肺朝百脉，输精皮毛，使毛脉合精，行气于腑之理。食煮饼，假麦气以养心液也勿食盐豉，恐伤阴血也。（《金匮要略论注》）

陈元犀：皮毛为肺之合，洗其外，亦所以通其内也，又食煮饼者，假麦气谷气以输津，勿以盐豉者，恐咸味耗水以增渴也。（《金匮方歌括》）

2. 瓜蒌牡蛎散——太阴少阴合病

【原文】

百合病，渴不瘥者，瓜蒌牡蛎散主之。（7）

【临床表现】

口干多饮，口苦，情绪急躁，口渴较重，难以缓解。

【证治机制】

本条论述百合病渴不瘥的治法，应当与上条合参。"百合病，渴不瘥"，且继之于"百合病一月不解"之后，经内服外洗两法治疗后，口渴仍不解者，说明口渴既突出又顽固，热盛津液亏损，药力未能胜病，需要应用清热生津之瓜蒌牡蛎散治疗。本方与百合洗方同，为阴虚阳亢程度更重出现的病症，病位仍在太阴少阴，但津液亏损程度更重。

【方剂组成】

瓜蒌根、牡蛎（熬）等分。

上为细末，饮服方寸匕，日三服。

【方解】

方寸匕，曲柄浅斗，状如今之羹匙。方寸匕，古代量取药末之器具，犹今之药匙。一方寸匕的量，为体积正方一寸之容量，其重量因药品的质量而异。

牡蛎最早载于《神农本草经》，即"牡蛎味咸，平。主伤寒寒热，温疟洒洒，惊恚怒气"。百合病日久不愈阴液损伤较为严重，牡蛎归肝肾经，味咸、涩，性寒质重，既可收敛潜降虚热，抑制阳亢煎灼津液，还具有滋阴补肾的功效。瓜蒌根苦寒能清解肺卫之热，生津止渴。瓜蒌牡蛎散全方合用能敛降上浮之虚热，使之下行而不上灼阴津，津液渐回，口渴自愈。

徐彬：渴不瘥，是虽百合汤洗而无益矣。明是内之阴气未复，阴气未复，由于阳亢也，故以瓜蒌根清胸中之热，牡蛎清下焦之热，与上平阳以救阴同法，但此从其内治耳，故不用百合而作散。（《金匮要略论注》）

尤在泾：病变成渴，与百合洗方而不瘥者，热盛而津伤也。瓜蒌根苦寒，生

津止渴牡蛎咸寒，引热下行，不使上烁也。(《金匮要略心典》)

【现代应用】

本方加味，可治疗糖尿病、甲亢、肺炎、胃炎等阴伤口渴喜冷饮者。

【临床验案】

王某，女，13 岁，学生。1960 年 4 月 15 日在看解剖尸体时受惊吓，随后因要大便跌倒在厕所内。经扶起抬到医院治疗，据代诉查无病，到家后颈项不能竖起，头向左右转动，不能说话，问其痛苦，亦不知答，曾用镇静剂 2 日无效，转来中医诊治。患者脉浮数，舌赤无苔，无其他病状，当即从"百合病"处理，用百合 7 枚，知母 4.5g。服药 1 包后，颈项已能竖起十分之七，问她痛苦，亦稍知道一些，左右转动也减少，但仍不能说话，再服 1 剂，颈项已能竖起，不向左右转动，自称口干燥大渴，改用瓜蒌牡蛎散(瓜蒌根、牡蛎各9g)，服 1 剂痊愈。[吴才伦.百合病治验 [J].江西中医药，1960（12）：14.]

按：本案患者因惊恐而病。《素问·举痛论》言："惊则气乱；恐则气下。惊则心无所倚，神无所归，虑无所定，故气乱矣。恐则精却，却则上焦闭，闭则气还，还则下焦胀，故气不行矣。"惊恐则致气机郁闭，则筋脉失养。恐为肾志，过恐则伤肾。《灵枢·本神》所言"恐惧而不解则伤精"，恐伤肾主要体现在对肾精的损伤。《灵枢·经脉》言："人始生，先成精，精成而脑髓生。"肾精损伤则脑髓失养。少阴君火与命火不相协调，炼精化气不足，少阴气化不足；气机不畅，太阴输布不足，当辨为少阴太阴同病，先以百合方以养阴之不足，补充人体所需原料。后予瓜蒌牡蛎散，以牡蛎敛阴，降上出之浮阳兼以补肾，瓜蒌根补津液且濡筋脉。

3.百合滑石散——阳明病

【原文】

百合病，变发热者（一作发寒热），百合滑石散主之。（8）

【临床表现】

有明显里热的表现，如发热等症状。

【证治机制】

本条论述百合病变发热的证治。说明本证已经从百合病"如寒无寒，如热无热"的热象不明显的阶段发生变化，出现明显的热证，如手足心热、午后身热、小便赤涩短少不利等发热的表现，这是病久不愈，热盛于里，外达肌肤而出现的，治疗应当养阴泄热，选用百合滑石散。百合病阴虚内热日久虚热转为明显的里热，病属阳明，为阳明病证。故选用百合滑石散，百合治其本，滑石清阳明里热，从小便而出。

【方剂组成】

百合一两（炙），滑石三两。

上为散。饮服方寸匕，日三服。当微利者，止服，热则除。

【方解】

炙不作今之蜜炙，而作炒、烘、晒、使焦燥易于研末用。

方中以百合为主药，养肺胃之阴，清其上源，配伍滑石清里热而利小便。《神农本草经》载滑石"荡胃中积聚寒热，益精气"。本方取滑石利水泻湿而兼分利湿热之功能，如《金匮要略心典》所云："百合病变发热者，邪聚于里而见于外也，滑石甘寒，能除六腑之热。得微利，则里热除而表热自退。"

【现代应用】

本方原为百合病变发热而设，结合现代临证，热病后期，复发热，而见本方证者，可加减用之，如发热重者，可酌加玄参、太子参、麦冬、地骨皮、白薇等。也有用于中暑、肾盂肾炎、膀胱炎、支气管扩张症等见本方证者。

三、治则

百合病见于阴者，以阳法救之；见于阳者，以阴法救之。见阳攻阴，复发其汗，此为逆；见阴攻阳，乃复下之，此亦为逆。（9）

【语义浅释】

本条论述百合病治疗原则。百合病病机主要为阴虚内热，治当补阴之不足，以调整阳之偏胜，即所谓"见于阳者，以阴法救之"，调整阴阳平衡以治疗疾病。后半部分列举的属阴证候反而攻伐其阳，再用汗法，此为误治法。若阴损及阳而见阳虚之证，不予扶阳以和阴，反用汗法散其寒，则阳更伤，乃复下之，阴阳并受其害，"此亦为逆"故临床当谨守病机，慎调阴阳，随证治之。

徐彬：此段总结全篇，谓百合病同是内气与伤寒余邪相并，留连无已，不患增益而患因循。故病在下后及变渴、渴不止，所谓见于阴也，势必及阳，至阳亦病而无可为矣，故以滑石通彻其毛窍之阳，百合利其皮毛之阳、在内之阳燥，瓜蒌、牡蛎养其腹内之阳。阳得其平，阴邪欲传之而不受，则阴中之邪渐消矣，所谓以阳法救之也。病在汗后及吐后，及病形如初，及变发热，皆所谓见于阳也，势必及阴，至阴亦病而无可为矣，故以知母固其肺胃之阴，鸡子养其血分之阴，生地壮其心中之阴，热发于肌表者，滑石以和其肠胃之阴。阴得所养，阳邪欲传之而不受，则阳中之邪渐消矣，所谓以阴法救之也。然而救也，非攻也，若用汗下之法，则是攻矣。故见阳攻阴，阴虚阳将袭之，而况云救乎然使阳即有欲袭之势，非阳之强也。故曰复发其汗此为逆，谓初误在攻阴，此又误在治阳也。见阴攻阳，阳虚阴将袭之，而况云救乎然使阴即有欲袭之势，非阴之强也。故曰乃复下之，此亦为逆，谓初误在攻阳，此又误在治阴也。按阳法阴法，即和阴和阳之法也。以此相救，即和其未病意，《内经》所谓用阴和阳，用阳和阴也。故诸治法，皆以百合补肺，而使流气于腑，所谓气归于权衡，权衡以平也。皆以泉水清邪热，而使受成于肺金，所谓炎蒸得清肃而万物容平也。但病见阳，加一、二味以和其阴，病见阴，加一二味以和其阳耳。(《金匮要略论注》)

　　吴谦：百合一病，难分阴阳表里，故以百合等汤主之。若病见于阴者，以温养阳之法救之见于阳者，以凉养阴之法救之。即下文见阳攻阴，或攻阴之后，表仍不解，复发其汗者，此为逆见阴攻阳，或攻阳之后，里仍不解，乃复下之者，此亦为逆也。(《医宗金鉴》)

【六经辨析】

　　百合病起于太阳及少阳，后阴液损伤，病在太阴少阴，随着汗、吐、下等误治，病邪内陷，治疗时需要依循脉证，明辨六经，随证治之。

第 11 章　狐惑为患着伤寒　蚀毒致病易走窜

一、病因及症状

狐惑之为病，状如伤寒，默默欲眠，目不得闭，卧起不安，蚀于喉为惑，蚀于阴为狐，不欲饮食，恶闻食臭，其面目乍赤、乍黑、乍白。蚀于上部则声喝（一作嗄），甘草泻心汤主之。（10）

【语义浅释】

狐惑病的成因，后世多认为与湿热相关，是由于湿热内蕴，进而导致气机壅滞，血肉腐败，以咽喉部及前后二阴溃烂为特征的一种疾病。其成因分歧在于是否因虫蚀而溃烂。一是持肯定态度，如赵以德《金匮玉函经二注》云："狐惑病，谓虫蚀上下也。"一是持否定态度，如高学山《高注金匮要略》云："蚀者，非真有虫食之义，谓淫热败物，有湿朽霉烂之象，如虫之食物者然也。"结合本病用清热利湿、解毒扶正的甘草泻心汤内服为主，似以后说较妥。

狐惑病的特征性表现为前后二阴及咽喉部的溃烂，其某些证候与伤寒病相似：沉默思睡但不能闭目安寐，坐卧不宁，食欲差，不思饮食，不愿意闻到饮食物的味道，面目颜色忽而发红，忽而发黑，忽而发白。

【六经辨析】

狐惑病的特征性表现为前后二阴及咽喉部的溃烂，腐蚀喉咙为惑，腐蚀阴部为狐。厥阴肝经络阴器，二阴之特定位置提示病在厥阴。还表现为不思饮食，甚至连饮食物的气味都不愿闻，与湿热熏蒸，阻碍脾胃密切相关，提示病在太阴。状如伤寒，可见伴有伤寒表证的相关症状，为太阳病的表现。

二、证治

（一）甘草泻心汤——厥阴病

【原文】

狐惑之为病，状如伤寒，默默欲眠，目不得闭，卧起不安，蚀于喉为惑，蚀于阴为狐，不欲饮食，恶闻食臭，其面目乍赤、乍黑、乍白。蚀于上部则声喝（一作嗄），甘草泻心汤主之。（10）

《伤寒论》第158条：伤寒中风，医反下之，其人下利，日数十行，谷不化，腹中雷鸣，心下痞硬而满，干呕心烦不得安。医见心下痞，谓病不尽，复下之，其痞益甚。此非结热，但以胃中虚，客气上逆，故使硬也，甘草泻心汤主之。

【临床表现】

半夏泻心汤证中气更虚，或见口舌糜烂、肠鸣腹泻、前后阴溃疡者。

【证治机制】

同前，咽喉部溃烂会出现声音嘶哑，当用甘草泻心汤主治。

【方剂组成】

甘草四两，黄芩、人参、干姜各三两，黄连一两，大枣十二枚，半夏半升。

上七味，水一斗，煮取六升，去滓，再煎，温服一升，日三服。

【方解】

此方为半夏泻心汤增量缓急安中的甘草，故治半夏泻心汤证中气较虚而急迫者。方中用生甘草清热解毒，并配以黄芩、黄连苦降清热燥湿解毒；半夏辛开，既能燥湿，又可调畅气机；湿热久郁，必伤正气，故用人参益气养血，以扶正气。如此配伍，以达到湿化热清，气机调畅，邪去正安的目的。

徐彬：狐惑虫也，虫非狐惑而因病以名之，欲人因病思义也。大抵皆湿热毒所为之病……毒盛在上，侵蚀于喉为惑，谓热淫如惑乱之气，惑而生䘌也。毒偏在下，侵蚀于阴为狐，谓柔害而幽隐如狐性之阴也。蚀者着有食之而不见其形，如日月之蚀也。湿热既盛，阴火伤胃，不思饮食，恶闻食臭矣。面者阳明之标，目者厥阴之标，内有毒气去来，故乍赤乍黑乍白。变现不一。然上部毒盛则伤在气而声嗄，药用甘草泻心汤，谓病虽由湿热毒，使中气健运，气自不能逆而在上，热何能聚而在喉，故以参甘姜枣壮其中气为主，芩连清热为臣，而以半夏降逆为佐也。(《金匮要略论注》)

本方证属寒热错杂之厥阴病证。厥阴病提纲为"厥阴之为病，消渴，气上撞心，心中热，饥而不欲食，食则吐蛔，下之利不止"。此处之消渴非热消，而是寒饮郁久化热而生上热，上热下寒之证为厥阴病的典型特点。从六经辨证角度看，狐惑病以寒热错杂、虚实夹杂为特征与厥阴病病机特点相同；结合现代医学理论，就狐（外阴溃疡）、惑（口腔溃疡）而言，狐惑病相当于现代医学白塞综合征，白塞综合征三联征累及部位与足厥阴肝经循行所过部位十分吻合。有学者提出狐惑病以肝经湿热为本，上害则目赤作红，下注于阴，蚀为阴部溃烂，传于胃经，胃火上炎则口舌生疮糜烂。经方家冯世纶教授将狐惑病之甘草泻心汤归属于厥阴病方中。本方证病位与厥阴密切相关，且寒热错杂之性与厥阴相符，属于厥阴病证。

【现代应用】

本方常用于治疗"白塞病(亦称白塞氏病、白塞综合征、口眼生殖器综合征)"证属湿热内蕴者。本方加减尚可治胃溃疡、十二指肠溃疡及慢性胃肠炎、复发性口疮、神经衰弱、产后下利以及磺胺类、解热止痛类药物过敏导致的咽喉、龟头糜烂等。临床应用于复发性口腔溃疡、白塞综合征、溃疡性结肠炎等。

【临床验案】

胡老曾治一产后患者,口腔及舌全部烂赤,饮食不入,痛苦万状,予本方1剂,满口红赤均生白膜,即能进粥,3剂后痊愈。临床还常遇久久不愈的顽固重证,以本方加生石膏,或更加生地黄而多取捷效。并以本方治愈确诊为贝赫切特综合征者1例。胡老讲述:"说起来亦很有趣,1970年夏刚从河南归来,吕尚清院长告诉我,有一位解放军女同志曾几次来院找我,她说数年前曾患贝赫切特综合征,经我治愈,但住意大利后病又复发,因特回国找我诊治。对于西医病名本无所知,乍听之下,不禁愕然,未久患者果然前来,但事隔多年,我已不复记忆。经过一番问答,乃知数年前曾以口腔溃疡来门诊,近在意大利经西医确诊为贝赫切特综合征,口腔及前阴俱有蚀疮,予服甘草泻心汤加生石膏,另与苦参汤嘱其熏洗下阴,不久均治。经方治今病,从中可得到一定启迪"。(胡希恕医案)

按:《伤寒论》第158条:"伤寒中风,医反下之,其人下利,日数十行,谷不化,腹中雷鸣,心下痞硬而满,干呕心烦不得安。医见心下痞,谓病不尽,复下之,其痞益甚。此非结热,但以胃中虚,客气上逆,故使硬也,甘草泻心汤主之。"《伤寒论》中甘草泻心汤主治表邪内陷,中焦脾胃气损,水谷不化,胃气上逆,脾气不升之痞证。《金匮要略》中甘草泻心汤主治湿热内蕴之狐惑病。胡老根据患者口腔及舌全部烂赤、饮食不入等症状,结合舌脉,辨为狐惑病,将甘草泻心汤治疗贝赫切特综合征。狐惑病与痞证看似不相干,实则病机相近。《金匮要略》中将百合病与狐惑病列为同一章节,百合病从实热出表,出现狂躁、焦虑等表现。若正气不足,百合病病邪进一步传入中焦,邪气入里,郁闭不出,营卫不畅,或病后余热未尽,毒气内蕴,上攻下侵,从虚从热,煎灼津液为湿,湿热困阻,焦灼中焦,循经侵犯胃肠、口腔、肛门和阴道,则为狐惑病。痞证与狐惑病皆因中焦脾胃亏虚而起,但本方与《伤寒论》中治疗痞证的甘草泻心汤不同,本方更加人参三两补虚生津,同时易炙甘草为生甘草清热解毒。

(二)苦参汤——厥阴病

【原文】

蚀于下部则咽干,苦参汤洗之。(11)

【临床表现】

前阴溃烂、湿疮或瘙痒者伴有咽喉干燥。

【证治机制】

狐惑病表现为前阴溃烂、咽喉干燥的，用苦参汤熏洗。足厥阴肝经过前阴，经脉上循喉咙。湿热邪气浸淫肝经，流注于下，血肉蚀烂，故见前阴溃烂；湿热邪气随经上蒸，故见口干咽燥。苦参可解毒、燥湿、杀虫，可用于熏洗。

【方剂组成】

苦参一升。

以水一斗，煎取七升，去滓，熏洗，日三服。

【方解】

《长沙药解》载苦参味苦，性寒，入足厥阴肝、足太阳膀胱经。清乙木而杀虫，利壬水而泻热。苦参具有清热燥湿，祛风杀虫的功效，一味苦参外洗，杀虫化湿解毒，清湿热虫毒，敛溃烂腐蚀之患，咽干自愈。

前阴及咽喉均为足厥阴肝经循行部位，此方为治疗厥阴病之要药。湿热之邪浸淫肝经，流注于下，导致血肉腐败，则前阴溃烂；湿热邪气循经上冲，阻遏津液，则咽喉干燥。因前阴部溃烂较明显，故在内服清热解毒药物的同时，配以外治法，以清热燥湿解毒。用苦参煎汤，熏洗前阴，以祛除湿热，解毒敛疮。

【现代应用】

苦参汤常用于湿疹、疥疮，或会阴肛门瘙痒、肿痛，以及白塞综合征，外洗或漱口均宜。治赤白带下、阴道滴虫之阴部瘙痒可加黄柏、龙胆草、蛇床子；治周身风痒、疥疮顽癣，可加地黄、赤芍、白鲜皮。

【临床验案】

焦某，女，41 岁，干部，1962 年 6 月初诊。患者于 20 年前因在狱中居处潮湿得病，发冷发热，关节疼痛，目赤，视物不清，皮肤有大小不等之硬斑，口腔、前阴、肛门均见溃疡。20 年来，时轻时重，缠绵不愈。近来月经先期，色紫有块，有黄白带，五心烦热，失眠，咽干，声嘎，手足指趾硬斑，日久已成角化，肛门周围及直肠溃疡严重，不能正坐，口腔黏膜及舌面也有溃疡，满舌白如粉霜，便干结，小溲短黄，脉滑数，诊为狐惑病，即予甘草泻心汤加减内服，苦参煎水熏洗前阴，并以雄黄粉熏肛。肛门熏后，见有蕈状物突出肛外，奇痒难忍，用苦参汤洗涤后，渐即收回，服药期间，大便排出恶臭黏液多大量，阴道也有多量带状浊液排出，病情日有起色，四肢角化硬斑亦渐消失。治疗 4 个月后，诸症消失，经停药观察 1 年余，未见复发。[王子和 . 狐惑病的治疗经验介绍 [J].

中医杂志，1963（11）：9-11.]

按：根据肛周肌肉血管丰厚，容易溃腐成脓的特点，蚀于肛部以雄黄熏之，给邪气以出路，阴部为黏膜区，具有破溃不易收口的特点，故用苦参熏洗清热解毒，燥湿杀虫。

（三）雄黄外熏——厥阴病

【原文】

蚀于肛者，雄黄熏之。（12）

【临床表现】

狐惑病表现为后阴溃烂、瘙痒等。

【证治机制】

二阴皆为肝经循行，幽阴之处多潮湿，易化热生虫，蚀烂皮肤，肛门溃烂。本条"蚀于肛者"，是指在前两条的基础上，又兼见肛门溃烂者，可以选用雄黄散外熏局部，以解毒燥湿。

【方剂组成】

雄黄。

上一味为末，筒瓦二枚合之，烧，向肛熏之。《脉经》云：病人或从呼吸上蚀其咽，或从下焦蚀其肛阴，蚀上为惑，蚀下为狐，狐惑病者，猪苓散主之。

【方解】

《神农本草经》载雄黄"味苦、平。主寒热，鼠瘘恶疮，疽痔死肌，杀精物，恶鬼，邪气，百虫毒，胜五兵。炼食之，轻身，神仙。"雄黄具有杀虫祛毒的功效，主寒热，可治疗鼠瘘恶疮，疽痔死肌。

【六经解析】

根据病变位置及寒热错杂之性质，归于厥阴病。

【现代应用】

雄黄可用于治疗白塞综合征、慢性支气管炎、支气管哮喘、流行性腮腺炎、热带性嗜伊红细胞增多症、细菌性痢疾、结肠炎、霉菌性阴道炎、滴虫性阴道炎、带状疱疹、皮肤诸疮或疥癣等多种病证。《肘后备急方》用作辟诸蛇毒；《十便良方》用于"百虫入耳，雄黄烧燃，熏之自出"；《丹溪心法》雄黄解毒丸治急喉风、双蛾肿痛，汤药难下者。

雄黄水剂外用多治疗以下几种疾病。

(1) 治疗皮肤瘙痒症：雄黄6g（研极细粉），花椒10g，艾叶10g，防风10g。将花椒、艾叶、防风加水1000ml，浸泡20分钟后煎煮15分钟左右，去渣取汁，加入雄黄，混合均匀，待温度适宜时，搽洗患处，即可止痒。本方也适用于慢性湿疹、神经性皮炎等症。

(2) 治疗各类虫咬引起的皮炎：雄黄、枯矾各 50g，共研细粉，用茶水调和均匀，涂搽患处，每日 3 次，具有解毒止痒、消肿止痛作用。

(3) 治疗带状疱疹：雄黄、明矾各 10g，琥珀 3g，共研细末，用凉开水调成稀糊状，涂于患处，每日 3～5 次，直至痊愈。

（四）赤豆当归散——阳明厥阴同病

【原文】

病者脉数，无热，微烦，默默但欲卧，汗出，初得之三、四日，目赤如鸠眼；七、八日，目四眦黑。若能食者，脓已成也，赤豆当归散主之。(13)

下血，先血后便，此近血也。赤小豆当归散主之。

【临床表现】

诸疮有痛脓恶血。

【证治机制】

本证为论狐惑病蕴结成脓的证治。狐惑病本有发热恶寒之证，故前条云"状如伤寒"。但本证湿热蕴结为毒，侵及血分，故曰"无热"，热毒内扰心神，故见"脉数""微烦""默默但欲卧"等表现。肝藏血，开窍于目，热毒内扰血分，循肝经上炎，故目赤，状如鸠眼。热毒蕴结血分，热瘀血腐，渐成脓，故见目四眦皆黑。患者表现为能食，提示热毒对脾胃气机影响较小，可以应用清热渗湿、化瘀排脓的赤小豆当归散治疗。

脾络受伤，瘀积于下，大便未行，而血先下，故用赤小豆利水散瘀，当归和脾止血，此病症属太阴病，故狐惑病篇记载能食者，赤豆当归散主之，对脾胃气机影响较轻时，可以应用赤豆当归散治疗。

【方剂组成】

赤小豆三升（浸，令芽出，曝干），当归三两。

上二味，杵为散，浆水服方寸匕，日三服。

【方解】

方中赤小豆利湿清热，解毒排脓；当归祛瘀生新。浆水送服以助清热解毒之功。

吴谦：病者脉数，谓病狐惑之人脉数也。数主疮主热，今外无身热，而内有疮热，疮之热在于阴，故默默但欲卧也。热在于阳，故微烦汗出也。然其病初得之三、四日，目赤如鸠眼者，是热蕴于血，故眦络赤也。七、八日四眦皆黑者，是热瘀血腐，故眦络黑也。若不能食，其毒尚伏诸里；若已能食，其毒已化成脓也。故以赤小豆排痈肿，当归调疡血，米浆和胃气也。(《医宗金鉴》)

尤在泾：脉数微烦，默默但欲卧，热盛于里也；无热汗出，病不在表也；三、四日目赤如鸠眼者，肝脏血中之热，随经上注于目也。经热如此，脏热可知，其为蓄热不去，将成痈脓无疑。至七、八日目四眦黑，赤色极而变黑，则痈尤甚矣。夫肝与胃，互为胜负者也，肝方有热，势必以其热侵及于胃，而肝既成痈，胃即以其热并之于肝，故曰若能食者，知脓已成也。且脓成则毒化，毒化则不特胃和而肝亦和矣。赤豆，当归，乃排脓血除湿热之良剂也。

再按此一条，注家有目为狐惑病者，有目为阴阳毒者。要之亦是湿热蕴毒之病，其不腐而为虫者，则积而为痈，不发于身面者，则发于肠脏，亦病机自然之势也。仲景意谓与狐惑阴阳毒同源而异流者，故特论列于此欤。（《金匮要略心典》）

热毒内盛，蕴结血分，循肝经上炎于目，其病在厥阴经；但此病症为内有阳明里热，热灼肉腐，侵犯血分等，故为阳明厥阴合病。

【现代应用】

临床应用本方于痢兼痔血、便血、痹证、赤白带下、泌尿系统疾病、皮肤病等。

有报道用本方加味，内服外洗治疗渗液性皮肤病、传染性湿疹样皮炎、接触性皮炎、生漆过敏、急性湿疹、女子前阴溃疡、男子阴茎溃烂、尖锐湿疣、脓疱疮等。症见灼热潮红者，加金银花、连翘、牡丹皮；疼痛甚者，加皂角刺；瘙痒甚者，加荆芥、蝉蜕；渗液较多者加苍术、川连。亦有加赤白芍、桃仁、山甲片、牛膝等治疗多发性寻常疣；加败酱草、大黄治疗前列腺肥大；加丹参、薏苡仁、桑枝、忍冬藤等治疗湿热痹；加金银花、败酱草、薏苡仁、贯众、冬瓜仁治疗赤白带。

【临床验案】

刘某，男，工人。因饮食不洁，于前月28日突下赤白痢，服呋喃唑酮、土霉素未效，日下十余次，赤多白少，里急后重，前日起，痔血如注（素患外痔），肛门灼热，肿痛难忍，口渴，小便色赤，舌深红、苔黄滑，脉滑数。大便常规：红细胞（+++）、白细胞（+++）、脓细胞（+++）。证属湿热毒痢，引发出血。治宜清热祛湿，解毒止血。用赤豆当归散加味：赤小豆18g，当归12g，黄芩9g，金银花、生地榆、槐花、仙鹤草、马齿苋各15g。服3剂，下痢减轻，日7~8次，痔血随之减少，里急后重，腹痛，肛热，舌红、苔黄滑，脉滑数。原方加大黄6g，推荡积滞，继进3剂，大便不爽，日行3~4次，带少量红白黏液，痔血已止，腹满纳差，舌红、苔黄，脉滑稍数。拟原方去大黄、槐花、仙鹤草，加山楂、枳壳各12g，化积畅中。继进6剂，诸症消失，大便镜检阴性。[彭述宪.赤

豆当归散临床运用 [J]. 湖南中医杂志，1993（3）：7-8.]

　　按： 赤小豆当归散所治狐惑病病性虚实夹杂，寒热并见，总属虚多实少，热多寒少，湿多津少之证。虚火上炎，则为惑病，如湿气较重，则下受之，为狐病。若毒邪蓄积体内，蕴毒成脓，出现目赤如鸠眼，汗出微烦，默默但欲卧，脉数者，则以赤小豆清热解毒，利湿排脓，同时不忘配伍当归除寒热，保津护液，行血以助脓外出。湿毒蕴结之病机与热痢相合，本案为湿热蕴结，日久化毒，加之饮食不洁，壅塞肠中，气血阻滞，传导失司，肠络受伤，而致下痢赤白，热毒下灼肛门又加大便时努挣太过，引起痔破出血，用赤小豆当归散加黄芩、马齿苋清肠止痢；金银花清热解毒；生地榆、槐花、仙鹤草凉血止血。后以原方增损，使余毒攘除，痢疾获愈。

第12章　阴阳毒病中疫邪　厥阴心肝毒瘀滞

一、病因及症状

阳毒之为病，面赤斑斑如锦纹，咽喉痛，唾脓血。五日可治，七日不可治，升麻鳖甲汤主之。（14）

阴毒之为病，面目青，身痛如被杖，咽喉痛。五日可治，七日不可治，升麻鳖甲汤去雄黄、蜀椒主之。（15）

【语义浅释】

本条论述阳毒和阴毒的证治及预后，阴阳毒的成因，后世多认为与感受疫病之气有关，由于体质不同，感邪后表现不同。陈修园谓："仲师所论阴毒阳毒，言天地之疠气……"（《金匮要略浅注》）

阴阳毒的辨证，是以病邪的深浅及面部颜色的鲜明与隐晦来划分的。阳毒以"面赤斑斑如锦纹，咽喉痛，唾脓血"为特征。阳毒者，热毒壅盛，邪热上攻头面，热迫营血外达，故面部出现赤色斑块，犹如华丽的织锦花纹。热结咽喉，灼伤脉络，故见咽痛；热壅灼伤血肉，肉腐成脓故见吐脓血。治疗应当选用升麻鳖甲汤。

阴毒以"面目青，身痛如被杖，咽喉痛"为特征。疫毒侵犯血脉，血行瘀滞不畅，阻塞不通，病偏血分，故见面色青暗，周身疼痛难忍。疫毒结聚咽喉，局部气血瘀滞，导致咽喉痛。

五日可治，七日不可治是对阴阳毒预后的判断，疫毒致病，变化较快，早期治疗较为重要，不必拘泥于五日七日，着重早期诊断，早期治疗。

【六经辨析】

阴阳毒为感染疫毒，因人的不同体质而致病，阳毒特征表现为"面赤斑斑如锦纹，咽喉痛，唾脓血"，阴毒特征表现为"面目青，身痛如被杖，咽喉痛"。阳毒病位较阴毒清浅，阴毒患者无力抗邪，病邪更深入，但总体均为阳热疫毒之邪内侵厥阴血分，从病性上看其与厥阴病寒热错杂、虚实夹杂相近；病势上看，阴阳毒病势发展迅速且凶险，而《伤寒论》厥阴死证最多，二者相近。病机上看，厥阴系以足厥阴肝、手厥阴心经络脏腑为基础，病位主在血分，是潜藏阳气、平衡气血功能的概括。阴阳毒病机以毒邪内伏，气血瘀滞为主，二者病机相合。

二、证治

（一）升麻鳖甲汤

【原文】

阳毒之为病，面赤斑斑如锦纹，咽喉痛，唾脓血。五日可治，七日不可治，升麻鳖甲汤主之。（14）

【临床表现】

感染疫毒，面部有赤色斑块，就像华丽的锦缎花纹一样，咽喉肿痛，并唾出脓血。

【证治机制】

本方证为厥阴病证。本病由感染疫毒所致，故当清热解毒；疫毒伤及营血，可致血行瘀滞，故应滋阴行血，方用升麻鳖甲汤化裁。蜀椒，味辛，温。《神农本草经》谓："主风邪气，温中，除寒痹。"《别录》谓："疗喉痹……大风汗不出。"可见蜀椒具有发汗的作用，且擅治疗咽喉。大量升麻甘草具有清热解毒的功效，本方可用于治疗厥阴病之瘟疫，其特征症状为面赤发斑，咽痛。

【方剂组成】

升麻二两，当归一两，蜀椒一两（炒，去汗），甘草二两，鳖甲手指大一片（炙），雄黄半两（研）。

上六味，以水四升，煮取一升，顿服之，老小再服，取汗。《肘后》《千金方》：阳毒用升麻汤，无鳖甲，有桂；阴毒用甘草汤，无雄黄。

【方解】

《神农本草经》谓升麻"解百毒，辟温疾、障邪（一作瘴气邪气）"方中升麻为主药，配生甘草清热解毒，以祛疫毒之邪；鳖甲与当归滋阴行血，共散血中之瘀滞；阳毒病位在里中之表，故用味辛的蜀椒、雄黄，借其辛散之性，以引疫毒之邪外透。

【现代应用】

本方加减可治疗猩红热、红斑狼疮、荨麻疹、血小板减少性紫癜、再生障碍性贫血、毒血症、白血病、多发性肌炎、皮肌炎、银屑病、慢性肝炎、血小板无力症幽门梗阻、慢性扁桃体肿大、子宫肌瘤等属热毒血瘀者。其血热较重者，加犀角、生地黄、大青叶、金银花等；血瘀较重者，加牡丹皮、赤芍、丹参、蜜虫；吐血衄血者，加白茅根、生地黄、大黄等；偏气虚者，加人参、黄芪、白术等。

升麻鳖甲汤主要有抗炎、抗病毒、抗肿瘤、抗纤维化、调节内分泌等作用，并对人体的脏腑、经络及各个系统都有调节作用。虽然有医家认为阴阳毒中的毒是传染病的邪毒，但从现代药理中不难发现，升麻鳖甲汤对肿瘤、皮肤病、血液病、免疫病等临床多种疾病都有较好疗效。临床应用研究主要集中在热性出血性疾病、免疫系统疾病、皮肤疾病等。

【临床验案】

俞某，女，27岁，水泥厂工人。住马鞍山。1959年5月16日初诊。半年来，每月经来甚多，两大腿经常出现紫色斑块，数日渐自消失。旋又反复性陆续发生，鼻孔亦经常出血，口唇黏膜溃烂，时轻时剧，经用抗坏血酸及核黄素并红枣七八斤（每日半斤），仍未好转。6月6日，转我科医治，在两大腿内侧紫色斑块如鸡蛋大数个，手臂上有指头大紫斑数处，压之不褪色，不痛不痒，但在发斑处感觉肌肉麻木，小便时尿道有灼热感，大便秘结，不时头痛鼻衄。诊断为血热内蕴，而风寒郁闭于经络，仿《金匮要略》升麻鳖甲汤加味，升麻一钱，鳖甲三钱，当归二钱，生地黄三钱，紫草三钱，甘草一钱，赤芍一钱五分，牡丹皮二分，出入加减，外解风寒，内清血热，以疏通经络，先后计诊六次，共服药10剂，紫斑逐渐消失，而诸证亦相继痊愈。[牟允方.升麻鳖甲汤治愈紫斑病2例[J].浙江中医杂志，1959（10）：41.]

按：此案病机邪毒深潜于厥阴血分，邪热毒邪尚为轻浅，其症见肌肉麻木等表证，并非证属太阳，而是邪热化风扰络，实为欲透之机，予升麻鳖甲汤清其血分瘀热而愈。

（二）升麻鳖甲汤去雄黄、蜀椒方

【原文】

阴毒之为病，面目青，身痛如被杖，咽喉痛。五日可治，七日不可治，升麻鳖甲汤去雄黄、蜀椒主之。（15）

【临床表现】

感染瘟疫，表现为咽喉肿痛明显，身体疼痛，表证不明显而内热较甚者应用。

【证治机制】

本方证较前方去解表之蜀椒，原因在于阴毒病位在里中之里，疫毒之邪已非辛散所能透达，故去之不用，以免辛散耗血，伤及阴血。以方测证，为厥阴血证，其阳毒阴毒之分是根据邪入的深浅、病位之表里而划分的。

【方剂组成】

升麻二两，当归一两，甘草二两，鳖甲手指大一片（炙）。

【方解】

同前，阴毒病位在厥阴血分里中之里，故去雄黄、蜀椒以免辛散耗血，伤及阴血。

【临床验案】

王某，女，38 岁，患慢性（盘状性）红斑性狼疮两年多。证见面色灰滞沉着，两颧及鼻上部有紫红色斑，大如蛋，小如豆，边缘呈灰白色，里呈鲜红色，全身关节酸痛，时有咽喉痛，头眩心悸，精疲力倦，食少便溏，脉弦而无力，舌淡苔白。病先由热邪侵入血分，日久不愈，继而瘀血凝滞，心脾两虚，治当解毒化瘀，养心健脾，方拟升麻鳖甲汤加减：升麻 15g，当归 8g（土炒），鳖甲 12g（先煎），露蜂房 6g，蛇蜕 6g，土茯苓 15g，红花 3g，甘草 6g，白术 10g，淫羊藿 12g。上方加减连服 15 剂，诸证减轻，原方露蜂房、丹参、淫羊藿各加 3g，再服 20 剂，面色渐转红润，斑块消退，饮食增多，头眩心悸，病情稳定，原方加减缓调，以善其后。[张谷才 . 从《金匮要略》来谈阴阳毒 [J]. 广西中医药，1981（6）：11–13.]

按： 阴阳毒为毒邪从狐惑病进一步入于下焦，耗伤精津或直中厥阴血分。本病是"毒邪"为害，毒邪的性质与百合病、狐惑病一样，因于外界六淫，夹风入体，伤津耗精，若机体素虚，或因失治误治，则直中入里的伏毒邪气，伤阴耗液，成阴阳毒。不同之处便是至阴阳毒阶段，伏邪之气更重。"阴阳"的含义不在于寒热属性，更是在于中邪部位深浅，因邪毒停留部位不同而出现不同的类似寒热的病理表现。其命名形式与狐惑病同，在阴之阳者为阳毒，在阳之阴者为阴毒。本案红斑狼疮当属于阴毒，邪结较深。进入阴毒阶段，毒邪亢盛，煎灼津液为湿为痰为瘀，同时损耗下元肾精而生寒，成寒热错杂之势。红斑狼疮反复迁延与《伤寒论》厥阴篇的"厥热胜负"证相近。《伤寒论》"伤寒厥四日，热反三日，复厥五日，其病为进，寒多热少阳气退，故病进也。"若患者阴液不足，正气更加虚弱，此时邪毒侵入较阳毒更加入里，正气不能与之相抗，虽有虚热，却无力外出，成真热假寒证，临床表现为"面红斑、咽喉痛"等一系列毒性症状，而又表现为"精疲力倦，食少便溏，脉弦而无力"等虚性阴性证，治以升麻鳖甲汤为底方，该方重用升麻升清逐秽，避瘟解毒，合少许鳖甲引阳入阴，守护真阴，补精填髓，佐以当归通脉络中之血，和调营血，露蜂房、蛇蜕疏风驱毒，土茯苓解毒利湿，加白术、淫羊藿以补虚，红花活血散血分瘀滞，生甘草清热解毒，扶正祛邪，缓急止痛。

第13章　疟病主属少阳经　六经相侵在五端

　　疟病是人体感受疟邪，邪气居于半表半里之间，而出现以寒热往来、寒战壮热、休作有时等为主要临床表现的一类病证。尤在泾在《金匮要略心典》中云"疟者少阳之邪，弦者少阳之脉，有是邪则有是脉也"，指出疟病乃邪正交争于少阳而致，主属少阳。然而疟病虽主属少阳，却涉及多经，如瘅疟病在阳明，症见但热不寒、手足发热、肌肉消损等；温疟为太阳阳明合病，症见热重寒轻、骨节烦疼、时时呕吐；牝疟为邪入少阴，故以寒多热少为主要临床表现。疟病主要相当于现代医学中的疟疾，但凡以寒热往来、休作有时为主要表现的疾病均可参照治疗，如部分急性风湿热、亚急性细菌性心内膜炎、胆囊炎、肝硬化等。

一、脉证与治则

　　师曰：疟脉自弦，弦数者多热，弦迟者多寒。弦小紧者下之瘥，弦迟者可温之，弦紧者可发汗、针灸也，浮大者可吐之，弦数者风发也，以饮食消息止之。（1）

【语义浅释】

　　疟病的脉象多为弦脉，脉数为热，迟为寒。小紧为寒在阴分，不可从表而解，故下之可愈；弦紧为寒脉，又非小紧，寒不在阴分，故可用发汗、针灸治疗。迟为寒，又主正虚，故弦迟者可温之。脉浮大为病邪在上，病在上者引而越之，可用吐法引邪而出。弦数者为有热，可用甘寒饮食调护将息。

【六经辨析】

　　疟病之名首见于《黄帝内经》"冬伤于寒，春必温病；春伤于风，夏生飧泄；夏伤于暑，秋必痎疟；秋伤于湿，冬生咳嗽"。《金匮要略》对《黄帝内经》相关论述有了新的发展。开篇"疟脉自弦"指出疟病的主脉为弦脉。弦脉经属少阳，为伤寒之阴脉而杂证之阳脉，因邪气在少阳半表半里之间，脉在阴阳之间，故称为"疟病自弦"。由于患者体质各异，脉象亦有弦数、弦迟等区分，"疟脉多弦，但热则弦而带数，寒则弦而带迟，亦有病久而脉极虚微而无力，似乎不弦，然而必于虚微之中见弦，但不搏手耳"，故脉象弦数多兼热邪，脉象弦迟多兼寒邪。然疟病可见弦脉，却非只见弦脉。如程门雪在《金匮篇解》云："疟脉亦不必尽弦，'温疟者其脉如平'，非仲景原文乎？若疟脉必弦，何以处此。"因此，弦脉虽为疟病之主脉，但不可仅以此为诊断依据，临证应知犯何逆，随证治之。

该条文又载："弦小紧者下之瘥，弦迟者可温之，弦紧者可发汗、针灸也，浮大者可吐之，弦数者风发也，以饮食消息止之。"弦小紧者为邪在里，或兼有食滞等实邪，故下之则愈；弦迟者为里寒，故温之无疑，从汗而解；浮大者邪高而浅，高者越之，故可吐之；弦数者为有热，可用甘寒饮食调护将息。《伤寒论·辨少阳病脉证并治》载："少阳中风，两耳无所闻，目赤，胸中满而烦者，不可吐下，吐下则悸而惊。""伤寒，脉弦细，头痛发热者，属少阳。少阳不可发汗，发汗则谵语，此属胃。胃和则愈，胃不和，烦而悸。"此明确提出少阳病不可误用汗、吐、下法。然而疟病虽病在少阳，却可用汗、吐、下法祛邪而出，缘于疟病与伤寒少阳邪气有着本质区别，疟病需留邪以出路。故《金匮要略论注》云："虽然半表里者，少阳之分也，少阳病禁汗吐下，而疟何独不然，乃仲景亦出汗吐下三法，谓邪有不同，略傍三法，以为驱邪之出路，非真如伤寒之大汗吐下也。"有学者提出，疟病可在少阳，而非皆在少阳，以资参考。

师曰：阴气孤绝，阳气独发，则热而少气烦冤，手足热而欲呕，名曰瘅疟。若但热不寒者，邪气内藏于心，外舍分肉之间，令人消铄脱肉。（3）

【语义浅释】

瘅疟之名可追溯至《素问·疟论》"瘅疟者，肺素有热。气盛于身，厥逆上冲，中气实而不外泄，因有所用力，腠理开，风寒舍于皮肤之内、分肉之间而发，发则阳气盛，阳气盛而不衰则病矣。其气不及于阴，故但热而不寒，气内藏于心，而外舍于分肉之间，令人消烁脱肉，故命曰瘅疟。""但热而不寒者，阴气先绝，阳气独发，则少气烦冤，手足热而欲呕，名曰瘅疟。"因肺素有热邪，肺热阳盛致阴气孤绝，阳热耗气伤津，故见气短烦闷，甚则恶心呕吐；阳明气分热盛，充斥表里内外，故见手足发热。但热不寒为阳明热炽，邪气内藏于上焦心中，热及肌肤，外舍分肉，壮火食气，内外俱热，重伤阴液，则使人肌肉消瘦。故瘅疟的症状以壮热、胸闷气短、恶心呕吐、肌肉消瘦为主，甚则神昏谵语，舌红苔黄干，脉多洪数甚则疾数，当以清热截疟为法。

【六经辨析】

少阳为弱阳，其气血经过太阳病、阳明病两个阶段的消耗，不足以抗邪于表，但尚可与邪气交争在半表半里之间，正气胜则卫气充实而达邪出表，故见发热汗出，邪气胜则卫气虚馁而不能宣发，故见恶寒无汗。少阳病临床常表现为往来寒热，从现代医学角度来看，往来寒热与弛张热相似，由于人体免疫机制（正）与致热原（邪）抗争而出现体温及体温调定点上下波动。而疟病为寒热休作，寒与热一休一作，交替出现，或"一日一作"，或"间日"或"间二日或数日"。疟病之"寒热休作"是由卫气与疟气交争部位的变化引起的，"疟气"入于阴位与卫气相争而恶寒，卫气达邪复出于阳位与"疟气"相争，则发热，故临床常见寒热休作有时。在现代医学中，疟疾是一种感染疟原虫后出现恶寒、发热、汗出热退周期性出现为主要特点的一类传染病，其热型多为间歇热。无论从传统中医学理论或者现代医学角度来看，疟病与少阳病相似，且不完全等同。如瘅疟临床中表现为"但热不寒"，缘于阳明气分热盛，充斥表里内外，故壮热与不发热间歇出现，与少阳病有着本质的区别。故疟病虽主要从六经中的少阳病论治，但多涉及他经，临床中不可思维局限，需谨记"疟病主属少阳病，六经各主在五端"。

二、证治

（一）温疟——白虎加桂枝汤证

【原文】

温疟者，其脉如平，身无寒但热，骨节疼烦，时呕，白虎加桂枝汤主之。（4）

【证治机制】

温疟为病与瘅疟相似，均有阳明气分热盛，但温疟兼有太阳表寒未解，为太阳阳明合病。《素问·疟论》载："先伤于风，后伤于寒，故先热而后寒也，亦以时作，名曰温疟。温疟之证，先热后寒，其脉阳浮阴弱，或汗多，或汗少，口渴喜凉，宜清凉透邪法治之。"可知温疟以先热后寒为主要症状。风为阳邪，其性轻扬开泄，患病多为热证；寒为阴邪，耗伤阳气，患者多为寒证；温疟为病，先伤于风，后伤于寒，故可见先热后寒、寒热发作有时。风寒之邪侵犯太阳卫表，腠理闭塞，邪气入里化热，致阳明气分热盛，充斥内外，故可见骨节烦疼、心烦喜呕。或因素体阳明热盛，偶又外感风寒，内外合邪，故而发为温疟。温疟虽与瘅疟相似，但瘅疟阳明热炽，气津大伤，壮热不止，甚至出现神昏谵语等危急重症；温疟为阳明热盛兼太阳表寒，气津尚未大伤，表现为发热重、恶寒轻，无神昏谵语等症状。

【方剂组成】

知母六两，甘草二两（炙），石膏一斤，粳米二合，桂枝（去皮）三两。

上锉，每五钱，水一盏半，煎至八分，去滓，温服，汗出愈。

【方解】

白虎加桂枝汤为白虎汤加一味桂枝而成，由石膏、知母、桂枝、炙甘草、粳米五味药组成。方中石膏味辛甘，性寒，可清泻阳明气分热盛。知母味苦，性寒，可泻无根之肾火，疗有汗之骨蒸，止虚劳之阳盛，滋化源之阴生。石膏知母相配俾热退燥润，为治阳明无形热邪之要药。粳米"入太阴肺而补脾精，走阳明而化胃气，培土和中，分清泌浊，生津而止烦渴，利水而通热涩"，配甘草可防石膏、知母苦寒伤胃。因太阳表寒未解，故加桂枝，辛甘温而轻扬，可引导石膏、知母上行至肺，从卫分泄热，使表邪得解。诸药合用，既可清阳明气分热盛，尚可解太阳卫分表邪。若热邪炽盛，可加黄柏、黄芩、栀子等清热泻火解毒；若骨节烦疼严重，可加防风、桑枝、威灵仙、乳香、没药祛风通络止痛。

【现代应用】

白虎加桂枝汤在临床上广泛应用于急性痛风性关节炎、类风湿关节炎等疾病。相关研究表明，白虎加桂枝汤可以减轻高尿酸血症合并急性痛风性关节炎大鼠的关节肿胀程度，改善步态及炎症评分，降低血清 TNF-α、IL-6、IL-1 等炎性因子水平，降低踝关节组织中 NLRP3、Caspase-1 等蛋白的表达，从而起到抑制炎症的作用，发挥治疗高尿酸血症合并急性痛风性关节炎的目的。袁林等人观察白虎加桂枝汤联合甲氨蝶呤片、美洛昔康片治疗类风湿关节炎风湿热痹的临床疗效，将 30 例患者随机分为对照组与治疗组各 15 例，对照组予甲氨蝶呤片每次 15mg，每周 1 次，美洛昔康片每次 7.5mg，每日 1 次，口服治疗，治疗组在对照组的基础上加用白虎加桂枝汤，治疗疗程为 3 个月。结果发现治疗组患者治疗后的关节疼痛、屈伸不利、肿胀等症状较对照组减轻；治疗组患者治疗后的 CRP、ESR、RF 等水平明显低于对照组；治疗组的总有效率显著高于对照组。

【临床验案】

友人裴某之第三女患疟，某医投以柴胡剂 2 剂，不愈。余诊其脉洪滑，询之月经正常，未怀孕。每日下午发作时，热多寒少，汗大出，恶风，烦渴喜饮。思此是"温疟"。脉洪滑，烦渴喜饮，是白虎汤证；汗出，恶风，是桂枝汤证，即疏白虎加桂枝汤。生石膏 48g，知母 18g，炙甘草 6g，粳米 18g，桂枝 9g。清水 4 盅，煮米熟，汤成，温服。1 剂病愈大半，2 剂疟不复作。足见迷信柴胡或其他治疟疾特效药而不知灵活以掌握之者，殊有失中医辨证施治之规律。(《岳美中医案集》)

按：患者患有疟疾，热多寒少，烦渴喜饮，为阳明气分热盛，汗出，恶风，为太阳中风表虚证，即太阳阳明合病之温疟，故以白虎加桂枝汤治疗切中病机，效如桴鼓。疟病虽主属少阳，其病变亦涉及多经，不可见疟病不加辨证急投柴胡剂。温疟为太阳阳明合病，与伤寒少阳证有着本质区别，应加以鉴别。

（二）牝疟——蜀漆散证

【原文】

疟多寒者，名曰牝疟，蜀漆散主之。（5）

【证治机制】

《素问·疟论》云："夏伤于大暑，其汗大出，腠理开发，因遇夏气凄怆之水寒，藏于腠理皮肤之中，秋伤于风，则病成矣。夫寒者，阴气也；风者，阳气也。先伤于寒而后伤于风，故先寒而后热也，病以时作，名曰寒疟。"夏季伤于暑邪，腠理大开，大汗出而心阳耗伤，又受水寒之邪，伏于肌表腠理之间，或素体元阳虚弱，邪气伏于少阴，内生痰涎，阻碍阳气外达，疟邪侵入人体，与体内伏藏之寒邪相合，并于阴分多，而并于阳分少，发为此病。因邪在阴分，当治以温阳祛痰截疟。

【方剂组成】

蜀漆（烧，洗去腥）、云母（烧二日夜）、龙骨等分。

上三味，杵为散，未发前，以浆水服半钱。温疟加蜀漆半分，临发时，服一钱匕。

【方解】

蜀漆散由蜀漆、云母、龙骨三味药组成。《金匮要略论注》云："故以蜀漆劫去其有形之涎，盖常山能吐疟，而蜀漆为常山之苗，性尤轻虚，为功于上也；云母甘平，能内除邪气，外治死肌，有通达心脾之用；龙骨收湿安神，能固心气，安五脏，故主以蜀漆，而以二药为佐也。"蜀漆为常山之苗，可除痰截疟，龙骨与云母扶正助阳，镇惊安神，并能防止蜀漆致吐。诸药合用，共奏祛痰止疟之效。若痰盛者，可加法半夏、陈皮燥湿理气化痰；若口渴者，可加麦冬、天花粉生津止渴。

【现代应用】

蜀漆散中的蜀漆具有抗疟作用，能迅速控制疟疾症状及消除血中疟原虫，对阿米巴原虫有抑制作用，还有解热、催吐等作用。云母在治疗胃溃疡、结肠炎、慢性萎缩性胃炎、呃逆等疾病方面发挥着重要的作用。研究表明，云母可以保护胃黏膜、促进腺体的再生、增加胃黏膜血流，从而改善胃黏膜的炎症反应和控制腺体萎缩的作用。龙骨中含有的主要成分包括碳酸钙、氧化镁、磷酸钙、三氧化二铁，以及少量的铝、镁、氯，主要具有镇静安神、抗惊厥、抗抑郁等药理学作用。

【临床验案】

徐师母，寒多热少，此名牝疟。舌淡白，脉沉迟，痰阻阳位所致，下血亦是阳陷也。秽浊蹈踞于中，正气散失于外，变端多矣。其根在寒湿，方拟蜀漆散。炒蜀漆9g，生龙骨9g，淡附子3g，生姜6g，茯苓9g。(《范文甫专辑》)

按：患者感受疟邪，现症寒多热少，脉象沉迟，为一派寒湿之象，病在少阴，发为牝疟。故以蜀漆吐疟痰，附子温阳气，茯苓化痰湿，龙骨、生姜降逆止呕，并制蜀漆，则痰自消、寒自散、疟自去。范文甫先生拟方用《金匮要略》蜀漆散去云母，加附子、生姜、茯苓。凡逢寒痰阻遏，舌淡白，脉弦迟者，辄投之，屡获良效。

（三）疟母——鳖甲煎丸证

【原文】

病疟，以月一日发，当以十五日愈，设不瘥，当月尽解。如其不瘥，当云何？师曰：此结为癥瘕，名曰疟母，急治之，宜鳖甲煎丸。(2)

【证治机制】

疟病之邪居于少阳之分，处于半表半里之间，此处为卫气往返的居所。《黄帝内经》云："岁有十二月，日有十二辰，子午为经，卯酉为纬。天周二十八宿，而一面七星，四七二十八星。房昴为纬，虚张为经。是故房至毕为阳，昴至心为阴。阳主昼，阴主夜。故卫气之行，一日一夜五十周于身，昼日行于阳二十五周，夜行于阴二十五周，周于五脏。"故卫气的循行往返与昼夜之更替、日月之盈缺有关。"病疟，以月一日发，当以十五日愈，设不瘥，当月尽解"，即月自亏而圆，自圆而亏，则邪气自满而空，自空而满，又退而减，故疟邪可消，十五日而愈，当月尽解。如若一月已尽而疟邪不解，此为疟邪与正气交争于邪胁之下，形成实邪，结为癥瘕，发为疟母。症见胁下结块、寒热往来、休作有时，当急予鳖甲煎丸行气化瘀、除痰消癥。

【方剂组成】

鳖甲十二分（炙），乌扇三分（烧），黄芩三分，柴胡六分，鼠妇三分（熬），干姜三分，大黄三分，芍药五分，桂枝三分，葶苈一分（熬），石韦三分（去毛），厚朴三分，牡丹五分（去心），瞿麦二分，紫葳三分，半夏一分，人参一分，䗪虫五分（熬），阿胶三分（炙），蜂窠四分（炙），赤硝十二分，蜣螂六分（熬），桃仁二分。

上二十三味，为末，取煅灶下灰一斗，清酒一斛五斗，浸灰，候酒尽一半，着鳖甲于中，煮令泛烂如胶漆，绞取汁，内诸药，煎为丸，如梧子大，空心服七丸，日三服。(《千金方》用鳖甲十二片，又有海藻三分，大戟一分，䗪虫五分，无鼠妇、赤硝二味，以鳖甲煎和诸药为丸。）

【方解】

鳖甲煎丸由小柴胡汤合桂枝汤、大承气汤加减而成。方中鳖甲咸寒滋阴、除邪养正；小柴胡汤和解少阳，桂枝汤调和营卫，大承气汤峻下热结，因甘草柔缓、枳实迫气而直下，故去之，加干姜、阿胶增强扶正祛邪之功；因癥必假血依痰，故以鼠妇、䗪虫、蜂窠、蜣螂、桃仁、半夏破瘀消癥而化痰；因积由气结，气机畅通则积聚消散，故予乌扇、葶苈利肺气，合石韦、瞿麦清邪热而化气散结；血热积聚，以牡丹、紫葳清血中伏火、膈中实热。诸药合用，气血同治、寒热并用、升降结合、攻补兼施，共奏行气化瘀、除痰消癥之效。若水饮积聚，可去鼠妇、赤硝，加海藻、大戟以软坚化水。

【现代应用】

鳖甲煎丸可应用于肝癌、肝硬化、肝纤维化及各类肿瘤治疗。实验表明，鳖甲煎丸可以显著减少肝脏纤维组织增生，改善肝功能指标，可能通过抑制 Wnt/β-catenin 信号通路活化，并减少其下游靶基因的表达水平，从而发挥抗肝纤维化的效果。鳖甲煎丸可以逆转上皮间质转化，调控肿瘤细胞生物学行为，改善肿瘤微环境，抑制肿瘤血管生成，从而发挥抑制肿瘤的作用。

【临床验案】

童某之妻，30 岁。六月初间日病疟，日晡寒热，胸胁苦满，头眩呕逆，舌苔黄厚，脉弦滑。显然肝胆同病。经水二月未至，自称怀孕。嘱处方勿伤胎气，投以柴平煎（未服）。

复诊（八月初二）：面色萎黄，脉象弦缓兼沉，舌苔水黄兼滑。腹胁硬块，筑之而动。此时寒少热多，间疟如故，兼有留瘀，当去其邪，兼消疟母。青皮6g，厚朴3g，柴胡4.5g，炒黄芩4.5g，煨草果仁2.4g，半夏6g，焦白术4.5g，白茯苓9g，甘草5g，藿梗9g，生姜1片。连服4剂，另鳖甲煎丸3g，晚间吞服。

三诊（八月初六）：服煎丸四日以来，舌苔脉象如故，而腹胁之间跳动渐平，隐隐然痛，硬块较前稍软，小便前后或有一点浊水，似血非血，可见浊瘀下行，唯恨行之太少耳。仍以原法主之，但磨瘀化浊之品稍加一二。原方柴胡、黄芩、煨草果仁、白茯苓、生姜量略增，连服5剂，每夜鳖甲煎丸改服4.5g。

四诊（八月十一日）：进上方后，寒热诸症如故，但留瘀渐行，有时思索饮食，肝脾渐和，邪浊渐解化之象。续进原法，加重投之。上方加重量至柴胡9g、炒黄芩9g、煨草果仁4.5g、半夏9g、焦白术6g。余皆同上。连服9剂，每晚服鳖甲煎丸加为6g。

五诊（八月二十日）：连服下行浊水，兼有紫块瘀血，腹内之疟母块已消，寒热已除，舌苔薄白如常，脉象软弦兼缓，显然浊瘀下行，留邪已达，肝脾渐和，改用逍遥丸法调理，以冀收功。每晨晚前各服逍遥丸9g，温开水送下，服一月而愈。(《疟疾专辑》)

按："疟脉自弦，弦数者多热，弦迟者多寒"，疟邪与正气交争于少阳半表半里之间，正气胜则发热，疟邪胜则恶寒，故见寒热往来诸症，若疟邪内郁久聚，气血与疟邪结于胁下，则发为疟母。本案患者患有疟病，月经二月未至，以为怀孕，然至四月之时，本应为滑数之脉，然脉象却弦缓兼沉，因此并非怀孕，而是疟邪与气血交争于少阳半表半里之间，聚于胁下，结为疟母，故腹胁硬块，筑之而动，故予鳖甲煎丸行气化瘀、除痰消癥，切中病机，疟邪速解。《金匮要略·妇人妊娠病脉证并治》所载"妇人宿有癥病，经断未及三月，而得漏下不止，胎动在脐上者，为癥痼害"，与本患者症状有相似之处，治予桂枝茯苓丸。然桂枝茯苓丸虽可祛瘀消癥，但效力较弱，若本案患者仅予桂枝茯苓丸，恐难除疟邪，难消疟母。鳖甲煎丸在桂枝茯苓丸基础上重用虫类药，增加软坚散结、破血消癥之功，又添益气养血扶正之品，俾疟邪从少阳而解。后复诊逐渐加大鳖甲煎丸的用量，使浊瘀下行，留邪可达，腹内疟母块渐消，寒热渐除。最后以逍遥丸收功，疏肝理脾，补养气血，以固其本。

第 14 章　虚寒相持中风病　正气引邪经腑伤

一、成因

寸口脉浮而紧，紧则为寒，浮则为虚；寒虚相搏，邪在皮肤；浮者血虚，络脉空虚；贼邪不泻，或左或右；邪气反缓，正气即急，正气引邪，㖞僻不遂。

邪在于络，肌肤不仁；邪在于经，即重不胜；邪入于腑，即不识人；邪入于脏，舌即难言，口吐涎。(2)

寸口脉迟而缓，迟则为寒，缓则为虚；营缓则为亡血，卫缓则为中风。邪气中经，则身痒而瘾疹；心气不足，邪气入中，则胸满而短气。(3)

【语义浅释】

寸口脉浮而紧的，紧表示有寒邪，脉有外无内谓之浮，浮提示正气虚。正虚指血而言，血虚无以充灌皮肤，故脉络空虚。正气亏虚之人兼感外邪，其外邪首先滞于肌肤。由于络脉气血亏虚，正气无力祛邪，以致外邪深入络脉而不能外达，或左或右者，言邪随其空处而留着。病邪侵犯的一侧，由于邪气损伤经脉，所以表现为弛缓状态，未受病邪侵犯的一侧正气反盛，就相对显得要拘急一些，由于健侧牵引患侧，故表现为口眼歪向健侧，而不能随意运动。

邪入有经络、脏腑之别。邪入于络，病在肌肤，则表现为肌肤麻木不仁；邪入于经，病连筋骨，可见肢体沉重无力；甚而入腑，更甚而脏，病邪若深入到脏腑，神昏于内，九窍不通，故不识人。邪入于脏，心为五脏之君主，舌为心之苗，故舌不能动而难言，口吐涎沫。

寸口脉迟而缓的，脉迟表示有外寒，脉缓反映正虚；营行脉中，故缓中见沉，主亡血；卫行脉外，故缓中见浮，为中风。正气不足，外邪侵犯经脉，血本虚而为风所动，其结果血动则身痒，血滞则瘾疹，此邪正纷争于外之征。若心气不足，正气不能御邪，进扰于胸，致大气不转，津液化为痰涎，则胸满而短气，此邪气乘虚入内之征也。

【六经辨析】

脾为统血之脏而主四肢，风中络脉，乃内应于脾而旁及手足，于是或左或右而手足不举矣，故其病源与太阳篇之中风同，而要有差别。正虚不能抗邪，络脉营血亏少，空虚不充，邪随虚处而留着，故外邪滞留其中而不得外出，所谓正虚之处便为留邪之所。受邪的一侧，因络脉之气闭塞，经络缓而不用，故见松弛状态，故曰"邪气反缓"。相反无病的一侧血气运行正常，筋脉肌肉能发挥正常的功用，因此相对的紧张拘急，故曰"正气即急"；缓者为急者所牵引，于是出现口眼㖞斜，此即"正气引邪，㖞僻不遂"之意。故中风口眼㖞斜，向左者病反在右；向右者，病反在左。

所谓"邪在于络，肌肤不仁"者，则风与寒湿相杂之证也。络脉细小而表浅，布于肌肤，邪中络脉，则肌肤失去营卫气血的濡养而麻木不仁，其病情轻浅，称为"在络"。

所谓"邪在于经，即重不胜"者，以太阴经病言也。盖风之中人，皆由血虚，风从肌腠而入，阻遏脾阳，阳气不达于肌肉，气血循行受阻，筋骨肌肉皆失所养，故肢体沉重不能自如地活动。此风湿为病，脉浮身重，防己黄芪汤证也。其病情较重，称为"在经"。

所谓"邪入于腑，即不识人"者，以阳明腑病言也。风之中人，由于血虚，虚则生燥，如吐下后大便不解者。然不识人者，即《伤寒论·阳明病脉证并治》"发则不识人"之证，盖燥热在下，则阳气上冲于脑，而神志昏蒙，下之以大承气汤，脑中阳热下降，神志即清，所谓釜底抽薪也。其证情较在经络深重，称为中腑。

"邪气入脏"，主要是邪干及心，因心为五脏之君主。舌为心之苗，邪入心经则舌纵，廉泉开则流涎沫。其实中风之后，邪入脏腑，引起脏腑功能紊乱，很难区别在何脏腑，故后世临床皆以闭证、脱证来辨治。

风之中人，必乘营血之虚，脉之所以迟也。营虚则风从卫分传入者，营血不足以相闭拒，风乃得乘闲而入，此中风之大略也。风寒之邪，乘营卫气血之虚而入侵，如果正气尚强，病邪阻滞于经脉，郁遏营卫，可引起皮肤瘙痒，风性主动，其性善变，故发生瘾疹，其病犹在表也。如果正气不足，无力抗邪，邪不外泄，反向内传，此时会出现胸闷，短气等症。因"诸痛痒疮皆属于心"，胸中为表之里，心肺所居，邪气入中，影响及心肺，故胸满，短气。此承前条，重申邪气入中，由于亡血。营卫气血不足之人，易为风寒侵袭，重则中风，轻则为风疹。

《伤寒论》有"中风"，《金匮要略》亦有"中风"，两者同名而异病，不可不辨。仲师云："寸口脉浮而紧，紧则为寒，浮则为虚，寒虚相传，邪在皮肤。"此即太阳伤寒麻黄汤证也。此时营血不虚，络脉中热血出而相抗，因病发热，表气未泄，宜用麻黄汤。若汗液从皮毛出，则当用中风之桂枝汤以助脾阳，俾风邪从络脉外泄，在营血不虚的情况下如此。营血不虚，则所中者浅，而其病为《伤寒论》之"中风"。营血既虚，则所中者深，则此病为《金匮要略》之中风。素有咯血、便血的人，络脉久虚，伤寒正治之法不可用，故《伤寒论》有"亡血不可发汗"之戒也。由于营卫气血虚，脉络不充，脉浮而无力；寒邪外束肌表，故脉紧，寸口脉浮而紧，合起来讲是血虚、气虚，与外受风寒相结合，故曰"紧则为寒，浮则为虚，虚寒相搏，邪在皮肤"。"浮者血虚，络脉空虚"是指由于气血虚，导致络脉空虚，外卫不固，风寒就会乘虚而入。

二、脉证

夫风之为病，当半身不遂，或但臂不遂者，此为痹。脉微而数，中风使然。（1）

【语义浅释】

风之为病，即指中风，中风病是因正气亏虚，邪气入中，经脉中气血运行受阻，应当具有半身不遂的特征。若只是一侧手臂不能随意活动，这是风、寒、湿三气杂至而致的痹证，不属中风。由于中风属于正虚邪实之病可见微而数的脉象，脉微主正虚，脉数主邪盛。

【六经辨析】

卒然出现左侧或右侧的上下肢不能随意运动，是中风病的主要症状，这是气血亏虚，瘀血阻络所致。它与痹证仅表现为某一侧上臂（或下肢）不能随意运动有区别，后者是由于风寒湿痹阻经脉而发病。微而数的脉象揭示了中风的成因，脉微表示气血不足，为正气虚的反映；脉数表示病邪有余，是邪实之征。可见，中风病的根源是正虚邪实。

夫风邪中人，本皆表证，考之《黄帝内经》所载诸风，皆指外邪而言，故并无神魂昏愦，直视僵仆，口眼喎斜，牙关紧闭，语言謇涩，失音烦乱，摇头吐沫，痰涎壅盛，半身不遂，瘫痪软弱，筋脉拘挛，抽搐，遗尿等说。可见此等证候，原非外感风邪，总由内伤血气也。

风自外入者，必由浅而深，由渐而甚，自有表证。既有表证，方可治以疏散。若但见有卒倒昏迷、神魂失守之类，无论其有无表邪，有无寒热，及有无筋骨疼痛等证，便皆谓之中风，误甚。虽《素问·热病》有偏枯一证曰：身偏不用而痛。此以痛痹为言，非今之所谓中风也。《素问·阴阳别论》有曰：三阴三阳发病，为偏枯痿痹，四肢不举。此以经病为言，亦非所谓风也。继自越人、仲景，亦皆以外感言风，初未尝以非风言风也。迨至汉末华元化所言五脏之风，则稍与《内经》不同，而始有吐沫、身直口噤、筋急、舌强不能言、手足不遂等说，然犹不甚相远。再自隋唐以来，则巢氏《病源》、孙氏《千金》等方，以至宋元诸家所列风证，日多日详，而是风非风始混乱莫辨而愈失其真矣。凡《内经》所不言者，皆不得谓之风证，即或稍有相涉，亦必以四诊相参，必其真有外感实邪，方可以风论治，否则误人不小也。

《难经》曰："伤寒有几，其脉有变否？然。伤寒有五：有中风，有伤寒，有湿温，有热病，有温病，其所苦各不同。"又仲景曰："太阳病，发热汗出，恶风脉缓者，名为中风。"由此观之，可见《内经》之凡言中风者，本以外感寒邪为言也，岂后世以内伤属风等证悉认之为外感中风耶。

仲景所云半身不遂者，此为痹，乃指痛风之属为言，谓其由于风寒也。再如邪在皮肤，及在络在经入腑入脏者，此谓由浅而深，亦皆以外邪传变为言也。惟喝僻吐涎二证，在《内经》诸风并无言及，而仲景创言之，故自唐宋以来，则渐有中经、中血脉、中腑、中脏之说，而凡以内伤偏枯气脱卒倒厥逆等证，悉认为中风，而忘却真风面目矣。

《金匮要略》论中风以内因为主，即脏腑衰败、气血两虚，外中风寒亦能成为诱因。本条文后世注家有两种不同的看法。一种认为是指出中风与痹证的鉴别，如尤在泾、沈明宗等；另一种认为"但臂不遂"是指中风的症状有轻重不同的表现，"此为痹"体现了中风病总的病机是营卫瘀阻，如喻嘉言、张璐等。但据《黄帝内经》言风病往往与痹合论，风乃阳病，脉多浮缓，痹为阴病，脉多沉涩。前者有形征而不痛，后者无形征而痛。此处"风"与"痹"对举，结合临床实际，中风半身不遂且麻木不仁，但不痛，而痹证肢体局部疼痛明显，伴局部运动功能受损，也与《黄帝内经》的认识一致，故此处似以前说更为符合仲景原意。

三、证治

（一）侯氏黑散证

【原文】

侯氏黑散治大风，四肢烦重，心中恶寒不足者。

【证治机制】

综观全文，言大风者仅此一处，"大风"可能为感受大风病邪，出现了隶属于"中风"的病，但临床表现较重者。正气亏虚，气血不足，风寒外邪则易乘虚侵袭。四肢烦重，为风湿痹于外，心中恶寒不足为气血伤于里，脾阳不达于四肢，故烦重。血分虚而热度不充内脏，故心中恶寒。本方证属太阳、少阳、阳明、太阴合病证。

【方剂组成】

菊花四十分，白术十分，细辛三分，茯苓三分，牡蛎三分，桔梗八分，防风十分，人参三分，矾石三分，黄芩五分，当归三分，干姜三分，芎劳三分，桂枝三分。

上十四味，杵为散，酒服方寸匕，日一眼，初服二十日，温酒调服，禁一切鱼肉大蒜，常宜冷食，六十日止，即药积在腹中不下也，热食即下矣，冷食自能助药力。

【方解】

本方以菊花为君药，重用至四十分，平肝明目，主治头风、头眩；黄芩味苦，气寒，入足少阳胆、足厥阴肝经。清相火而断下利，泻甲木而止上呕，除少阳之痞热，退厥阴之郁蒸；牡蛎平肝潜阳，治肝阳上亢。上三药入少阳经，尤解少阳经偏于头面部邪气，白术、茯苓健脾利湿，以杜生痰之源，干姜温太阴寒气，人参为太阴主药以补太阴之虚，健脾温阳；细辛辛香走窜，通络止痛；桂枝温通经脉，助阳化气；矾石祛风痰，散结气；当归、川芎养血扶正；桔梗、防风升发之药，防木火刑金，且能发散郁火，含有"火郁发之"之意。诸药配伍，清少阳胆火，温太阴阳气，化已生之痰，散郁结伏火。

【现代应用】

侯氏黑散可通过调节神经营养因子、控制星形胶质细胞的活化，减少炎性反应因子的释放，从而保护脑缺血大鼠神经血管单元。侯氏黑散中风药补虚药联用可明显下调APP表达，抑制Aβ42的异常积聚，降低Aβ42的毒性，进而发挥抗脑缺血损伤的作用。侯氏黑散中的有效成分如绿原酸、木犀草苷、木犀草素、人参皂苷Rg1可通过降低细胞中p-p65等蛋白水平，进而抑制NF-κB通路活化来发挥保护作用。

临证中根据方证相应原则，"头眩痛，半身不遂、四肢烦重疼痛""心中恶寒不足者泄利、脉弱"等表现与现代疾病中的高血压、脑卒中、中枢外周性眩晕常相吻合，可临证参考运用。

【临床验案】

王某。男，45岁。头晕1周，发则视物旋转，恶心呕吐。两个月前诊断为高血压病，血压最高154/102mmHg，未服用降压药，现症眩晕、头痛、咳吐痰涎、面色红赤、口苦、咽干、情绪急躁、乏力、厌食、便溏、舌红苔黄腻、脉弦数。方药：菊花40g，黄芩15g，生牡蛎30g，茯苓20g，白术20g，党参10g，豫石（代矾石）7g，干姜10g，细辛3g，当归20g，川芎10g，桂枝10g，防风10g，桔梗5g。上药5剂，改散剂为汤剂，日2次口服。1周后复诊，诸症皆消，再进4剂巩固疗效。[徐佳男，辛宇咛，韩惠泽，等 . 基于六经理论浅谈侯氏黑散在中青年高血压病中的应用 [J]. 中西医结合心血管病电子杂志，2020，

8（9）：27.］

按：根据六经理论，该患者病情表现为少阳太阴合病。少阳之为病，口苦咽干目眩，胆火上炎，气机不降则头晕头痛，木火刑金则咳吐痰涎、面色红赤，肝气郁结则急躁易怒太阴之为病，腹满而吐，食不下，自利益甚，脾胃虚弱则乏力，厌食，便溏舌脉均符合少阳太阴合病的特点。侯氏黑散立方是基于少阳经与太阴经，能够疏散少阳胆热，温太阴脾寒，更兼具有化痰疏风，养血通络之功。基于六经理论的少阳太阴合病常见于中青年高血压患者，且侯氏黑散对此有较满意疗效。

（二）风引汤证

【原文】

风引汤除热瘫痫。

治大人风引，少小惊痫瘛疭，日数十发，医所不疗，除热方。

【证治机制】

本方名为风引汤，而方后注明治大人风引，少小惊痫，以主治症状名方，再从用药可知，所谓风引，即热瘫痫，乃系因热盛生风，肝风内动所致之四肢抽搐，角弓反张的病证，其证包括小儿惊风，成人之半身不遂，瘫痫等。故风引者，因风动而产生的抽搐也；热瘫痫者，即因热盛风动，风阻经络所致之瘫痫，半身不遂也。从方药组成看，本方证当属太阳、阳明合病证。

【方剂组成】

大黄、干姜、龙骨各四两，桂枝三两，甘草、牡蛎各二两，寒水石、滑石、赤白石脂、紫石英、石膏各六两。

上四味，以酒一杯，浸之一宿，绞取汁，生地黄二斤，㕮咀，蒸之如斗米饭久，以铜器盛其汁，更绞地黄汁，和分再服。

【方解】

方中石膏、寒水石、滑石苦寒直折以清风化之火；大黄苦寒泄热，导热下行；牡蛎、龙骨潜阳息风，赤白石脂、紫石英镇惊安神，四药重镇以潜阳，平内动之风；桂枝、干姜均可通脉，又辛温运脾，防止寒凉重坠之品伤正败胃；甘草调和诸药，使脾胃免受戕伤。诸药合用能内清火热之邪，平息内风，镇静缓急，又能通血脉，故适用热盛风动之证。

【现代应用】

实验证实风引汤主要含有钾、镁、钠、钙等元素，大量研究表明钾离子通道与癫痫的发作和进展密切相关，癫痫患者易出现电解质紊乱，而风引汤中含有较高的钾元素，提示其治疗癫痫疾病具有一定的科学依据。镁是一种神经保护剂，可以拮抗内源性钙通道，可以防止神经细胞凋亡及下调促炎症因子水平，有学者研究发现口服镁是难治性癫痫的有效辅助治疗方法。研究表明，钠、钙元素与儿童惊厥的发作存在一定的关联，其具体机制如何有待进一步研究。中药无机元素是影响中药性味和功效的主要因素之一，因其得失电子难易不同，同样具有寒、凉、温、热四性，有研究表明钾元素与活血祛瘀功效有关，钠元素与清热功效相关，钾和镁元素有助于缓解运动后神经疲劳和失眠等症状；镁、锰、铁元素与平肝潜阳功效相关，钙、锰、铁元素与镇心安神相关，与中医治疗癫痫的病机相契合。

临床该方被运用于多科多疾病，包括情志类疾病如焦虑症、抑郁症，心脑血管疾病如高血压病、眩晕，传染病等，其中尤以治疗震颤抽动为主症的精神系统疾病最为广泛。

【临床验案】

韩某，女，37岁，2016年4月7日初诊。主诉：关节冷痛、灼热伴肌肉𬌗动3个月，加重2周。症见：患者自觉恶寒，恶风，手脚凉，怕冷，关节冷痛，下肢水肿，肌肤甲错；进食后自觉额头、前胸、后背发热出汗；鼻腔发热，自觉肘关节、膝关节发热；患者变动体位则头晕耳鸣，肌肉𬌗动；口干，伴有轻微口苦，舌尖痛，不欲饮水，容易上火，纳可。每天常腹胀，腹部按压胀满膨隆；腹部稍微怕冷，伴有肠鸣音，夜尿3～5次；白带量多，黄白相间；月经周期28天，行经10天，经量多，血块多，颜色深红；情绪不佳，喜悲伤欲哭，时伴有烦躁、易怒；寐差梦多，耳鸣。舌紫红、苔白腻微厚、舌尖红点芒刺中深裂，脉弦细。辨病：痹证；六经辨证：厥阴病，寒热错杂。风引汤合甘麦大枣汤加减，方药：桂枝、甘草、赤石脂、滑石、石膏、紫石英、白石脂、大枣各12g，生龙骨、生牡蛎各30g，寒水石、生大黄（后下）各6g，干姜、茯苓、香附、合欢皮各9g，鸡血藤、首乌藤、浮小麦各15g。14剂，每天1剂，水煎，分早、晚2次服。二诊：诸症减轻。守方治疗2月余，诸症缓解。[李斌斌，谢红东，阮蓓蓓，等.风引汤方证解析与临床应用[J].新中医，2021，53（18）：11-13.]

按：患者以关节冷痛、灼热伴肌肉𬌗动为主诉，又伴有恶风、手脚凉、怕冷等表现，当辨为痹证。患者口干、口苦，额头、前胸、后背发热出汗；鼻腔发热，肘关节、膝关节发热，腹胀，腹部按压胀满膨隆，为阳明里热。里热燔灼则发热汗出，火热上炎，火热攻冲则口干、口苦、头晕耳鸣；阳明里热化燥结实，则腹部胀满。火热灼伤营血，营血不能濡养肌肉则𬌗动。患者腹部稍微怕冷，伴有肠鸣音，夜尿5次，白带量多为太阴病里虚寒，水饮内停的表现。情绪不佳，喜悲伤欲哭，烦躁、易怒，寐差梦多为火热内扰，肝气郁滞的表现。综上，患者为厥阴病，兼有阳明里热，又伴有太阴里虚寒的表现。处方以风引汤合甘麦大枣汤加减。桂枝、甘草解表散寒；生龙骨、生牡蛎重镇安神，配伍合欢皮解郁安神，浮小麦敛汗安神；大黄、石膏、寒水石、滑石清解里热，降逆实火；干姜、赤石脂、紫石英温中散寒，干姜、茯苓温中健脾化饮。

（三）防己地黄汤证

【原文】

防己地黄汤治病如狂状，妄行，独语不休，无寒热，其脉浮。

【证治机制】

如狂，妄行，独语不休，提示其证有余而非不足。六经归属当在三阳无疑。三阳经有太阳病、少阳病、阳明病，其诊断应以提纲证为主要依据，如太阳病是"太阳之为病，脉浮，头项强痛而恶寒"，阳明病则是"阳明之为病，胃家实是也"，少阳病除"少阳之为病，口苦，咽干，目眩也"之外，还应加入"寒热往来、胸胁苦满、默默不欲饮食、心烦喜呕"四症，才能较为全面地反映少阳病枢机不利的特性。若脉浮，发热恶寒，则属太阳表证。今无寒热，其脉浮，当属血虚生热，邪并于阳之征。少阳主枢，气机运行通畅有赖于少阳枢转有力，情志不畅，少阳郁结，郁热内生，易出现神志异常；阳明性热，热邪上扰神明，则神志异常。尽管从理论上讲六经均有可能出现神志异常，但少阳阳明是神志异常的多发地。防己地黄汤证应属少阳阳明合病的表现。

【方剂组成】

防己一钱，桂枝三钱，防风三钱，甘草二钱。

上四味，以酒一杯，浸之一宿，绞取汁，生地黄二斤，咬咀，蒸之如斗米饭久，以铜器盛其汁，更绞地黄汁，和分再服。

【方解】

本方生地黄汁用量最大，重用地黄养血滋阴凉血清心为君；防风、防己、桂枝疏风祛邪，引邪上出，防风"主大风"，温而不燥，防己主"热气诸痫"，祛风泻湿，防己伍防风相须以祛风散邪，桂枝通经脉又温心阳；甘草和中补气，清热；又以酒浸防己、桂枝、防风、甘草取汁，不仅增强其辛散之力，而且防止大量生地黄寒凝心脉，而壅滞气机。诸药合用养血祛风清热，心得滋养，邪热得去，神明清，言行不乱。

【现代应用】

本方可应用于癫证、郁证、狂证等神志病，以及痹证、皮肤病、水肿等。

【临床验案】

患者，女，91岁。2018年6月28日初诊，主诉：言语增多、悲伤哭闹2年。

患者因受刺激精神有些异常，疑神疑鬼，情绪不稳定，但症状较轻，未给予积极治疗。近 2 年来病情明显加重，精神失常，骂人，胡言乱语，不停地说话，哭闹，喜悲伤，负面情绪重，心烦意乱，纳差，便干，舌红，苔少，舌下络脉迂曲，脉弦。辨证为少阳阳明合病，津血不足，瘀血内停，热扰神明。处以防己地黄汤，具体用药：生地黄 100g，桂枝 30g，防己 20g，防风 10g，炙甘草 10g。颗粒剂，开水冲服，日 1 剂，7 剂。

2018 年 7 月 5 日复诊，心情舒畅许多，不再骂人，哭闹显著减少，多言。食欲好转。舌红，苔少，舌下络脉迂曲，脉弦细。上方加丹参 30g，继服 7 剂。随访患者病情恢复良好，曾因故人来访引起回想往事，病情略有反复，但继服此方仍有效，情绪总体稳定。[齐彩芸，冯学功 . 防己地黄汤治疗神志病的思考 [J]. 环球中医药，2019，12（11）：1702–1703.]

按：患者言语增多，胡言乱语，哭闹不休，虽届高龄，但一派有余之象，属三阳为病。无寒热，可除外表证，六经定位当属少阳阳明合病。多年忧积，郁热内生，少阳阳明郁热上扰神明，故多语哭闹。阳明郁热，阴津不足，故大便干。舌红，苔少，为津亏郁热之象，舌下络脉迂曲粗大，瘀血之征，脉弦为气机不畅所致。辨证属少阳阳明郁热，阴津不足，瘀血内阻所致神志病变，符合防己地黄汤证病机，遂投以该方，药证合拍，故收良效。

（四）头风摩散

【证治机制】

文中并未提及头风摩散的适应方证，以药测证可推断，此方治疗大寒实证，属太阴病证。本方以"头风"名之，可知为治头风之剂，头风病是一种发作性头痛，头眩或头重之病，为头痛症中之重症，以痛之久者为头风，多由感受风寒引起。病在头部经络，故治疗可用外搽或外敷法，更为便捷。与中风病无关。

【方剂组成】

大附子一枚（炮），盐等分。

上二味为散，沐了，以方寸匕，已摩疢上，令药力行。

【方解】

本方附子大辛大热，温肾阳，逐寒气，通经气，外用能祛经络中的风湿寒邪，与盐同用，取盐能软坚走血，引附子入经络而通血脉，散结气而止疼痛，二药合用，走窜上下，祛风通络，十二经脉表里内外无所不到，使外邪解而痛自愈。方为外用，直接作用于病处，则温阳之力强，散寒之力专，达到通经而止痛之功。

【现代应用】

现代药理表明附子主要有抗炎镇痛、扩张心血管、调节免疫功能、延缓衰老、抗肿瘤、降低胆固醇含量等方面的作用。附子的主要药理成分是生物碱，其主要骨架类型为 C19 二萜生物碱、C20 二萜生物碱，附子生物碱芳香环上的 C-5 位活性是镇痛效能关键，主要通过介导中枢阿片受体来发挥镇痛作用。临床上将附子广泛用于风湿类疾病、前列腺疾病、肠炎等，疗效确切。乌头类生物碱通过减弱疼痛、发热、炎性渗出等主要症状的发展趋势，从而发挥抗炎作用。附子外用可活血行气，温经通络，散结止痛，临床常用于治疗风寒痹证、炎性疼痛、头面皮肤疾病等。头风摩散以外用处方来治疗头风病，在保证疗效的同时，较大程度地发挥中医外治的特色，将附子的不良反应（箭毒样作用及乌头碱样作用）降到最低，提高了医疗安全。

【临床验案】

患者，女，54 岁，自诉头痛日久，近日甚，当地医院诊断为"神经血管头痛"，刻下：恶风、恶寒明显，少许汗出，按诊发现头皮松软鼓起，可捏起一寸余而不痛，舌苔薄白，脉沉细少力。诊断为神经血管性头痛，尉教授判其为外受寒邪，头皮拘挛，鼓起如核状，因考虑其经济窘迫，予以头风摩散，炮附子 100g，大青盐 100g，嘱患者将其混匀分为 7 次，用热毛巾裹于头上。7 天后患者复诊，述难买大青盐，直接用附子敷头，见其头皮松软好转，捏起不及寸长，头痛减，舌苔薄白，脉沉细。尉教授嘱其用细盐 100g 替大青盐，附子 100g，7 剂外用。7 天后复诊，头痛已无，头皮渐紧，嘱其原方再敷 7 天，不必复诊。7 天后电话寻访，诸症消。[高雅，王彤，徐世杰. 尉中民头风内外治法经验撷萃 [J]. 中华中医药杂志，2018，33（4）：1391-1393.]

按：头风摩散，出自《金匮要略》，因其方药味少，及未言具体方证，临床用之者少，文献中也少有提及。方中附子以散外寒，大青盐以防附子辛热太过伤阴，方中药味少，力专效宏。尉中民教授用此方散经络实寒，也可配伍四逆散、川芎茶调散内服，效果显著。伤于风者，先伤上部头面，外用治疗可加解表药，偏行肌表，轻扬辛散，可用细辛、白芷、紫苏去痛引经，防风、羌活辛温祛湿，桂枝温通活络；加活血化瘀药，可用乳香、没药化瘀止痛，延胡索行气活血，郁金理气止痛；五气过亢、五志过极，加清热药，如石膏、寒水石、栀子等清热泻火，加黄连、黄芩、苦参等清热燥湿，加白蔹、连翘等清热解毒，加生地黄、玄参等清热凉血；风寒湿者，加独活、川乌、木瓜等祛风散寒除湿，风湿热者，加秦艽、防己、桑枝等祛风清热除湿，可配伍化湿药，如藿香、苍术、厚朴等；对火热上攻，实热积滞，或伴高热、神昏、谵语者，可加泻下药，奏效迅速；治疗头痛也可与补虚药、温里药等配伍辨证应用。

第 15 章 历节体虚寒湿病 起于太阳累筋骨

一、成因

寸口脉沉而弱，沉即主骨，弱即主筋，沉即为肾，弱即为肝。汗出入水中，如水伤心，历节黄汗出，故曰历节。（4）

趺阳脉浮而滑，滑则谷气实，浮则汗自出。（5）

少阴脉浮而弱，弱则血不足，浮则为风，风血相搏即疼痛如掣。（6）

盛人脉涩小，短气，自汗出，历节疼，不可屈伸，此皆饮酒汗出当风所致。（7）

【语义浅释】

"寸口脉"即指寸关尺，寸口脉沉而弱表示脉重按始得，而且按之无力，沉脉主病在里，在此主肾气虚弱，因肾主骨，故曰"沉即主骨""沉即为肾"；弱脉是肝血不足之证，因肝主筋，故曰"弱即主筋""弱即为肝"；肝肾气血不足筋骨虚弱是发病的内因。汗出则腠理开，肌表疏松，若此时入水中，则寒湿乘虚内侵，郁而生热成为湿热，伤及血脉，浸淫筋骨，流入关节阻碍气血运行，致周身关节疼痛，痛处肿大，溢出黄汗，这就是历节病。

足背趺阳脉浮而滑指趺阳脉往来流利，轻取即得，滑提示胃中谷气实而有热，浮表示里热外越，蒸发津液外泄，故汗出。

少阴脉浮而弱，弱脉表示阴血不足，浮脉说明外受风邪，风邪乘阴血之虚侵袭筋骨关节，导致关节如同抽掣一样的疼痛，遂成为历节病。

外形肥胖之人出现涩小的脉象，同时伴短气、自汗、关节疼痛，屈伸不利，这都是由于嗜酒过度，复加汗出感受风邪所致。

《金匮要略·脏腑经络先后病脉证》曰："千般疢难，不越三条，一者，经络受邪入脏腑，为内所因也。"可见内伤杂病的发病基础为表邪入里。《金匮要略·中风历节病脉证并治》第 4 条："汗出入水中，如水伤心，历节黄汗出，故曰历节。"第 7 条："此皆饮酒汗出当风所致。"可见，历节病同样是表邪入里导致的。从以上数条原文来看，有关历节病的成因颇多，内因方面有肝肾不足，胃有湿热，阴血亏损，盛人阳虚等；外因方面有汗出入水中浴，或汗出当风等，说明风寒湿邪是主要的外因，然而内因身体虚弱是主要因素，若身体不虚，外邪不易入侵。

(1) 外因：汗出入水是历节病因之一，饮酒汗出当风是其另一病因。滑脉乃饮食积滞，湿热内蕴之证，故滑脉现于趺阳，是胃有湿热食滞的征象，故曰"滑则谷气实"。脉浮多为风象，风性善行主疏泄，腠理开，再加上实热内蕴而熏蒸，亦可出汗，故曰"浮则汗自出"。如果值此汗出腠理空疏之时，当风或入水中浴，则风湿热邪阻于关节，即可成为历节病。由此可见，汗出腠理开泄是历节发病的重要条件。

肥胖的人出现涩小的脉象，短气，自汗出，表明此为形盛气衰之体，为阳气不足，卫表虚弱，血行不畅的见证。肥胖者湿本偏盛，又加饮酒湿邪更盛，若酒后汗出当风，风邪乘虚而入，风与湿邪相搏，内外相召，滞于关节经络，这是外邪为患的又一方面，阳气通行痹阻，故历节痛不可屈伸。《金匮要略·中风历节病脉证并治》"汗出入水"条首言"寸口脉沉而弱，沉即主骨，弱即主筋，沉即为肾，弱即为肝"，以脉象说明肝肾虚损的病机。"饮酒汗出当风"条首言"趺阳脉浮而滑，滑则谷气实，浮则汗自出。少阴脉浮而弱，弱则血不足，浮则为风，风血相搏，即疼痛如掣"。趺阳脉浮滑为酒热，少阴脉浮弱为血虚受风，同样说明血虚是历节的发病前提。正如《圣济总录》所言："历节风者，由气血衰弱，为风寒所侵，血气凝涩，不得流通，关节诸筋无以滋养，真邪相搏，所历之节，悉皆疼痛，故谓历节风也。"

(2) 内因：《金匮要略·中风历节病脉证并治》曰："味酸则伤筋，筋伤则缓，名曰泄；咸则伤骨，骨伤则痿，名曰枯。枯泄相搏，名曰断泄。荣气不通，卫不独行，荣卫俱微，三焦无所御，四属断绝，身体羸瘦，独足肿大，黄汗出，胫冷。假令发热，便为历节也。"此条以饮食来说明历节水湿、虚损的由来，酸能养肝、生津、柔筋，但"味过于酸，肝气以津，脾气乃绝"，过食酸则会滋生湿邪损伤肝脾。此条文中"泄"多从湿解，"泄"本为古河流名，可代指水湿之貌，但"泄"本身亦有弛缓之义，与"筋伤则缓"同义。《孟子·离娄上》曰："诗云天之方蹶，无然泄泄。泄泄犹沓沓也。"朱熹注："泄泄，怠缓悦从之貌。"筋脉缓泄往往是湿邪浸渍的结果，可由过食酸味引起。后文"咸则伤骨"释虚损由来。《素问·生气通天论》曰："味过于咸，大骨气劳。"过食咸味则伤肾，骨失其养而成"枯"。筋缓骨枯名为"断泄"，即正气不行，邪气停聚，四肢筋骨如同断绝一般，此时再逢风冷水湿则为历节。筋缓骨枯是历节的内因，它解释了历节病中关节肿胀变形的成因，这一体征正是历节区别于普通痹证的特征。痹证发展至后期可出现关节变形，这是肝肾逐渐耗损的结果，而历节本有虚损的内因，在发病初期即可见此症状。可见，历节是大虚大实之证，因肝肾亏虚而里虚，逢汗出之时而表虚，内外皆虚无以御邪，风冷水湿直伤筋骨，其病位深、病势重，非寻常湿病、痹证所能比。

【六经辨析】

历节病起于太阳，感受风寒湿热等邪，太阳不固难以鼓邪外出，或失治，或日久滞留不去则入腠理；腠理失治，则流关节；关节失治，则久成历节。病邪由肌表腠理逐渐深入侵犯人体肌肉、筋骨，甚至留滞于脏腑深处，整体病程呈现出渐进性发展。汗出、关节疼痛看似病在太阳表证，实则本在少阴，少阴温煦不足，气血精津不足，气血不充，则太阳经气难以外达，卫阳失煦，腠理空虚，抗邪无力，卫表失和。寒凝邪阻，气血津液郁滞。

胡希恕先生认为六经实质是八纲，以八纲区分六经。少阴即为表阴证，属气血阴阳不足，在此基础上寒邪束表所致，可以有恶寒发热，但一般不如表阳证显著。重点是在表证一般表现基础上，虚象突出，如脉微细、但欲寐等，一派功能低下、正不胜邪状态。其中表证分为原发性表证、继发性表证。继发性表证因内在脏腑功能失调，阴阳气血失衡，寒热痰瘀阻遏，升降出入失常，影响卫表导致功能失调，表现为恶风寒或寒战发热，多汗或无汗等。继发性表证是由内在因素引起，并非单纯似原发性表证由寒邪侵袭束表引发，气血津液向上向外，郁滞肌表的病理状态不明显，只是出现一些或恶寒发热、身体疼痛，或仅表现为恶寒的类表证表现。历节病的关节疼痛等表证属于继发性表证，属于少阴表阴证范畴。

味酸则伤筋，筋伤则缓，名曰泄；咸则伤骨，骨伤则痿，名曰枯。枯泄相搏，名曰断泄。荣气不通，卫不独行，荣卫俱微，三焦无所御，四属断绝，身体羸瘦，独足肿大，黄汗出，胫冷。假令发热，便为历节也。（9）

【语义浅释】

五味虽能养人，但须适量，若偏嗜太过，反能伤人。酸味本能补肝，过食酸却反伤肝，肝主筋而藏血，肝伤则筋伤血泄，筋伤则弛缓不用，不能随意运动，故"名曰泄"，咸味本能益肾，过食咸却反伤肾，肾主骨而生髓，肾伤则骨弱髓枯，骨伤则痿弱不能行立，故"名曰枯"。过食酸咸味太多而无节制，将令肝肾损伤，二者俱伤，筋骨失养而痿软不用，为"枯泄相搏"，又名曰"断泄"。肝主藏血，肾为元气之根，肝血亏损，元气虚弱，故"荣卫俱微"，营卫俱虚，则不能濡养、温煦全身，肢体的皮、肉、脂、髓失于充养，故身体日渐消瘦，曰"四属断绝"。气血循环发生障碍，湿浊下注，则两脚肿大。若无其他症状，只属肝肾虚损，再进一步可形成历节病。

假如胫冷，不发热，遍身出黄汗而无病处，是为黄汗病；若胫不冷，发热，关节病，即使有黄汗出，亦仅在关节周围者，即为历节病。

徐忠可说："黄汗历节皆是湿郁热成，逡巡不已，但历节之湿邪流注关节，黄汗之湿邪聚膈间，故黄汗无肢节病，而历节少上焦证也。"这说明黄汗为湿邪阻于膈间，阳气下行不利，故胫冷，而历节病湿阻关节，阳郁则热，故两胫可发热。此外，历节病多见关节肿痛处出黄汗，而黄汗病则为全身出黄汗，且无关节肿痛，皆可为辨。

【六经辨析】

荣气居于脉中，受到阻碍不能畅通，卫气不能独自运行，荣卫皆不能发挥正常作用，三焦不得通利，气血不能灌于四旁，则形体失溉而羸瘦，津液停滞而为湿浊，其性重着，下注于足则肿大，湿热蕴结则黄汗出，若小腿冷则为黄汗病，发热则为历节病。

《黄帝内经》中提到，酸入肝，肝主筋，咸入骨，肾主骨，过食则伤。味酸伤筋者，伤则缓慢不收，肝气不敛，故名曰泄。咸则伤骨者，骨伤则髓竭精虚，肾气痿惫，故名曰枯。枯泄相搏者，盖以肾气不荣，肝复不敛气血。筋伤血弱，甚则根消源断，故曰断泄。饮食伤阴，营先受之，乃营气不通。营卫相依，营伤卫不能独治，久之则营卫俱微。微则三焦无所统御之气血更无以充足四肢，故曰四属断绝，身体羸瘦。在下之阳气虚甚，则足肿胫冷，在里之中气郁滞，则热而黄汗出。凡此皆阴分为病，气血虚弱所致。黄汗与历节同属气血虚弱之病因。唯历节病表兼湿邪，故见发热，或肢肿而痛，此两证当于此辨之也。

营气不通者，血液循环障碍也。卫不独行者，体温不能适当传达也，体温随血液以传达全身，血液循环障碍，则体温之传达亦受障碍，且营气不通则营养不足，卫不独行则功能衰弱，于是组织中体液缺乏，淋巴液来源不足。此营卫俱微，三焦无所统御也。

二、证治

（一）桂枝芍药知母汤证

【原文】

诸肢节疼痛，身体尪羸，脚肿如脱，头眩短气，温温欲吐，桂枝芍药知母汤主之。（8）

【证治机制】

风湿流注于关节，导致气血通行不畅，故诸肢体关节疼痛肿大；病久，风湿郁而化热，耗气伤阴，肌肉不充，故身体逐渐消瘦；湿无出路，流于下焦则脚肿如脱；风邪上犯，则头昏目黑；湿邪阻于中焦，阻碍气机升降则短气，胃失和降则蕴蕴呕恶。本病证乃由感受风湿之邪引起，日久则化热伤阴，筋脉痹阻而成。既然风湿化热伤阴，阴虚则内热，故除上证外，应有发热。故治疗当以祛风清热除湿，温经散寒，兼滋阴，方用桂枝芍药知母汤。本方证当属少阴太阴阳明合病。

【方剂组成】

桂枝四两，芍药三两，甘草二两，麻黄二两，生姜五两，白术五两，知母四两，防风四两，附子二枚（炮）。

上九味，以水七升，煮取二升，温服七合，日三服。

【方解】

本方乃麻黄汤、桂枝汤、甘草附子汤三方加减组成。方中麻黄、桂枝祛风通阳；附子温经散寒止痛；白术、防风祛风除湿；知母、芍药养阴清热；生姜祛风和胃止呕；甘草和胃调中，附子在本方中走湿热于经络之中，助麻、桂以驱逐之，非专为温经，且胖人阳虚者多，不助其阳，邪在筋骨间者，必无由出。桂枝、麻黄与白术合用，起微汗通阳之功，是治疗风湿的主要方法。本方为风、湿、热三邪并除之法也，邪正兼顾，寒温并行，既有温热之麻、桂、附子祛风散寒，防风、白术并除表里之湿，又用寒凉之知母、芍药扶正养阴，使辛温诸品无化燥伤阴之弊，寒凉之药无助寒伤阳之虞。

【现代应用】

本方现代药理学研究表明，麻黄可提高痛觉阈值，镇痛，解热抗菌抗病毒；生姜可兴奋呼吸中枢、舒张毛细血管，抗炎、杀菌；桂枝对人体的汗腺、免疫功能、胃肠功能具有调节作用，可发汗解热、解痉止痛、抗炎利尿；附子中含有的乌头碱可消炎镇痛、抗寒冷、提高对缺氧的耐受能力，增加血流量；知母解热抗菌镇痛；白术有抗凝血作用。

临床研究发现，桂枝芍药知母汤可显著改善类风湿关节炎关节僵硬、肿胀、压痛、晨僵时间等临床症状；改善 C 反应蛋白、红细胞沉降率、抗链球菌溶血素"O"等实验室检查指标；抑制 IL-17、IL-1β、IL-6 和 TNF-α 的表达；降低 IgA、IgM、IgG 及类风湿因子水平；提高补体 C_3 水平；抑制程序性死亡分子配体 –1 的表达；降低不良反应发生率。其作用机制主要包括通过抑制炎性因子的释放、抑制软骨破坏、促进成纤维样滑膜细胞的凋亡并抑制其增殖。

【临床验案】

患者甲，女，41 岁，2017 年 2 月 8 日初诊。

主诉：反复四肢多关节肿痛 10 余年；现病史：患者 10 余年前无明显诱因出现双手近端指关节肿痛，呈对称性，晨僵＞1 小时，先后就诊于河南中医药大学第一附属医院、河南省中医院，查类风湿相关检查，诊断为"类风湿关节炎"，未系统治疗，上述症状反复发作。近 1 个月，患者逐渐出现双手近端指间关节、掌指关节肿大变形，屈伸不利，双膝关节肿痛，关节功能部分受限，局部皮肤温度较高，伴有畏寒，怕冷，夜间睡眠差，心烦多梦，纳差，大便不成形，小便可。舌暗红，苔黄腻，脉沉实。查体：双手第 2～5 近端指间关节、掌指关节压痛（＋），关节肿大变形，双膝关节压痛（＋），浮髌试验（＋）。西医诊断：类风湿关节炎；中医诊断：痹证（寒热错杂证）。治法：祛风散寒，清热利湿。方药：桂枝、白芍、防风各 10g，知母 9g，麻黄 5g，淡附片、炒白术各 15g，薏苡仁、忍冬藤、石膏各 30g，炒僵蚕、炒桃仁、红花、制天南星各 10g，黄柏 20g，生地黄 15g，炙甘草 9g。给予 14 剂水煎服。

2017 年 3 月 8 日二诊：患者关节疼痛、僵硬较前缓解，但仍有肿胀，局部皮肤温度稍高，畏寒、怕冷减轻，夜间睡眠质量较前好转，仍有心烦多梦，纳可，大便正常，小便偏黄。舌暗红，苔黄微腻，脉沉实。患者症状较前好转，但热象较为明显，在祛风散寒的基础上，加大清热、祛风湿活络、利水的力度，在原方基础上去麻黄，加用白茅根 30g，防己 10g，木瓜 16g，豨莶草 30g，再服 14 剂。

2017 年 5 月 10 日三诊：患者关节疼痛、僵硬明显缓解，关节肿胀较前减轻，局部皮肤温度基本正常，其余诸症皆消，纳可，眠可，二便正常。舌质红，苔白，脉沉。患者病情明显好转，仍以祛风散寒，清热利湿为法，守上方去黄柏、炒僵蚕、威灵仙、制天南星、生地黄、白茅根、木瓜、豨莶草，淡附片减至 12g，加用麻黄 10g，黄芪 15g，雷公藤 12g。再服 14 剂，随访病情稳定。[李源真，周全.桂枝芍药知母汤在类风湿关节炎中的临床运用 [J].中医临床研究，2022，14（6）：125-127.]

按：根据患者"反复四肢多关节肿痛 10 余年"诊断为类风湿关节炎，风寒湿邪侵袭，受邪之初，病在太阳，未得及时治疗，邪气不解，传入阳明，仍误治不解，阳明经热常消耗脾脏胃腑元气、津液，脾胃既虚则中焦运化失司，阳气受抑，水湿痰饮不化，湿久化热，湿热流注关节导致关节热痛、肿胀等症状产生。至此桂枝芍药知母汤方证、病机出现，原文"诸肢节疼痛，身体尪羸，脚肿如脱，头眩短气，温温欲吐，桂枝芍药知母汤主之。"湿久不化，郁而为热，此时当于桂枝芍药知母汤中加入石膏等清热药。病邪传经入里，太阳、阳明邪气始终没有解除，单纯除湿虽然可以解一时之困，但是仍有太阳、阳明表证存在，阳气受到遏制，不得散发，湿邪还会源源不断产生。因此，在除湿的同时要解除太阳、阳明之邪气，从源头上消除湿邪产生的根源。本方重在解表、通阳，方中配有麻黄、桂枝、附子、防风等解表药温中通阳、解表散寒，解除太阳、阳明邪气，并佐以白术燥湿，从而达到表邪可解、湿邪不再产生的效果。患者素体禀赋不足，肝肾亏虚，有畏寒、怕冷，结合舌脉，辨证为寒热错杂证，用桂枝芍药知母汤为基础方以祛风散寒，加用薏苡仁、黄柏、石膏清热利湿，忍冬藤、僵蚕、天南星祛风通络，桃仁、红花活血化瘀，生地黄养阴生津，炙甘草调和诸药。

（二）乌头汤证

【原文】

病历节，不可屈伸，疼痛，乌头汤主之。（10）

治脚气疼痛，不可屈伸。

【证治机制】

历节为一身关节俱疼的病名，病历节疼痛，以至不可屈伸者，此是外寒重的少阴病，"脚气疼痛，不可屈伸"亦属于正虚寒重，因风寒湿困表，致关节不可屈伸，为表阴寒重证，故治宜温阳强壮解表，宜用乌头汤。寒湿留滞关节，经脉痹阻，气血凝滞，故关节疼痛剧烈；因寒湿胜，经脉不利，加上痛剧，故关节不可屈伸。临床辨证要点为关节剧烈疼痛，即以痛为主，伴恶寒，肿痛处无发红发热感，舌苔白滑，脉紧弦等。治疗予以温经散寒，除湿止痛，用乌头汤。本方证属少阴病证。

【方剂组成】

麻黄、芍药、黄芪各三两，甘草三两（炙），川乌五枚（咬咀，以蜜二升，煎取一升即出乌头）。

上五味，咬咀四味，以水三升，煮取一升，去滓，内蜜煎中，更煎之，服七合。不知，尽服之。

【方解】

本方用麻黄宣散透表，以祛除寒湿；乌头温经散寒止痛；芍药、甘草缓急舒筋，利关节屈伸；黄芪固表除湿，与散寒祛湿药同用，有扶正祛邪之作用，益气并助麻黄以通阳。乌头有毒，白蜜甘缓，蜜煎乌头，既能缓解其毒性，又协甘草调和诸药。诸药合用能使风寒湿邪微汗而解，即前面湿病证治中所云"若治风湿者，发其汗，但微微似欲汗出者，风湿俱去也"之义。本方以乌头煎为主药，若只寒气内盛而腹中痛者，为乌头煎证；若兼外邪而身体疼痛或肢节痛者，则宜选用本方。

乌头为峻猛有毒之品，临证时一旦出现口唇肢体麻木，或头晕目眩，呕吐腹泻，脉搏间歇，呼吸急促，心跳加快，甚至昏迷者，为中毒现象，当用药解救。相反若无心跳，呼吸，脉搏的异常改变，只有头晕、肢体发麻者可能是服药后的"瞑眩"现象，是有效之征。

【现代应用】

本方现代药理研究发现，制川乌中主要活性成分为生物碱类，而单酯型生物碱如苯甲酰新乌头原碱、苯甲酰次乌头原碱和苯甲酰乌头原碱为其主要活性物质，具有消炎镇痛的功效。麻黄碱和伪麻黄碱为麻黄的主要活性成分，已有研究表明其具有良好的抗炎、镇痛及免疫调节等功效，毛蕊异黄酮葡萄糖苷是黄芪中黄酮类的主要成分，具有抗炎、抗病毒和免疫调节作用，可使氢化可的松致免疫功能低下模型鼠的细胞免疫功能恢复至正常水平。甘草中的甘草酸和甘草苷也具有相关药理作用。毛霞等通过分子对接技术、药代动力学及 SPR 技术相结合，确立了芍药苷为乌头汤中有效成分之一。上述成分均为乌头汤治疗关节炎等相关疾病的有效成分。现代临床上常用于风湿病寒湿诸症的治疗，如类风湿关节炎、骨关节炎、颈肩腰腿痛等寒湿痹阻证，有很好的疗效。

【临床验案】

患者，女，49 岁，2018 年 3 月 16 日初诊。以四肢多关节肿痛 20 年，加重 1 个月为主诉。患者 20 年前无明显诱因发病，双手指关节、足趾关节相继出现肿痛，曾多方治疗，时轻时重，反复发作，双手逐渐变形。1 个月前因劳累和接触冷水发作，双手掌指关节、近端指间关节及腕关节肿胀，疼痛较甚，双膝肿痛，双足趾肿痛不适，全身怕风怕冷，得温则舒，双手晨僵，舌质淡红，苔白滑腻，脉弦缓。红细胞沉降率（ESR）83mm/h，类风湿因子（RF）阳性。西医诊断：类风湿关节炎。中医诊断：历节（寒湿痹阻证）。治宜温经散寒，通络止痛。方药：乌头汤加味。方药：制川乌 6g，制草乌 6g，黄芪 20g，炙麻黄 10g，桂枝 10g，白芍 20g，北细辛 3g，生甘草 6g。7 剂，水煎服，每日 1 剂。

2018 年 3 月 23 日二诊：患者诉四肢关节肿痛及晨僵有所减轻，仍怕风怕冷。上方将制川乌、制草乌各加至 9g，北细辛加至 5g，加红花 10g。7 剂，煎服方法同前。

2018 年 4 月 2 日三诊：患者诉服上方 3 剂时肿痛明显减轻，双手如释重负，感觉身热、鼻孔有热气。查 ESR 18mm/h，RF 阳性。方中辛热之品起效，又守方调治 3 周，肿痛症状基本消失，复查 ESR、RF 正常。［李淑芬，邓晓光.乌头汤在风湿病中的临床应用 [J].风湿病与关节炎，2021，10（6）：64-66.］

按：患者怕风怕冷、关节疼痛，考虑为少阴表阴证，脏腑功能失调，阴阳气血失衡，卫表导致功能失调，寒湿凝滞不通则为历节病。以寒邪为重，选用乌头汤较为适宜。《素问·举痛论》曰："寒气入经而稽迟，涩而不行，客于脉外则血少，客于脉中则气不通，故卒然而痛。"本案中，患者近 1 个月劳累受寒凉加重，寒湿痹阻关节，故方用制川乌、制草乌大辛大热之品，祛寒通络止痛，力大效专，能祛经脉关节中之寒，故疗效显著。

（三）矾石汤证

【原文】

矾石汤治脚气冲心。

【证治机制】

《诸病源候论》提出："凡脚气病，皆由感风毒所致。"《备急千金要方》《外台秘要》认为该病由风毒中人所致，其中《景岳全书》将脚气病的病因归为水湿之患，分为外感和内伤。南方水湿较重，易侵害人体，湿性趋下，使人从足开始发病，此为外感；北方因饮食偏嗜，"肥甘过度，酒醴无节，或多食奶乳酪湿热等物致令热壅下焦，走注足胫，而日渐肿痛，或上连手节者，此内因也。"脚气所病乃由湿邪下注所致的腿足肿胀重痛或软弱无力，麻木不仁。但湿有寒湿与湿热之分；病机可因少阴温煦不足，无以化气行水，亦可为太阴运化不足，水湿泛溢。日久可传于厥阴，厥阴气机郁闭不疏，阴阳气不相顺接，循厥阴经上冲于心而出现心悸、呕吐、气喘的脚气病。脚气病皆可考虑用矾石汤治疗。脾虚水湿不运，肾虚气化失常，以致湿浊内盛，并乘心阳之虚上冲于心，故见上述诸症。白矾寒而燥湿。

【方剂组成】

矾石二两。

上一味，以浆水一斗五升，煎三五沸，浸脚良。

【方解】

本方矾石即明矾。其味酸性温，有除湿收敛之功，又有清热解毒之效，用之浸脚有导湿下行、收敛心气的作用。故可治脚气冲心。本方乃治标之法，治本当治从三阴。

【现代应用】

明矾的化学成分主含硫酸铝钾。药理作用为收敛、抗菌、抗血吸虫、止血。

【临床验案】

刘某，女，34 岁。1983 年 8 月 25 日诊。5 年来为脚气所苦，经治不愈。冬春减轻，夏秋增剧，甚时脚肿如脱，趾缝溃烂流水，难以动作。今岁入秋，阴雨偏多，其疾大作，除前述症外，又见痒痛难耐，心中烦乱，起卧不安，饮食减半，恶心欲吐，小溲短赤，带多色黄。某医院诊为脚气感染，肌注青霉素、口服维生素 B_1、外涂脚气膏，两周无效。诊见脉沉细而滑数，舌质偏红，苔黄略腻。辨证为湿毒郁滞，日久化热，循经上冲，正仲景所谓脚气冲心之候也。方药：白矾 40g（研细），浆水 3000ml，空煮数沸，投矾于内，搅化，倾入盆中，乘热浸脚半时许，尔后仰卧一时许。每日 1 剂，浸 1 次，3 日后痛止肿消痒除，溃烂愈合，诸症悉平，嘱服龙胆泻肝丸两周，以清残湿余毒。观察至今已六年，病未复发。

（四）《古今录验》续命汤证

【原文】

《古今录验》续命汤治中风痱，身体不能自收，口不能言，冒昧不知痛处，或拘急不得转侧。

【证治机制】

《灵枢·热病》云："痱之为病也，身无痛者，四肢不收，智乱不甚，其言微知，可治，甚则不能言，不可治也。"本病产生的原因为气血真气内衰，加上邪气之扰。风中脏腑，心神无所主，故口不能言，冒昧不知痛处。风邪外中，经脉痹阻，故身体不能自收持，拘急不得转侧。治疗宜益气养血，兼祛风散邪。本方证属太阳阳明太阴合病证。

【方剂组成】

麻黄、桂枝、当归、人参、石膏、干姜、甘草各三两，芎劳一两，杏仁四十枚。

上九味，以水一斗，煮取四升，温服一升，当小汗，薄覆脊，凭几坐，汗出则愈，不汗更服，无所禁，勿当风。并治但伏不得卧，咳逆上气，面目浮肿。

【方解】

本方是由麻黄加石膏汤又加人参、干姜、当归、川芎而成。人参、甘草益气温中；川芎、当归养血调营；麻黄、桂枝疏风散邪；石膏、杏仁宣肺清热，合麻桂以散邪；干姜和胃温中。诸药合用，使气血旺，营卫通气，风邪外出，则痱自愈。以麻黄加石膏解表清里，复用参、姜、归、芎补内之虚，故用于中风病见表不解而里虚血虚者。

【现代应用】

本方现代药理学研究表明，人参能提高人的脑力劳动和体力劳动能力，对抗疲劳；可改善老年人的大脑功能；其药理活性常因机体功能状态不同呈双向作用，是具有"适应原"样作用的典型代表药。麻黄、石膏均有利尿作用；甘草具有皮质激素样的抗炎作用，推测三药尚具有协同利尿作用（此三药是治水肿名方越婢汤的主药），可改善中风病急性期的脑组织水肿。桂枝有扩张血管、促进血液循环，增加冠脉及脑血流量，使血管阻力下降等的作用；当归有抗血小板聚集和抗血栓的作用，有抗心肌缺血和扩张血管的作用，能改善外周循环，有降低血脂作用；川芎能抑制血管平滑肌收缩，增加冠脉血流量，并能降低心肌耗氧量，增加脑及肢体血流量，降低外周血管阻力，能降低血小板表面活性，抑制血小板聚集。可见续命汤具有减轻脑水肿、改善脑血循环、抗凝、降脂、调整血压、改善脑细胞代谢等多种作用。

【临床验案】

梁某，男，19岁，学生。1985年10月26日初诊。自述1个月前下河洗澡，其间有短暂右下肢痉挛。当时未予重视，当日下半夜睡醒后突感双下肢无力，遂致瘫痪，精神尚好，言语如常，在当地医院治疗数日无效，后转某市医院，确诊为"急性脊髓炎伴截瘫"，住院治疗30余日无效，随回家中调治。其间医生数更，中西药迭进，效果不佳，后邀余诊治。时下神清语畅，大小便自可，饮食如常，唯双下肢瘫痪，偶有畏风，时感体倦。双下肢肌力：左0级，右1级。舌苔黄厚，脉弦细略紧。诊断：风痱症（急性脊髓炎伴截瘫）。辨证：气血亏虚，风邪入侵，经脉痹阻。治当补气养血，疏通经隧，佐以祛风散邪，方用续命汤。药用：麻黄12g，桂枝9g，当归15g，川芎9g，党参15g，干姜9g，石膏15g，杏仁9g，甘草9g，另用生姜6片、大枣6枚、大葱3段为引。3剂，水煎，日3服。

10月29日二诊：服1剂后微觉有汗，3剂尽，畏风症除，下肢微能伸屈，家人甚喜，效不更方，原方加黄芪30g，续服3剂。

11月2日三诊：已能在床上大幅度做下肢伸屈运动，想下地但感无力。胃纳不佳，原方去石膏，加茯苓12g，白术10g，焦山楂12g，焦神曲12g，炒麦芽12g，黄芪加至60g，续服3剂。

11月6日四诊：患者由家属搀扶步入医院诊治，精神尚可，行走乏力。此大病初愈，气血不足，方用八珍汤加焦山楂、焦神曲、炒麦芽10剂以善后。半年后随访，患者健康如初。[杜保宏，杜滨，张运勤，等.《古今录验》续命汤临证举隅 [J].辽宁中医杂志，2008，35（2）：284-285.]

按： 患者经西医诊断为急性脊髓炎伴截瘫，治疗无效，家属对预后颇为担心，此双下肢，突然瘫痪，与中风偏瘫自是不同。《金匮要略·中风历节病脉证并治》载："寸口脉浮而紧，紧则为寒，浮则为虚，寒虚相搏，邪在皮肤，浮者血虚，络脉空虚。"仲师既载中风脉象又分析了脉象形成的原因。脉象浮而紧，常为太阳表证之脉，后云浮则为虚，故此脉虽浮而按之空虚，故主内虚。血虚而风寒邪气外袭，故见四肢不能动，肌肉拘急疼痛，头晕目眩的续命汤证。血虚本不能濡养肢体，更加以风寒侵袭，寒性收引故见肢体拘挛疼痛，甚则欲动而不能。《金匮要略·中风历节病脉证并治》篇附有《古今录验》续命汤一方，内云："治中风痱，身体不能自收，口不能言，冒昧不知痛处，或拘急不得转侧。"《灵枢·热病》云："痱之为病也，身无痛者，四肢不收，智乱不甚，其言微，知可治。"在此明确指出了痱的症状特征。其病虽重，但经文中明确告之"知可治"。

（五）《千金》三黄汤证

【原文】

《千金》三黄汤治中风，手足拘急，百节疼痛，烦热心乱，恶寒，经日不欲饮食。

【证治机制】

卫虚不固，风邪外中，经脉痹阻，营卫不利，故恶寒、手足拘急、百节疼痛；风为阳邪，易化热内扰，心神不宁，故烦热心烦；火热伤脾，脾失运化，故经日不欲饮食。治当固表祛风，解表清热，用三黄汤。本方证属太阳太阴阳明合病证。

【方剂组成】

麻黄五分，独活四分，细辛二分，黄芪三分，黄芩三分。

上五味，以水六升，煮取二升，分温三服，一服小汗，二服大汗，心热加大黄二分，腹满加枳实一枚，气逆加人参三分，悸加牡蛎三分，渴加瓜蒌根三分，先有寒，加附子一枚。

【方解】

方中麻黄、独活、细辛解表祛风，并引诸药，直达百节，使经络通行以解痹痛拘挛；黄芪补其表气不足以祛风，可防麻黄发汗太过；黄芩清热降火。故此治历节疼痛、手足拘急，无汗恶寒而烦热者。

本方证谓中风，却用麻黄治之，使人不解。魏念庭认为："亦为中风正治而少变通者也，以独活代桂枝，为风入之深者没也……以黄芪补虚以息风也，以黄芩代石膏清热，为湿郁于下热甚于上者设也。"本方证以下湿上热为特点，表亦因湿困而似表虚，故治用麻黄、独活、细辛重在化湿，黄芪利湿又兼固表，复用黄芩清上热止烦，故用于中风历节。

【现代应用】

本方现代药理研究表明，黄芪具有增强人体免疫功能的作用。麻黄有增加神经兴奋性的作用，又可修复受损神经元。黄芩提取物多糖类、氨基酸等多种药物成分，能够提高机体抗病毒能力，促使细胞再生，增强机体免疫功能。现代临证多可用于面瘫等神经疾病的治疗。

【临床验案】

吴某，男，36 岁。2017 年 12 月 8 日初诊。迎面受风后出现口角歪斜 2 天，伴左耳后胀闷不适，头痛，平素易感，易汗，受风后易头痛。刻诊：左侧额纹及鼻唇沟变浅，左侧闭目不能，口角右歪，手心潮，纳差，寐可，二便无殊，舌淡、苔薄腻，脉浮细软。中医诊断：面瘫；辨证：表虚风寒袭络；治法：固表祛邪，散寒通络。方药：麻黄（先煎）、黄芪各15g，桂枝、赤芍、生姜各12g，独活9g，黄芩6g，细辛5g，大枣10g，炙甘草8g。7剂。每日1剂，水煎，分早晚两次温服。

2017年12月15日二诊：口角歪斜好转，耳后胀闷感减轻，头痛缓解，仍易汗出，手心潮，舌淡、苔薄白，脉浮细软。前方麻黄增至20g，先煎，黄芪亦增至20g。7剂。

2017年12月22日三诊：口角歪斜较初诊时明显减轻，耳后胀闷感消失，易汗情况好转，胃纳可，舌淡、苔薄白，脉浮细。前方麻黄增至23g，先煎。14剂。

2018年1月5日四诊：口角歪斜基本缓解，双侧鼻唇沟及额纹对称，左侧闭目可，胃纳可，舌淡、苔润，脉细。服药后无心悸不适，前方麻黄增至28g，先煎。7剂。半月后随访，患者表示口角歪斜已基本恢复。[袁荣金，周天梅.《千金》三黄汤治疗特发性面神经麻痹临床体会[J].浙江中医杂志，2019，54（3）：216-217.]

按： 患者平素表虚，腠理不密，故易感外邪，营阴不能内守，故易汗、手心潮，风寒邪气中于头面经络，故见口角歪斜、头痛、耳后胀闷，外邪客胃，胃气受损，故纳差，舌淡，脉浮细软为表虚外感之象。四诊合参，属表虚风寒袭络证，故治以固表祛邪，散寒通络，予三黄汤合桂枝汤。方中麻黄、黄芪一泻一补，固表祛邪，细辛、独活散寒通络，黄芩防止邪郁化热，桂枝、赤芍调和营卫，生姜、大枣、炙甘草健胃和中，二诊因患者仍易汗，考虑表虚较甚，故加大黄芪用量，麻黄用量为使用本方之关键，因未见心悸等不良反应，故逐渐增量。太阳中风证而见手足拘急，一身关节俱疼、烦热、心乱、恶寒而不欲饮食，以本方治之。本方证的形成，因风湿困表，血脉受阻故手足拘急、一身关节俱痛，湿郁化热上扰则烦热心乱，湿阻营卫不利故恶寒，湿阻于里，胃气被困故不欲饮食。总之，本方证是湿困而营卫不利。

（六）《近效方》术附汤证

【原文】

《近效方》术附汤治风虚，头重眩，苦极，不知食味，暖肌补中，益精气。

【证治机制】

本方治疗阳虚夹风寒的头眩证。脾肾阳虚，湿浊不化；清阳不升，不能温煦头目，浊阴不降，加上外有风邪，以致清窍不利，故头重眩，痛苦难忍；寒湿内盛，脾阳被困，见饮食乏味，此为里虚寒兼见少阴表，治宜温补脾肾之阳，化湿浊，兼调和营卫。用术附汤，本方组成有生姜，与附子伍则治少阴证。故本方证属少阴太阴合病证。

【方剂组成】

白术二两，附子一枚半（炮，去皮），甘草一两（炙）。

上三味，锉，每五钱匕，姜五片，枣一枚，水盏半，煎七分，去滓温服。

【方解】

方中附子温壮肾阳，恢复阳和之气，祛散阴寒浊气；白术、甘草补暖脾胃，燥湿，恢复脾运之机化浊；生姜、大枣，益脾胃而调营卫。阳气振奋，湿有去路，则清阳上升，浊阴不再上升，加之生姜、大枣调营卫，营卫调畅；外邪无留滞之所。故头眩重则愈。

【临床验案】

吴某，女，年43岁，自诉眩晕已17年，经常发作。发作时，唯静卧而已，稍动则如坐舟中，甚则失去知觉，一日邀余诊治，失慎撞其枕，即感天旋地转，如飘空中，双目紧闭而不敢睁，神志恍惚不清，让其静卧片刻，眩晕稍定，神志逐渐清醒。望其形体虚胖，经日恶寒，脉沉微，舌白而淡。从其脉证来看，证属脾肾阳虚所致，采用《近效方》术附汤：附子15g，白术9g，炙甘草6g。嘱其先服1剂，观其疗效。复诊时，眩晕大减，脉舌俱见起色，继与原方3剂，眩晕基本消失。为了巩固疗效，以八味丸调理，观察半年，未见复发。

（七）崔氏八味丸证

【原文】

崔氏八味丸治脚气上入，少腹不仁。

【证治机制】

少腹不仁，即指小腹部知觉麻痹。少腹部为肾脉所经之地，水湿内聚，循经上逆，故少腹部拘急不仁。湿邪下注则腿足肿大成脚气。病虽寒湿作祟，实由肾阳虚惫，气化无权所致。是以里虚寒饮兼见津血虚夹瘀，即为太阴少阴合病兼血虚、血瘀、寒饮之证。本方以温阳利水为主，并佐以滋津养血，可用于瘀血水毒交互为患而致下焦痿痹、少腹不仁、小便不利，或失禁，或腰膝酸软，或痹痛，或虚热烦者。

【方剂组成】

干地黄八两，山茱萸、薯蓣各四两，泽泻、茯苓、牡丹皮各三两，桂枝、附子（炮）各一两。

上八味，末之，炼蜜和丸，梧子大，酒下十五丸。日再服。

【方解】见于虚劳病中。

（八）《千金》越婢加术汤证

【原文】

《千金》越婢加术汤治肉极热，则身体津脱，腠理开，汗大泄，厉节风，下焦脚弱。

【证治机制】

肉变色、多汗谓为肉极。脾虚不运，水谷不能化为精微，反致湿由内生，外湿也易侵之。风湿外侵，渐次化热，风胜则热胜，热伤津液，久则肌肉消灼。故形体消瘦，津液脱出，腠理开，汗大泄，两脚软弱。汗出不止，腠理开泄，又易招致风邪。《素问·风论》云："疠者，荣气热（同腐），其气不清，故使其鼻柱坏而色败，皮肤疡溃。风寒于脉而不去，名曰疠风，或名曰寒热。"据《类经》注："风寒客于血脉，久留不去，则荣气化热，皮肤疡溃，气血不清，败坏为疠。"可知风邪入侵，化热伤津，日久则皮肤腐溃，是为疠风，治宜祛风清热除湿，用越婢加术汤。恶风加附子，当是陷于阴证。故本证属太阳太阴阳明合病证。

【方剂组成】

麻黄六两，石膏半斤，生姜三两，甘草二两，白术四两，大枣十五枚。

上六味，以水六升，先煮麻黄，去上沫，内诸药，煮取三升，分温三服。恶风加附子一枚（炮）。

【方解】

本方麻黄宣散风湿，白术健脾祛肌肉之湿，二药同用，并去表里之湿，且无过汗伤卫之虞；石膏清内郁之热，姜枣调和营卫；甘草培土。诸药合用，可使风去，热清湿除，荣卫通达调畅，诸症可逐渐缓解。本方的运用可参考《金匮要略·水气病脉证并治》越婢加术汤条。

【现代应用】

今临床运用越婢加术汤治疗外邪犯肺、水停肌表、郁久化热的水肿、痹证、肾炎等疾病。

【临床验案】

丰某，女，35 岁。初诊 2017 年 11 月 13 日。晨起醒后汗多 3～4 年，汗出严重时领口后背湿，手汗脚汗少。眠浅多梦易醒，入睡难。自幼时便常膝痛，有脚气，大便每日 1～2 次，小便正常。既往有过敏性鼻炎史。月经初潮 12 岁，月经量大，经行腹痛乳胀。家族史：父亲高脂血症，母亲高血压病。体格检查：身高 165cm，体重 65kg，体胖壮，肤白，面红，下眼睑脂肪粒多，腹壁脂肪厚，无压痛。辨证：湿热相合，迫汗外泄。方用越婢加术汤。具体药物如下：生麻黄 10g，生甘草 5g，生石膏 40g，苍术 30g，干姜 5g，红枣 20g。7 剂，每日 1 剂，餐后服。

2017 年 11 月 20 日二诊：药后汗出减少明显，药后有紧张感，易心慌，眠差。此次月经量多，经行腹痛。舌质红，口干多饮。方药：原方生麻黄改炙麻黄 5g，加泽泻 30g，10 剂，1 剂药服 2 天。

2018 年 5 月 14 日三诊：停药后汗出反复，夜晚明显，舌淡红苔薄，皮肤干燥有屑，脉搏每分钟 92 次。月经正常，体重难降。轻微腰突症，膝盖偶有疼痛。方药：11 月 13 日方加白术 30g，干姜改为 10g。15 剂，每日 1 剂，餐后服，吃 5 天停 2 天。

2018 年 6 月 4 日四诊：体重未有明显变化，汗出较少，膝盖无疼痛，鼻炎仍有。血压 170/110mmHg，脉搏每分钟 84 次。方药：上方改泽泻为 60g，15 剂，餐后服。[田明敏.黄煌运用越婢加术汤的临床经验 [J].江西中医药大学学报，2021，33（6）：17–21.]

按：该患者身体胖壮，肤白面红，口干多饮，提示阳明湿热内蕴，热盛迫汗外出，同时湿热下注而致膝盖疼痛，脚气发作。此病本在阳明，但多汗、肢体疼痛其病邪有外出达表之象，予越婢加术汤外散湿邪，内清阳明，兼运太阴。一诊后，患者汗出明显减少，但药后有紧张感，易心慌，可能与麻黄的使用有关，二诊改生麻黄为炙麻黄，并嘱咐餐后服。因其体胖，下眼睑脂肪粒较多，腹壁脂肪厚，父亲有高脂血症，其人血压偏高，遂于此方中加泽泻。现代临床药理研究表明，泽泻有效成分具有很好的利尿、降血压、降血脂、护肝、免疫调节、抗炎等作用。四诊时，患者反馈汗出明显减少，膝盖疼痛消失。因其血压仍高，鼻炎未愈，于原方加大泽泻用量，续服。

第16章 表受风邪成血痹 治用太阳桂枝方

一、成因

问曰：血痹病从何得之？师曰：夫尊荣人，骨弱肌肤盛，重因疲劳汗出，卧不时动摇，加被微风，遂得之。（1上）

【语义浅释】

血痹病从何而来呢？平常养尊处优、喜食肥甘却好逸恶劳，缺乏锻炼和活动的人，看似肌肉丰满，形体肥胖，实则筋骨脆弱，精气亏虚，很难抵御外邪。这种外强内弱的人，稍事劳动则疲劳汗出，腠理开泄，加之睡眠时辗转反侧，衣被不严，感受轻微的风邪，就会导致血痹的发生。血痹气血不足为内因，感受风邪为外因，体虚卫表不固，风邪内侵，血行滞涩，痹于肌肤遂发其病。

【六经辨析】

血痹是以气血阴阳不足为发病之本，六经皆有表证，血痹发病不同于太阳表证，属直中三阴经，以太阴表证为主。

太阳主表，为一身之藩篱，总六经而统营卫，顾护于表。人体感受风邪，太阳首当其冲，最易发生表证，太阳经表受邪，可见"头项强痛而恶寒"等症状，多位于肌表且与太阳经循行相关，正气浮于体表与邪抗争，脉象为浮脉。而"尊荣人"外感风邪，并未出现太阳经表证的头痛、恶寒，却出现了肢体麻木的症状，即因为气血不足，外感之邪跳过太阳经，直中三阴，故见血行不畅之血痹。正如《诸病源候论·血痹候》所云："血痹者，由体虚邪入于阴经故也。血为阴，邪入于血而痹，故为血痹也。"尤在泾《金匮翼》云："血痹者，以血虚而风中之，亦阳邪入阴所致也。"

太阴表证在《伤寒论》中又称"太阴中风"，《伤寒论》中的"中风"与《金匮要略》中的中风有所不同，不仅是病名，也是病因。"中风"即人体遭受风邪、被风邪所伤之意。因此，凡因风邪致病，皆可谓之中风，六经皆有中风，即六经皆有表证。太阴中风是在太阴病脾胃虚寒，里虚水饮基础上，外受风邪而成，出自《伤寒论》第274条"太阴中风，四肢烦疼，脉阳微阴涩而长者，为欲愈"。太阴病病机以里虚寒为核心，津亏血弱兼里虚水饮，津液不化则水饮之邪流行全身，津血不生则表里失于温煦濡养。由于太阴脾土主四肢与肌肉，故太阴中风者，中于四肢也。柯韵伯注："风为阳邪，四肢为诸阳之本，脾主四肢。脾气衰少，则两阳相搏，故烦痛。"因饮水流行，痹阻肌表；津血亏虚，失于濡润；风邪侵袭，耗伤津液，产生的以肢体麻木疼痛不适为主要临床表现的疾病。血痹常表现为肢体局部麻木不仁，严重者肌肉疼痛，与太阴中风"四肢烦疼"症状相符，病因病机契合，可属太阴中风范畴。太阴中风主方与太阳中风主方相同，脉浮者可予桂枝汤。

若血痹迁延不愈，风寒之邪内舍日久，传至少阴，或外感之邪直中少阴亦可见局部麻木的症状。少阴者，小阴也，病至少阴，则阳气与阴血皆不足，风邪侵袭少阴经，郁遏人体阳气，压制气血运行，阳气受遏，不能疏布全身，可见手足厥冷、下利清谷、但欲寐等症状。

厥阴处于两阴交尽，阴尽阳生之际。清代医家郑重光认为"手足厥冷，脉细欲绝，是厥阴伤寒之外证。"凡厥阴中风，病虽在表，但犯阴阳顺接之机，亦会出现手足厥微之症。厥阴篇327条言："厥阴中风，脉微浮为欲愈，不浮为未愈。"脉见浮象，乃邪出表证，故可予桂枝汤加减以解外。

血痹乃风邪直中三阴经，以太阴经表证为主，病在表，仍以驱邪外出为主，做到动态审视病机，"观其脉证，知犯何逆，随证治之"。

二、脉证

但以脉自微涩，在寸口，关上小紧，宜针引阳气。令脉和紧去则愈。（1下）

血痹阴阳俱微，寸口关上微，尺中小紧，外证身体不仁，如风痹状。（2）

【语义浅释】

"脉自微涩"脉微提示阳气不足，脉涩表示血行滞涩，关部小紧，为关上脉紧而无力，表明微感风寒，邪入不深，故当用针刺激动阳气，气为血之帅，血为气之母，气行则血行，阳气鼓动祛邪外出，血痹自然获愈。尤在泾说："血中之邪，始以阳气伤而得入，终必得阳气通而后出。"然若邪入更深，寸关微，阳气虚衰，尺中小紧，则属血痹重症。虽均症见身体不仁，但由寸口脉寸、关、尺三部脉象的变化可判断感邪深浅，阳气虚衰的程度，以脉寻六经传变，脉症相合以求治法。

【六经辨析】

脉紧提示病因为外感风邪，太阴为三阴之表。按照六经传变，太阴病为三阴病开始阶段，病位主要在足太阴脾脏、脾经和四肢，性质以里证、虚证、寒证为主。太阴病可由三阳传陷而入，也可由本经受邪而发病。关以上候表，关以下候里，寸部微涩，津液血液不足于外；关上小紧，风寒客于内。寸口，关上小紧，乃太阴病已成，而太阳表证未去者，即是太阴兼表证，气血阴阳虚衰，风寒感邪更深，则见寸口关上微，尺中小紧，或转属少阴、厥阴，寸、关、尺三部可说明感邪深浅，进一步得知气血多少。"脉微者不可发汗"，津液为阳气，涩为血不足，脉外津液亏虚，脉内血液亦虚。太阴后天之本，至阴之脏，必赖阳气之温煦。轻证针刺调畅阳气，使之通达而畅行，病变较深以黄芪桂枝五物汤温阳行痹。

身体不仁如"风痹状"，本条与《伤寒论》174条"伤寒八九日，风湿相搏，身体疼烦，不能自转侧，不呕，不渴，脉浮虚而涩者，桂枝附子汤主之"中的脉证有相似之处，第174条为风寒湿邪痹着于肌表的证治。脉象浮虚而涩，脉浮为病偏于表，虚为阳气不足，涩为邪气阻滞，气血运行不畅。同样都是体虚不固，风邪内侵，引发气血不畅，风痹乃风寒湿三气合而为病，内虚不重，表证明显，病位偏表，且兼夹湿邪重浊黏滞之性，寒邪凝滞、收引，易伤阳气，可见身体剧烈疼痛，转侧艰难，治以对外祛风散寒，向内温经通阳，调达气血为主，方用桂枝附子汤。血痹症状较轻，身体麻木不仁，以黄芪桂枝五物汤温阳通痹。二者病因病机均有所差别，但在一定条件下可相互转化。需明晰传变，谨守病机施治。

三、证治

黄芪桂枝五物汤证

【原文】

血痹阴阳俱微，寸口关上微，尺中小紧，外证身体不仁，如风痹状，黄芪桂枝五物汤主之。（2）

【证治机制】

"如风痹状"而实非风也，血痹不似风痹历关节游走疼痛，尚未到肌肉、筋骨、关节发生酸痛、重着、麻木、屈伸不利，甚或关节肿大灼热的程度，而见身体麻木为主的症状。"正气存内，邪不可干""邪之所凑，其气必虚"，血痹即邪入于血脉而成的痹证，多因气血亏虚，营卫不固，腠理疏松，无力抵御外邪，风邪乘虚侵袭，致血行不畅，痹阻肌表，所谓"营气虚，则不仁"。脉微涩、紧，为风邪稽留经脉，气血滞涩不畅之象。治宜温经散邪，和营通痹。

【方剂组成】

黄芪三两，芍药三两，桂枝三两，生姜六两，大枣十二枚。

上五味，以水六升，煮取二升，温服七合，日三服（一方有人参）。

【方解】

方中黄芪入足太阴脾经、手太阴肺经，大补脾肺之气，固表实卫，外可扶正御邪，内可护营止汗，为治肌肤麻木之要药，为君药。桂枝发散风寒，温经通痹，助黄芪温阳强卫。黄芪得桂枝，则固表而不留邪；桂枝得黄芪，则散邪而不伤正，且使温通之力大增。芍药入足厥阴肝经，养血和血，益阴敛营，与桂枝相配，调和营卫，共为臣药。倍用生姜，助桂枝以散外邪；大枣甘润，助芍药以和营阴；姜枣相合，又可调和脾胃，滋补太阴，资生气血化生之源，二味共为佐使。五药相合，使卫阳复振，营卫调和，则风邪得解，气血得行，经脉通利，肌肤得养，诸症可除。此证治法，以宣达脾阳。风邪从肌肉外泄为主，故用解肌去风之桂枝汤，去甘草以引领阳气，让气外达，甘草性缓，快药不用甘草，加黄芪正以补里阴之虚，而达之表分也，变解肌散邪为温阳通痹。

正如《金匮要略方论本义》云："黄芪桂枝五物汤，在风痹可治，在血痹亦可治也。以黄芪为主固表补中，佐以大枣；以桂枝治卫升阳，佐以生姜；以芍药入营理血，共成厥美，五物而营卫兼理，且表营卫、里胃阳亦兼理矣。推之中风于皮肤肌肉者，亦兼理矣，固不必多求他法也。"

【现代应用】

研究发现，该方中主要含有皂苷类、黄酮类、有机酸类、单萜苷类等化学成分，具有抗炎、镇痛、抗缺氧、改善心肌缺血等多种功能，可显著抑制免疫应激，减轻炎症反应，还能有效提高小鼠耐减压、耐缺氧能力，提高缺氧脑组织中的 SOD 活性，减轻氧化损伤；对抗神经脑垂体激素引起的急性心肌缺血，降低血清乳酸脱氢酶（LDH）和肌酸激酶（CK）的活性以及 TBX2 的含量；通过抑制组胺释放降低小鼠阵发性皮肤瘙痒的发作次数、发作持续时间及瘙痒程度。

现代临床研究表明，黄芪桂枝五物汤可用于糖尿病周围神经病变、颈椎病、心肌缺血、弥漫性脑萎缩、脑血管意外后遗症、腔隙性脑梗死、缺血性脑卒中、血管性头痛、肩周炎、雷诺病、坐骨神经痛、风湿性关节炎、高血压病、面肌痉挛、小儿麻痹、小儿多汗症、膝关节慢性滑膜炎、老年眩晕、红斑狼疮肢端坏死症、硬皮病、血栓闭塞性脉管炎、顽固性荨麻疹、多发性神经炎、白细胞减少症、增生性骨关节病、糖尿病肾病、疲劳综合征、特发性水肿、消化性溃疡、冻疮等疾病的治疗，临床疗效确切。

【临床验案】

郭某，女性，33 岁，北京某厂干部。于 1973 年 6 月，因难产使用产钳，女婴虽取下无恙，但出血达 1800ml 之多，当时昏迷，在血流不止的情况下，产院用冰袋敷镇止血 6 个小时，血始止住。极端贫血血红蛋白 30g/L，需要输血，一时不易找到同血型的供血者，只输了 400ml，以后自觉周身麻痹不遂，医治未效，在弥月内于 6 月 28 日即勉强支持来求诊治。患者脉现虚弱小紧，面色苍白，舌质淡，是产后重型血虚现象，中医诊断为"血痹"，以黄芪桂枝五物汤补卫和营以治之。方药：生黄芪 30g，桂枝尖 9g，白芍 9g，大枣 4 枚（擘），生姜 18g。水煎温服。

7 月 2 日二诊：上方服 3 剂，脉虚小紧象渐去，汗出，周身麻痹已去，唯余左胁及手仍麻，恐出汗多伤津，用玉屏风散加白芍、大枣作汤剂，以和阳养阴。方药：生黄芪 24g，白术 30g，防风 9g，杭白芍 9g，大枣 4 枚（擘）。水煎温服。

7 月 13 日三诊：服上方 10 剂，汗出止，胁痛愈，右脉有力，左偏小，食指与小指作麻兼微痛，左臂亦痛，是心血仍虚而运行稍滞，用三痹汤治之。本方养血补气之药多于祛风散邪，宜于气虚血少而有麻痹之证者。方药：生黄芪 18g，川续断 6g，大独活 6g，大秦艽 6g，防风 6g，辽细辛 3g，川当归 9g，川芎 6g，熟地黄 9g，酒炒白芍 9g，桂枝 9g，云茯苓 9g，杜仲炭 9g，川牛膝 9g，台党参 9g，炙甘草 6g。水煎温服。

7 月 26 日四诊：服上方 10 剂，周身觉有力，食指痛愈。唯左脉仍弱，血虚宜补，予人参养荣丸。

8 月 1 日五诊：左右脉渐趋平衡而仍弱，小指与无名指作痛。按小指内侧，是手少阴心经脉所终，无名指是手少阳三焦经脉所起，三焦与心包络相表里。从经脉寻求，很明显是心经虚弱，气血难以充周经脉所致，投予生脉散作汤用，以养心气。方药：党参 9g，麦冬 9g，五味子 9g。水煎服。

9 月 3 日六诊：上方服 2 周，小指与无名指疼痛消失，所患产后病症已基本痊愈，唯脉仍现虚象，嘱常服人参养荣丸以善后。（岳美中医案）

按： 此案为难产大出血后发生的周身麻痹，产后气血大亏，营阴不足，不荣四末与头面，故见周身麻痹、面色苍白，脉象虚弱小紧，舌质淡为阳气不足，外感风邪之证，故岳老以此断为血痹，用黄芪桂枝五物汤，药后邪气从汗而解，卫表本就不足，祛邪后恐伤津液，以玉屏风散养阴和阳，固表止汗。后以补气养血之品，以善其后。先表后里，顺势而为。根据疼痛、麻木的肌表部位循太阴、少阴经祛邪。

血痹之证，临床上以妇女较为多见，月经、产后或平素气血亏虚之人多易发生，也可伴有口唇色淡，大便溏泻，乏力气短等症状，因其气血亏虚，无力顾护肌表，腠理疏松，外邪侵袭而致肢体麻木不仁，治当补卫和营，气行则血行，血行则肌肤筋脉得以充盈，以黄芪桂枝五物汤邪去正复自愈。

四、预后

宜针引阳气，令脉和紧去则愈。（1 下）

【语义浅释】

血痹轻证针刺引导阳气，使阳气畅行，则邪气自去，痹去脉和。病邪稍深，以黄芪桂枝五物汤温阳通痹。

【六经辨析】

太阴表证邪从外出，引阳气外达则脉和紧去，然太阴里证仍在，后以补益气血阴阳善后为主，防止他经再受侵袭。太阴属脾，主运化，为后天之本，至阴之脏，依赖阳气之温煦。病入太阴，则脾阳虚衰，运化失司，气机紊乱，一派寒象虚象。太阴病可由三阳传陷而入，也可由本经受邪而发病。若太阴病进一步发展传变，可至少阴、厥阴经，致脾肾两虚，太阴病日久，寒湿郁而化热者，亦可转属阳明。若风邪内舍，太阴里虚，内外相合其病更重，脾阳受困，津液布散失司，气血运行不畅，太阴中风病传入里可为太阴血证，血痹属太阴中风，虚劳属太阴血证，故血痹可病传虚劳。血痹偏于表，虚劳偏于里，均见于《金匮要略·血痹虚劳病脉证并治》篇，其病因病机及脉证相似。

《金匮要略·血痹虚劳病脉证并治》篇中血痹可见"阴阳俱微"脉象，虚劳可见"脉虚弱细微"脉象，从血痹到虚劳，脉象在"微"的基础上，力更弱，形更细，津血进一步亏虚。血痹脉从轻证之"寸口、关上小紧"到重症之"寸口关上微，尺中小紧"，再到虚劳之"脉虚沉弦""脉极虚芤迟""脉沉小迟"，病位逐渐由表入里，病情逐渐加重。血痹症见身体不仁，如风痹状，虚劳见手足烦、酸削不能行，二者症状相似，但虚劳程度更重，比之中风血痹，虚劳津血耗损程度更重，从血痹之麻木不仁，到虚劳之痿废失用，体现了津血逐步亏损的加重。血痹和虚劳是太阴病的两个方面，当中风偏表、津亏较轻之时，表现为血痹；当中风耗伤津血、病传入里、津亏较重之时，表现为虚劳。二者有共同的病理基础，病位、病机、症状又有表里和轻重程度上的差异，故为传变提供了可能性。

黄芪建中汤可用于治疗由太阴中风传变而来的太阴血证。《金匮要略·血痹虚劳病脉证并治》篇第 14 条："虚劳里急，诸不足，黄芪建中汤主之"。《医宗金鉴》注："黄芪建中汤，建立中外两虚，非单谓里急一证之治也。"因此，"诸不足"包含外虚、中虚两个层面之不足，外虚即在表中风而营卫不足，中虚是内虚、里虚，即太阴里虚、津血不足。

第17章 虚劳属于三阴病 气血亏虚在厥阴

虚劳是由于先天禀赋不足、后天失养等原因导致的，以脏腑功能衰退、气血阴阳亏损、日久不复为主要病机，以五脏虚证为主要临床表现的多种慢性虚弱证候的总称，通常病情较复杂，病势缠绵。

一、成因

虚劳的病因有先天禀赋不足、后天失养、外感六淫、内伤七情、饮食劳倦、熬夜过度，或大病后失调等，其中熬夜过度、睡眠不足、内伤七情、饮食劳倦是现代社会虚劳病形成的主要原因，其总的病机是气血阴阳亏虚。肾为先天之本，脾为后天之本，人体的气血阴阳要靠先天之肾精和后天水谷精微来不断化生，故脾肾的虚衰和损伤是虚劳病机演变的最主要环节，调补脾肾是虚劳治疗最主要的方法。

【六经辨析】

虚劳病因病机复杂，病症分类众多，脏腑阴阳气血（精）的亏损为基本病机。正如沈金鳌在《杂病源流犀烛》中提出致虚损者可分为气虚、血虚、阴虚、阳虚四种。文中言："气虚者，脾肺二经也，或饮食，或劳倦，气衰火旺……血虚者，心肝二经虚也，吐血泻血，女人产后，或崩漏，或诸血失道妄行……而阳虚阴虚，则又皆属肾，阳虚者，肾中真阳虚也，真阳即真火审是火虚……阴虚者，肾中真阴虚也，真阴即肾水，审是水虚。"五脏互关，且气血同源阴阳互根，在病变过程中常互相影响。六经辨证中以足少阴肾经、足太阴脾经与足厥阴肝经三阴经病为主。

二、证治

虚劳常见症状有面色无华、暗黑，消瘦，倦怠乏力，气短声低，心悸，健忘，头晕眼花，自汗盗汗，形寒肢冷或五心烦热，食欲不振，腹胀，便溏，遗精滑泄，月经不调或经闭等。现代医学的许多慢性疾病过程中出现各种虚损证候及亚健康状态都属"虚劳"的范畴。

虚劳病可分为阳虚、阴虚、阴阳两虚，虚中夹实等证型，属三阴病。

（一）阳（气）虚证

【脉象】

夫男子平人，脉大为劳，极虚亦为劳。（3）

【语义浅释】

男子虽从外表看无明显病态，但如果其脉浮大无力或极虚的，则属虚劳病。脉大而无力，是脉形阔大但按之无力，乃由于阴精亏损，不能潜阳，阳浮外浮而见。脉极虚为轻取软，重按无力，乃由于阴精亏损，阳气耗伤，脉道不充，虽看似无病态，但也是虚劳证候。

人年五六十，其病脉大者，痹夹背行，若肠鸣，马刀侠瘿者，皆为劳得之。（10）

【语义浅释】

年五六十岁，精气渐衰，出现脉虚大无力。气血亏虚，温煦失司，血不濡养，故见脊柱两旁感觉麻木不适；阳气不足，脾气虚寒可见肠鸣；阴虚内热，煎灼津液成痰，痰火搏结，故见瘿瘤瘰疬，上述表现虽病机、症状各异，但皆属虚劳病。故原文指出"皆为劳得之"。

脉沉小迟，名脱气，其人疾行则喘喝，手足逆寒，腹满，甚则溏泄，食不消化也。（11）

【语义浅释】

"脉沉小迟"沉为病在里，小则主虚，迟则为寒，三者并见，揭示了脾肾阳虚的病机，病在足少阴肾经与足太阴脾经。肾主纳气，肾阳不足，摄纳无权，故稍一疾行就会气短喘促。肾阳虚衰，温煦无能，故手足皮肤寒冷，但不到肘、膝，尚未至厥阴"四肢厥逆"；脾阳虚寒，运化水谷失司，气血生化乏源，出现"腹满而吐，食不下，自利益甚，时腹自痛"。

男子脉浮弱而涩，为无子，精气清冷。（7）

【语义浅释】

脉浮为阴虚阳气外浮，浮而弱，即真阳不足；脉涩为气血流通不畅，为精血衰少之证。男子见此脉象，表明精气衰少，真阴真阳俱不足，所以精液清稀不温，没有生育能力。

【六经辨析】

上几条虽有言"男子"，但并非指虚劳病唯男子独有，只是为了说明房劳过度是阴精阳气亏损以致虚劳的重要原因。足少阴肾经从足走腹，属肾络膀胱，主骨生髓，肾藏精，司人体生长发育、生殖及脏腑气化功能。足少阴肾经是人体元气的根本，参与十四经脉的循环往复，气血能源的保障供给。少阴虚衰，肾阳不足，在小儿表现为生长发育不良，先天禀赋不足，在成人表现为生育能力减退、健忘、早衰、骨不坚等。肾内含元阴元阳，为人一身阴阳之根本，肾水上济于心，以制心火亢盛，心火下蛰于肾以暖肾水，水火既济，相辅相成。素体少阴阳虚或阴虚，感受感邪，则邪直中少阴，或太阳病失治误治转属少阴，少阴病以"脉微细、但欲寐"为主要脉证。脾主运化，主升清，主四肢、肌肉，主大腹，与胃升降相司，共同运化输布水谷精微，为"后天之本"。

脾胃与肝肾关系最为密切。脾虚化源不足，五脏之精少而肾失所养；肾阳虚衰则脾失温煦，运化失职。大脉有虚实之分，脉形阔大而有力属实，无力则属虚。此既因劳而见大脉，必大而无力。与伤寒阳明病的脉洪大为经热证者不同。乃由阴精亏损，不能潜阳，阳气外浮所致。极虚脉是轻取觉软，重按无力，且脉来迟缓，此为阴精亏损，阳气耗伤的征象。大脉与虚脉虽形态有别，但皆是阴精阳气虚衰的反映，故都属虚劳病的脉象。外形虽看似无病，但脉呈现极虚而大之象，已属虚劳病，提示医者通过脉象的改变，可做出早期诊断。

1.八味肾气丸证

【原文】

虚劳腰痛，少腹拘急，小便不利者，八味肾气丸主之。（15）

【证治机制】

下焦之分，少阴主之。虚劳之人损伤少阴肾气，"腰为肾之外候，肾虚则腰痛。"肾与膀胱相表里，肾气虚不能温养膀胱，州都之官失其气化之职则小便不利，少腹拘急。此属肾气虚之虚劳病，六经辨证属少阴病，故用八味肾气丸温阳化气。

【方剂组成】

干地黄八两、山茱萸、薯蓣各四两，泽泻、茯苓、牡丹皮各三两，桂枝、附子（炮）各一两。

上八味，末之，炼蜜和丸，如梧子大，酒下十五丸，日再服。

【方解】

方中附子大辛大热，温阳补火；桂枝辛甘而温，温通阳气，二药振奋少阴阳气补肾阳之虚，助气化。肾主精，为水火之脏，内舍真阴真阳，所谓"善补阳者，必于阴中求阳，则阳得阴助而生化无穷"，故配伍地黄滋补少阴之精，山茱萸、山药补益太阴、厥阴之精，以收蒸精化气，阴生阳长之效。本方滋阴药与补阳药同用，且补阳药少而滋阴药多，意为非峻补元阳，乃在温补肾气，取"少火生气"之义，阴中求阳，精中求气，补虚之中兼行通利。泽泻、茯苓利水渗湿，牡丹皮活血散瘀，寓泻于补，防滋阴药滋腻助湿。诸药合用，补少阴之精以生气，助少阴之阳以化水。《金匮要略心典》谓："八味肾气丸补阴之虚，可以生气，助阳之弱，可以化水，乃补下治下之良剂"。

【现代应用】

八味肾气丸可以提高巨噬细胞的吞噬功能，促进淋巴细胞转化功能，能明显促进小鼠免疫造血功能的恢复；明显延长小鼠常压耐缺氧存活时间，显著改善垂体后叶素所致大鼠急性心肌缺血，降低小鼠心室颤动的发生率，抑制大鼠血小板聚集功能；改善肾阳虚证表现，并通过鼓舞肾阳以达到治疗生殖功能减退的目的。低剂量肾气丸可以缩小增生前列腺腺体的体积，并增加一氧化氮合酶的表达；通过作用于交感神经系统可能产生降血糖效果，对脂类代谢及氨基酸代谢均有一定的积极影响。本方还对肿瘤和电离辐射引起的白细胞下降和造血功能受损有明显的保护作用，可有效地减轻骨髓细胞染色体损伤，而对癌细胞染色体损伤起到保护作用。

【临床验案】

张某，男，86 岁。1960 年 4 月 25 日会诊。患者腰背酸痛，足冷，小便短而频，不畅利，大便难，口干口苦，饮水不解，舌淡少津无苔，脉象右洪大无力，左沉细无力。

脉证兼参，属阴阳两虚，水火皆不足，治宜温肾阳滋肾阴，以八味地黄丸加减：熟地黄 9g，云茯苓 6g，淮山药 6g，杜仲（盐水炒）9g，泽泻 4.5g，熟川附子 4.5g，肉桂（去粗皮，盐水炒）1.5g，怀牛膝 6g，补骨脂 9g。水煎服，加蜂蜜 30g，兑服，连服 3 剂。

复诊：服前方，腰背酸痛，口苦口干均减，足冷转温，大便溏，小便如前，舌无变化，原方再服 3 剂。

三诊：因卧床日久未活动，腰仍微痛小便仍频，西医诊断为前列腺肥大，其余无不舒感觉，因高年腰部疼痛虽减，但仍无力，宜继续健补肾气，以丸剂缓服。

熟地黄 90g，山萸肉 30g，淮山药 60g，泽泻 30g，熟川附片 30g，肉桂 18g，怀牛膝 30g，补骨脂 60g，菟丝子 60g，巴戟天 30g。各研细末和匀，炼蜜为丸，每丸重 9g，每服 1 丸。并每早服桑椹膏一汤匙，开水冲服，连服 2 剂恢复健康，至今 5 年多未复发。（蒲辅周医案）

按：本案患者老年，肾精大亏，阴阳两虚，少阴诸不足。"腰为肾之府"，肾虚则腰痛；少阴阳气不足则失于温煦，见足冷；少阴阴液亏损则口干、大便难；肾与膀胱互为表里，不得三焦阳气以决渎则小便不利。舌淡阳气不足，少津无苔阴液亏虚，脉象右洪大无力，左沉细无力，阴液亏于内，阳气浮于外，八味肾气丸以六味地黄滋补少阴阴精，桂枝、附子调补少阴阳气，使阴得阳助而生化无穷。少阴预后取决于阳气和阴液的存亡，本案患者虽年岁尚高，但阳气、阴液调补得当，时时顾护，预后较好。

2. 薯蓣丸证

【原文】

虚劳诸不足，风气百疾，薯蓣丸主之。（16）

【证治机制】

风气泛指外邪，"风气百疾"说明邪气致病的多样性，既有外来的风邪，以及风邪夹杂的寒、暑、湿、燥、火等邪气致病，又有阴血亏虚所生之内生风邪扰动而致病。各种外邪入侵人体，首先是侵袭太阳、少阳、阳明三阳经，如果能在三阳经将外邪驱散出去，邪气将不会内侵入里。对于虚劳诸不足之人，因人体的抵抗力弱，本是正常之六气，亦可成为致病之六淫邪气侵入人体致病，或邪气稍强就可侵入人体致病，属正气虚损，复感外邪。"虚劳诸不足"是指气血阴阳俱不足，脾胃为后天之本，气血化生之源，是营卫非脾胃不能宣通，依六经辨证，属三阴病，以太阴病为主。既不能独补其虚恐恋邪，又不可单纯祛邪恐伤正，因此以薯蓣丸调补太阴，扶正为主，祛邪为辅，如此正气渐复，邪气自去。

【方剂组成】

薯蓣三十分，当归、桂枝、曲、干地黄、豆黄卷各十分，甘草二十八分，人参七分，芎䓖、芍药、白术、麦冬、杏仁各六分，柴胡、桔梗、茯苓各五分，阿胶七分，干姜三分，白蔹二分，防风六分，大枣百枚（为膏）。

上二十一味，末之，炼蜜和丸，如弹子大，空腹酒服一丸，一百丸为剂。

【方解】

方中重用薯蓣，其用量为三十分，《神农本草经》言其"气味甘平无毒，主伤中，补虚羸，除寒热邪气，补中，益气力，长肌肉，强阴"，入太阴培植中土，以灌他脏；甘草、大枣补益太阴脾气，使脾胃得以健运，则气血阴阳化生有源。薯蓣、甘草、大枣三味健脾补中药用量之大，充分体现治虚劳十分重视后天以大补脾胃为主的思想。太阴脾喜燥而恶湿，若脾胃虚弱，运化不利，则易湿困脾阳，饮食积滞，人参、白术、茯苓除太阴之湿，使中土之令得行，豆黄卷宣通运化，防中焦壅滞，神曲健脾消食，以消食积，干姜温阳与甘草相合用又有"辛甘化阳"之功，助阳以补阳虚。地黄、当归、川芎、芍药养血滋阴以防内风滋生与外邪合病，有"治风先治血，血行风自灭"之意。再以长于疏散太阳经邪气的桂枝，擅于疏散阳明经邪气的防风，长于疏散少阳经邪气的柴胡同用，共奏疏散三阳经邪气之功，使外侵之邪在三阳经得以消散。白蔹有降气、散结气之效，化入营之风，诸药合用，共奏扶正祛邪之用。

【现代应用】

薯蓣丸具有多种药理作用，其中薯蓣皂苷元是一种重要的甾体皂苷元，是合成甾体激素类药物的重要原料，并具有抗肿瘤、抗心血管系统疾病、抗炎，以及抗皮肤病、改善皮肤老化等的药理活性，对小鼠移植肿瘤和肿瘤细胞株有明显抑制作用，并能抑制大鼠肝癌细胞的生长和诱导其凋亡；薯蓣丸有提高机体的非特异性免疫功能，纠正创伤后细胞免疫功能低下的作用，对应激导致的机体损伤起保护作用，并可以增强细胞免疫功能，是其治疗虚劳诸疾的重要机制之一。薯蓣有缓解肠管平滑肌痉挛及对抗神经介质的作用，能增强小肠吸收功能，抑制血清淀粉酶的分泌，能促进皮肤溃疡面或伤口的愈合，具有生肌作用，可用于胃及十二指肠溃疡。薯蓣历来是医家和民间治疗消渴病的要药。实验表明薯蓣能降低小鼠的血糖和血脂含量，提高肝糖原和肌糖原含量，促进血糖的利用。现代研究表明薯蓣还具有抗衰老作用。

【临床验案】

唐氏女，16岁。于辛酉冬12月，赴邻村饮筵，由于饮食失节，归途复感受风寒，遂发生身疼咳嗽疾，复兼发热下痢。初未加注意，延至次年壬戌春2月，病势增剧。咳嗽喘息，形销骨立，少食而复腹痛下利，午后潮热，面色苍白，行动需人扶持，否则便要倾跌，已造极中之候。某医认为虚劳弱症，应当大补，投以人参、洋参、黄芪、云苓、当归等大补气血药物，数剂服后，病势益剧，转为食少，不眠，咳喘弥甚。该父无计，到寓求治于予师。

师与予参考商讨治法，予主张《金匮》薯蓣丸法，变丸为汤，服毕4剂，诸证皆效，后又4剂继续与服，病愈大半。又与薯蓣丸100粒，每日早晚各服1粒，为期2月余，康壮如初，感激万分，念予不忘。（李西园医案）

按：此案患者先由饮食失节，损伤脾胃，复感风寒，见身疼、咳嗽、发热、下痢，此为正气不足复感外邪，属太阴表证，未予重视，内虚徒耗正气，伤阴损阳故见一派虚损之象，外邪循经入里，本应扶正而祛邪，此时大用补药，则邪恋不去，故其病益剧。病机契合正气虚损为本，外邪复感之薯蓣丸证，以调补太阴，扶正祛邪为主。病势紧急，丸药效缓，遂变丸为汤，后再以丸药调护。

（二）阴（血）虚证

男子面色薄者，主渴及亡血，卒喘悸，脉浮者，里虚也。（4）

【语义浅释】

面色薄为面色淡白无华之意，是阴血不足的表现，渴是热伤阴气之证，心主血，其华在面，气血虚损，少阴心血不足不能上荣于面，故见面色无华，阴液不足失于濡润故见口渴，少阴肾气虚不能纳气，故稍一活动便气短息促，张口摇肩，心悸不宁。本处的脉浮，是浮而无力，乃血虚气浮或阴虚阳浮的现象，与正邪相争，浮而有力的外感脉象不同，故"里虚"也。

劳之为病，其脉浮大，手足烦，春夏剧，秋冬瘥，阴寒精自出，酸削不能行。(6)

【语义浅释】

虚劳患者表现为脉浮大无力，手足心热，春夏季节病情加重，秋冬季节则病情减轻。前阴觉冷，并有滑精现象，双下肢酸痛且无力行走。虚劳病而见脉浮大，必重按无力，是阴不足，阳浮于外之象。阴虚生内热，故手足烦热，春夏木气升发，木火旺盛，热灼阴液，阴更虚，"阴虚不能胜其阳"病情加重；秋冬得时令之助，金水相生，滋阴退热，"阴虚得位自起"病情好转。若阴虚损及阳，肾阳虚衰，精关不固，故前阴觉冷而滑精；肾精不足，骨髓失养，故两腿酸痛、不能行走。

脉弦而大，弦则为减，大则为芤，减则为寒，芤则为虚，虚寒相搏，此名为革。妇人则半产漏下，男子则亡血失精。(12)

【语义浅释】

虚劳见脉象弦而大，并非邪实有余的脉象，而是重按无力，中空如芤，阴虚内耗，阴不敛阳，阳气外越之征。此脉象多见于妇人半产漏下或男子大失血、失精时。脉弦者阳不足，脉大者阴不足，外强中干则为革脉，后还见于《金匮要略·妇人杂病脉证并治》旋覆花汤证等。

【六经辨析】

心气心血不足，影响血液的化生，则出现血脉壅塞、血运失常，脏腑失养。血是神志活动物质基础之一，心血不足，心神失养，而见精神恍惚、心悸失眠等症。《血证论》云："血病即火病矣。"《黄帝内经》提出"伏邪"理论，"伏火"与心之少火同气相求，基于"心主生血"的少火乏力，伏火乘虚而入，火性上炎，伏于少阴心脉，于是便有"少阴伏火"之论。邪伏少阴易发生传变，伏邪或由三阳而出，或由肺胃，或陷厥阴，或夹湿内陷太阴，或结少阴。少阴病的发生实质为少阴枢机出现了问题，水与火的调和失衡，故少阴病的核心是寒化与热化的问题。精气充盛，水火二气的相辅相成构成了少阴脏腑生理平衡，反之，如果水火两虚，不相促进，或水火失衡表现阳衰阴盛证或阴盛阳衰证，这些叫做"心肾两虚""心肾不交"，都是少阴之病态，可由太阴虚寒证发展而来。厥阴概指阴阳之间互为交通，具有阴尽阳生、相互转化的特性，是人体阴阳之气交替转换的阶段，厥阴病是人体不能正常交替，即所谓"阴阳之气不相顺接"，阴阳之气不相顺接的临床特征就是"厥"。由于太阴少阴误治，使邪气进一步传入厥阴。

虚劳见手足烦，乃真阴不足，阳必盛。气血不能相荣，故使阴冷；阳衰于下，火盛于上，阴寒内迫，阳精自出，上盛下虚者所致。精气被夺，虚寒必甚。失精家肾阳大泄，阴寒凝闭，少腹必急，筋紧如弦，阴头寒。下有真寒，上有假热，火浮则目眩，血枯则发落，诊其脉必极虚，或浮大，或弱涩，不待言矣。更兼就迟，抗则中虚，胃阳不治，迟则里寒，肾阳无根，或便清谷，中焦无阳也。吐衄亡血，上焦浮热也。梦交遗精，下焦无阳也，此阴阳俱亡。武之望《济阴纲目》中认为男子虚劳以精为主，起于心肾；女子虚劳以血为主，病起于心脾，多责之厥阴、少阴经。

1.酸枣仁汤证

【原文】

虚劳虚烦不得眠，酸枣仁汤主之。（17）

【证治机制】

虚劳之人，厥阴肝气不荣，肝气郁则魂不得藏，木能生火，心肝火盛则不得眠，火灼阴液，心肝阴虚，心神被扰，神不守舍，故加重失眠，此时见心中郁郁烦扰不宁，虽卧但不能安眠。本证病位主要在肝，亦涉及于心，六经辨证属少阴厥阴病。治当养阴清热除烦，方用酸枣仁汤。

【方剂组成】

酸枣仁二升，甘草一两，知母二两，茯苓二两，芎䓖二两，生姜二两。

上五味，以水八升，煮酸枣仁，得六升，内诸药，煮取三升，分温三服。

【方解】

方中重用酸枣仁，其性平味甘酸，入厥阴肝经、少阴心经，能养血补肝，宁心安神。茯苓宁心安神，资助少阴安神之力；知母滋阴除少阴虚热，川芎调畅气机，疏达厥阴肝气，与酸枣仁配伍酸收辛散，养血调肝。甘草生用，和中缓急，调和诸药，为使药。五药相伍，共奏养血安神，清热除烦之功。

【现代应用】

酸枣仁汤有助眠之效，能对正常人的入睡度、熟睡度及觉醒爽快感等综合判定指标产生有利影响，其机制可能与 c-fos、c-jun 表达及升高脑内啡肽有关，且能提高中枢神经系统内重要的神经递质 NO 与其合成限速酶 NOS 的含量，表明其具有扩张毛细血管、增强血脑屏障通透性，进而增强对脑组织的作用，最终改善机体免疫作用对镇静催眠起协同作用，对于焦虑、抑郁的患者效果良好。酸枣仁汤还具有降血脂、抗惊厥、改善记忆、保护心脑血管系统及保护肝脏，治疗慢性肝炎等作用。

【临床验案】

何某，女，32岁。1936年仲冬，因久患失眠，诸药不效。形容消瘦，神气衰减，心烦不寐，多梦纷纭，神魂不安，忽忽如有所失，头晕目眩，食欲不振，舌绛，脉弦细，两颧微赤。此乃素禀阴虚，营血不足，营虚无以养心，血虚无以养肝，心虚神不内守，肝虚魂失依附，更加虚阳上升，热扰清宫所致。拟用养心宁神法，以酸枣仁汤加人参、珍珠母、百合花、白芍、首乌藤，水煎；另用老虎目睛五分研末冲服。连服13剂，便能酣卧，精神内守，诸证豁然。（赖良蒲医案）

按： 本案患者素禀阴虚，营血不足，厥阴肝藏血，少阴心主血，形体消瘦、头晕目眩、食欲不佳、两颧微赤为肝阴虚之征象，肝血不足，心失所养，故见心烦不寐，多梦等症状。血虚不能滋养厥阴肝，肝血虚阳上浮，阴虚阳亢，更扰心神。以酸枣仁汤养血清热除烦，患者素体阴虚，遂加白芍、百合花等入厥阴肝经增加滋阴之力，珍珠母滋阴制亢，诸药合用，共奏良效。

2. 大黄䗪虫丸证

【原文】

五劳虚极羸瘦，腹满不能饮食，食伤，忧伤、饮伤、房室伤、饥伤、劳伤、经络营卫气伤，内有干血，肌肤甲错，两目暗黑，大黄䗪虫丸主之。（18）

【证治机制】

"五劳"指"久视伤血，久卧伤气，久坐伤肉，久立伤骨，久行伤筋"，"七伤"指"食伤、忧伤、饮伤、房室伤、饥伤、劳伤、经络营卫气伤"，因五劳过度，或饮食失节，悲忧日久，七情失调，房室不节，劳倦过度等原因，导致正气亏损，五脏气血亏虚，最终出现身体瘦弱，腹胀满，饮食不佳的症状。脏腑虚损，功能失调，营卫气血运行障碍，气机不畅，血行瘀滞，日久形成瘀血，瘀血内停，新血不生，故形成"干血"。皮肤、双目失于濡润，故肌肤甲错，双目暗黑，中焦气机不畅，脾胃运化失常，故腹满，不能饮食。依六经辨证为厥阴病，方用大黄䗪虫丸治疗。

【方剂组成】

大黄十分（蒸），黄芩二两，甘草三两，桃仁一升，杏仁一升，芍药四两，干地黄十两，干漆一两，蛀虫一升，水蛭百枚，蛴螬一升，䗪虫半升。

上十二味，末之，炼蜜和丸小豆大，酒饮服五丸，日三服。

【方解】

方中大黄蒸用以逐瘀为主；䗪虫咸寒，血肉有情之品，入厥阴肝经，可破散癥积瘀血。水蛭、虻虫、蛴螬、干漆、桃仁均活血通络，攻逐瘀血。黄芩清热化瘀；杏仁通降利气调畅气机以行血；生地黄、芍药养血滋阴，入厥阴补亏损之阴血。甘草调和药性，缓中补虚，以防药物峻猛伤正之弊，以蜜为丸，取缓攻之意。诸药配伍，缓中补虚，清热祛瘀，养血润燥，如《金匮要略心典》中"润以濡其干，虫以动其瘀，通以去其闭"。

【现代应用】

大黄䗪虫丸可用于肝硬化患者，在改善肝功能、血常规及病毒学等实验室指标、促进脾回缩方面具有不错的疗效，可运用于早期肝硬化。在妇科疾病方面，本方可使子宫肌瘤瘤体积缩小，降低血清 VEGF、CA、IGF-Ⅰ，调整性激素水平，宫颈癌患者术后化疗中联合应用大黄䗪虫丸能够有效改善患者生存质量，增强患者细胞及体液免疫功能，减轻化疗不良反应。在肾脏疾病方面，大黄䗪虫丸配合西药治疗慢性肾功能衰竭可减少用药不良反应，促进患者肾脏功能恢复，改善生活质量。在心血管疾病方面，大黄䗪虫丸联合降压药可有效治疗难治性高血压，其作用机制与活血化瘀药能够改善机体微循环相关。在皮肤科疾病方面，大黄䗪虫丸可治疗痤疮及带状疱疹后遗神经痛，疗效确切。

【临床验案】

陈某，男，40 岁，工人。1984 年 12 月 13 日初诊。3 个月前因强力负重不慎将腰扭伤，当时经按摩、服药治疗好转后上班。此后，每逢劳累、负重或说笑，稍不留心即突然腰痛不能活动，俯仰及转侧受限，行走困难，甚则呼吸、咳嗽均感疼痛难忍，每次需卧床数天疼痛方可缓解，一月数次，遂邀余诊治。自述腰部经常有冷感，两下肢膝关节以下有时麻木，舌淡苔白，舌边有瘀斑，两脉寸关弦紧，尺脉沉涩。

此病与《金匮要略》的"劳伤"相近，宜攻补兼施，给服大黄䗪虫丸，每次 1 丸，日 2 服。1 周后，腰疼消失，至 2 周后腰部冷感，下肢麻木均明显减轻。继服 1 周，以资巩固。追访半年余，再未复发。（聂印医案）

按：本案患者强力负重，属劳倦外伤即"劳伤"，经络气血受损，瘀血停于腰腹经络，腰为肾之府，肾气虚则腰痛不能转侧，日久损伤肾阳，温煦失司，肾水虚寒，可见腰部冷感，瘀血内阻，新血不生加之寒凝故见下肢麻木，舌边瘀斑为瘀血阻滞，脉弦、紧主寒，尺沉主少阴不足，涩为瘀血内阻，病在少阴、厥阴经。以大黄䗪虫丸攻补兼施，祛瘀生新。

（三）阴阳两虚证

男子平人，脉虚弱细微者，喜盗汗也。（9）

【语义浅释】

虚脉浮大无力，主阳气不足；弱脉沉小无力，主气血不足；细脉脉道窄小，主阴血虚少；微脉脉道极细，按之无力，主阳气虚衰，出现上述脉象意为气血阴阳皆不足，虽看似无症状，但实则阴阳俱虚。由于阴虚不能内守，阳虚失于外固，所以经常盗汗。

男子脉虚沉弦，无寒热，短气里急，小便不利，面色白，时目瞑，兼衄，少腹满，此为劳使之然。（5）

【语义浅释】

男子脉沉弦无力，没有恶寒发热的症状，而见短气，少腹拘急，小便不利，面色苍白，视物不清等证候者，属于虚劳病。"无寒热"是阴阳虽不足但不相乘也，无阴虚内热、阳虚内寒亦无表证，属气血两虚者。少阴肾气不足纳气失司，故见气短，肾虚膀胱气化不行，水湿蓄结下焦，故见小便不利，少腹拘急；传至厥阴肝经，藏血失司，血虚不能上荣，故见面色苍白，肝血不足，目失濡养，故见时目瞑，脉虚沉弦为气血不足之证。依六经辨证，属少阴、厥阴病。上述脉证皆因劳损所致，故原文总结"此为劳使之然"。

1. 小建中汤证

【原文】

虚劳里急，悸，衄，腹中痛，梦失精，四肢酸疼，手足烦热，咽干口燥，小建中汤主之。（13）

【证治机制】

阴阳互根互用，相互转化，阴虚生内热，阳虚生内寒，阴阳两虚则可出现寒热错杂之象。本证既有里急、腹痛等阳虚内寒之象，又有手足烦热，咽干口燥等阴虚生热之象，属阴阳两虚，寒热错杂证，六经辨证属厥阴病。阴寒内生故见里急、腹中痛；元阳之气不能外充四肢、口咽，阳虚而燥，故见四肢酸疼不适，咽干口燥；阴虚火扰，心神不宁，故心悸、梦遗。正如《灵枢》中指出的"阴阳俱不足，补阳则阴竭，泻阴则阳脱，如是者可将以甘药"。以方测证，此条虽为阴阳两虚，但以中阳不足为主，故用小建中汤甘温建中，调补脾胃。

【方剂组成】

桂枝三两（去皮），甘草三两（炙），大枣十二枚，芍药六两，生姜三两，胶饴一升。

上六味，以水七升，煮取三升，去滓，内胶饴，更上微火消解，温服一升，日三服。（呕家不可用建中汤，以甜故也。）

【方解】

小建中汤由桂枝汤倍芍药加胶饴组成。本证寒热错杂，治当以平调寒热为主。方中饴糖、大枣、甘草皆甘温之品，入太阴脾经补脾建中，充盈气血生化之源，温补中阳，且配伍生姜、桂枝，能辛甘化阳调卫气，配伍芍药可酸甘化阴和营气，饴糖配芍药又能缓急和中。诸药配伍，共奏缓急建中、平调阴阳之功。《金匮要略心典》云："甘与辛合能生阳，酸得甘助而生阴，阴阳相生，中气自立，求阴阳之和者，必求于中气，求中气之立者，必以建中也。"

【现代应用】

现代研究证明，本方有滋补强壮作用，尤其对一些慢性、顽固性、虚损性疾病，效果良好。诸如治疗胃、十二指肠溃疡，可加速溃疡面愈合；治疗男性不育症，可以增加精子数量，提高精子质量；治疗慢性活动性肝炎，具有保肝作用；治疗神经衰弱，具有镇静安神作用；治疗再生障碍性贫血，具有生化气血作用。可以认为本方是治疗一切虚损不足之证的基本方。

2. 黄芪建中汤证

【原文】

虚劳里急，诸不足，黄芪建中汤主之。（14）

【证治机制】

虚劳里急，诸不足，应包含上条"里急，悸，衄，腹中痛，梦失精，四肢酸疼，手足烦热，咽干口燥"诸证。本证较之小建中汤证体现了阴阳气血皆不足，然气虚为甚的特点。以方测证，本证还可有恶风、自汗、气短等症状，六经辨证为太阴病证。故于甘温建中、调补阴阳的小建中汤再加黄芪，以增强其补益脾胃、甘温缓急之功，建中之力更著，入太阴经。

【方剂组成】

于小建中汤内加黄芪一两半，余依上法。气短胸满者加生姜；腹满者去枣，加茯苓一两半；及疗肺虚损不足，补气加半夏三两。

【方解】

黄芪归太阴经，善补阳气。《理虚元鉴》云："夫劳倦虚劳之症，气血既亏，中外失守，上气不下，左不维右，右不维左，得黄芪益气甘温之品，主宰中州，中央旗帜一建，而五方失位之师，各就其列，此建中之所由名也。"脾气虚弱，精微乏源，阳无以生，阴无以长，因此建中益气，乃为良法。《金匮要略编注》云："脾胃气弱，不生于肺，气反上逆，而为里急，故以建中汤加黄芪甘味之药调之，俾脾元健运，营卫灌溉于肺，里气不急，诸虚自复也。"

【现代应用】

黄芪建中汤主要在抑制胃酸和胃蛋白酶活性、调节胃肠平滑肌、调节免疫、抗炎抗氧化及维持能量供应等方面发挥作用。在消化系统如慢性胃炎、肠易激综合征、消化性溃疡、胃食管反流，循环系统如心绞痛、白细胞减少，免疫系统如类风湿关节炎，生殖系统如女性盆腔炎、脾肾阳虚型早期先兆流产、虚弱型月经过少、围绝经期综合征、虚寒性痛经、原发性痛经等疾病中应用较多且疗效显著。

【临床验案】

胡晓鹤孝廉尊堂，素体虚弱，频年咳嗽，众称老瘵不治。今春咳嗽大作，时发潮热，泄泻不食：诸医进参、术之剂，则潮热愈增，用地黄、鹿胶之药，而泄泻、胸紧尤甚，延医数年，无非脾肾两补，迨至弗效，便引劳损咳泻不治辞之。时值六月，始邀余诊，欲卜逝期，非求治也。诊之脉俱迟软，时多歇止，如徐行而息，偶羁一步之象，知为结代之脉。独左前肝部弦大不歇，有土败木贼之势。因思诸虚不足者，当补之以味，又劳者温之，损者益之，但补脾肾之法，前辙可鉴，然舍补一着，又无他法可施。因悟各脏俱虚之脉，独肝脏自盛……此病肝木自盛，脾土不胜，法当补土制肝，直取黄芪建中汤与之。盖方中桂、芍微泻肝木之胜；甘、糖味厚，重实脾土之不胜；久病营卫行涩，正宜姜、枣通调，而姜以制木，枣能扶土也；用黄芪补肺者，盖恐脾胃一虚，肺气先绝。连进数剂，果获起死回生。但掌心微热不除，咳泻虽止，肝木犹强，原方加入牡丹皮，重泻肝木之胜，再进而安。（谢映庐医案）

按：本案患者素体虚弱，频年咳嗽，乃虚劳病。今春咳嗽，潮热为阴虚内热之征，泄泻为阳虚生寒之征，医者补阳则潮热更胜，益阴则中阳更虚。来诊时独左前肝部弦大不歇，有土败木贼之势，断为肝木自胜，脾土虚败之候，投黄芪建中汤制木扶土。这提示我们，原文"虚劳里急，诸不足"症状颇多，病机繁复，把握舌脉应用有时更为重要，且黄芪建中汤后谓加减法：气短胸满者加生姜；腹满者去枣，加茯苓一两半；及疗肺虚损不足，补气加半夏三两，临床需谨守病机，随证加减。

3. 桂枝加龙骨牡蛎汤证

【原文】

夫失精家，少腹弦急，阴头寒，目眩，发落，脉极虚芤迟，为清谷、亡血、失精。脉得诸芤动微紧，男子失精，女子梦交，桂枝加龙骨牡蛎汤主之。（8）

【证治机制】

本证属于阴阳两虚，以阴虚为主，属少阴、厥阴病。经常遗精的人是因为阴虚内热，相火扰动；阴精亏耗日久，阴损及阳，肾阳不足，精关不固，故出现滑精；肾主骨，生髓，其华在发，开窍于耳及二阴，肾阳亏虚，温煦失司，故少腹拘急不适、前阴寒冷；肾精血损耗，故目眩、发落。脉或极虚或芤迟，均为阴阳两虚的脉象，失血过多，泻下清冷，完谷不化也可见此脉象。失血严重可致气随血脱，下利清谷日久，可致阴津损耗，从而导致阴阳两虚。脉芤动，主阴血亏虚；脉微紧，主阳虚里寒。"阴阳气不相顺接而为厥"，阳不足，阴精不固，故见失精，阴虚少，阳气外浮，故见梦交，故均用调和阴阳、潜镇摄纳的桂枝加龙骨牡蛎汤治疗。同一方既可治不同疾病，又可出现不同脉证，皆因病机相同，提示异病同治、同病异治的核心是病机相同。因此，谨守病机，对症施治。

【方剂组成】

桂枝、芍药、生姜各三两，甘草二两，大枣十二枚，龙骨、牡蛎各三两。

上七味，以水七升，煮取三升，分温三服。

【方解】

桂枝辛甘、温，可发汗解肌、温通经脉、助阳化气，入少阴心经，温心阳、助心气。白芍苦酸微寒，入厥阴经平抑肝阳，养血敛阴，柔肝止痛，桂枝、白芍与生姜、大枣、甘草合为桂枝汤，调和营卫，疏调气血。龙骨、牡蛎二药，滋阴敛阳，潜阳入阴，既可固涩止遗，又能宁心安神、收敛浮越之心神。《金匮要略心典》云："桂枝汤外证得之，能解肌去邪气。内证得之，能补虚调阴阳。加龙骨、牡蛎者，以失精梦交为精神间病。非此不足以收敛其浮越也。"诸药相伍，阳能固摄，阴能内守，可以作为虚劳病失精、失血、泄泻诸症之主方。

【现代应用】

现代药理研究表明，桂枝加龙骨牡蛎汤具有镇静、镇痛、抗炎、抗过敏、止咳平喘、解痉、调节中枢和自主神经的作用。临床多应用于神经官能症、心房颤动、更年期综合征、崩漏等多系统疾病中，疗效确切。本方临床并不限于失精、梦交，对自汗、盗汗、偏寒、遗尿、乳泣、不射精、早泄、阳痿、脱发、神经症、冠心病、小儿夜啼、妇女带下、月经周期性精神病等辨证属阴阳俱虚，不能阳固阴守者，皆有较好疗效。临床所用中成药"龙牡壮骨冲剂""龙牡壮骨颗粒"皆为桂枝加龙骨牡蛎汤之成分，治疗小儿夜卧欠安、食欲不佳、汗多者，疗效甚佳。

【临床验案】

黄某，青年工人，不知爱身，恣意情欲，又因劳动不节，以致精神不固，心火妄奇，夜不能寐，寐则梦遗，头晕身倦，气短息低，诊脉，尺寸皆虚，左关独弦细数，口苦心烦，有潮热，小便黄等证象……唯患者羸屡如斯，为救眉急，先用金锁固金丸，安神丸合剂（改为汤剂），固精安神，滋阴清火，以治其标，三剂烦热、口苦悉退，而夜梦尤多，遗无虚夕，再进固精丸（改汤），药为牡蛎、菟丝子、韭子、龙骨、五味子、桑螵蛸、白石脂、茯苓等。又二剂不唯未减少，而遗尤甚，因而用之无益也……改处清心饮：党参9g，当归9g，生地15g，甘草3g，茯神12g，枣仁12g，莲肉12g，远志5g，黄连2.4g，水煎服，日2剂，三日无寸效，精遗如故。

因思《金匮》桂枝龙骨牡蛎汤有治失精之明文，玩味其方药，此属心阳之虚并水气上逆之患而与上方之唯一补养有间，且桂枝汤原为调和营卫，如易其分两，则可变为益阳和阴之用，加之龙牡镇心安神，核于本证殊可适应。桂枝5g，白芍15g，甘草9g，大枣9g，生姜3片，龙骨、牡蛎各18g，并加茯神15g、辰砂末3g（另冲）以为镇惊宁神之助。首2剂效不显，3剂方乃著，梦少能睡，遗可相间，三数日不等。除仍服原汤外，早晚用莲心、金樱子煎汤送服妙香散15g，以增强镇心固精力量，半月精不遗，嗣后自固其本，拟归脾汤配吞都气丸，持续一月，神旺体健，大异畴昔。（赵守真医案）

按： 本案黄某"劳伤"后心火旺盛，肾水不足，以金锁固金丸固精安神，滋阴清火，以治其标，后以桂枝龙骨牡蛎汤调和阴阳，镇心安神。《经》云："损其心者调其营卫，损其肾者益其精。"失精梦交之证乃属心肾不交虚阳浮越的疾病，属少阴病，劳伤心气，相火妄动，心肾不交，水火不济，阳浮于上，精孤于下，不交自泄，故失精；心火浮越，扰精外出，故梦交。桂枝汤能调其营卫，龙骨、牡蛎既能固其肾精，又可镇其心神，故本方治疗本病最为合拍。

4. 天雄散证

【证治机制】

该附方有方无证，《千金方》记载："天雄散，治五劳七伤，阴痿不起衰损方。"以方测证，天雄温肾阳，龙骨敛浮阳，白术调中焦，使坎离相济，当知本方适用于阳痿、失精、腰膝冷痛、头眩、气上冲、小便不利的少阴证。

【方剂组成】

天雄三两（炮），白术八两，桂枝六两，龙骨三两。

上四味，杵为散，酒服半钱匕，日三服，不知，稍增之。

【方解】

《方药考》曰："此为补阳摄阴之方，治男子失精，腰膝冷痛。"天雄为纯阳之品，能壮少阴命门之阳，温下寒，若不可得，可以附子代之；配伍桂枝入膀胱以化气，以助其阳之虚，鼓舞肾阳之气；白术健脾以培中焦，水谷精微化生得源，中气得扶；龙骨顾护少阴阴精，镇敛浮阳。诸药共奏补阳益气、固精止遗之功。

【临床验案】

李某，男，32 岁，已婚，干部。1989 年 12 月 7 日初诊。患者因房劳，反复遗精已 2 年余。近因出差过劳，病情加重。睡后无梦而遗，每周 3～4 次，严重时临厕努便也会滑出清稀的精液。伴有头昏乏力，腰酸膝软，形寒肢冷，腰及小腹、前阴不温，尿频尿清，舌质淡胖嫩，有齿痕，苔白滑，脉沉细弱，尺脉尤甚。此为肾阳虚损，精关不固。治宜温肾益气，涩精止遗。以天雄散加味：附片 10g（先煎），白术 15g，肉桂 6g（后下），煅龙骨 15g，补骨脂 10g，覆盆子 10g，淫羊藿 10g，芡实 20g。日 1 剂，水煎服。

服药 10 剂后，遗精基本控制，每周仍有 1～2 次，头昏乏力，形寒消失，但仍觉小腹冷，前阴不温。服药见效，继服 7 剂，病已痊愈，舌质淡胖嫩已转正常，脉沉细见起，尺仍弱。原方进 7 剂，以资巩固，后随访未见复发。（龚子夫医案）

按：房劳为"七伤"之一，房劳过多损伤气血阴阳，脏腑失调，肾主精，肾阳不足，阳气虚衰，命门火微，精关不固，而出现遗精。头昏乏力、腰膝酸软、形寒肢冷为肾阳虚温煦失司的症状。舌质淡胖嫩，有齿痕，苔白滑，脉沉细弱，尺脉尤甚为少阴不足之征。方中以附片、肉桂、淫羊藿温肾益气为主，以龙骨、补骨脂、覆盆子、芡实补肾固涩，白术除湿益气，配肉桂和中健脾，补下焦阳虚。诸药合用，温肾益气，涩精止遗。

第18章　肺痿肺痈咳嗽病　治在太阳和阳明

　　肺痿是由肺气痿弱不振，肺叶枯痿不用所致的一种慢性衰弱性疾病，以多唾涎沫为主症，多继发于其他疾病或误治之后。肺痈是由于热毒聚肺、血肉腐败、蓄结痈脓而致的疾病，分为表证期、酿脓期和溃脓期。咳嗽上气以咳嗽、气喘、不能平卧，或喉中有痰鸣声为主证，多为水饮内停，外感风寒而诱发，属典型的内外合邪而致病。

　　此为呼吸系统疾病，当处在初期阶段时，多为外感病，是太阳所主肌表与经络感受外邪，正邪交争于体表，如皮毛、腠理、肌肉等部位，营卫功能失调而发生的疾病，外邪侵袭太阳肌表，直中太阳经络，正邪交争，营卫失调，经输不利而致太阳病的发生。如太阳病失治或误治，伤津耗液，以致胃中干燥而转输阳明，即所谓"太阳阳明"。阳明病是外感病过程中邪入阳明，正邪相争剧烈，邪热盛极的阶段，其性质多数里、热、实证。阳明感邪发病，每易导致胃肠功能失常，邪从燥化，是以《素问·阴阳脉解》云"阳明主肉，其脉血气盛，邪客之则热，热甚则恶火"。柯韵伯则谓："阳明为成温之渊薮。"邪入阳明，邪正相争剧烈，故多表现为邪盛正实，这是阳明为病的主要特征，故其病变性质多表现为里热实证。

一、肺痿

（一）成因及脉证

　　问曰：热在上焦者，因咳为肺痿。肺痿之病，从何得之？师曰：或从汗出，或从呕吐，或从消渴，小便利数，或从便难，又被快药下利，重亡津液，故得之。

　　曰：寸口脉数，其人咳，口中反有浊唾涎沫者何？师曰：为肺痿之病。若口中辟辟燥，咳即胸中隐隐痛，脉反滑数，此为肺痈，咳唾脓血。脉数虚者为肺痿，数实者为肺痈。(1)

【语义浅释】

　　病因：发汗过多、呕吐、多饮多尿、峻药通利大便均是肺痿病的形成原因，无论津液是从皮毛还是从上，从前后二阴而下，都引起同样的变化，即津液损伤则阴精亏虚，阴虚则生内热，虚热灼肺，气阴两伤，导致了"热在上焦"的肺痿病。

主证：肺痿可见咳吐浊唾涎沫。寸口主候上焦也主表，脉数主热象，而知其因重亡津液而得，遂虚热在里，肺为娇脏，喜润恶燥，主宣发肃降。《金匮要略心典》中说："热则气烁，故不用而痿"。虚热熏灼于肺，使其宣发肃降失司，肺气上逆而咳。肺气痿弱不振，津液布散失职，水液代谢失司，加之虚热炼液成痰而见咳痰。日久不愈，虚热仍在，而肺之气阴两伤。阴损热灼，终致肺叶枯萎不用。而肺痈可见口中干燥，咳嗽时胸中隐痛，咳唾脓血，脉滑数等。皆因邪热入肺，灼伤营血津液而致。

脉象：肺痿之脉虚数无力，因其重亡津液，虚热在上焦，气阴两伤，病在太阴。肺痈之脉滑数有力，因其邪热聚肺，气血壅盛，邪实正不虚，病在阳明。

（二）证治

1.甘草干姜汤证

【原文】

肺痿吐涎沫而不咳者，其人不渴，必遗尿，小便数。所以然者，以上虚不能制下故也。此为肺中冷，必眩，多涎唾，甘草干姜汤以温之。若服汤已渴者，属消渴。（5）

【证治机制】

甘草干姜汤亦见于《伤寒论》第29条"伤寒脉浮，自汗出，小便数，心烦，微恶寒，脚挛急，反与桂枝，欲攻其表，此误也。得之便厥，咽中干，烦躁，吐逆者，作甘草干姜汤与之，以复其阳"。针对伤寒夹里虚误汗后变证的治疗。与本条肺痿症状不同，而病机同属阳虚，因此治法用方相同。本条肺痿属虚寒肺痿，素体阳虚，虚热肺痿病从寒化，迁延不愈，阴损及阳。由于上焦阳虚，肺布散津液失职，水湿停滞化为涎沫而出，与《金匮要略·水气病脉证并治》"上焦有寒，其口多涎"之理相同。黄汗之病寒湿之邪困脾，郁而熏蒸肌表而发病，其病多在太阴。虚寒肺痿以阳气亏损，水湿停聚而发肺叶痿弱不用，病也在太阴。"肺金不用而气化无权，斯膀胱无制而津液不藏也。"肺气虚寒，治节不用，水液直趋下焦，故遗尿或小便频数，治以甘草干姜汤温复肺气。根据六经辨证，可辨为太阴病或太阴少阴合病。"消渴"意为转至厥阴，需随证治之。

【方剂组成】

甘草四两（炙），干姜二两（炮）。

上㕮咀，以水三升，煮取一升五合，去滓，分温再服。

【方解】

炙甘草甘温益气和中，调补太阴气机，干姜辛温散寒，温太阴复少阴阳气，辛甘合用，肺气得温，治节有权，气化水液代谢正常。二药补脾温中，补土生金，虚则补其母，干姜也可入少阴肾经，以中温下，取金水相生之意，复阳为主。

【现代应用】

甘草干姜汤原用治肺痿、尿频等证，随着现代方剂药理和临床研究的不断发展，其应用范围日益广泛，现主要用于治疗咳嗽、遗尿、肺癌、眩晕、胃痛、过敏性鼻炎等。实验研究证实，本方具有扶正、化痰、抗肿瘤、抗炎、止咳和抗变态反应的作用。

【临床验案】

宋某，男性，35岁，1968年3月24日初诊。头晕、呕逆，吐涎沫1月余，伴嗳气，右偏头痛，口干不思饮，大便溏，苔白滑，脉沉弦细，右寸浮，证为胃虚寒，饮邪上犯。治应温中化饮，予以甘草干姜汤加味：炙甘草18g，干姜10g，陈皮30g，半夏15g。上药服3剂，诸症均已。

按：此案患者见头晕、呕逆、吐涎沫，与厥阴"干呕吐涎沫，头痛者"症状类似，伴口干不思饮及大便溏等症，右寸浮乃饮邪上犯之证。胃受其寒，阳气不布，失于蒸化，聚而为痰，随浊阴上犯而吐涎沫外出，寒浊之邪循经上扰，故见头痛，较之原证有形实邪增加。因此，陈皮、半夏化痰降逆，干姜加量温复力强，防经传变。

2. 麦门冬汤证

【原文】

大逆上气，咽喉不利，止逆下气者，麦门冬汤主之。（10）

【证治机制】

大逆上气指虚火上炎，咽喉不利指咽喉干燥不利，或咳嗽咳痰，止逆下气为治法，以麦门冬汤降气清热生津，为虚热肺痿的主方。津液大伤，则阴液亏虚，阴虚火旺，灼伤肺叶，肺失清肃，肺气上逆则见咳嗽，虚火上浊，咽喉失于濡润则见咽喉干燥不利。本病虽症见于肺，而其源实本于胃，胃液不足则肺津不继，属太阴阳明合病，故治以麦门冬汤，清养肺胃，止逆下气。

【方剂组成】

麦门冬七升，半夏一升，人参三两，甘草二两，粳米三合，大枣十二枚。

上六味，以水一斗二升，煮取六升，温服一升，日三夜一服。

【方解】

此手太阴、足阳明药也。方中重用麦冬，润肺养胃，生津润燥，半夏降逆气，化痰浊，开其结聚，人参、甘草、大枣、粳米养胃益气，以资肺金之功，胃得养而能生津，津液生则肺液足，虚火敛，诸症可除。如高学山所说："肺液欲枯，子困而取资于母"，故求之于胃。

【现代应用】

本方能改善肺纤维化早期及形成阶段的病理变化，并有防治放射性肺损伤、增强免疫力、抗肿瘤等作用。麦门冬汤临床用于呼吸、消化、内分泌系统及五官、肿瘤等疾病的治疗，对中医辨证属于气阴两虚，虚火上逆者确有良效，尤其对一些目前西医尚无良策的疾病及减轻西医治疗的不良反应等有较大优势。

【临床验案】

李某，女，36 岁，已婚，1982 年 4 月 8 日初诊。患者水肿时起时消两年余，历医十数，用"开鬼门""洁净府""去菀陈莝"等法，服五苓散、五皮饮、真武汤、疏凿饮子等利水方药效果不著。经某医院检查化验，诊为"慢性肾炎"，予可的松、环磷酰胺、利尿合剂等治疗，其水肿仍时起时消。医患悉以为苦，遂商治于我处。查患者一身悉肿，目胞光亮，面白鲜明，两颧红赤，咽喉干燥不利，频频咳吐浊沫，舌体瘦小质红，乏津少苔，脉沉细略数。

细揣此案，其病机演变与病证颇与《金匮要略》之肺痿相似，乃断为"水肿继发肺痿"（虚热型）。拟麦门冬汤加减治之。药用：麦冬 30g，太子参 20g，法半夏 10g，淮山药（代粳米）20g，大枣 12g，白芍 20g，甘草 10g。

二诊：上方服完 10 剂，小便量日渐增多，肿势已轻，浊沫大减，药已中病，遵岳美中教授"慢性病有方有守"之训，原方续服 10 剂。

三诊：服药已一月，水肿消尽，浊沫不吐，为巩固疗效，仍以养阴生津，健脾益肺之剂以善其后。随访五年，病未复发。（唐忠明医案）

按：吴瑭氏云："余见世人每遇浮肿，便与淡渗利小便之法，岂不畏津液消亡而成三消证，快利津液为肺痈肺痿证。"根据患者咳吐浊唾涎沫之主证，故断为水肿继发肺痿。此案的病机演变以阴津亏损、肺叶失濡为主，故用麦门冬汤加减以养阴润肺，培土生金。《神农本草经》载芍药有"利小便，益气"之功。与甘草相配有酸甘化阴之妙，如是阴津恢复、肺叶得润，脾能健运，阴生阳长，不利水而水肿自消矣。

二、肺痈

（一）成因及脉证

问曰：病咳逆，脉之何以知此为肺痈？当有脓血，吐之则死，其脉何类？师曰：寸口脉微而数，微则为风，数则为热；微则汗出，数则恶寒。风中于卫，呼气不入；热过于荣，吸而不出。风伤皮毛，热伤血脉。风舍于肺，其人则咳，口

干喘满，咽燥不渴，时唾浊沫，时时振寒。热之所过，血为之凝滞，蓄结痈脓，吐如米粥。始萌可救，脓成则死。（2）

【语义浅释】

风邪中于卫，病位较浅，易于祛出；热邪入于营，病位较深，不易祛出。风邪损伤皮毛，停留于肺，则出现咳嗽、气喘、胸满、振寒等症状；热邪损伤血脉，血行凝滞，热与血结，酿成痈脓，此病初期病情不重，尚未成脓，尚可救治，脓成后病情危急，预后不佳。

从其"寸口脉浮而数"可知，本病是由于感受风热病邪。早期病在阳明，外邪侵袭阳明，邪正交争，邪实而正盛，燥热亢盛，而见口干喘满，咽燥不渴，正邪交争剧烈时可见振寒脉数，后期热邪煎灼，化腐成脓，正气渐虚，病势缠绵，可见痈脓吐如米粥，病内传三阴经，绝不可峻猛泻下或催吐等法，以防大伤正气。肺痈病的病变过程，大致可分为表证期、酿脓期和溃脓期三个阶段。肺痈表证期的恶寒发热与一般风热外感的恶寒发热症状相似，但病机殊异。因此，在治疗上，单纯的解表剂不能取效，必须是解表与清热解毒同用。酿脓期热毒盛于里，正气与之相争于里，卫外失司；或因热邪壅滞，肺气郁遏不得外出，卫外失职所致。酿脓期邪正相争剧烈，是病变的转折期。溃脓期血液凝滞，继而腐溃，见咳吐米粥样的腥臭脓痰、胸痛、振寒脉数，此期气阴两虚，正气已伤，治当谨慎。与一般风热外感不同，肺痈病一开始就存在"风伤皮毛，热伤血脉"，阳明热盛，深入血分，从初期的"热过于营""热伤血脉"至酿脓期的"热之所过，血为之凝滞"，到溃脓期的咳吐脓血。

（二）证治

1. 葶苈大枣泻肺汤证

【原文】

肺痈，喘不得卧，葶苈大枣泻肺汤主之。（11）

【证治机制】

本条属"肺痈"，除喘不得卧，还应有"口中辟辟燥，咳即胸中隐隐痛，脉反滑数"等肺痈主证。外邪侵袭阳明，入里化热，炼津为痰，痰浊壅遏，气道不利，故证见喘息，不得平卧，治以葶苈大枣泻肺汤急泻阳明实邪。葶苈大枣泻肺汤为泻肺峻剂，一般多用于肺痈初期，表证已解，酿脓未成或脓已成而病机属痰壅气闭，形气俱实者，依六经辨证，此方证为阳明病。如脓成转虚，本方不得用。

【方剂组成】

葶苈（熬令黄色，捣丸如弹子大），大枣十二枚。

上先以水三升，煮枣取二升，去枣，内葶苈，煮取一升，顿服。

【方解】

方中葶苈味苦性寒，善破肺之滞气而止喘，能大泻肺中痰饮脓血，但恐其作用峻猛将肺中津液一并泻出，故佐以大枣缓和药性，约束营阴存津液。黄树曾在《金匮要略释义》提到，这种用法与皂荚丸用枣膏、十枣汤用大枣的意义是相同的。

【现代应用】

葶苈子具有止咳平喘、利尿、强心、抗菌、调血脂等多种作用，葶苈子毒性主要以强心苷毒性为主，其他不良反应较小。

2. 桔梗汤证

【原文】

咳而胸满，振寒脉数，咽干不渴，时出浊唾腥臭，久久吐脓如米粥者，为肺痈，桔梗汤主之。(12)

【证治机制】

本证为肺痈成脓的证治。热邪阻肺，肺气机不利，上逆而咳，阻滞胸中则胸部满闷；邪热内盛则脉数；邪正相争于里，卫阳不宣达于表，则见振寒；热伤津液，咽喉不润则咽干；邪热内蕴成毒，化腐成脓，可见时出浊唾腥臭，邪实壅盛，正气已虚，邪由阳明传至太阴，邪恋于内，故成脓期病程较长，可见久久吐脓如米粥，治疗用桔梗汤。依六经辨证，此方证为太阴病证。

【方剂组成】

桔梗一两，甘草二两。

上二味，以水三升，煮取一升，分温再服，则吐脓血也。

【方解】

桔梗辛苦平，入手太阴肺经，散结滞而消肿硬，化凝郁而排脓血，宣太阴气机以止咳；甘草甘平，泻火解毒，润肺祛痰，二药伍用，桔梗开郁散毒，甘草泻火解毒，标本兼顾，共奏利咽解毒，祛痰排脓之功。溃脓期用药应当顺从其较长病程而从轻从缓而治，避免峻猛之药攻邪，以免病情变化，传变他经。肺痈尚未成脓，实邪可以葶苈大枣泻肺汤攻逐水邪，成脓溃后，便成虚邪，故以桔梗汤解毒排脓。

【现代应用】

桔梗汤作为治疗咽痛、咳嗽的基本方，广泛见于内、外、儿各科医著方剂中，尤其在各类解表方剂中。如《温病条辨》的"银翘散""桑菊饮"；《伤寒六书》的"柴葛解肌汤"；《通俗伤寒论》的"葱豉桔梗汤"；《小儿药证直诀》中的"败毒散"等。方中桔梗浮而治上，引诸药上行，甘草解毒祛痰，调和诸药，故历代医家在各类解表方剂的配伍中选用桔梗、甘草二味颇多，不同方剂中桔、甘二味的有机结合及与他药的相互配伍则产生不同的功效，这便是古方配伍中的精粹。此外，据《金匮要略·肺痿肺痈咳嗽上气病脉证并治》曰："咳而胸满振寒，脉数、咽干、不渴，时时出浊唾腥臭，久久吐脓如米粥者，为肺痈，桔梗汤主之，亦治血痹。"可见，桔梗汤除常用作治疗肺痈外，还可治疗血痹证，但相关记载却少见。

现代药理学表明桔梗具有祛痰、抗炎、免疫调节、抗肿瘤、保肝、心血管保护、治疗糖尿病、抗肥胖、镇痛等作用。甘草成分复杂，具有保肝、抗炎、抗菌、抗病毒、镇咳、抗疟、抗氧化、抗癌、免疫调解、降糖和抗血小板聚集等多种活性。

（三）预后

肺痈病至溃脓期，邪气渐衰，正气渐虚，由阳明内陷太阴，条文中"脓成则死"与"始萌可救"，提示肺痈应及早治疗，等到溃脓期则病情严重、预后不佳。肺痈病初期易与太阳表证混淆，肺痈初期风热伤于血脉，虽然出现恶寒发热、汗出脉浮等证，但肺痈初期就有"风伤皮毛，热伤血脉"的病机变化，继而"热之所过，血为之凝滞，蓄结痈脓"。邪正交争，其势激烈，邪实而正盛，"表证"更明显且程度更重，病变部位更深。因此，肺痈初期不可因为其症状的类似就一直解表，若不效应迅速入里清热解毒，以免延误病机。"振寒脉数"为预后重要的参考因素与病情标志。如这一症状逐渐消失，表明肺部痈脓已排出，疾病向愈。如这一症状不消失，表明邪正相争，仍在"蓄结痈脓"。有时经过治疗，主要症状均减轻或消失，而振寒脉数仍在或时有出现，表明病未痊愈，有复发的可能。因此，必须彻底治疗，直至"振寒脉数"这一症状完全消失，不再复出。

三、咳嗽上气

（一）成因、脉证

上气面浮肿，肩息，其脉浮大，不治，又加利尤甚。（3）

【语义浅释】

久病肺气肾阳俱亏，肾不摄纳，阳气上浮而见咳喘、短气；肺虚津液不布，肾虚温煦失司，膀胱气化不利，水液泛溢肌肤见面部浮肿；脉浮大为虚阳外越之征象。若不治阳衰而阴不内守，阴祛于下则下利，"阴阳气不相顺接"，阳脱于上，阴竭于下，阴阳离决，病入厥阴，形成诸厥，病情险恶，预后不佳。

上气喘而躁者，属肺胀，欲作风水，发汗则愈。（4）

166

【语义浅释】

肺胀既是病机又是症状，"肺胀者，虚满而咳喘"。肺胀乃外感风邪，内积水气也，因久病咳嗽、气喘等症迁延难愈，内生痰饮，感受外寒后引动内邪、痰饮壅滞，气机闭郁致肺气闭塞不得宣泄而膨膨胀满，肺气郁闭，不能通调水道，有欲作风水之势，以发汗的方法使外寒内饮从汗而解，就可使肺气肃降得当，水饮消解。

【六经辨析】

咳嗽上气，首见于《素问·五脏生成》"咳嗽上气，厥在胸中，过在手阳明、太阴。"咳谓无痰而有声，肺气伤而不清也；嗽是无声而有痰，脾湿动而为痰也。咳嗽谓有痰而有声，盖因伤于肺气，动于脾湿，咳而为嗽也。上气，指肺气上逆，肺失宣肃，气逆而咳之征。

咳嗽上气多为水饮内停，外感风寒诱发而致的内外合邪致病，属于表里并重者，太阳统摄营卫，主一身之表，外感则太阳首当其冲，风寒风热袭表，肺卫失宣，肺气上逆而作咳，病在手太阴，治宜发汗解表，宣肺止咳平喘。若属表热证者，治宜辛凉解表，清肺止咳平喘。病久化热入里，炼液成痰，壅滞肺气，可见咳痰黄稠，胸膈满闷等症，病位在手阳明，可加清热化痰之品。

（二）证治

1.射干麻黄汤证

【原文】

咳而上气，喉中水鸡声，射干麻黄汤主之。(6)

【证治机制】

咳嗽气喘的患者，喉中痰鸣像水鸡的叫声，用射干麻黄汤治疗。巢氏《诸病源候论》叙述："肺病令人上气，兼胸膈痰满，气机壅滞，喘息不调，致咽喉有声，如水鸡之鸣也。"喉中水鸡声的出现是由于寒痰水饮随气上逆壅于喉间，痰阻其气，气触其痰，痰气相击而发出，临证时还可见舌苔白滑、脉象浮紧等症。本证由于寒饮郁肺，外邪诱发致病，当属太阳太阴合病。太阳水气，不能作汗外泄；加之太阴不运，太阴主司人体水液生成、输布，脾太阴输布水谷精微，肺太阴主气，通调水道，鼓动津液运行，太阴失司水液代谢障碍，则留着胸膈而成寒饮，饮邪上冒则为咳。胸有留饮吸入之气不顺，则为上气。这与现代医学中的哮喘症状类似，哮喘分为急性发作期和缓解期，当冷空气、刺激气味或其他诱因诱发哮喘时，可听及特殊如"水鸡"般的声响，缓解期则可以缓解，急性期时就可以"发则治上"加减使用射干麻黄汤，而缓解期时以"平时治下"原则补肾纳气，散寒化饮。

【方剂组成】

射干十三枚（一法三两），麻黄四两，生姜四两，细辛、紫菀、款冬花各三两，五味子半升，大枣七枚，半夏八枚（大者，洗。一法半升）。

上九味，以水一斗二升，先煮麻黄两沸，去上沫，内诸药，煮取三升，分温三服。

【方解】

射干、麻黄均入太阴肺经，射干祛痰利咽，化痰散结，麻黄辛温，散太阴肺之寒气，又开太阳水气，二者辛开苦降、调畅太阳、太阴气机。细辛温散寒饮、助气机升发；半夏、紫菀、款冬花化痰止咳，下降逆气；五味子酸敛，防麻、姜、辛发散太过，令全方祛邪而不伤正。生姜散寒，又与大枣和中。全方宣肺散寒，祛痰平喘，为治寒痰哮喘常用有效方剂。

【现代应用】

射干麻黄汤可有效改善气道平滑肌痉挛、降低呼吸道阻力，同时，对于气道炎症反应作用有较强的缓解和减轻效果，可以促进嗜酸粒细胞凋亡，减少 IL-5 mRNA、IL-10 mRNA 的表达而有效抑制小鼠气道嗜酸性粒细胞的上升，减少气道嗜酸性粒细胞浸润和释放，达到减轻气道炎症的作用，常用于治疗哮喘等呼吸系统疾病。

【临床验案】

谢某，男，月龄 8 个半月。因感冒咳嗽 4 周，高热 4 天，于 1961 年 4 月 17 日住某医院。住院检查摘要：体温 39℃，脉搏每分钟 104 次，发育营养中等，两肺呼吸音粗糙，有散在中小水泡音。血化验：白细胞总数 11.5×10^9/L，中性 58%，淋巴细胞占比 41%，单核细胞占比 1%。尿蛋白（++）。咽拭子培养为金黄色葡萄球菌，凝固酶试验（+），少数铜绿假单胞菌，药物敏感试验：对各种抗生素均为阴性，咽拭子病毒分离为Ⅲ型腺病毒，补体结合试验效价 1：32 倍。胸透：右上肺有片状阴影。临床诊断：腺病毒肺炎。

病程与治疗：入院前 2 周咳嗽痰多，至第 10 天突然高热持续不退，伴有呕吐夹痰奶等，食纳差，大便黄色黏稠，日一二次，精神萎靡，时而烦躁，入院后即用中药桑菊饮、葛根芩连汤加味：安宫牛黄散及竹叶石膏汤等均未效，于 4 月 21 日请蒲老会诊：体温 38～40℃，无汗，呕吐，下利，每日平均十多次，呼吸不畅，喉间痰阻，喘促膈动，面色苍白，胸腹微满，脉虚，舌红无苔。此属表邪郁闭，痰饮阻肺，正为邪遏之候。

治宜辛温开闭，涤痰逐饮。方用射干麻黄汤加减。方药：射干 2g，麻黄 1.5g，细辛 1.5g，五味子 30 粒，干姜 1g，紫菀 2.4g，法半夏 3g，大枣 4 枚。

进 2 剂后，体温由 40℃ 降至正常，烦躁渐息，微咳不喘，喉间痰减，呼吸较畅，面色渐荣，手足心润，胸腹已不满，下利亦减，脉缓，舌质红，苔少。

郁闭已开，肺气未复。宜益气化痰为治，方宗生脉散加味。方药：沙参 6g，麦冬 3g，五味子 20 粒，紫菀 2.4g，法半夏 3g，枇杷叶 9g，生姜 2 片，大枣 2 枚。进 2 剂后咳止，一切正常，观察 4 天，痊愈出院。（蒲辅周医案）

按： 本案咳嗽发热，前医作温热病论治，给以辛凉解表或辛寒清气之法，未得其要也。蒲老据其高热无汗、喉间痰阻、喘促膈动、面色苍白之症，断为表邪郁闭，痰饮阻肺之候。太阳表气不开，气机出入紊乱，加之太阴运化不足，水湿停聚，故以射干麻黄汤治之。本方主治寒饮郁肺之证。外有风寒，内有痰饮，内外相引，搏击于肺，则咳逆上气，喉中痰鸣。《素问·脏气法时论》云："肺苦气上逆，急食苦以泄之。"又云："肺欲收，急食酸以收之，用酸补之，辛泻之。"故本方用射干、紫菀、款冬花、半夏苦泄以降气，麻黄、细辛、生姜辛散以发表，五味子酸收以敛肺，且半夏、细辛又可消痰化饮。全方散中有收，开中有合，诚为治寒饮咳喘之良方。

2. 皂荚丸证

【原文】

咳逆上气，时时吐唾浊，但坐不得眠，皂荚丸主之。（7）

【证治机制】

本证气逆壅盛很突出且痰多量大，不易咳出。由于痰浊壅滞于肺部，虽然频频吐痰，但咳逆喘满依然不减，卧则气逆更甚，令患者但坐不得眠，本方证当属厥阴病，本证病势较急，若不迅速清除其痰浊，可能出现痰壅气闭的危险。

【方剂组成】

皂荚八两（刮去皮，用酥炙）。

上一味，末之，蜜丸梧子大，以枣膏和汤服三丸，日三夜一服。

【方解】

皂荚祛痰最猛，其性剽悍而专攻浊痰，但恐其药力峻猛，伤及正气，故酥制蜜丸，和枣膏调服，缓和药力、顾护正气，取其峻药缓攻之意。用量不可过大过久，中病即止，用他方后续调护。

【现代应用】

据现代药理研究，皂荚中的皂苷成分有明显的祛痰作用，且可以改变细胞的通透性，罂粟碱则能降压、缓解支气管痉挛及胃肠、胆囊、平滑肌痉挛，故皂荚可用于治疗支气管哮喘、支气管扩张等肺系疾病。现代研究表明，皂荚含有天然防腐成分，对于多种球菌、霍乱弧菌具有不同程度的抑制作用。部分患者服皂荚丸后会有反射性呕吐表现，痰涎往往随之而出；且皂荚富含油脂，可以起到润肠通腑的作用，部分患者则在服用皂荚后，得腹痛而泄，使痰浊随大便而走。故知皂荚丸除痰液稀释易咯外，具有催吐通便的双向作用，符合《黄帝内经》"其高者因而越之，其下者引而竭之"之立意。皂荚丸既可宣畅肺气，也在一定程度上可通畅腑气，从而尽快恢复肺脏的清虚本性，复其宣肃之职。

当代皂荚丸治疗仍以肺系疾病为主，主要应用于慢性阻塞性肺疾病、支气管扩张、支气管哮喘等呼吸系统疾病。其要点当为"浊痰""胶痰"，临床表现为痰出不畅、但坐呼吸。临床上当把握病机，用皂荚丸豁痰以开气道，不可碍其药性霸道避而不用，导致气闭甚至气脱之危重症。慢性肺系疾病如慢性阻塞性肺疾病存在气流受限的情况，浊痰、胶痰、顽痰往往就是导致气道阻力增高的致病因素。把握其"痰浊壅肺"的病机重点，"咳喘痰多，痰黏稠成块，咯唾不爽，虽频吐稠痰而咳喘仍毫无缓解之势"的症状特点，应用皂荚丸进行治疗，临床收到确切疗效。在治疗剂型方面，对于急性加重期的治疗，可改皂荚丸剂为汤剂，并合用其他方剂治疗。

【临床验案】

按射干麻黄汤证但云咳而上气，是不咳之时，其气未必上冲也。若夫本证之咳逆上气，则喘息而不可止矣。病者必背拥叠被六七层，始能垂头稍稍得睡。倘叠被较少，则终夜呛咳，所吐之痰黄浊胶黏。此证予于宣统二年，侍先姒邢太夫人病亲见之。先姒平时喜进厚味，又有烟癖，厚味被火气熏灼，因变浊痰，气吸于上，大小便不通。予不得已，自制皂荚丸进之。长女晤华煎枣膏汤，如法昼夜4服。以其不易下咽也，改丸如绿豆大，每服5丸。凡4服，浃晨而大小便通，可以去被安睡矣。后一年，闻吾乡城北朱姓老妇，以此证坐一月而死，可惜也。（曹颖甫医案）

按：本案患者病在太阴，"太阴为开"即太阴将阳明从外界吸收而来的水谷精微之气气化成形，转化成为人体有形物质并输布。喜进厚味伤及脾胃，吸烟日久灼烧肺叶，瘀积停滞，痰浊壅肺，气道被阻，呼吸不利，其势每多危急。故治宜速除其痰。皂荚辛咸，宣壅导滞，利窍涤痰，可以胜任。然毕竟性猛力峻，故用酥炙蜜丸，枣膏调服，以缓和之，又兼顾脾胃，使痰除而正不伤。本方适应证：咳喘痰多，稠黏如胶，但坐不得眠，咯唾不爽，胸满或痛连胸胁，大便不爽，苔黏腻，脉滑实。临床不唯用于咳喘，它如中风、痰饮、喉风等证表现为痰涎壅盛，形气俱实者，均可酌情使用，但要掌握剂量和服法。

3. 厚朴麻黄汤

【原文】

咳而脉浮者，厚朴麻黄汤主之。（8）

【证治机制】

脉浮即脉象浮，提示病偏在表，邪犯于上，与泽漆汤的"脉沉者"作对比，此条为风寒邪气侵袭，束表肺卫不固，气机上逆故见咳嗽，病邪趋表而盛于上，故见脉浮。《千金》咳嗽门述："咳而大逆上气，胸满，喉中不利，如水鸡声，其脉浮者，厚朴麻黄汤方。"可补本条之不足。知除表证外内还有里饮，本方证当属太阳阳明太阴合病证。

【方剂组成】

厚朴五两，麻黄四两，石膏如鸡子大，杏仁半升，半夏半升，干姜二两，细辛二两，小麦一升，五味子半升。

上九味，以水一斗二升，先煮小麦熟，去滓，内诸药，煮取三升，温服一升，日三服。

【方解】

厚朴麻黄汤为大小青龙之变方。本方是属外邪鼓动下焦水气上逆，因此麻黄、杏仁、石膏从太阴肺经泄热存阴，细辛、半夏深入阴分，祛散水寒，半夏降逆化痰，干姜辛温、五味子酸敛散邪固本，与麻黄相伍以制太阳，厚朴宽胸利气善消满，合麻黄宣肺降逆平喘，小麦安中养正。表证入里合病，去桂枝、白芍解表和营卫；里有饮邪，去甘草防壅滞。全方共奏散饮降逆、止咳平喘之功。

【临床验案】

朱小祥病患咳嗽，恶寒头疼，胸闷气急，口燥烦渴，尿短色黄，脉浮而小弱。据证分析，其由邪侵肌表，寒袭肺经，肺与皮毛相表里，故恶寒而咳；浊痰上泛，冲激于肺，以致气机不利，失于宣化，故胸满气促；燥渴者，则为内有郁热，津液不布，因之饮水自救；又痰积中焦，水不运化，上下隔阻，三焦决渎无权，故小便黄短；脉浮则属外邪未解，小弱则因营血亏损，显示脏气之不足。

如此寒热错杂内外合邪之候，宜合治不宜分治，需使用疏表利肺，降浊升清之大法，因处以《金匮》厚朴麻黄汤。其方麻、石合用，不唯功擅辛凉解表，而且祛痰力巨；朴、杏宽中定喘，辅麻、石以成功；姜、辛、味温肺敛气，功具开阖；半夏降逆散气，调理中焦之湿痰；尤妙在小麦一味补正，斡旋其间，相辅相须，以促成健运升降诸作用。但不可因麻黄之辛，石膏之凉，干姜之温，小麦之补而混淆杂乱目之。药服 3 剂，喘满得平，外邪解，烦渴止。再 2 剂，诸恙如失。（赵守真医案）

按：厚朴麻黄汤主治饮邪夹热，上迫于肺之证。由于饮邪夹热，犯上充外，导致脉浮之显现。本条叙证过简，以药测证，当有咳喘气逆，痰声辘辘，胸满烦躁，咽喉不利，倚息不能平卧，或见但头汗出，脉浮苔滑等。寒热错杂内外合邪之候，以厚朴麻黄汤外散太阳风寒，内化太阴水饮。厚朴宽中定喘，石膏辛凉宣泄肺中郁热，干姜、细辛温化寒饮，五味子酸收，功具开阖，半夏降逆化痰，杏仁下气止咳，小麦安居中焦养正气，调畅气机运行。

4.泽漆汤证

【原文】

脉沉者，泽漆汤主之。（9）

【证治机制】

"脉沉者"是承上方证"咳而脉浮者"之厚朴麻黄汤而来。咳而上气，脉浮者病在表，脉沉者可知病邪在里，水饮内停。《金匮要略·水气病脉证并治》提到"脉得诸沉，当责有水，身体肿重"，可知除咳嗽、喘逆外，可见身体肿胀、沉重，故咳而上气。再以药测证分析，泽漆去水之力甚峻，且能消痰结。方中以此为主药，故知其水饮内结，以本方通阳逐水，止咳平喘。《脉经》也有"寸口脉沉，胸中引胁痛，胸中有水气，宜服泽漆汤"的记载。结合脉证，本方证当属太阴病证。痰饮咳逆兼有外邪者，可根据脉证选用厚朴麻黄汤、射干麻黄汤、小青龙汤类治之。

【方剂组成】

半夏半升，紫参五两（一作紫菀），泽漆三斤（以东流水五斗，煮取一斗五升），生姜五两，白前五两，甘草、黄芩、人参、桂枝各三两。

上九味，㕮咀，内泽漆汁中，煮取五升，温服五合，至夜尽。

【方解】

方中泽漆，《神农本草经》谓"味苦微寒，主皮肤热，大腹水气，四肢面目浮肿丈夫阴气不足"。泽漆入少阴，峻猛攻逐之力类似大戟，能泻水逐饮。紫参，入足厥阴之经，能治诸血病，有活血止血通利作用，血水并治，有活血逐水消肿之功，桂枝、生姜辛温通阳利水；半夏降逆化痰、白前止咳，人参调补中焦；黄芩清少阳郁热，通厥阴之地，甘草缓和药力，共奏止咳平喘，消肿逐水之力。

【现代应用】

大量研究表明泽漆具有一定的抗肿瘤作用，其含有的二萜酯类及黄酮类化合物为最主要的抗肿瘤有效成分，如槲皮素、麻枫树烷型二萜、山柰酚及没食子酸等，目前其抗肿瘤的机制研究主要集中在直接抑制肿瘤生长、诱导细胞凋亡、细胞毒性作用、免疫调节等方面。另有较多文献研究显示泽漆有效成分通过抗氧化、抗自由基、抑制血管新生等途径达到抗肿瘤的效果。

【临床验案】

张某，女，72岁，1987年10月25日诊。患慢性支气管炎伴肺气肿10年，素日气短，劳则作喘。旬日前，贪食肥厚，复勉强作劳，遂扰动宿疾，咳痰肿满，气急息迫，某医院诊为肺源性心脏病，于西药治疗一周罔效。

刻诊：面晦紫虚肿，咳逆气促，鼻张抬肩，膈膨胀，不能平卧，痰涎壅盛，咯吐不爽，心慌不宁，颈静脉怒张，肝肋沿下3cm伴明显压痛，剑突下上腹部动悸可见，下肢呈凹陷性水肿，小便不利，大便数日未行。唇青紫，口干不欲饮，舌质紫暗，苔白厚，脉沉有结象。

辨属痰饮潴留，胸阳阻遏，气滞血瘀，肺病累心。治宜开结降逆，决壅逐水。拟泽漆汤原方：泽漆30g，紫参、白前、生姜各15g，半夏、党参、桂枝、黄芩、炙甘草各10g。5剂，煎服。

二诊：药后诸症明显好转，泻下黏浊物甚多，脉转缓，续予原方5剂。

三诊：咳平喘宁，肿消痰祛，肝大缩回，小便通利，纳谷馨，改拟金水六君煎调理，连进月余，病情稳定。经询访，年内未再反复。（海崇熙医案）

按：本例年高气衰，当属少阴元真不足，然由内伤饮食，引动伏邪，浊饮迫肺，酿成邪实标急之候，故以泽漆汤首治其标。里饮重则脾脏有寒，故用生姜以散之，桂枝以达之。胃气不濡，故用人参、甘草以益之，此治在太阴；饮邪壅塞恐郁热少阳，则用黄芩防饮邪化热，兼清肺热。在本方虽为逐水之剂，但实治在太阴，具敦土生金之妙。邪却后，以金水六君煎善后，俾土生金，金生水，肺脾肾三脏根本得固，故获长治久安之效。泽漆汤主治水饮内停，喘咳身肿之证。本方证与厚朴麻黄汤证比较，咳喘虽同，但热邪轻而水邪重，病势向里故见脉沉。故主用泽漆通里以逐水，紫参通利二便。《神农本草经》云："紫参……通九窍，利大小便。"余药培土化饮，止咳平喘。本方下趋力猛，因势利导，临床用于水饮充盛之候，其效为优。《金匮要略心典》云："仲景之意，盖以咳皆肺邪，而脉浮者气多居表，故驱之使从外出为宜；脉沉者气多居里，故驱之使从下出为易，亦因势利导之法也。"

5.越婢加半夏汤证

【原文】

咳而上气，此为肺胀，其人喘，目如脱状，脉浮大者，越婢加半夏汤主之。（13）

【证治机制】

本证外感风热之邪，入里化热，饮与热交结于内，壅塞肺气，致肺气胀满，热蒸于上，逆而不降，壅塞肺气外不得泄，气夹热上壅，致目如脱状。脉浮主表，主邪气在上；脉大，主热，邪气壅盛。表邪外束，里气上逆，饮热盛于上，故见诸症，本方证当属太阳阳明太阴合病证。

【方剂组成】

麻黄六两，石膏半斤，生姜三两，大枣十五枚，甘草二两，半夏半升。

上六味，以水六升，先煮麻黄，去上沫，内诸药，煮取三升，分温三服。

【方解】

越婢加半夏汤清肺泄热，化饮平喘。方中麻黄宣肺平喘从太阳引邪外出，石膏辛散阳明郁热，清金而发表，半夏降逆化饮除痰，引气下行，生姜、甘草、大枣培土而和中，脾胃健运，水谷精微得以正常化生，肺气充足，通调水道，下输膀胱，水液运行得当，津液输布正常，合半夏一化水饮，一防水饮新生。诸药相伍，开阖得当，升降适宜，敛散结合。

【现代应用】

石膏能增强肺泡巨噬细胞的吞噬能力，麻黄能阻止过敏介质的释放，甘草有类似肾上腺皮质激素样作用，能抑制肥大细胞脱颗粒、提高细胞内环核苷酸（cAMP）的浓度，抑制过敏反应，生姜能降低 PG 内的过氧化物的形成，并有抗氧化作用，大枣乙醇提取物能抑制抗体的产生，对小鼠反应性抗体也有抑制作用，提示大枣具有抗变态反应作用。有实验表明，越婢加半夏汤能显著降低哮喘小鼠血清 IgE 及哮喘小鼠肺组织 IL-4 含量，进而抑制 IgE 的合成释放，从而阻断 IgE 介导的 I 型超敏反应，同时，纠正体内 IL-8 和 TNF-α 水平失衡，减少炎性细胞的浸润及降低气道高反应。

【临床验案】

社友孙其芳令爱，久嗽而喘，凡顺气化痰，清金降火之剂，几予遍偿，绝不取效。一日喘甚烦躁，余视其目则胀出，鼻则鼓煽，脉则浮而且大，肺胀无疑矣。遂以越婢加半夏汤投之，一剂而减，再剂而愈。（李中梓医案）

按：本证为饮热壅肺，热甚于饮。其证以咳喘为主，且喘重于咳。因热壅饮聚，憋气严重，致使眼球胀突，犹如脱出之状，此实证之咳喘，故其脉必浮大有力。治以越婢加半夏汤清热蠲饮，降肺平喘。本方以越婢汤发越水气，兼清里热，加半夏以散水降逆。临床用于饮热壅肺之咳喘、水肿等证，效果甚优，此为《内经》"开鬼门"之大法。

6. 小青龙加石膏汤

【原文】

肺胀，咳而上气，烦躁而喘，脉浮者，心下有水，小青龙加石膏汤主之。

（14）

【证治机制】

肺胀病多因长期咳喘损耗肺气，肺气不足宣降失常，清肃不利，气机郁滞，水饮内停，饮气交阻壅遏于肺，致肺气壅滞，日久膨胀满闷，心下水饮停留，肺失宣降，肺气上逆故咳而上气，饮邪郁久化热故见烦躁，脉浮为表邪外感，肺气虚损，外不得合皮毛以顾护肌表，故易反复感受外邪；外邪又引动心下水饮发为疾病，二者互为因果。据脉证，本方证当属太阳阳明合病证。肺胀在发展过程中，常时好时坏，这是由于外邪复感会加重病情，且根据体质不同及感邪不同有时化寒，有时化热。本条所论是外寒内饮夹热，故治疗上以小青龙汤外散风寒，内化水饮，兼以清热。

【方剂组成】

麻黄、芍药、桂枝、细辛、甘草、干姜各三两，五味子、半夏各半升，石膏二两。

上九味，以水一斗，先煮麻黄，去上沫，内诸药，煮取三升。强人服一升，羸者减之，日三服，小儿服四合。

【方解】

麻黄走太阳，发汗利水平喘，与桂枝解表散寒，从太阳祛外邪而出；细辛、干姜辛热温太阴水湿，化饮涤痰；半夏辛温温化心下痰饮，开郁结；五味子收敛，防气耗散太过；芍药、桂枝调和营卫；石膏清阳明郁热以除烦，与麻黄相伍，尚可发越水气；甘草调和诸药。

【现代应用】

小青龙加石膏汤可用于治疗支气管哮喘导致阻塞性肺气肿、风湿性心脏病等。有研究表明，小青龙加石膏汤用于饮停夹热证急性呼吸窘迫综合征患者可加强治疗疗效，并有效改善患者临床症状及体征，治疗后患者动脉血氧分压、氧合指数及动脉血氧饱和度改善情况显著，表明给予小青龙加石膏汤治疗可有效改善患者肺部通气功能。

【临床验案】

孙某，女，46岁。时值炎夏，夜开空调，当风取凉，因患咳嗽气喘甚剧。西医用进口抗肺炎之药，不见效果。又延中医治疗亦不能止。马君请刘老会诊：脉浮弦，按之则大，舌质红绛，苔则水滑。患者咳逆倚息，两眉紧锁，显有心烦之象。

辨为风寒束肺，郁热在里，为外寒内饮，并有化热之渐。为疏：麻黄4g，桂枝6g，干姜6g，细辛3g，五味子6g，白芍6g，炙甘草4g，半夏12g，生石膏20g。仅服2剂，则喘止人安，能伏枕而眠。（刘渡舟医案）

按：刘老认为，本方俱有寒热兼顾之能，燥而不伤之优。凡小青龙汤证的寒饮内留，日久郁而化热而见烦躁或其他热象，如脉滑、口渴，或舌红、苔水者，用之即效。本证为寒饮夹热，饮甚于热：其临床表现往往是咳喘并重，伴有烦躁、脉浮之证，并可见口渴、舌红、舌苔水滑等候。以其饮甚于热，故以小青龙加石膏汤治之。太阳为一身之藩篱，外感六淫，尤其是风寒之邪可由太阳经侵犯人体，太阳经气不利，表气郁闭，肺气不得宣发，肺失宣降，则气逆作喘。《素问·太阴阳明论》云："犯贼风虚邪者，阳受之……阳受之则入六府……入六腑则身热不时卧，上为喘呼。"阳明内热，腑气不通，上迫于肺，亦可发为喘咳。本按辨为太阳阳明病，郁热在里，为外寒内饮，并有化热之渐，用小青龙汤散寒化饮，加少量石膏轻清其郁热。寒温并进，水热俱捐，为散寒化饮清热之良方。

第19章 汗后伤阳奔豚气 桂枝加桂为主方

奔豚气病是以"气从少腹上冲咽喉，发作欲死，复还止"为特点的发作性疾病。奔豚气病是根据该病的症状和病机特点而命名的。"奔豚"即奔跑的小猪，以此命名，形象的概括了本病突然发作、反复无常的特点。"气"指明了本证是气受病，病机特点是气机逆乱上冲。故巢氏《诸病源候论》将本病载于《气病篇》。

一、病因及症状

师曰：病有奔豚，有吐脓，有惊怖，有火邪，此四部病，皆从惊发得之。

师曰：奔豚病，从少腹起，上冲咽喉，发作欲死，复还止，皆从惊恐得之。
（1）

【语义浅释】

惊怖：系指一种因惊恐而得的情志病。再详分，惊乃自己不知发于突然；恐是自己已知发于畏惧。惊怖病，指突然的精神刺激，导致气机逆乱而发生的一种病。

火邪：即误用火攻，如艾灸或温针等所引起的病变。火邪，一般多作为致病因素理解。如《伤寒论·太阳病脉证并治》有多条论火邪致病。是火邪引起惊恐，而不是惊恐导致火邪病。

本条论述了奔豚气病的病因，并列举了奔豚、吐脓、惊怖、火邪四种病都与惊恐相关。尤在泾认为："吐脓有咳与呕之别，其从惊得之旨未详。"从惊得吐脓，机制有待进一步研究。惊怖，即因惊而恐怖。历代注家对第一段有两种看法：一种认为有脱简。如《医宗金鉴》载："篇中只有奔豚一证，而吐脓、惊怖、火邪皆简脱，必有缺文。"另一种认为是借宾定主法。如黄树曾说："此章论奔豚病证治而言及吐脓、惊怖、火邪者，以吐脓、惊怖、火邪，皆从惊发得之，奔豚亦然，病因相同，故书于首，并借宾以定主。"此说可供参考。

奔豚气的临床特征为，发作时自觉气从少腹集聚，上冲心胸咽喉，患者极端痛苦，有濒死的感觉。发作过后，冲气渐渐平复，疼痛减轻，如同常人。故言"发作欲死，复还止"。

【六经辨析】

本病为冲气上冲而出现的，下焦寒气为病之本，情志诱发及发汗过多损伤阳气，表阳虚复感寒邪为其标，外寒引动内寒，冲气上逆而发病，因此太阴、少阴、厥阴等寒邪内侵，可导致水饮内停，太阳外感及少阳半表半里之邪气外犯，可引动冲气，需结合脉症进行分析。

二、证治

（一）奔豚汤证——病在厥阴，通于少阳

【原文】

奔豚，气上冲胸，腹痛，往来寒热，奔豚汤主之。（2）

【证治机制】

肝气郁结化热，随冲气上逆而见往来寒热者。本方治奔豚，是气上冲明显者，较桂枝加桂汤证气上冲严重，且本方证热明显，桂枝加桂汤热轻微。本证是由情志刺激致肝气郁结化热，随冲气上逆而发。脘腹部是脾胃所居之处，肝郁气滞，肝木侮土致脘腹疼痛。肝与胆互为表里，其气相通，肝受邪累及少阳，少阳之气不和，症见往来寒热，是肝郁奔豚的必见症状。往来寒热为柴胡四证之一，腹痛亦可见于柴胡证；气上冲胸，胸胁必满，又是柴胡证之一。奔豚气病属内伤疾病，其往来寒热一证仅随病发而作止，与单纯的伤寒少阳病之寒热往来不同，当注意鉴别。本证为病在厥阴肝，遇情志刺激等因素诱发，随冲气上逆而发为奔豚，邪气累及少阳，少阳不和，故见往来寒热。

【方剂组成】

甘草、芎劳、当归各二两，半夏四两，黄芩二两，生葛五两，芍药二两，生姜四两，甘李根白皮一升。

上九味，以水二斗，煮取五升，温服一升，日三夜一服。

【方解】

甘李根皮即李子树根的白皮，大寒，解热作用与柴胡相似，但功专降奔豚逆气，方中为主药。佐以葛根、黄芩以解半表半里邪热，半夏、生姜下气逐饮，降浊止逆，当归、川芎、芍药养血柔肝，行血止痛；当归、白芍配川芎补中寓有行散，使血气运行而无滞；甘草缓急止痛。唯全方药性偏寒，适用于热性奔豚气病。

【现代应用】

(1) 神经系统及精神类疾病

◎焦虑：焦虑中医学属惊悸、脏躁、胸痹、奔豚气等病证范畴，本病的病

因病机主要是由于七情及禀赋因素等损伤心肝肾三脏。情志不畅，气郁化火伤阴，炼津成痰，心神失养或痰瘀化热扰心，则心神不宁，甚则惊恐发作；若七情伤肾，则肾气上逆，恐发于肾，气上冲胸，其应用奔豚汤加郁金、石菖蒲、首乌藤、磁石，共奏化痰泻火、疏肝解郁之功。实验表明奔豚汤通过下调海马区 GAT-1 和 GAT-3 蛋白表达，从而调节海马内 GABA 和 Glu 的水平，改善慢性束缚应激诱导的焦虑行为。

◎头痛、高热惊风、脏躁等：奔豚汤可治疗神经系统其他疾病，多种疾病引起的头痛，如外伤性头痛、神经性头痛、高血压头痛，高热惊风、脏躁等。

(2) 消化系统疾病

◎嗳气：嗳气辨证总属胃失和降，胃气上逆，临床多取旋覆代赭汤治疗。

◎顽固性呃逆：奔豚汤治疗顽固性呃逆、癔症之冲气上逆，山萸肉配伍代赭石代替李根白皮，此药对敛镇并用，平肝降逆极佳。临床中紧抓辨证，灵活运用本方于神经官能症、癔症、呃逆不止、肝胆疾病等，效果颇佳。

◎胃食管反流病：胃食管反流病归属中医学吐酸、吞酸、烧心、食管瘅等范畴，奔豚汤在治疗胃食管反流病时不论有无食管损害均有较好疗效。可用川楝子代替李根白皮。

◎肠易激综合征：肠易激综合征属中医学的泄泻、便秘、腹痛、腹胀等范畴，病位在肝脾。以肝郁脾虚证为病机的肠易激综合征，予以奔豚汤疗效显著。

◎胃神经官能症、慢性结肠炎等：奔豚汤对于有反酸、烧心（胃灼热）、嘈杂、恶心、呕吐、腹胀、腹痛等症状，且中医辨证为肝胃不和型的胃神经官能症具有显著疗效。

◎心血管系统疾病：奔豚汤甘酸凉润，能缓肝之急以息风调肝而降压。

(3) 儿科疾病：奔豚汤治疗儿科发热临床效佳。小儿腠理疏松，易感外邪，加之其"阳常有余，阴常不足""肝常有余"之性，感受外邪，易化热化火，往往表邪未解，里热已炽，故用奔豚汤加减治疗小儿单纯外感型发热及胃肠积滞型发热临证切合而效佳。

(4) 妇科疾病：奔豚汤治疗妇科疾病目前仅有个案报道，且年份久远，主要涉及痛经、经前期紧张综合征、经行呕吐等，临床疗效还有待研究。

【临床验案】

谢某，女，33 岁。1980 年 3 月 30 日初诊。曾在 1 年前行输卵管结扎绝育术，后因与邻里争吵，不断生气，心情不好。近 2 个月，突然发作气自少腹上冲，直达咽喉，窒闷难忍，仆倒在地，发作过后数分钟后自行缓解，竟如常人，每周发作 1～5 次不等，且伴有失眠，多梦脱发。经多个医院检查，未查出阳性病理指征，西医诊断为癔症。查舌红、苔薄，根部厚腻，脉弦细，诊为奔豚。治宜养血和肝，平冲降逆；方以奔豚汤加减。方药：当归、桑白皮、郁金、合欢皮各12g，白芍10g，生姜15g，清半夏、黄芩各9g，川芎、甘草、沉香各6g，川楝子8g，龙齿20g。

方解：用桑白皮、川楝子代替甘李根白皮，桑白皮苦辛寒入肝，清肝火，泄郁热；芍药、当归、川芎，四物汤去生地黄，养血和血调肝；葛根、黄芩为伍：清肝热，利胆火；生姜、清半夏降逆下气，可和胃降逆；芍药合甘草：酸甘化阴，缓急止痛；诸药合用，可清热平肝，降逆止痛。每日1剂，连服14剂，药后停止发作。又在前方基础上去郁金、合欢皮、黄芩，另加桂枝8g，吴茱萸2g，茯神15g。继服24剂。服完后神振，纳增，诸症消失，随访3年未再发。（王松龄医案）

按：本案患者以"突然发作气自少腹上冲，直达咽喉"为主症，当是奔豚病无疑，奔豚病位在于三焦，三焦可通行诸气，是表里内外的通道，亦是营卫运行的通道；其病因病机在于气滞、痰浊、瘀血等阻滞三焦，三焦通道不行则气机逆乱。此患者病起于术后气血本虚加之情绪激动导致气机逆乱上冲。病位在于少阳三焦，故以奔豚汤化裁，沉香、郁金、合欢皮、川楝子理三焦之气，桑白皮、黄芩清解少阳郁热，当归、白芍、川芎治从厥阴，使气血相合，诸症得愈。

（二）桂枝加桂汤——太阳病

【原文】

发汗后，烧针令其汗，针处被寒，核起而赤者，必发奔豚，气从小腹上至心，灸其核上各一壮，与桂枝加桂汤主之。（3）

烧针令其汗，针处被寒，核起而赤者，必发奔豚，气从少腹上冲心者，灸其核上各一壮，与桂枝加桂汤。（《伤寒论》第117条）

【临床表现】

大汗出后，气从少腹部上冲至心胸部。

【证治机制】

本证为桂枝汤方证又见气上冲者。病因不局限于烧针发汗，凡是津液损伤，上实下虚的都可以出现。烧针后津液亏损，再发其汗，寒邪从烧针处侵入，针刺处周围红肿像果核，必然会发奔豚。

本证为无汗之太阳表实证，病在表，以烧针之法令其出大汗，重发其汗，必致阴液外泄而阳气受损。表阳虚不能卫外，复感寒邪；邪因虚而滞于针处。导致局部血行瘀滞，形成硬结，色红，状如果核。发汗不当，损阴液伤阳气，造成里阳虚不能下制阴寒，阴寒之气上逆凌心，故患者自觉有气从少腹上冲至心下。

本证发病与心肾两经有关，病机特点为外寒引动内寒，寒气引动冲气。治疗外用灸法，温散其局部寒邪以通血脉；内服桂枝加桂汤，助阳气、止冲逆以制奔豚。

【方剂组成】

桂枝五两，芍药三两，甘草二两（炙），生姜三两，大枣十二枚。

上五味，以水七升，微火煮取三升，去滓，温服一升。

【方解】

桂枝加桂汤，即桂枝汤原方加桂枝二两（桂枝汤中桂枝三两）。桂枝辛温合甘草，辛甘化阳可温通心阳。芍药止腹痛，甘草、大枣和中以缓急迫，生姜散寒降逆。阳气温通后，下焦阴寒之气自下，奔豚自止。凡奔豚之属于寒者，可用本方。

【现代应用】

现代本方多用于治疗某些心脏病、膈肌痉挛及神经官能症等。症见奔豚之证候，属心阳不足，阴寒之气上逆者。桂枝加桂汤及其加减方主要治疗消化系统疾病，如顽固性膈肌痉挛、顽固性呃逆、奔豚等中医病证。

【临床验案】

黄某，女，56 岁，农民，2000 年 12 月 30 日就诊。患者 3 年来经常心悸，乏力，冬季怕冷，半年来加重，伴头晕，偶有晕厥。多次就诊，疗效不佳。近日发作频繁，曾于一天内晕厥数次昏昏欲死，实因难以耐受而来诊治。自诉每次晕厥前自觉从少腹有一股气自下而上冲逆心胸至咽，即发昏厥，少时方醒，过时又发。伴面色虚浮㿠白，虚羸少气，心悸怔忡，怵惕不安，舌淡胖而滑，脉虚而迟（每分钟 30 次左右）。心电图提示：Ⅲ度房室传导阻滞。西医诊断：Ⅲ度房室传导阻滞合并心源性缺血性脑病；中医诊断：奔豚病。治宜温通心阳，平冲降逆，辅以温肾抑阴，固本纳气。先用桂枝加桂汤，佐以麻黄附子细辛汤以善其后。方药：桂枝 30g，白芍、生姜各 10g，大枣 9 枚，附子、炙甘草各 6g，细辛 3g，茯苓 15g。取 3 剂，先煎附子 30 分钟后，后入余药，共煎 2 次，合并滤液，分 2 次温服，每天 1 剂。诸药合用温阳散寒，降逆平冲，调和营卫。上药服后，自觉冲逆之气在脐下悸动，而无上冲之势，3 天来无晕厥发生，继于上方加麻黄 4g，又取 7 剂继服。7 天后，自觉行动有力，亦无心悸、怵惕晕厥之现象，脉象较前有力，每分钟 50 次。药已中病，上方又加入红参、白术等，共服 60 余剂，已觉恢复正常，为防止复发，仍以上方加三七，共同粉碎，过 120 目筛，制为水丸，冷冻储藏，每次 9g，于三餐时面汤送服。2006 年 12 月 30 日电话随访，患者仍坚持服用上药，生活自理，且能从事家务活动。

按： 前文提及奔豚病是少阳三焦证，且三焦可通行诸气，是表里内外的通道，亦是营卫运行的通道，而本案之病起在于阳气虚弱，三焦气机津液不运。患者病标在少阳，而本在少阴太阴本虚，故当以本虚为主，以桂枝加桂汤主之，意取升阳祛邪，固卫补中，所以为汗后感寒、阳衰阴乘之奔豚气立法也。在现代临床中，其适用于外感、头痛、头晕耳鸣、神经症、膈肌痉挛、结肠过敏及某些心脏病等见到奔豚气之症状者。

（三）茯苓桂枝甘草大枣汤——太阳太阴合病

【原文】

发汗后，脐下悸者，欲作奔豚，茯苓桂枝甘草大枣汤主之。（4）

发汗后，其人脐下悸者，欲作奔豚，茯苓桂枝甘草大枣汤主之。（《伤寒论》第65条）

【临床表现】

外寒里饮呈现心下悸、腹挛急、气上冲者。

【证治机制】

使用汗法后，脐下出现跳动，是奔豚将要发生之兆，可选用茯苓桂枝甘草大枣汤主治。通读《伤寒杂病论》发现，凡脐上、下悸动者，张仲景不用白术。如在《伤寒论·辨霍乱病脉证并治》理中丸证中，理中丸方后注文描述，"若脐上筑者，肾气动也，去术，加桂四两"。茯苓桂枝甘草大枣汤可以治疗发作之前没有脐下悸动的先兆症状的奔豚病。

本证当属太阳太阴合病证。患者下焦素有水饮内停，气化不利，加之发汗不当，致心阳受损；心阳虚不足以下制肾水，下焦水寒之气乘虚而动，故患者自觉脐下筑筑而动，有欲作奔豚之势。以方测证，选用茯苓、桂枝温阳化气行水，甘草、大枣温助脾土以制水，病在太阴脾不制水，太阳表虚而受外寒。治以茯苓桂枝甘草大枣汤通阳降逆、培土制水以防冲逆。

【方剂组成】

茯苓半斤，甘草二两（炙），大枣十五枚，桂枝四两。

上四味，以甘澜水一斗，先煮茯苓，减二升，内诸药，煮取三升，去滓，温服一升，日三服。甘澜水法：取水二斗，置大盆内，以杓扬之，水上有珠子五六千颗相逐，取用之。

【方解】

方中茯苓、桂枝温阳化气行水，降冲止逆；甘草、大枣培土制水，制其上冲逆气。甘澜水动则其性属阳，扬则其势下走，以此煎药可助平冲降逆之力，防奔豚气发于未然。

【现代应用】

临床常用于神经症性心悸、假性痫症、焦虑抑郁症、胃酸过多、慢性胃炎、慢性盆腔炎、冠心病、心肌炎及心律失常等符合阳虚水逆、冲气上行的病机，均可参照应用。

【临床验案】

姜某，男，39岁，1988年1月初诊。症状呈发作性，发作时首先少腹悸动不适，后自感气从少腹向上冲逆，至心胸则悸烦不安，胸满憋气，呼吸不利，头身汗出，每天发作2～3次。切脉沉弦无力，视其舌质淡而苔水滑，问其小便则称甚少，而又有排尿不尽感。辨证属水气下蓄，乘心脾虚而发为奔豚。当用茯苓桂枝甘草大枣汤，方药：茯苓30g，桂枝12g，大枣12枚，炙甘草6g。方解：茯苓、桂枝，温阳化水，交通心肾，泻降冲逆；甘草、大枣，和中养胃，益气助脾，培土制水。诸药共用，有温阳下气、培土伐水之功。温服2剂，小便通畅而奔豚不作。更方用桂枝10g，炙甘草6g，以扶心阳，病遂获愈。（王松龄医案）

按：病起于寒饮内盛阻滞三焦通道，津液不行则引起下焦之气上救故成冲逆之势。治从太阴，以苓桂枣甘汤用茯苓以祛湿化水，桂枝以通阳化饮，甘草、大枣培中气而厚堤防，补充中焦津液以运转全身以防冲逆。

第 20 章　胸痹心痛总因寒　兼证短气有虚实

胸痹是病名、病位、病机的多重概括。凡因胸阳不振，阴寒邪气上干阳位，痹阻清阳，致胸阳痞塞不通，不通则痛，故见胸部痞闷胀满或胸膺部疼痛为主证者，称为胸痹。"心痛"主要指心胸疼痛的病症。短气病证，《素问·风论》载："肺风之状……时咳，短气。"《伤寒明理论》记载了短气的症状表现，即"短气者，呼吸虽数而不能相续，似喘不摇肩，似呻吟而无痛者是也。"而本篇的短气，是胸痹心痛中出现的呼吸迫促症状。

胸痹、心痛、短气三者病位都属胸膈间病，联系密切。胸痹和心痛均有疼痛症状，病因病机都与阳虚阴盛、阴乘阳位有关，短气为胸痹病的常见症状，因而将三病合篇论述。

一、病因及症状

师曰：夫脉当取太过不及，阳微阴弦，即胸痹而痛，所以然者，责其极虚也。今阳虚知在上焦，所以胸痹、心痛者，以其阴弦故也。（1）

【语义浅释】

太过不及：脉象盛过于正常的为太过，如浮、大、弦、滑、数等，主邪气实；脉象不足于正常的为不及，如沉、迟、微、弱、涩等，主正气虚。

阳微阴弦：关前寸脉为阳，关后尺脉为阴。阳微阴弦，即指寸脉微、尺脉弦（与针脉相对而言，亦可兼指关脉弦）；关于从脉的部位分别阴阳，亦有认为浮取微、沉取弦；左手脉微、右手脉弦的，可供参考。

极虚：此处指阳气虚疲、困惫不足。杨雄《方言》："极，疲也。"

【证治机制】

《脉经·辨三部九候脉证第一》云："三部者，寸关尺也，尺脉为阴，阴脉常沉而迟，寸关为阳，阳脉俱浮而速……此其常也。"这是对于正常脉象的记载，与上述平人脉象相异的"太过"与"不及"脉，都属于病态，阳微与阴弦均为不及与太过的反常脉象。

寸脉主上焦，"诸阳受气于胸中"，心胸主宣达阳气，今见寸脉微，乃阳位得阴脉，是不及之象，说明上焦阳虚；尺脉主下焦，尺脉弦是阴位得阴脉，是太过脉象，说明下焦阴盛，也可包括中焦阴寒水饮。

原文"阳微阴弦"指出了胸痹心痛病因为上焦阳气不足，中下焦阴寒内盛，阳虚阴盛，中下焦痰湿、寒饮、水气等阴邪上乘阳位，阻塞气机，阳气升降出入失常，阳气不宣，胸痹心痛乃生。

此处"极虚"是旨在说明胸阳不足为病之本，非指虚至极点之谓。本句意在点明本虚标实之病机，胸阳不足为其本，阴邪内盛为其标，阴乘阳位为发病之因。

【六经辨析】

本条为胸痹心痛病的总纲，"阳微阴弦"概括了病因病机，上焦阳微，阴邪内盛，上乘阳位，发为胸痹心痛。胸痹心痛多因寒而发，受外感太阳之邪诱发，实质上为三阴病，需辨病位，辨证施治。

平人无寒热，短气不足以息者，实也。（2）

【语义浅释】

平人：非指正常健康无病者，是指患者平时并不卧病在床，饮食起居同正常人一样，外形无病状或自觉无其他疾苦者。

无寒热：指无外感表证。

不足以息：即呼吸不利，胸中憋闷不畅，不敷机体之需。

【证治机制】

本条意在与上条本虚标实之胸痹心痛证区分，平素无疾之人，突然出现胸闷痞塞，气息短促，甚至呼吸困难等症状，未见上条阳微阴弦之脉，非本虚标实之证，为平日伏于体内痰饮宿食之邪凝聚于胸膈胃脘，阻遏气机而致。

历代注家对本条"平人"的看法分为两种，其一为平素健康无疾之人，如尤在泾曰："平人，平素无疾之人也。"其二为胸痹心痛腹痛诸疾之人。如沈明宗曰："此短气当分虚实也。但见胸痹心痛腹痛诸疾，而无外热表证，谓之平人。"

根据原文，此处之"平人"为外形无病，饮食起居本人无不适之感觉，自诩"无疾"者，然其体内早已潜伏"痰""饮"等致病因素，但平素未曾表露于外，或表露甚微，未曾察觉，与沈明宗所述较为接近。

尤在泾：平人，平素无疾之人也；无寒热，无新邪也；而乃短气不足以息，当是里气暴实，或痰，或食，或饮，碍其升降之气而然。盖短气有从素虚宿疾而来者，有从新邪暴遏而得者，二端并否，其为里实无疑，此审因察病之法也。（《金匮要略心典》）

沈明宗：此短气当分虚实也。但见胸痹心痛腹痛诸疾，而无外热表证，谓之平人，即小邪中里，相挟痰食气壅，故短气不足以息，而为实证。若非胸痹，外邪痰食壅滞之因，即是七情内损短气，气不归源之虚劳，难治证也。（《金匮要略编注》）

二、证治

（一）瓜蒌薤白白酒汤证——太阴少阴合病

【原文】

胸痹之病，喘息咳唾，胸背痛，短气，寸口脉沉而迟，关上小紧数，瓜蒌薤白白酒汤主之。（3）

【临床表现】

胸闷，咳嗽咳痰，胸背疼痛，短气喘息。

【证治机制】

本病为太阴脾运化不利，痰饮内生，上犯少阴心经，少阴阳气不足，心胸阳气不宣，发为胸痹，证属太阴少阴合病。此条论述了胸痹病的典型证治，主证为"喘息咳唾、胸背痛、短气"，主脉为"寸口脉沉而迟，关上小紧数"，方选瓜蒌薤白白酒汤治疗。胸痹病，因胸阳不振，中下焦阴气上逆，痰饮上乘阳位而发病，故见"喘息咳唾"；阴浊痹阻心胸，阳气不得宣发，胸背气血不得贯通，故见"胸背痛"；气机闭阻，呼吸不利，故见"短气"。

历代注家对本条脉象的描述，见解各异。程林谓"数"字误；徐彬谓：数者，阴中夹燥火也，是以数脉解释病机；《医宗金鉴》谓紧疾寒痛，是中焦气急寒痛也。是将"数"作疾急解，用以形容紧脉。《金匮要略·腹满寒疝宿食病脉证并治》篇有"脉数而紧乃弦，状如弓弦"也说明紧数相合，是形容弦脉的动态。以上看法皆有参考价值，可以并存。总之，寸口脉沉迟，关上小紧数，是阳气不足，阴邪停聚之象，本条不宜作迟数二脉同时并见理解。

本条辨证重点在于本虚标实之证，上焦阳虚，中焦痰饮上冲，痰留气逆，此处脉象中"迟""数"二字不应作脉率的快慢理解，而是用于形容脉象的特点。此处之"迟"是迟滞不前之象，"数"是躁动不宁之象。中焦阴寒水气上承，故见关上之脉细小急紧躁动不宁，寸口脉沉而迟为阳微脉的一种体现。故本病症治法宜通阳散结、豁痰下气，方用瓜蒌薤白白酒汤。

【方剂组成】

瓜蒌实一枚（捣），薤白半斤，白酒七升。

上三味，同煮，取二升，分温再服。

【方解】

本方以瓜蒌实为君药，苦寒滑润，涤痰宽胸，清代王朴庄认为"瓜蒌能使人心气内洞"（即洞心：心中感觉空洞无物）；薤白为臣药，辛温通阳，豁痰下气，《灵枢·五味》曾谓"心病者，宜食薤。"以白酒为佐使，辛能开痹，温能行阳，轻浮而散，善于上行。三药合用，胸阳畅通，阴浊消散，胸痹自愈。方中白酒，《金匮要略语译》谓"米酒初熟的，称为白酒"。临床运用时，可不必拘于米酒，或用高粱酒，或用绍兴酒，或用米醋，皆有温通上焦阳气的功能。

【现代应用】

(1) 舒张血管：舒张血管在治疗冠心病中地位举足轻重，通过舒张冠状动脉以改善心肌缺血、挽救濒死的心肌。在实验证明瓜蒌薤白配伍后能显著增加 NO 的释放总量，原理是通过 L-arg-NO 通路起作用，并通过 NO 产物起舒张血管作用，从而改善心肌缺血。

(2) 保护血管内皮：研究证实瓜蒌薤白配伍后抗心肌组织损伤的效果更显著，3 种丝裂原活化蛋白激酶（MAPKs）在瓜蒌薤白药对抗急性心肌缺血过程中发挥着不同的作用。瓜蒌薤白白酒汤可凭借 Notch 通路抑制 TGF-β 通路，最终达到保护内皮细胞目的，阻断内皮 – 间质转化，抑制心肌纤维化。

(3) 治疗心绞痛：临床在常规西医用药的基础上加用瓜蒌薤白白酒汤加味（组方主要为瓜蒌 30g、薤白 10g、厚朴 10g、黄酒 60ml、桂枝 10g、地龙 10g、枳壳 10g、三七 10g 等），治疗心绞痛，疗效显著。

【临床验案】

胸痹唯劳力伛偻之人，往往病胸痹，予向者在同仁辅元堂亲见之。病者但言胸背痛，脉之，沉而涩，尺至关上紧，虽无喘息咳吐，其为胸痹，则确然无疑。问其业，则为缝工。问其病因，则为寒夜伛偻制裘，裘成稍觉胸闷，久乃作痛。予即书瓜蒌薤白白酒汤授之。方用瓜蒌15g，薤白9g，高粱酒 1 小杯。2 剂而痛止。

翌日，复有胸痛者求诊，右脉沉迟，左脉弦急，气短。问其业，则亦缝工。其业同，其病同，脉则大同而小异，予授以前方，亦 2 剂而瘥。盖伛偻则胸膈气凝，用力则背毛汗泄，阳气虚而阴气从之也。（《金匮发微》）

按： 曹颖甫提出病胸痹多是劳力伛偻之人，劳力伛偻多是太阴本虚，《黄帝内经》中说太阴"开折则仓廪无所输膈洞"，可见太阴开机不利，则精微无以上承，而胸中之阳气主要重在宗气所化，精微不足，阳气亦无以化生，再者太阴开机若是失常，则会导致气机升降失常，影响气化，所谓"阳化气"，气化不利，阳气也难强盛。以瓜蒌洗涤胸膈中垢腻郁热，薤白、白酒通上焦、利肠胃，主治在太阴。

（二）瓜蒌薤白半夏汤证——太阴少阴合病

【原文】

胸痹不得卧，心痛彻背者，瓜蒌薤白半夏汤主之。（4）

【临床表现】

胸闷心痛，疼痛剧烈，咳嗽气短。

【证治机制】

胸痹病不能平卧，心胸部位疼痛牵引到背脊的，用瓜蒌薤白半夏汤主治。本条文中点明"胸痹"二字，表明"不得卧，心痛彻背"是在上条胸痹"喘息咳唾、胸背痛、短气"等主症和"寸口脉沉而迟，关上小紧数"的主脉的基础上出现的症状。

此条较上条病情更重，从"喘息咳唾"发展到"不得卧"，由"胸背痛"发展到"心痛彻背"。痰浊壅塞胸中，肺气上逆，平卧时，痰气上壅更甚，故见"不得卧"。因背为胸之府，心之俞在背，痰涎壅塞于胸，阻痹心阳不能布达于背部，脉络不通，故见心痛且牵引背部亦痛。因胸痹与心痛并见，较上条病重，故于通阳散结、豁痰下气的瓜蒌薤白白酒汤中加半夏一味。

【方剂组成】

瓜蒌实一枚（捣），薤白三两，半夏半升，白酒一斗。

上四味，同煮，取四升，温服一升，日三服。

【方解】

瓜蒌开胸逐痰止咳，薤白辛温散结止痛，本方于瓜蒌薤白白酒汤的基础上减少薤白，加大量祛痰开结、逐饮降逆的半夏，可治疗较瓜蒌薤白白酒汤证饮逆更甚而喘息气短更重的病证。

【六经解析】

本方证同瓜蒌薤白白酒汤同属太阴少阴合病。

【现代应用】

本方为通阳泄浊的代表方，凡痰浊壅阻的冠心病心绞痛、心包炎、胸膜炎、噎膈病、胃神经官能症、乳腺增生、消化系统疾病（包括食管癌、胃癌、十二指肠憩室）、气管炎、肋间神经痛、慢性胆囊炎，症见胸痛胸闷，或痛引肩背，胃脘痛胀，吞咽梗阻，恶心吐痰，大便艰涩，舌苔白腻者，均可以本方加减化裁，有一定疗效。(《经方应用》)

【临床验案】

患者，女，74岁。心绞痛一年多，常胸前剧痛，每发作则不能平卧，呼吸困难，常服用硝酸甘油、氨茶碱等，大汗出，口干不思饮，大便干，舌苔白厚，脉弦细。六经辨证太阳太阴阳明合病，辨方证：瓜蒌薤白半夏合枳实薤白桂枝加桃仁橘皮芍药汤方证；方药：瓜蒌45g，薤白30g，半夏75g，白酒60ml，桂枝10g，枳实10g，桃仁10g，陈皮30g，白芍12g。

结果：上药服3剂，痛减，小劳则发心区痛。前方加茯苓12g，继服6剂，

胸疼痛时作时休，仍以上方加减，服一月后，胸疼痛不再发作。（冯世纶验案）

按：本例病机以痰瘀阻胸为主，因有汗出、不能平卧，而呈太阳太阴阳明合病，故治疗明显不同。《金匮要略·胸痹心痛短气病脉证并治》曰："夫脉当取太过不及，阳微阴弦，即胸痹而痛，所以然者，责其极虚也。今阳虚知在上焦，所以胸痹心痛者，以其阴弦故也。"是说上焦阳虚，下焦寒饮盛，寒饮上逆，故使胸痹心痛。进一步说明冠心病以邪实多见，故治以祛邪为主。

（三）枳实薤白桂枝汤证——太阴太阳合病

【原文】

胸痹心中痞，留气结在胸，胸满，胁下逆抢心，枳实薤白桂枝汤主之；人参汤亦主之。（5）

【语义浅释】

心中痞："痞"，《说文》："痞，痛也。"又指气膈不通。《医宗金鉴》谓："心中即心下也。"故心中痞，是指胃脘部满闷不舒，有痞塞不通而痛的感觉。

留气结在胸：此言"心中痞"的病机，是胸中寒饮羁留，阻滞气机，留结成痞。

抢（音qiāng）心：《经籍纂诂》："抢，突也，犹刺也。"抢，冲突，冲刺。"抢心"犹撞心，指胁下逆气向上冲撞心胸。

【临床表现】

胸痹之主症（喘息咳唾、胸背痛、短气）、主脉（"寸口脉沉而迟，关上小紧数"），胸腹逆满明显者。

【证治机制】

胸痹病，胃脘部位感到痞塞不舒，有饮气留结于胸中，胸部满闷，胁下有一股气上冲心胸，用枳实薤白桂枝汤主治；人参汤也可主治。

"胸痹，心中痞"，即具备前第三条的脉症，又有胃脘痞塞不通之感，且有"胸满"之症状，究其病因病机，与"留气结在胸"有关，胸阳痹塞，阴邪（水饮痰浊）由胸至心，留结成痞。"胁下逆抢心"者，说明饮气不仅由心胸干及胃，甚至波及两胁少阳经脉，阴寒饮邪乘势上逆抢心，说明胸胃阳气被迫，难于支撑，与首条所言胸痹"阳微阴弦"之义暗合。故气滞饮停、阴寒内结、上冲、横逆为其病机特点。

若上述证情属寒湿痰饮之实证，治当通阳开结、泄满降逆，此即尤在泾"去邪之实，即以安正"之法也。方用枳实薤白桂枝汤主治。

【方剂组成】

枳实四枚,厚朴四两,薤白半斤,桂枝一两,瓜蒌一枚(捣)。

上五味,以水五升,先煮枳实、厚朴,取二升,去滓,内诸药,煮数沸,分温三服。

【方解】

本方为瓜蒌薤白白酒汤去白酒加行气消胀的枳实、厚朴,降逆平冲气之桂枝组成。可治疗胸痹而胸腹逆满者。

桂枝可降冲逆,本证见胸满胁下逆抢心,可见伴有太阳表证,而心中痞气,气结在胸为胸痹之症状,痰饮水气等阴邪上冲,太阴里虚水液运化失常而生痰饮,故本方证为太阳太阴合病。

【现代应用】

枳实薤白桂枝汤的活性成分包括柚皮苷、新橙皮苷等,主要成分类型为生物碱类、甾体皂苷类、糖苷类及黄酮类等;王程等采用液相色谱 – 质谱联用法对枳实薤白桂枝汤活性组分快速筛选,发现橙皮苷、新橙皮苷和圣草酚具有心肌细胞保护作用,其中圣草酚活性最强,且呈良好的量效关系。枳实薤白桂枝汤现在临床主要应用于心血管系统、消化系统及呼吸系统疾病,对冠心病、不稳定型心绞痛、心肌梗死、窦性心动过缓等心脏疾病的疗效尤为显著。药理学研究表明,枳实薤白桂枝汤复方整体具有改善心肌缺血、改善心肌缺血再灌注损伤、改善心肌缺氧、抗炎、稳定斑块等作用。

【临床验案】

患者,女,68岁,初诊日期2018年9月17日。

主诉:胸口发闷、心前区胀反复发作3个月。现病史:3个月前患者无明显诱因出现胸口发闷、心前区胀反复发作,气短,喜长出气,每天均发作,遂来中国中医科学院广安门医院就诊。刻下:胸口发闷、心前区胀,气短、喜长出气,无乏力,怕热,纳差,眠差,大便日1行,成形,夜尿1次。查体:舌红苔薄黄,脉沉弦。中医诊断:胸痹,气滞心胸、痰饮内停证。治则:通阳行气,涤痰逐饮。方用枳实薤白桂枝汤合茯苓杏仁甘草汤,方药:枳壳12g、薤白40g、厚朴15g、桂枝5g、瓜蒌15g、茯苓42g、杏仁16g、生甘草14g,21剂,水煎服,日1剂,分早、中、晚饭后半小时温服。

2018年10月19日复诊:患者自诉14剂药后,症状明显缓解,再服7剂后,胸口发闷、心前区胀痊愈;气短、喜长出气好转60%;饮食、睡眠均得到显著改善。

按:《金匮要略·胸痹心痛短气病脉证治》云:"胸痹心中痞,留气结在胸,胸满,胁下逆抢心,枳实薤白桂枝汤主之。"此条之证突出的表现在于"留气结在胸"，而有痞满、逆气的症状，此与本案"心前区胀反复发作，气短，喜长出气"等症状相近。这些症状形成的原因在于太阴气化失调，能上而不能下，出现了"膈"，致使"留气"滞于胸中。"留气"包括气滞，亦包含了阴盛所产生的痰饮。太阴不利则运化失司，易聚湿生痰，且太阴本湿标阴，从乎本气，更易湿化，这也就是痰饮形成的原因。当治从太阴，桂枝一味，上以宣通心胸之阳，下以温化中下二焦之阴气，既通阳又降逆，使阴寒邪气不致上逆，阳通而阴寒不得内结。具泄满降逆之功者，枳实、厚朴、桂枝。以枳实泄胸中之气滞，凡气实胸满者加之；以厚朴泄胁下之气滞，凡胁腹满胀者加之。不用行气通阳之白酒者，以其酒性上升，不利于本条中下二焦气逆上攻之证。先煮枳实、厚朴者，取其味厚气胜，降逆气而泄满。微煮瓜蒌、薤白、桂枝者，取其辛散轻扬，布阳气而散阴邪。以上五味合用，健中焦运化气机，又宣上焦之阳，又导中焦之滞，令三焦气机通畅，气行结散阳通，胸痹诸证自愈。

（四）人参汤证——太阴太阳合病

【原文】

胸痹心中痞，留气结在胸，胸满，胁下逆抢心，枳实薤白桂枝汤主之；人参汤亦主之。（5）

【证治机制】

本方证病机大致与枳实薤白桂枝汤相近，偏于水饮内停者，选用枳实薤白桂枝汤；里虚寒较为明显者，阳虚寒滞者，选用人参汤。同枳实薤白桂枝汤一致，本方证属太阴太阳合病。

【方剂组成】

人参、甘草、干姜、白术各三两。

上四味，以水八升，煮取三升，温服一升，日三服。

【方解】

方用人参汤主治。方中白术、干姜温理中阳以散寒化阴，人参、甘草守补中阳，益气补虚。

【临证思辨】

本方证辨证要点为胸痹之主症、主脉，胸腹逆满明显者，偏虚者，选用人参汤。

【现代应用】

本实验通过体内、体外血管内皮细胞损伤模型研究了人参汤对血管内皮细胞的保护作用。无论在体内体外人参汤对血管内皮细胞的保护作用均有显著性意义。体内、体外实验结果的相互印证，证明了人参汤的血管内皮细胞保护作用，

CEC 数量的减少表明人参汤可以减少血管内皮细胞的损伤脱落。由于人参汤对血管内皮细胞的保护作用使血清中 NO 浓度降低，而人参汤使 NO 浓度的降低，也间接证明了人参汤对血管内皮细胞的保护作用。

【临床验案】

患者，女，76 岁，因胸闷、胸痛发作 2 个月就诊。患者 2 个月前出现持续性胸闷、胸痛，动则尤甚，伴胸闷气喘，头痛乏力，服用硝酸甘油片后可缓解，近日来患者胸痛胸闷反复发作，夜间加重。刻下：胸闷、胸痛间作，活动后气喘乏力，纳寐欠佳，舌色紫暗，苔微腻，脉细。证属气虚血瘀；治以温阳活血，益气通络。方以人参汤加减：人参 15g，干姜 6g，白术 10g，甘草 5g，瓜蒌仁 10g，瓜蒌皮 10g，薤白 10g，丹参 15g，川芎 6g，炙黄芪 15g，水蛭 1g（研末另冲）。5 剂，每天 1 剂，水煎服。

二诊：患者诉胸痛、胸闷症状偶发，较前缓解，守法继用原方 7 剂。

三诊：患者舌紫暗渐消，去水蛭、薤白，加当归、远志。后以原方加减 14 剂，经门诊随诊，未见发作。[史海波．史海波运用人参汤加味治疗虚证胸痹 2 则 [J]．湖南中医杂志，2014，30（8）：116-117．]

按：本例患者年老，太阴亏虚，气虚水湿寒凝，加之血脉失于温运，痹阻不畅，发为胸痹。治当温理中阳，此即尤在泾"养阳之虚，即以逐阴"之法也。选用人参汤使中阳复位，脾胃气足，升降自如，痞满自消，阴霾得散，治从太阴。但仅从复中阳为治本法，胸痹本虚标实，故加用水蛭、川芎、瓜蒌、薤白以活血化瘀、理气除痰，主治痰瘀之标。既温中又驱邪实，胸痹即愈。

（五）茯苓杏仁甘草汤证——太阴病

【原文】

胸痹，胸中气塞，短气，茯苓杏仁甘草汤主之；橘枳姜汤亦主之。（6）

【临床表现】

胸痹主症（"喘息咳唾、胸背痛、短气"）及主脉（"寸口脉沉而迟，关上小紧数"），伴有短气胸闷，小便不利等症状。

【证治机制】

胸痹病，感觉胸闷气塞，呼吸气短的，用茯苓杏仁甘草汤主治；也可用橘枳姜汤主治。本条文论述的是饮阻气滞胸痹轻证的两种治法，本条文首冠"胸痹"，说明存在胸痹主症，但"胸中气塞、短气"等表现较为明显。胸为气海，为呼吸出入之道路，阳气宣发失常，胸阳不宣，阴邪水饮内生，留于胸中，饮停而气机阻滞，可见"胸中气塞短气"，饮阻气滞为其主要病机。

由于里虚寒导致气逆满于胸中则胸中气塞明显，里寒水阻于上心下则短气，橘枳姜汤着重行气，偏于治疗气塞；茯苓杏仁甘草汤着重利水，偏于治疗短气。若以"短气"为主，兼有气塞者，说明胸中先有积水，水道不通，则阻碍呼吸出入而短气，为饮阻甚于气滞，治当利水宣肺，使水行则气通，用茯苓杏仁甘草汤主治。

【方剂组成】

茯苓三两，杏仁五十个，甘草一两。

上三味，以水一斗，煮取五升，温服一升，日三服。不瘥，更服。

【方解】

茯苓杏仁甘草汤以茯苓为君，利水化痰化饮，臣以杏仁，宣利肺气，气行而饮化，具有下气定喘之功，甘草为使，调中和脾。三药合用，小便当多，乃水饮下行，使饮去气顺，短气气塞均愈。方乃行水淡渗治法。

【六经解析】

本方证主要为里虚寒导致的寒水内阻，以方测证，病在太阴。

【现代应用】

茯苓杏仁甘草汤临床多用于治疗心脏神经官能症、冠心病、心力衰竭、慢性阻塞性肺疾病等。

冠心病、肺心病、风湿性心脏病、支气管炎、支气管哮喘、肋间神经痛、膀胱炎等病证而见上述证机者，均可用茯苓杏仁甘草汤加减治疗。

【临床验案】

患者，女，49 岁。初诊日期：2018 年 11 月 12 日。主诉：气短、喜长出气、胸骨中段刺痛 1 年余。现病史：患者 2017 年 4 月因冠心病在中国人民解放军总医院行支架植入治疗，植入支架 2 个。术后自 2017 年 7 月起，出现气短、喜长出气的症状，每天均发作；并有明显的胸骨中段刺痛，每在情绪紧张或劳累后发作，难以进行做饭等日常活动，胸骨中段刺痛不牵掣肩背。患者甚苦于此，遂至本科室就诊。刻下症：气短，喜长出气，胸骨中段刺痛，偶有头晕，无视物昏花，畏寒，大便每日 1 次，成形，夜尿 3 次。查体：舌暗红，苔白腻，舌有液线，脉沉滑。中医诊断：胸痹，寒饮内停、瘀血阻络证。治则：温化寒饮、活血止痛。治疗：方用茯苓杏仁甘草汤合瓜蒌薤白白酒汤合延胡索散：茯苓 42g、杏仁 14g、生甘草 14g、瓜蒌 25g、薤白 45g、延胡索 18g，加白酒 20ml 同煎服，日 1 剂，分早晚饭后服用，共服用 21 剂。

2018 年 12 月 10 日该患者因其他原因复来就诊时，自诉服药后近 2 周，气短，喜长出气未见发作，胸骨中段的刺痛亦愈，现全身有力，走路不似先前缓慢。

按：本例患者以"气短"为主症，病机以痰饮合于气滞，结在胸中。太阴开功能失常导致的运化不利与升降失调，症状以"气塞、短气"为主，则有茯苓杏仁甘草汤之治。茯苓杏仁甘草汤重在利湿化痰，主要从运化方面来调太阴开机；又合用瓜蒌薤白白酒方宣通胸阳，方药对证机而取效。

（六）橘枳姜汤证——太阴病

【原文】

胸痹，胸中气塞，短气，茯苓杏仁甘草汤主之；橘枳姜汤亦主之。（6）

【临床表现】

胸痹主症（喘息咳唾、胸背痛、短气）及主脉（寸口脉沉而迟，关上小紧数），伴有胸闷短气等症状，胸闷为主。

【证治机制】

饮停于胃，在症状上偏重于心下痞塞者，用橘枳姜汤和胃化饮；饮停胸膈，在症状上偏重于呼吸迫促者，用茯苓杏仁甘草汤宣肺化饮。若以"胸中气塞"为主，兼有短气者，说明胸胃先有积气，不能通调水道，水津不得下行，为气滞甚于饮阻，治当疏利肺胃之气以散饮，气行则水行，用橘枳姜汤主治。

【方剂组成】

橘皮一斤，枳实三两，生姜半斤。

上三味，以水五升，煮取二升，分温再服。《肘后》《千金》云："治胸痹，胸中如满，噎塞习习如痒，喉中涩燥，唾沫。"

【方解】

橘枳姜汤中橘皮理气和胃，宣通气机，枳实下气消痰，生姜辛温可宣通胸胃阳气，降逆散饮，三药合用，宣发中上二焦气机以通痹。方乃心（肺）胃同治、辛温苦泄治法。本方证同茯苓杏仁甘草汤证，主要为里虚寒导致的气逆满于胸中，胸中气塞明显，以方测证，病在太阴。

【现代应用】

"气塞"证，胸中痞塞、郁结胀满者，治用橘枳姜汤。若呕逆较重，酌加半夏、旋覆花。据临床报道，冠心病心绞痛、风湿性心脏病、肺心病、支气管哮喘、慢性支气管炎、慢性肠胃炎等病证而见上述病机者，均可用橘枳姜汤加减治疗。

【临床验案】

刘女士，55岁，陕西蒲城人。自诉哮喘3年，遍求中西医药无效。2010年5月初，托亲戚求治。其人形体偏瘦，精神如常，述说病情经过纤细入微，滔滔不绝，王教授听后，认为属短气，而非哮喘。摸其脉弦，观其苔薄。疑似上焦肺气失于敷布，中焦气机不利，痰饮微停，乃中上二焦同治，方用茯苓杏仁甘草汤和橘枳姜汤合方：茯苓 20g，杏仁 15g，炙甘草 6g，橘皮 12g，枳实 12g，生姜 12g。6 剂，每日 1 剂，水煎服。

按：辨病论治和辨证论治都是中医的优势，若辨之无误，正确使用方药，可取得四两拨千斤之功。

本例病机与茯苓杏仁甘草汤证验案病机同属太阴开功能失常导致的运化不利与升降失调，属于太阴病范畴。本例用橘枳姜汤在于温运利气，注重调节太阴开机的气化方面。清代朱光被《金匮要略正义·胸痹心痛短气病脉证治》云："果其上焦不开也，则宜用茯苓、杏仁轻清之品，以宣泄之；果其中焦痰滞也，则宜用橘、枳、生姜苦辛之味，以降泄之。"朱光被认为，若单是上焦阳气痹阻不行，清气不得开宣，则用茯苓杏仁甘草汤宣泄上焦，行气开痹，若是中焦痰饮阻滞，蒙蔽上焦清阳，此时则用橘枳姜汤降气化痰，以通上焦。橘枳姜汤中，重用橘皮为君行气开郁，以枳实消坚破结，以生姜温中散饮，三药配伍不仅仅局限于治标，亦兼顾其本。若出现胸痹之气短，喜长出气，胸中气塞，气短重于气塞，小便不利，舌质淡，苔白腻，脉沉滑，尤以"气短，喜长出气，气短大于气塞"为主证时，当属茯苓杏仁甘草汤证；若出现心前区闷痛或胀痛、咽喉发紧、胸中气塞、气短、情志不畅等诸症加剧，尤以"气塞大于气短"为主证时，当属橘枳姜汤证。

（七）薏苡附子散证——太阴少阴合病

【原文】

胸痹缓急者，薏苡附子散主之。（7）

【语义浅释】

缓急：古汉语作偏义复词，偏在"急"字，作困危、情势急迫理解。《史记·游侠列传序》曰："且缓急人之所时有也。"又《后汉书·窦融传》曰："一旦缓急，杜绝河津，足以自守。"

【临床表现】

本方证的辨证要点为胸痹疼痛，寒湿痹痛，特点为时缓时急，反复发作。

【证治机制】

胸痹病发作，情势急迫的，用薏苡附子散主治。本条论述的是胸痹属寒湿急重证的治法。本条的附子及薏苡仁量大，重在祛寒祛湿。本条首冠胸痹，可见胸痹喘息咳唾、胸背痛、短气等证俱在，又言"缓急"。

历代注家对本条"缓急"之义，以不同角度阐释，归纳之，约有四种看法：①指胸痹疼痛症状的时缓时急，如程林（《金匮直解》）、李泛（《金匮要略广注》）、黄坤载（《金匮悬解》）等认为，缓急者，或缓而痛暂止，或急而痛复作。盖心肾阳虚，寒湿客于上焦则胸痛急剧，痛急则正气聚，阳气复振而寒湿散，阴寒散则痛缓，故见胸痹时缓时急，亦心痛之时来时去，表示胸痹疼痛呈发作性，在病势缓解时，仍可服用薏苡附子散。观本篇所治胸痹诸方，均可列入时缓时急的治标方剂（人参汤除外），忽略了本方的证候表现，故此说仅供参考。②指胸痹病波及筋脉拘挛的或缓或急。如徐彬云"缓急是肢节之筋有缓有急，乃胸痹之邪，淫及于筋也"（《金匮要略论注》），尤在泾云"阳气者，精则养神，柔则养筋，阳痹不用，则筋失养而或缓或急"（《金匮要略心典》）。盖上焦阳虚、下焦阴邪（寒湿）上干胸膈，外及四肢筋脉收引疼痛，所见心痛彻背、背痛彻心、寒疝腹痛、胁痛里急、转筋等，均与筋脉受邪有关，今人李今庸亦从此说，谓"缓急，指筋脉拘急不伸或缓纵不收"（《金匮要略讲解》）。此说扩大了原方的使用价值，可资启发。③指口目有急处有缓处，且偏痛一侧。此说出自邹润安《本经疏证》，认为缓急是邪气上冲胸膈，偏着一处，着于左则左急右缓，着于右则右急左缓，以左右之疼痛缓急交作而谓。验之临床，心脏病心脑缺氧综合征患者，往往兼有全身筋脉抽搐，亦有助于认识"胸痹缓急"的具体病情。④指胸痹的危急证。如周扬俊（《金匮玉函经二注》）、丹波元坚（《金匮玉函要略述义》）等认为此条乃胸痹之急证，乃因寒饮上聚心膈，阳气不达，病情至危至急，故取薏苡仁逐湿，附子辛热祛寒，席卷寒湿而下，"奏功于燃眉之际"（《金匮玉函要略述义》），证之临床，却有因此方治胸痛剧烈而获显效者。

笔者倾向胸痹时缓时急这种看法，薏苡附子散并非重用两药组成峻剂，而是散剂剂型，"杵为散，服方寸匕，日三服"应当为针对胸痹症状时缓时急、反复发作的调理方剂。

【方剂组成】

薏苡仁十五两，大附子十枚（炮）。

上二味，杵为散，服方寸匕，日三服。

【方解】

薏苡附子散为救急止痛而设，故重用炮附子十枚（是仲景附子剂中用量最大者）。炮附子强心而温肾阳，温里祛寒，通阳止痛；用薏苡仁十五两之多，渗湿宣痹，可缓解筋脉拘挛，二药合为散以缓急，通阳祛寒湿，胸痹急痛自解。本方为散剂剂型，每次药量虽仅为寸方匕，但其功专力厚以求速效，仍有缓急止痛之功。

邹润安：注家于缓急二字，或指为筋之引纵，或指为痛之休作，殊不知痛仅胸痹一证，胸痹者不必尽痛。筋之系头项手足者，即为引纵，未必尽由胸痹，胸痹而并有筋病，亦非引即纵，非纵即引，又未必乍纵乍引。故注缓急者，当阐明缓急之故，确指缓急之据，然后其证可得而明也。夫胸痹缓急，在素问灵枢固无及之者，言他证之缓急则有矣。寒热篇曰：阴踊阳蹻，阴阳相交，阳入阴，阴出阳，交于目锐眦，阳气盛则瞋目，阴气盛则膜目。二十九难：阴蹻为病，阳缓而阴急；阳蹻为病，阴缓而阳急。此可见二蹻之缓急系于目矣。经筋篇：足阳明颊筋，有寒则急，引颊移口；有热则筋弛纵，缓不胜收而为游……此可见阳明之缓急系于口矣。今但曰胸痹而不言痛，是其无痛可知；曰缓急，则又可蹻之于目，阳明之于口，有急处有缓处矣。何以知之？巢元方曰：寒气客于五脏六腑，因虚而发，上冲胸间则胸痹，甚者肌肉苦痹，绞急如刺，不得俯仰。孙真人盖亦云然。夫阳明之口颊，未必一中于寒，一中于热，左右并时也，必其寒中于左，逼热于右，寒中于右，逼热于左，故一缓一急，同时俱发耳。然则五脏六腑之寒气，因虚而上冲于胸膈间者，何能不冲于此，逼热于彼乎？寒冲于左，逼热于右，则左急而右缓；寒冲于右，逼热于左，则左缓而右急。（《本经疏证》）

胸痹缓急，选用薏苡仁、附子，具有祛寒湿、散阴邪的效果，以方测证，本方证属于太阴少阴合病。

【现代应用】

本方用于治疗胸痹病，突见左侧胸部心前区剧烈绞痛如刺，或见胸痹疼痛，拘急不舒，时缓时剧，喜温喜按，口不渴，舌苔白，脉沉紧者。

本方还可以治疗冠心病心绞痛、心律不齐、心肌缺血、心肌梗死、肋软骨炎、肋间神经痛、慢性胆囊炎、急慢性胃炎等病症而见上述证机者。也有用薏苡附子散合芍药甘草汤加味，重用薏苡仁 60～90g，治疗坐骨神经痛者。

【临床验案】

患者，男，53 岁。1 年多来，胸闷胸疼，在县市医院做心电图示：ST 段下降，T 波低平，阵发室性期前收缩。经服中西药及服汤药效不明显，不能参加劳动。刻下症：左胸前及后背闷痛或刺痛，发作无明显规律，但稍干力气活则胸疼发作，故在家休息已一年多，口微干，手足凉，易汗出，有时头痛，小便频，夜尿 3～4 次，舌苔白，根腻，脉沉弦细。六经辨证：太阳太阴阳明合病，辨方证：薏苡附子合五苓散方证；方药：生薏苡仁 18g，川附子 10g，桂枝 10g，茯苓 12g，泽泻 12g，猪苓 10g，苍术 10g。结果：上药服三剂，小便频减，胸闷胸疼发作减，增川附子为 15g，继服一周，胸闷胸疼偶有发作，小便如常，继增川附子为 18g，去猪苓、泽泻，服一月，已无胸闷胸疼发作，可做轻体力劳动。（冯世纶验案）

按：《金匮要略·胸痹心痛短气病脉证治》曰："胸痹，缓急者，薏苡附子散主之。"是说胸痹痛而久不愈的冠心病患者，主因湿郁不去，表现为时轻时重，属于顽痹之类，本患者正是属这一胸痹，因有小便不利、汗出、头痛等症，故属外邪里饮，饮郁化热，故呈太阳太阴阳明合病，而方证属薏苡附子散合五苓散方证，故投与方证对应而取效迅速。

（八）桂枝生姜枳实汤——太阳太阴合病

【原文】

心中痞，诸逆，心悬痛，桂枝生姜枳实汤主之。（8）

【语义浅释】

诸逆：指阴寒水饮自心下胁肋上逆心胸之谓。

心悬痛：悬，《说文》释为"系也"，又曰"系"，"一曰维。"故"悬"之本义，指用线绳维系以束缚之。故心悬痛，即形容心中如有物维系束缚过甚之窒痛感，现代所谓压榨性、窒息状心痛的感觉。

【临床表现】

心中痞塞感，心胸闷痛，气上冲。

【证治机制】

心中痞塞感，伴有气逆，心痛如悬状等感觉，为各种停留于心下的水饮或寒邪向上冲逆所致，用桂枝生姜枳实汤主治。

论述痰阻气逆的心痛证治。本条"心中痞"，与心胃阳气不振有关。胃阳不振，饮停不化，阴寒水饮痞结膈间，乘心阳不足，上逆心胸所致，故见心胸憋闷，经脉凝闭，故见"窒息状"心痛。本条与枳实薤白桂枝汤同有心中痞、气逆等症状。但枳实薤白桂枝汤为胸痹兼有心中痞，故选用桂枝、枳实、厚朴通阳开痹下气，瓜蒌、薤白化痰行胸痹。本条证候是以心中痞及心悬痛为主，故选用桂枝生姜枳实汤宣通心阳、和胃化饮、泄痞止痛。

【方剂组成】

桂枝、生姜各三两，枳实五枚。

上三味，以水六升，煮取三升，分温三服。

【方解】

桂枝生姜枳实汤用辛温桂枝宣复心阳，平饮气之上逆，重在下逆；生姜温胃化饮，可治疗上冲之痰饮；用苦泄之枳实，开降气结，功在泄痞。三药合用，散痞结，平诸逆，止心痛。

陆渊雷：此条用生姜、枳实，故知病在胃也。《肘后方》作心下牵急懊痛；伊泽信恬云：悬、牵音义相同，悬痛谓牵急而痛，《肘后》可证《诸病源候论》有心悬急懊痛候，《千金·养胎篇》有腹满悬急、心下悬急之文，亦并悬牵通用之证也。《金匮玉涵要略述义》引浅田宗伯伤寒杂病辨证云：心痛有结痛、悬痛之异，心中支结而痛，此为结痛。若从他处弦引而痛，此为悬痛，悬弦通，悬癖古或作弦癖。《诸病源候论》云：癖气在胁肋间，弦互而起，咳唾则引胁下悬痛，所以谓之悬癖也。此可征悬痛即弦痛矣。

渊雷案：悬牵弦，并音近义通。心悬痛，谓心窝部牵引痛也。此正是胃神经痛之证候。或以悬为空虚悬挂之义，非也。（《金匮要略今释》）

桂枝可降冲逆，本证见诸逆、心中痞，可见有痰饮水气等阴邪上冲，以方测证，当属太阴太阳合病。

【现代应用】

本方用于心胸部窒息性疼痛，或胃脘痞闷，气逆上攻作痛，呕恶嗳气，胃寒喜热者，或胃神经性疼痛属水饮寒邪所致者。

本方还可治疗冠心病心绞痛、高血脂、心律不齐、慢性胃肠炎等病症而见上述证机者。呕吐者，加半夏；痛甚者加香附、木香；水饮性眩晕者加白术、茯苓；虚寒较甚，心下牵急懊痛者，《肘后备急方》用本方加白术补中，加胶饴甘温建中。

现代药理研究表明，桂枝具有增加冠状动脉血流量和健胃的作用，可增强心脏功能，促进血液循环，胃肠蠕动也随之增强。此外，相关研究发现枳实中几种黄酮类成分橙皮苷、新橙皮苷、柚皮苷均可改善功能性消化不良大鼠的胃排空和小肠推进作用。据官福兰等报道，橙皮苷对胃肠有兴奋性作用。生姜可以促进消化液分泌，保护胃黏膜，具有抗溃疡、抗炎、抗菌、镇吐的作用。综上，该方虽为心胃同治方，但其治疗重心在于胃脘。虽然仲景将其放在《金匮要略·胸痹心痛短气病脉证并治》，但现代临床应用中不只治疗心包类疾病，而是更多地将其应用于呕吐、奔豚等具有相同病机的胃相关疾病的治疗。

【临床验案】

年近八旬，五饮俱备，兼下焦浊阴，随肝上逆，逼迫心火不得下降，以致胸满而愦愦然。无奈两用通阳降逆，丝毫不应，盖年老真阳太虚，一刻虽生难长，故阴霾一时难退也，议于前方内加香开一法：半夏一两，桂枝六钱，小枳实一两，瓜蒌三钱，干姜五钱，茯苓一两（连皮），沉香二钱（研，细冲），广皮五钱，生姜一两，薤白三钱，降香三钱。煮三碗，分三次服。（吴鞠通医案）

按：患者年老，以里虚为本，气血津液不足且运化不及，当属太阴病。太阴病多为脾阳虚，寒饮盛，痰湿蓄，导致气机升降无序。本案用桂枝生姜枳实汤，其与橘枳姜汤药味仅差一味，但作用却明显不同。桂枝生姜枳实汤侧重通阳化痰而止痛，而橘枳姜汤侧重行气宽胸而止痛。方用桂枝生姜枳实汤重在通阳，结合本案病情，当属于起手之法，以通阳为先，后续仍应以补虚为主，太阴少阴同治。

（九）乌头赤石脂丸——少阴病

【原文】

心痛彻背，背痛彻心，乌头赤石脂丸主之。（9）

【临床表现】

心胸疼痛剧烈，且寒象较为显著者。

【证治机制】

心窝部疼痛牵引到背部，背部疼痛又牵引到心窝，形成心背互相牵引的疼痛症状，心悬痛和心痛彻背较为明显，选用乌头赤石脂丸。

本证论治的是阴寒痼结的心痛证治。本条与瓜蒌薤白半夏汤均有心痛彻背的症状，本条证候程度更为严重，痛无休止。正如《医宗金鉴》所言"上条心痛彻背，尚有休止之时，故以栝楼薤白白酒加半夏汤平剂治之。此条心痛彻背，背痛彻心，是连连痛而不休，则为阴寒邪甚，浸浸乎阳光欲熄，非薤白白酒之所能治也，故以乌头赤石脂丸主之。方中乌、附、椒、姜，一派大辛大热，别无他顾，峻逐阴邪而已。"论述精当，值得细心体味。

【方剂组成】

蜀椒一两（一法二分），乌头一分（炮），附子半两（炮，一法一分），干姜一两（一法一分），赤石脂一两（一法二分）。

上五味，末之，蜜丸如桐子大，先食服一丸，日三服，不知，稍加服。

【方解】

本方为仲景乌头和附子同用，达到振奋阳气，驱散寒邪的作用。乌头长于起沉寒痼冷，散在经之风寒；附子则长于治在胜寒湿，温化寒湿。全方以乌头、附子、川椒、干姜一派大辛大热之品，峻逐阴寒而定痛。赤石脂收敛阳气，避免药物辛散太过。

【六经解析】

本方证治疗的是心痛通于背，背痛通于心，疼痛剧烈，阴寒内盛的心痛，病位在心且阴寒内盛，为少阴病。

【现代应用】

本方可以治疗冠心病心绞痛、心肌梗死、风湿性心脏病、心律不齐以及心力衰竭、休克、心肌梗死先兆，以及急性胃炎或慢性胃炎急性发作、胃幽门狭窄、胃溃疡、慢性荨麻疹、坐骨神经痛等病证而见剧烈心胸后背相互牵引疼痛，或胃脘疼痛，痛无休止，兼见四肢厥冷，冷汗出，气促面白唇青，舌质淡，苔白滑，脉沉伏而紧或微细欲绝者。

【临床验案】

吕某，女，62 岁，1983 年 12 月 15 日就诊。间发左胸疼 2 年，近日天气寒冷，自觉胸闷不适，今晨突发心绞痛不休，急用硝酸甘油片含舌下无效，求余诊治。症见心痛彻背，有时昏厥，汗出肢冷，唇舌青紫，脉细欲绝。心电图检查示急性下壁心肌梗死。证属寒凝痹阻，阳虚欲脱之候。治法回阳救逆固脱。急用乌头赤石脂丸加味：乌头 10g，乌附片 30g，干姜 10g，川椒 8g，赤石脂 15g，桂枝 15g，红参 15g。水煎。一昼夜急服 2 剂，心痛大减，汗止肢温，昏厥随之而除。共服 5 剂，心痛消失，唯有胸闷不适，舌质淡红苔白脉象沉细。心电图复查提示窦性心动过缓，冠状动脉供血不足。危证已去，改用枳实薤白桂枝汤加丹参 20g，瓜蒌 10g，黄芪 20g，红花 4g，调治一月而愈。随访一年未见复发。[李济民 . 经方治疗急证二则 [J]. 国医论坛，1989（2）：14–15.]

按：本案以"疼痛"为主症，当属阴寒邪气上逼于胸，寒气攻冲，乃是少阴之枢机不利，致使少阴从寒而化，阴寒痼结而后上冲，当属于少阴病。本方以乌头、附子、川椒、干姜一派大辛大热之品，峻温少阴，运转枢机，从阴转阳；赤石脂一则可固涩心阳，收敛阳气，二则填塞胃肠，镇纳中气，使大剂量辛温药液留恋胃中，气血疆界之乱得正，寒去而正不伤。干姜、红参以温太阴开机，通过太阴开来调节胸中阳气之来复。共奏峻逐阴邪、温阳散寒、顾护心阳之用。

（十）九痛丸——少阴少阴合病

【原文】

九痛丸治九种心痛。

【临床表现】

胸痛证属阳虚阴盛者，胸部疼痛较为剧烈，或面积大，或集中一点疼痛剧烈。

【证治机制】

九痛丸治疗虫心痛、注心痛、风心痛、悸心痛、食心痛、饮心痛、冷心痛、热心痛、去来心痛等九种心痛。还可以治疗突然感受秽浊毒气及落马坠车瘀血阻滞等病症。徐、沈、尤注本谓本方为"附方"。《金匮方论衍义》本及程本则思考题谓非仲景方，《千金》《外台》亦均未说是仲景方。

本条文云九种胸痛，是泛指积聚、痰饮、结血、虫注、寒冷等原因而引起的胸痛。本方破阴逐寒、温通杀虫、扶正祛邪以定痛。虽方名九痛丸，然对心脾虚弱之悸心痛，邪热内闭之热心痛，恐不适宜。

【方剂组成】

附子三两（炮），生狼牙一两（炙香），巴豆一两（去皮心，熬，研如脂），人参、干姜、吴茱萸各一两。

上六味，末之，炼蜜丸如桐子大，酒下。强人初服三丸，日三服，弱者二丸。兼治卒中恶，腹胀痛，口不能言；又治连年积冷，流注心胸痛，并冷冲上气，落马、坠车、血疾等，皆主之。忌口如常法。

【方解】

卒中恶：指突然感受外来邪气，见心腹刺痛，闷乱欲死的疾病。

流注心胸痛：流者流散移动，注者专注集中。此指心胸部疼痛，或较散漫面大，或集中一点而痛。

方中附子、干姜祛寒散结，吴茱萸温中开郁、杀虫、通阳止痛，人参补中益气，巴豆温通杀虫、破坚积、逐痰饮，狼牙杀虫。《千金》狼牙作"狼毒"似较恰当，因狼毒除杀虫外，并能破积聚饮食、除寒热、水气，故或认为狼牙为传抄之误。全方应用大辛大热之品，为祛寒散结，杀虫温通攻逐寒实积滞之剂。

本方证胸痛类型较多，以方测证，属于太阴少阴合病。

【现代应用】

本方可用于寒实结滞型肠梗阻或跌伤后的瘀血疼痛，蛔虫腹痛，临床表现见素有不能吃冷性饮食史，突然脘腹部剧痛，包括起伏拒按，得温痛减，恶寒喜暖，口和不渴，或喜热饮，或呕吐，四肢发冷，大便秘结，舌苔白或黄白而润，脉沉紧或沉细者。

第 21 章　腹满寒疝宿食满　同属太阴脾胃肠

一、腹满

（一）成因

跌阳脉微弦，法当腹满，不满者必便难，两胠疼痛，此虚寒从下上也，当以温药服之。（1）

【语义浅释】

跌阳脉候脾胃，如见微弦之象，微者为虚，弦者为寒实，胃虚寒盛，就应出现腹部胀满的症状，无此症状者必大便困难，胸胁两旁当臂之处疼痛，这是由于在下之寒向上攻冲，不留于胃则不满，气不得下则大便难，冲于胸胁则两侧胸胁疼痛的缘故，应当用温药治疗。

【六经辨析】

跌阳脉在足背，属足阳明胃经的冲阳穴，其脉当滑大而和，古人常据此而诊断脾胃方面的病证。今脉微弦，微为弱而无力，主阳气不足，结合跌阳脉，当为中阳不足。据《伤寒论》原文第 140 条："太阳病，下之，其脉促，不结胸者，此为欲解也；脉浮者，必结胸；脉紧者，必咽痛；脉弦者，必两胁拘急；脉细数者，头痛未止。脉沉紧者，必欲呕；脉沉滑者，协热利；脉浮滑者，必下血。"脉弦必两胁拘急云者，盖弦为阴寒之脉而主痛。《金匮要略·腹满寒疝宿食病脉证治》云："跌阳脉微弦，法当腹满，不满者，必便难，两胠疼痛，此虚寒从下上也，当以温药服之。"寸口脉弦者，即胁下拘急而痛，其人啬啬恶寒。盖两胁居两肾之上，为三焦水道之冲，太阳寒水从三焦下行，由肾出膀胱者，《黄帝内经》认为下焦（即输尿管）为太阳寒水，不能化汗而出皮毛，则寒湿阻于两胁，故其证恶寒。恶寒者，表寒未解而水气内积。今人一见弦脉，便言肝胆为病，曾亦知为手少阳三焦之病乎？

《伤寒论》太阴病虚寒证的提纲是"太阴之为病，腹满而吐，食不下，自利益甚，时腹自痛。若下之，必胸下结硬"。太阴与阳明同主胃肠疾病，但临床表现却有所不同，阳明病多为里实热证，太阴病多为里虚寒证，太阴病的成因，可分传经和直中两个方面：一是由阳经传变而来，三阳病失治或误治，以致里气虚弱，邪气传入太阴，此为传经。二是胃肠素虚，始病就见太阴证候，此为直中。

太阴属土主湿，在脏为脾，脾阳不振则从寒湿而化，不论传经或直中，凡是太阴病，多为里虚寒证。由于脾司大腹，脾虚则运化无权，寒湿不化，所以腹满，《黄帝内经》所谓"诸湿肿满，皆属于脾"，即太阴病病理的主要说明。但是本证的腹满与阳明腑实证的腹满，大不相同，太阴腹满为虚，按之柔软不痛；阳明腹满为实，按之硬满疼痛，以此为辨。脾与胃相表里，太阴脾病必影响及胃，虚寒之气上逆，所以吐而食不得下。太阴既病，脾阳下陷不升，因此下利尤为必有证候。文中所谓自利益甚，是对食不下而言。食既不下，照理应无下利，今食不下而下利益甚，是太阴病的特征，也是太阴病的审证要点。

便难、腹满、胸胁两旁当臂之处疼痛，属太阴病证。根据《伤寒论》第277条："自利不渴者属太阴，以其脏有寒故也，当温之，宜服四逆辈。"太阴病证治宜服四逆汤一类温中祛寒药。

（二）脉证

1.主证

病者腹满，按之不痛为虚，痛者为实，可下之。舌黄未下者，下之黄自去。（2）

【语义浅释】

患者腹部胀满，以手按之无压痛的是虚证，有压痛的是实证，此为里无所结为虚，里有所结为实，虚者不痛喜按，实者腹痛拒按故也，实者可用下法治疗。如果患者舌苔黄厚，没有服用过下药，舌苔黄为里实热之证候，可用下药导其邪热下行，里实得下，腹满痛可愈，黄厚苔自然退去。

【六经辨析】

"按之不痛为虚，痛者为实"，为腹满虚实辨证的常法。虚与实是分析辨别邪正盛衰的两个纲领。"虚"指正气不足，虚证便是由于正气不足所表现的证候，"实"指邪气过盛，实证便是由邪气过盛所表现的证候。从六经辨证来看，腹满可知病位在里，病位在里的阳证为阳明病"阳明之为病，胃家实也"，胃家实，指病邪充实于胃肠之里，按之硬满而有抵抗和压痛的意思，病位在里的阴证为太阴病"太阴之为病，腹满而吐，食不下，自利益甚"，阳明病多表现里、热、实证，太阴多表现里、虚、寒证，"实则阳明、虚则太阴"可高度概括此病变规律。腹部胀满，按之无压痛表明内无实邪结聚，证属太阴病证，按之有压痛乃有形实邪停积于胃肠所致，如宿食积于胃，燥屎留于肠，或见瘀血、水饮等内阻，证属阳明病证，热结于里而胃家实者，宜下之。但必须指出，某些严重的虚寒性腹满，尚有按之痛的情况，如本篇大建中汤证就有"痛不可触近"之候。所以腹部切诊分辨虚实，还须四诊合参，才能做出正确判断。同时注意虚与实之间是可以转化的，不是一成不变的，比如说，外感病初多属实证，内伤久病多属虚证，或实中夹虚，虚证也可以转为虚中夹实或虚实错杂的证候，太阴和阳明可相互转化。

再辨之于舌，苔白为寒，苔黄为热。若腹满拒按而舌黄，知其人因邪实而热盛，更必问其曾经下否。如未经攻下而苔黄者，下之去其热实，苔黄自去，此以舌苔辨寒热者也。阳明篇胁下硬满，不大便而呕，舌上白苔者，可与小柴胡汤。此以舌苔白证其邪未结实，但以舌苔、腹痛证虚实寒热，在阳明证率皆如是。唯杂症之附子粳米汤证、大建中汤证，皆腹痛拒按，系属寒实不可下也。又肠肿疡、套叠扭结等病，亦多拒按，多非可下之证，均当注意，不可攻也。

腹满时减，复如故，此为寒，当与温药。（3）

【语义浅释】

患者腹部胀满，时有减轻，移时又依然如前，这主要由寒邪引起，当用温药治疗。

【六经辨析】

本条与前条相贯，讨论了腹满的虚实寒热问题。上条言虚实，本条言寒热。根据六经八纲辨证，寒、热、虚、实从属于阴阳，无论表、里或半表半里的病位上，均有阴、阳两类不同的病证反应阴阳、寒热、虚实。腹部胀满时有减轻为阴寒之气凝聚而致，阴寒之气，得阳煦而暂时消散则腹满稍减，得阴而又复凝聚则满如故，为阴、寒、虚证，证属太阴证。如对照大承气汤证的"腹满不减，减不足言"，则虚实寒热之辨，更加明白，即实热腹满，临床上以持续不减为要点，腹中实邪不除，则腹满无一时之宁。"此为寒"指出了腹满的性质，结合太阴里寒证的治法，当用温中补虚散寒之剂，如理中汤或附子理中汤之类。

病者痿黄，躁而不渴，胸中寒实而利不止者，死。（4）

【语义浅释】

患者肤色萎黄，暗淡无泽，烦躁，口中不渴，这是寒实之邪结于胸中，如再出现下利不止，就是危重之证。

【六经辨析】

痿黄，即"萎黄"，为皮肤黄而枯萎无光泽，此为脾胃虚寒，脾气衰败而其色外露，且气血不能外荣。烦躁而不渴，则知其非里热所致，结合"寒实"二字，当属阳微阴盛而成的阴躁。寒实内结于中，阳气相对式微，如再见下利不止的情况，则为中阳败绝，气脱于下，正虚邪盛，证情凶险，故为死证。

"病者痿黄"又提示了腹满可与身黄并见，故本篇也可与《金匮要略·黄疸病脉证并治》互参，如"腹满，舌痿黄，躁不得睡，属黄家。"此一般视为寒湿而致的身痿黄，而湿热发黄者，腹满痛更为常见。临床上当注意二者证治的异同。

"躁而不渴"为本条辨证的要点，腹满且烦躁而不渴，"不渴"二字提示不可误为实热之证，否则误用苦寒攻下之剂，伤其阳而竭其阴，也会出现下利不止之证。躁而不烦不渴，证明不是热邪所致的躁动，为阳气欲绝，阴寒凝聚胸中所致。

"胸中寒实"为本条病机的概括。胸中，也有认为当是胃中者，如《医宗金鉴》所引的李义注就理解为胃中阴寒盛，且《脉经》所载也为"胃中"。结合本条主论腹满，当是胃中有阴寒凝聚，脾气衰微，则肤色暗淡而黄，故曰：病者痿黄；内竭于中，故"躁而不渴"；失脱于下，则"利下不止"。说明人体正气大衰，阴阳离决之象，主预后不良，故曰"死"。

寸口脉弦者，即胁下拘急而痛，其人啬啬恶寒也。（5）

【语义浅释】

寸口见弦脉，亦阴邪加阳之象，故患者一定有两胁拘急疼痛，瑟缩颤抖，非常怕冷的症状，属寒从外得。

【六经辨析】

寸口主表，弦脉属肝，主寒主痛。寸口脉弦，是寒邪袭表，卫阳被遏，则啬啬恶寒。胁下为肝之分野，寒邪入里，侵及肝经，故胁下拘急而痛。脉弦，主少阳病，胁下拘急而痛，即"胸胁苦满"而胁痛，为小柴胡汤证。其邪已传入少阳，但太阳未解，其人仍啬啬恶寒。本条言腹满痛亦有由于外感表邪内传所致者。

本条可与本篇第一条对照，前者是趺阳脉微弦，肝寒犯及脾胃，为里寒之证；本条则寸口脉弦，寒邪不仅犯表，且又入里影响肝经，为表里俱寒之证。前者偏于虚寒，由阳虚而生内寒，寒袭阳位故以腹满，犯表入里，故以胁下疼痛为主。

夫中寒家，喜欠，其人清涕出，发热色和者，善嚏。（6）

中寒，其人下利，以里虚也，欲嚏不能，此人肚中寒（一云痛）。（7）

【语义浅释】

素体虚寒，中阳不足之人，常常打呵欠，如果出现鼻流清涕，发热，面色如常人，这是由于新受外感的原因，很容易打喷嚏。

体质虚寒之人，感受寒邪以后，大便泄泻。是由于里阳太虚的缘故，想打喷嚏而打不出来，这是属于寒在腹中。

【六经辨析】

中寒家是言中焦阳虚阴寒内盛之人。体质偏虚的人，见有常打呵欠，鼻流清涕，发热而面色大致如常，好打喷嚏等证候，这些均由感受寒邪以后而作，体虚者本易受邪。寒邪遏表，卫阳受阻，但正气抗邪，里阳欲伸。古人认为呵欠者，为阴阳上下相引而作，所谓"阴气积于下，阳气未尽，阳引而上，阴引而下，阴阳相引，故数欠。"欲睡喜欠为阴引阳入，睡醒喜欠为阳引阴出。中寒家禀赋素虚，故喜欠。又以老人清涕出属阳虚，遇寒清涕出是寒盛。今中寒清涕出，是阳气虚寒；发热色和，系外寒邪未传里之征。善嚏是因鼻黏膜发炎，受刺激之反射作用，且敏感过甚，是其人外感寒邪，鼻黏膜有炎性渗出物流出。心胸中虽有素寒，而以发热色和，示邪未入内，故喜欠善嚏也。此为病在太阴而欲鼓邪外出，从太阳而解。《伤寒论》第278条："伤寒脉浮而缓，手足自温者，系在太阴；太阴当发身黄，若小便自利者，不能发黄；至七八日，虽暴烦下利，日十余行，必自止，以脾家实，腐秽当去故也。"此病在太阴，后脾胃健运而从阳明得解。此与本条有相近之处，均为祛邪外出之象。

上节以喜欠、清涕自出辨心胸之中寒。本节以下利、欲嚏不能辨腹中寒。患者素体里虚，出现下利，欲嚏不能之证，其原因为里阳虚，为肚中寒。病在太阴脏，难以由外而解。下利里气素虚，邪直侵内脏，欲嚏不能者，正为邪迫，阳欲动而中止，邪欲去而仍留，阴寒凝滞于里，所以腹痛而不能嚏也。

2. 变证

夫瘦人绕脐痛，必有风冷，谷气不行，而反下之，其气必冲，不冲者，心下则痞。（8）

【语义浅释】

身体瘦弱的患者，脐周围疼痛，这是感受风冷寒邪，因而饮食不能消化，谷气停滞，大便不通。如果误用下法，势必引起腹中气逆上冲，假如气不上冲，结于心下则为痞满之证。

【六经辨析】

形体虚羸弱之人多太阴不足，水谷精微难以生成输布，则太阳藩篱不固。故风邪夹寒，易由肌腠入，受寒之后，脾胃运化受阻，寒邪阻滞胃肠气机则谷气留著而不行，脐周疼痛，饮食不化，大便坚涩不通，此因风冷寒邪所致。此属寒实，一般当用温通之法治之，具体方剂可参考后世温脾汤。

临证时若医者误认为"瘦人多火"，而忽视了虚寒风冷所致的腹痛便秘，或拘于"绕脐痛"为阳明里热之见，妄投苦寒攻下之品，此时谷气虽行，大便得通，但风冷不除而阳气更伤。若伤下焦阳气，不能制伏阴寒之邪，必然上冲；若伤及中焦阳气，阴寒不化而成心下痞，故气不上冲。

"太病，下之后，其气上冲者，可与桂枝汤，不上冲者，不得与之。"误用寒凉攻下之后，有两种可能性。一种情况是"其气必冲"，则风邪不因下而陷，故仍宜桂枝汤从太阳而解，尽管误治，但正气尚强，还未成坏病。另一种情况是"不冲者，心下则痞"，即里阳虚明显，无力抗拒，而风冷邪气，又乘势陷于心下，聚而成痞，此又当参考《伤寒论》中痞证之治。

（二）证治

1.厚朴七物汤证

【原文】

病腹满，发热十日，脉浮而数，饮食如故，厚朴七物汤主之。（9）

【证治机制】

外感风寒化热，十数日不解，邪热在表，故脉浮而数。热邪入里，伤及津液，热迫于肠，实热内结所以腹满，可知本证为太阳表邪未解而阳明之腑已有实邪，病情已不完全在表，而已趋向于里，且里证重于表证，属表里同病之例。发热，腹满必兼见便燥、口干、口苦等症状，由于实热结聚于肠，未影响脾胃，故尚能饮食。

由于本证属太阳表邪未解而已见阳明腑实，如果发热，解其表，里实已成，解表徒然；单用攻里，则苦寒下剂有悖于散表，所以发热与里实俱重，应采用表里双解之法，用厚朴七物汤治疗。但本节之证，非《伤寒论》中之太阳阳明合病，故不用葛根汤、麻黄汤治合病，而用太阴病之桂枝加大黄汤治并病。盖本节先病腹满，后感外邪，且其脉证符并病之例也。

【方剂组成】

厚朴半斤，甘草三两，大黄三两，大枣十枚，枳实五枚，桂枝二两，生姜五两。

上七味，以水一斗，煮取四升，温服八合，日三服。呕者加半夏五合，下利去大黄，寒多者加生姜至半斤。

【方解】

本方由厚朴三物汤合桂枝汤去芍药而成，厚朴三物汤以行气除满，泻下实热，桂枝汤以解表而调和营卫，本方证以腹胀满为主，不痛，故去芍药之酸敛。本方临证有加减，如呕为胃气上逆，可加半夏降逆止呕；如下利为脾气已伤，则去大黄以免苦寒再损中阳；如寒多为表邪较重，可加重生姜用量以求温胃散表寒。

【现代应用】

通过研究厚朴七物汤对小鼠肠推进、胃排空作用及对大鼠胃分泌等影响，得出桂枝去芍药汤加强了厚朴三物汤的肠推进作用而减轻其对肠胃黏膜的损害，且

"先合后煎"的效果要明显优于"先煎后合。"

有用厚朴七物汤治疗功能性消化不良、胃反流性食管炎、急性胰腺炎以及腹痛、腹胀、呕吐等。

有用厚朴七物汤加减治疗证属风寒闭肺、阳明内实的哮证（西医诊断为支气管哮喘），辨证时考虑肺与大肠相表里，胃气上逆则肺气不得肃降；肺气不宣，遇冷加重宜辛温解表，故以厚朴七物汤治之，意在调畅气机。为控制急性支气管哮喘提供了新的思路。有以五子衍宗丸合厚朴七物汤加味，治疗肾气虚衰、肺气不足、膀胱气化失常所致的老年性癃闭（西医诊断为急性前列腺肥大），方内五子衍宗丸添精补髓益肾，沙参补气，厚朴七物清下热结，调和营卫，交通内外。亦为本方应用拓展了思路。

【临床验案】

白某，女，43 岁，2010 年 7 月 15 日初诊。病史：患支气管哮喘 15 年、过敏性鼻炎 5 年。近年应用舒利迭（沙美特罗替卡松气雾剂）、沙丁胺醇气雾剂、茶碱缓释片治疗，但咳喘仍有间断发作。鼻炎控制不理想，常服西替利嗪治疗。2 周前因生气出现喘息气短、胸闷憋气，活动后明显，伴腹部胀满不适。经用茶碱缓释片治疗，喘息憋气未见好转，且腹部胀满明显，纳食较差。予多潘立酮片及六味安消胶囊治疗 1 周，腹胀、纳差改善不明显，喘息、憋气有所加重，遂转中医诊治。诊见活动后喘息憋气，腹部胀满，空腹时胀满稍有减轻，食后加重，嗳气，无恶心呕吐，纳差，鼻塞、流清涕，甚至如清水，吹空调后尤其明显，夜眠欠安，大便干燥，2～3 天排便 1 次，小便调，舌微暗红、苔白，脉弦滑。查体双肺可闻及少量哮鸣音。西医诊断：支气管哮喘；中医诊断：哮证，证属风寒闭肺，阳明内实证（亦即太阳阳明合病）。治以开宣肺气，通腑除满为法，方用厚朴七物汤化裁。方药：厚朴、枳实各 15g，桂枝、半夏、生姜各 10g，生大黄、炙甘草各 6g，大枣 7 枚，茯苓 20g。7 剂，每天 1 剂，水煎服。

7 月 22 日复诊：喘息、憋气及腹部胀满均较前明显好转，流涕亦止，稍有打嗝，咽部堵塞不适，偶有咳痰，夜眠安，大便每天 1 次，小便调，舌淡红、苔白，脉滑。效不更方，守上方茯苓加至 30g，桂枝加至 15g，如法继服 7 剂。

7 月 29 日三诊：无明显喘息憋气，腹部稍有胀满不适，咽部堵塞感明显减轻，无打嗝及恶心、呕吐，无咳嗽及咳痰，纳可，二便调。仍守上方继服 7 剂，巩固疗效治疗。2 周后电话随访，喘息憋气未再发作，亦未出现腹胀及咽部堵塞等症状。［魏鹏草，苗青．经方双解法治疗哮喘验案 2 则 [J]．新中医，2011，43（2）：173–174.］

按：厚朴七物汤出自《金匮要略》"病腹满，发热十日，脉浮而数，饮食如故，厚朴七物汤主之。"具有发表散寒、行气除满之功。《金匮玉函经二注》称本方治疗"有里复有表之证也……故以小承气治其里，桂枝汤去芍药以解其表，内外两解，涣然冰释。"本案为支气管哮喘急性加重，以中西药治疗控制不理想，予厚朴七物汤治疗后取得了较好疗效。患者咳喘间断发作、鼻炎控制不佳，外感病长期未解化热，热邪入里，伤及津液，热迫于肠，实热内结所以腹满、大便干燥，结合舌脉，此为太阳表邪未解而已见阳明腑实，如果发热，解其表，里实已成，解表徒然；单用攻里，则苦寒下剂有悖于散表，所以发热与里实俱重，应采用表里双解之法，用厚朴七物汤治疗。

2. 附子粳米汤证

【原文】

腹中寒气，雷鸣切痛，胸胁逆满，呕吐，附子粳米汤主之。(10)

【证治机制】

"腹中寒气"指出本方证的主要病因病机为脾胃阳气虚衰而阴寒之气内盛。由于脾胃阳虚，水湿内停，水湿之邪夹阴寒之气奔迫于肠胃之间，故肠鸣切痛，如曹家达所说："切痛者，沉著而不浮也。"(《金匮要略发微》)形容疼痛危重，触之深在肠间，故曰切痛。寒气横逆，上犯胸胁则胸胁逆满；影响于胃，胃失和降，故呕吐。可见，本条的病机是脾胃阳虚，阴寒水气，内气上逆，属太阴病证。故其痛当喜温喜按，呕吐多为清稀水饮，或夹有不化食物。此外尚有四肢厥冷，舌淡苔白滑，脉沉迟等症状。

【方剂组成】

附子一枚（炮），半夏半升，甘草一两，大枣十枚，粳米半升。

上五味，以水八升，煮米熟，汤成，去滓，温服一升，三日服。

【方解】

本方中附子为君药，大辛大热，温阳散寒以止腹痛，伍半夏化湿降逆以止呕吐，粳米、甘草、大枣扶助脾胃而缓急迫。对本方药物的配伍，程云来有如下分析："腹中寒气，非附子辛热不足以温之；雷鸣切痛，非甘草、大枣、粳米之甘不足以和之；逆满呕吐，非半夏之辛不足以散之，五物相需而为佐使。"(《金匮要略直解》)

【现代应用】

实验研究发现附子粳米汤具有明显改善脾阳虚大鼠的疼痛症状，可调节血浆 CGRP 和 Ang Ⅱ 水平，说明该方镇痛作用可能与其调节胃肠肽类激素的水平有关。

研究发现，生半夏与附子配伍会毒性增加，十八反的禁忌现象在一定程度上存在。如用乌头配伍半夏进行煎煮，发现二者合煎后剧毒成分双酯型二萜生物碱显著增加；动物试验也验证了附子和生半夏配伍有明显的毒性反应。

【临床验案】

马某，男，73 岁。2019 年 6 月 11 日初诊（通过微信联系）。主诉：咳痰带血伴呼吸困难 3 个月余，加重半月余。现病史：患者于 2019 年初因行动不便所致外伤，自我怀疑有脑梗死复发，恰逢感冒期，到当地医院输液治疗（用药不详），效果不佳，2019 年 5 月下旬加重，遂转至乌鲁木齐市某三级甲等医院 ICU 病房，咳嗽，咳红褐色泡沫痰，呼吸困难，持续高热，西医给予持续性低浓度吸氧、抗生素、激素（地塞米松、泼尼松龙）、硝酸甘油、雾化吸入等治疗，呼吸困难、高热、咳嗽等情况均未见明显好转。大便次数少，小便量少。刻下症：咳嗽，咳红褐色泡沫痰，短气，呼吸困难，发热，不恶寒，体温在 39℃以上，口渴喜饮，大汗，午后加重，饮食不佳，5 天未解大便，小便量少，精神差，舌暗红，苔燥厚黄。既往史：有腔隙性脑梗死后遗症病史、高血压病史、冠心病病史，时间及用药均不详。心电监护示：血压 151/79mmHg，心率每分钟 130 次，血氧饱和度数值不详，呼吸频率每分钟 36 次。西医诊断：①重症肺炎；②Ⅰ型呼吸衰竭；③慢性心力衰竭（心功能四级）；④脑梗死后遗症；⑤冠心病；⑥高血压病。中医诊断：喘证。予附子粳米汤合竹叶石膏汤加减。药用：制附子 3g，清半夏 12g，大米 20～30 粒，甘草 12g，红枣 3 枚，竹茹 45g，桂枝 6g，白薇 6g，蜜桑白皮 12g，石膏 30g（布包），竹叶 15g，麦冬 24g，党参 6g，防风 9g，桔梗 12g，生姜 15g。3 剂。水煎温服，日 3 次，每次 150ml。

2019 年 6 月 15 日二诊：患者仍咳血痰，咽喉不利，咳时须拍打后背，自觉减轻，发热减轻，体温维持在 37.5℃以下，汗出不多，其他略有好转，舌暗红，苔白。血压 120/71mmHg，心率每分钟 97 次，血氧饱和度 89%，呼吸频率每分钟 26 次。予附子粳米汤合苓甘五味姜辛夏杏汤加减。药用：制附子 3g，清半夏 15g，大米 20～30 粒，生甘草 6g，红枣 3 枚，桂枝 9g，白薇 6g，白茅根 15g，蜜桑白皮 12g，茯苓 24g，生白芍 18g，浮小麦 30g，苍术 15g，炒杏仁 12g，五味子 6g，细辛 6g，干姜 12g，甜葶苈 12g，生龙骨 30g，生牡蛎 30g。3 剂。水煎温服，日 3 次，每次 150ml。

2019 年 6 月 18 日家属回报：患者自主咳出陈旧样黑色血痰后，嗓子清爽，已停止吸氧，无咳嗽咳痰，无发热，二便已调，纳可，精神可。血压 120/70mmHg，心率每分钟 72 次，血氧饱和度 95%，呼吸频率每分钟 22 次。患者后续办理出院，嘱其规律作息，清淡饮食。随访半年，一切稳定。[汪瑶，关庆亚.附子粳米汤应用思考与探索 [J].中医药通报，2020，19（5）：18–21.]

按：根据患者纳差、短气、大便少辨为脾胃气虚；根据大汗、饮不解渴、小便少辨为阳虚津弱；根据红褐色泡沫痰多、舌苔厚辨为痰饮水湿。附子粳米汤益气生津、温中化饮；竹叶石膏汤止热除烦，益胃生津；白薇、防风、桂枝、竹茹解热疏风；蜜桑白皮、桔梗泄热平喘。二诊患者舌苔由燥转润，症状缓而不解，料想是由于西药用药过于伤阴所致，其病性仍属寒多热少，附子粳米汤符合证机，再以苓甘五味姜辛夏杏汤温肺化饮，葶苈泻肺平喘，龙骨、牡蛎安神止惊。共服汤药 6 剂，旬日而愈。

3. 厚朴三物汤证

【原文】

痛而闭者，厚朴三物汤主之。（11）

【证治机制】

"痛而闭"指腹痛、胀满剧甚，且大便秘结不通。其病机当为实热内结，气滞不行，而且气滞重于积滞，临床上常见脉沉实有力，舌苔黄厚。治疗以厚朴三物汤行气通下。

本方与厚朴七物汤均以厚朴为君，可见二方证都有气机壅滞，腹部胀满的主要表现。但厚朴七物汤证见腹满、发热、脉浮数，表里同病且以里证为急，故用桂枝去芍药合厚朴三物汤以行气通里兼和营卫。本方证因无表邪，仅以腹满、胀痛、便闭为主证，故治疗也较单纯，用厚朴三物汤通腑泄满。本方证当属阳明病证。

【方剂组成】

厚朴八两，大黄四两，枳实五枚。

上三味，以水一斗二升，先煮二味，取五升，内大黄，煮取三升，温服一升，以利为度。

【方解】

本方以厚朴为君，重用厚朴和枳实且先煎，以行气除满止痛，用大黄通便以畅通腑气。本方与小承气汤药味相同，但用量不同，主治也就有差别。本方重用厚朴，由小承气汤证的三两加至八两，枳实由三枚加至五枚，可知其治疗重点在于行气。小承气汤重用大黄，重在通便行滞，尤在泾所说"承气意在荡实，故君大黄；三物意在行气，故君厚朴"，可谓要言不烦。但是，厚朴三物汤中并未减轻大黄用量。可知本方通便泻下之力也不轻，据本方的煮服法，大黄后下，且药后"以利为度"，通腑有助于行气。此如陈修园在《金匮方歌括》中指出的："必先通便，便通则肠胃畅而腑脏气通，通则不痛也。"

【现代应用】

研究证明，肾上腺素能受体（α_2、β_1、β_2），去甲肾上腺素转运体蛋白表达量和基因表达量上升，去甲肾上腺素在局部组织与外周血的高含量是导致胃肠动力障碍的重要原因，而厚朴三物汤在胃与结肠局部可能有着类似于 α_2 受体抑制剂的效果，同时降低肾上腺素能受体的表达，降低去甲肾上腺素转运体蛋白表达量，并降低胃肠道局部组织与外周血的去甲肾上腺素含量，这些可能是其有效治疗胃肠动力障碍的原因。小承气汤、厚朴三物汤、厚朴大黄汤三方均有促进阳明腑实证模型大鼠胃肠动力恢复的作用，其中厚朴三物汤效果最佳。

【临床验案】

郭某，男，56 岁，2010 年 8 月 4 日初诊。患者于 2010 年 2 月出现腹胀、腹痛，住院诊断为"肠系胰血栓"，住院 18 天后，腹胀、腹痛明显减轻，3 日后复查，服钡餐后，腹胀、腹痛加重，腹部时有肠管包块，诊断为"不完全性肠梗阻"，西药输液及中药治疗至今，无明显改善。刻下症见：腹胀、腹痛，饭后较明显，时见腹部包块，现服汤药后，大便稀，日 2 次，不服汤药则大便不解，异常消瘦（仅 25kg），腹部怕凉，时有肠鸣，舌暗，苔白腻，脉弱。2010 年 8 月 3 日查 X 线：上腹大量肠管积气及梯状液平，B 超：肠道扩大伴大量内容物，肠梗阻，少量腹水，非物质性脂肪肝，胆囊增大，胆囊炎，生化：K^+ 3.63mmol/L，Na^+ 137.4mmol/L，Cl^- 96.9mmol/L。西医诊断：不完全性肠梗阻。中医诊断：腹胀。中医证型：肠道积滞，气滞为主。药用：厚朴 15g，枳实 15g，大黄 6g，三七 9g，公丁香 9g，广郁金 12g，党参 30g，桃仁 9g，炙甘草 15g，生姜 3 大片。14 剂，水煎服，每日 1 剂，分早晚 2 次服。

2010 年 8 月 18 日二诊：患者服上方 14 剂，腹胀腹痛好转 50%，时见腹部包块，服药后能纳食，周身丘疹，发痒。近 2 日脚肿，右脚甚，大便每日 2～3 次，成形，夜尿 2～3 次，舌红细颤动，苔少，脉弱。上方去党参改西洋参 15g，加五味子 30g，苦参 30g，白鲜皮 30g，黄柏 30g，早晨服，上方公丁香改为 6g，广郁金改为 9g，中午、晚上服。

2010 年 9 月 8 日三诊：患者服药 20 剂，腹胀腹痛明显好转，周身丘疹消失，有肠鸣音，仍双脚肿，全身乏力，脉偏数，余可。在首次处方的基础上厚朴改为 30g，枳实改为 30g，三七改为 15g，桃仁改为 15g，并加茯苓 45g。患者在此基础上加减调治前后约 4 个月而愈，后经随访至今未再复发。

按：患者以"腹胀、腹痛"为主症，据六经辨证，其病位在里，为阳明病（里阳证）或太阴病（里阴证），其兼症为腹部包块、便秘或便闭、肠鸣音，舌暗苔白腻等一派实证，排除太阴病的里虚寒证则属阳明病。本患者但见腹痛便闭而不发热，据"痛而闭者，厚朴三物汤主之。"，厚朴三物汤已足通大便之闭阻。从用方分析，厚朴三物汤是由小承气汤重用厚朴而成，因气滞重于实积，故重用厚朴行气除满。因小承气汤是阳明病的代表方，故本证归属阳明病是准确无疑的。

从此方的配伍可知，方中重用厚朴行气消胀，处方一开始即用15g，投之即效，药已对证，继而增加至30g，为方中君药。《名医别录》言其"主温中，益气，消痰，下气，治霍乱及腹痛，胀满，胃中冷逆，胸中呕逆不止。泄痢，淋露，除惊，去留热，止烦满，厚肠胃。"《本草衍义》更谓："既能温脾胃气，又能走冷气，为世所须也"。配以大黄荡涤积滞，大黄在《神农本草经》列为上品，谓其具有"破癥瘕积聚，留饮宿食，荡涤肠胃，推陈致新"之功。枳实又能破气消积，《本草衍义补遗》指出其具有"冲墙倒壁"之功，且指出张仲景用枳实乃用"其性酷而速……取其疏通决泄破结实之义"，枳实、大黄通腑去积，为方中臣药。再配以公丁香温中行气，广郁金行气活血，公丁香、广郁金本属"十九畏"中相反的两味药，但全教授根据多年临床实践发现，此二药合用相反相成，不仅不会产生不良反应，反为治疗不完全性肠梗阻的良药。肠道气滞易致血行瘀阻，故配以郁金、桃仁、三七等活血药，且桃仁还具有润肠通便的作用。行气、破气之品又易耗气，且患者脉弱，虚象已有，故再配以党参健脾益气，二诊时又因出现热兼阴伤之象，故易党参为西洋参，再配以五味子益气养阴。此患者在此期间又因感受风湿之邪出现周身丘疹、发痒，故在原方基础上随证加减，配以苦参、白鲜皮、黄柏祛风燥湿，因此症状相对较轻，故仅早上服用即可。三诊时水停之象明显，故佐以大剂量茯苓利水渗湿。

4. 大柴胡汤证

【原文】

按之心下满痛者，此为实也，当下之，宜大柴胡汤。（12）

【证治机制】

根据本篇上述"腹满，按之不痛为虚，痛者为实。"显然，本方证属实。心下，指上腹部，沈目南认为指"胃之上脘"，但临床上疼痛多旁及两胁，甚者胸腹相连，病变范围较广。结合《伤寒论》136条"伤寒十余日，热结在里，复往来寒热者，与大柴胡汤"，可见本条心下，当为胃脘部连及少阳两胁之处，为少阳阳明合病，病在里而连及于表，主要是实热之邪壅郁肝、胆、胃所致。此正如黄元御说："心下满痛者，少阳之经，郁迫阳明之府也。"又说："少阳之经由胃口而引两胁，胆胃上逆，经府郁塞，故心下满痛。"（《金匮悬解》）结合临床还应具备以下见症：郁郁微烦，往来寒热，胸胁逆满，舌苔黄，脉弦有力。由于本条为内有实热，阳邪在少阳阳明，病位较高，故不用大承气而用大柴胡汤以两解表里，攻下阳明里热，和解少阳之邪。

【方剂组成】

柴胡半斤，黄芩三两，芍药三两，半夏半升（洗），枳实四枚（炙），大黄二两，大枣十二枚，生姜五两。

上八味，以水一斗二升，煮取六升，去滓，再煎，温服一升，日三服。

【方解】

本方由小柴胡汤去参、草，增生姜之量，加芍药、大黄、枳实而成。方中以柴胡、黄芩和解少阳之邪，大黄、枳实以泻阳明热结之实，芍药破结止腹痛，生姜合半夏以止呕，配大枣又可调和营卫。如此内外兼顾，以解少阳阳明之实邪。本方与厚朴七物汤均有表里双解之效，攻阳明里实之品大抵相仿，然攻表之药却不同，此亦不可不辨。

【现代应用】

现代药理学研究表明大柴胡汤具有明显的利胆和降低括约肌张力的作用，并不抑制括约肌运动功能，有利于解除胆汁、胰腺的瘀滞。临床用于治疗急性胆囊炎、急性胰腺炎、胃溃疡、胆汁反流性胃炎等。大柴胡汤对药物引起的肝损伤、自身免疫性肝炎有一定的治疗效果，也可作为糖皮质激素对脂肪肝并发症进行治疗，对慢性活动性肝炎、中毒性肝炎可作为泼尼松龙进行治疗。大柴胡汤对血清脂质、脂蛋白和肝脂质有较好的作用，能明显降低高血脂豚鼠的甘油三酯、胆固醇、低密度脂蛋白，升高高密度脂蛋白。大柴胡汤治疗脂肪肝具有显著的降低转氨酶、消减血脂、促进肝细胞恢复等功效。大柴胡汤还有治疗糖尿病，改善糖代谢、血流变学、矿物质代谢等作用。如用大柴胡汤治疗溃疡病急性穿孔，主要用于第二期。

【临床验案】

王某，男，69 岁。2017 年 2 月 4 日初诊。主诉：发作性左侧头面痛半个月。患者左侧头面部钻痛，多在洗脸、刷牙、进食时发作，伴口干、口苦，饮水多，纳食可，大便 2～3 日一行、质干，小便调。舌淡红苔薄白，脉弦细。既往糖尿病、高血压病、脑梗死病史。辨证属少阳阳明合病，处方大柴胡汤合升降散。药物组成：柴胡 12g，黄芩 10g，清半夏 15g，炒枳实 15g，白芍 15g，生大黄 9g，僵蚕 10g，蝉蜕 10g，姜黄 6g，炙甘草 6g，生姜 3 片，大枣（擘）4 个。水煎服，4 剂，日 1 剂，分早晚 2 次服。

2017 年 2 月 8 日二诊：患者服药后头面部疼痛明显减轻，现疼痛已不明显。［吴玉坤，李春红 . 六经辨治疼痛性疾病马合案五则 [J]. 山东中医杂志，2021，40（1）：90-93.］

按：口苦为少阳病提纲症，因少阳枢机不利，相火不得游行三焦，郁于胆腑，火热之气上炎于口所致，属半表半里之阳性病证。口干、欲饮水、大便干属里实热证，伤寒学六经八纲派代表胡希恕先生将其归于阳明病范畴。患者火郁少阳、热结阳明，二经合病，郁热循经上攻于面，正如清代医家张璐所言："面为阳明部分，而阳维起于诸阳之会，皆在于面，故面痛皆因于火。"以大柴胡汤疏解少阳，内泻热结，为少阳阳明合治之法。关于案中之面痛，明代李梴《医学入门》中论述颇详："胃经风毒，气血凝滞，麻痹不仁，鼻额间痛，唇口颊车发际连牙肿痛，口不能开，虽言语饮食亦妨碍，左额颊上如糊绷急，手触之则痛。"《普济方》亦将此病因病机概括为"足阳明经风毒，气血凝滞不行"。由是在六经辨证基础上，针对"足阳明经风毒，气血滞凝"的病机，合升降散。方中僵蚕得天地清化之气，能胜风除湿，清热解郁，辟一切怫郁之邪气；蝉饮露得太阴之精华，可涤热而解毒。二者配伍，君明臣良，升阳中之清阳，宣散气滞；姜黄祛邪伐恶，大黄上下通行。二药并用，佐使同心，降阴中之浊阴，疏通血凝。升降相因，内外通和，杂气之流毒自消，厥疾乃愈。

5. 大承气汤证

【原文】

腹满不减，减不足言，当须下之，宜大承气汤。（13）

【证治机制】

本条与上文"腹满时减，复如故，此为寒"相对照，则腹满虚实辨证的要点就十分明显。虚寒腹满，由于内无实邪，故呈时满时减状，而实热腹满，由于实热与燥屎结于内，如有形之实邪不除，则腹满无轻减之时。

"减不足言"为加重语气，强调腹满有时减轻即非实证。实证腹满，毫无疑问当攻下其里结之实热，用大承气汤峻下里热积滞。但本条叙证过简，当与《伤寒论》条文互参，如《伤寒论》所述"腹满而喘，有潮热""手足漐然汗出者，此大便已硬也""绕脐痛，烦躁，发作有时""脉实"等均可作为临床参考，另外如《温病条辨》指出的"舌苔老黄，甚则黑有芒刺"等亦为大承气汤之的证，本方证属阳明病。

【方剂组成】

大黄四两（酒洗），厚朴半斤（去皮，炙），枳实五枚（炙），芒硝三合。

上四味，以水一斗，先煮二物，取五升；去滓，内大黄，煮取二升；内芒硝，更上火微一二沸，分温再服，得下，余勿服。

【方解】见痉病篇中。

6. 大建中汤证

【原文】

心胸中大寒痛，呕不能饮食，腹中寒，上冲皮起，出见有头足，上下痛而不

可触近，大建中汤主之。(14)

【证治机制】

"腹中寒"一句点明病机，即太阴里虚寒证，脾胃阳气衰弱，中焦阴寒内甚，寒气上下攻冲，而产生剧烈腹痛，所以病变部位相当广泛，从下而上，由腹部到心胸，由脏腑到经络，可见寒邪之甚。

从症状而言，疼痛比较剧烈，疼痛的部位由腹部上及心胸，以"大寒痛"强调疼痛的剧烈程度。寒气上冲，胃失和降，则呕吐频频，难以受纳饮食。寒气攻冲于外，阳气格拒于内，则气机凝滞于局部而见腹皮隆起，有如头足样的条块状物。不可触近，是言患者腹诊拒按，说明阳气大衰，阴寒极盛，寒气充斥于腹腔之内，脏腑经络亦为之阻塞，按之影响脏腑经络而疼痛，则拒按。

【方剂组成】

蜀椒二合（去汗），干姜四两，人参二两。

上三味，以水四升，煮取二升，去滓，内胶饴一升，微火煎取一升半，分温再服；如一饮顷，可饮粥二升，后更服，当一日食糜，温覆之。

【方解】

本方温中补虚，散寒止痛。方中胶饴缓中补虚为主，人参补中气，健运为辅。干姜、蜀椒大辛大热，急散中焦之阴寒，诸药相合，以达到温补温散之目的。关于本方的立意，如朱光被所说：本条之治"法当先扶植胃气为主，佐以祛寒，此大建中之所由设也。人参干姜甘温补正，助饴糖以固守中气。川椒辛热，直走三焦，破阴而回阳，令心胸腹内之寒邪顷刻消散，共成建中之奇勋"。冉雪峰指出："本方从建中着手，所谓病在上下，治其中也。此际补中而虚未可复，宽中而气未可通，故惟借椒姜之大辛大温者，兴奋鼓舞，建立中气于既败之余，而重加饴糖，又复饮粥，纯在培育中焦生生之气斡转，迥非他项温窜之品，一过无余者可比。妙在人参，可以助饴糖之培养，可以助姜椒之兴奋，大气一转，其结乃散。太阳既出，燔火皆消。人以后天谷气为本，中之阳回，则上下之阳俱回，上下之阳回，而中气安有不建立者乎。所以谓之大也，不治痛而痛自止，不温下而下之阴除，不温上而上之阳宣，立方之妙如此。"本方散寒补虚，与建中相辅相成之效。从条文强调的重点和药物剂量分析，又偏重于姜椒温散之用。

方中蜀椒二合相当于10g。炒去汗指蜀椒炮制时须炒至发响，令油出，然后取出放冷，以减少其毒性。临床常用本方治疗虚寒性腹痛、呕吐及虚寒虫积、疝瘕等。若腹胀满痛加厚朴、砂仁；寒甚或头痛目眩加吴茱萸；恶寒加附子；呕吐加半夏、生姜；脾虚加白术；血虚加当归；口干加白芍；手足麻痹加桂枝。

【现代应用】

目前临床上大建中汤广泛应用于多系统疾病的脾胃虚寒证，疗效卓著，大建中汤治疗单纯性肠梗阻初期安全有效且无不良反应，有将其作为治疗术后肠梗阻的主要药物，可以减少必须手术剥离粘连的病例；临床还用于治疗胃溃疡、肠粘连、胆绞痛、胰腺炎；治疗慢性浅表性胃炎、治疗功能性便秘与腹胀、治疗蛔厥证疗效显著。有研究发现，大建中汤对肝切除患者血氨浓度有降低作用，腹胀和腹泻等症状显著减轻。临床上用大建中汤改善微循环功能，动物实验发现其对脾阳虚大鼠肠系膜微循环功能具有改善作用，并能缩短缺血性结肠炎腹痛、便秘、禁食、肠壁恢复正常厚度的时间。

【临床验案】

丁某，女，36 岁，1974 年 3 月 3 日就诊，形体消瘦，四肢不温，腹部疼痛，食后脐下饱胀，入冬尤甚，时欲泛吐清水，大便时溏，病已五载。经胃肠道钡餐透视，胃小弯在髂嵴连线下 5cm。舌苔薄白，质胖嫩，脉细弱，诊断为胃下垂。治宜补中益气，以李东垣补中益气原方治之，服药 20 余帖，疼痛仍未缓解，食后饱胀如故，后改用大建中汤加味。

方药：川椒 5g，干姜 10g，山芋肉 5g，附片 3g，饴糖 30g（冲服），小红参 9g（煎汤代茶）。

服药 2 个月，疼痛消失，饮食增加，食后不再饱胀。经钡餐复诊，胃位置中等，患者体重增加 4kg。[张德宏.大建中汤的临床应用 [J].江苏中医杂志，1983（5）：37-38.]

按：本病例初用补中益气，升举中阳，其效不佳，而改用温建中阳获显效，关键在于气虚与阳虚的辨证。患者以腹痛为主症，便溏、泛吐清水、舌苔薄白，质胖嫩，脉细弱，属太阴里虚寒证，根据八纲辨证"虚则补之、寒者热之"，关键是进一步明确是气虚、阳虚。一般来说气虚会有四肢酸软、乏力气短的症状，如果在气虚的基础之上，又出现了恶寒、小便清长、下利清谷的症状，就属于阳虚，阳虚的本质是气虚，只是比气虚更重，但气虚、阳虚也不能完全割裂开来。气虚可导致中气下陷，内脏下垂，阳虚导致脏腑功能活动的衰退，同样可出现内脏下垂。善治气虚者可先温其阳，阳旺气自生。故用温中祛寒法而奏效。

7. 大黄附子汤证

【原文】

胁下偏痛，发热，其脉紧弦，此寒也，以温药下之，宜大黄附子汤。(15)

【证治机制】

"此寒也"是言本条的病因。脉象紧弦，主寒主痛，可知本条病机为寒实内结。"胁下偏痛"的"胁下"当包括胁腹而言，胁下偏痛为左胁或右胁疼痛，而非两胁俱痛。主要是寒实内结，阻遏气机而腹中胀满疼痛，连及胸胁胀痛。由于阴寒夹实邪偏于一处，郁而不伸，所以两胁偏于一侧疼痛。

对于发热一症，是由寒实内结，阳气郁滞，营卫失调所致，此在临床上并非必见之症。同时此症当与外感表证和阳明腑实证发热相鉴别。表证发热其脉当浮，由邪客肌表，邪正相争，营卫不和所致；阳明腑实之发热，其脉滑数，由里热亢盛，蒸腾于外所致。

从方药推测，除胁腹疼痛处，当有大便不通一症，故曰："以温药下之。"大便不通，由腑气不行，积滞内停所致，此又与"胁下偏痛"相关，寒实内结于阳明胃肠，其气上犯，壅逆于胆，致使少阳胆气不疏而胁痛。寒实内结之证，除本条所述之外，临床上还多见形寒肢冷，舌苔白而黏腻等症。

本条以胁腹疼痛，大便不通为主证，属阳之虚衰，寒实内结，正虚邪实的局面。因此，服药以后，每以邪正的盛衰为转移。如得温下剂后，即大便通利，邪去正安，则病可向愈，如药后大便仍闭结不通，临床反增呕吐肢冷，脉象细弱，此为中阳衰败，病趋恶化，一般预后不良。本证腹满痛不减，拒按，脉象紧弦。所以用大黄附子汤，温阳祛寒以散结，通便行滞以除积。本方证属太阴阳明合病。

【方剂组成】

大黄三两，附子三枚（炮），细辛二两。

上三味，以水五升，煮取二升，分温三服；若强人煮取二升半，分温三服。服后如人行四五里，进一服。

【方解】

本方温阳散寒，通腑祛积，为温下法的代表方剂。方中附子大辛大热，温散脏腑之沉寒痼冷，细辛善于散寒止痛，细辛与附子相合，辛温之力增而散寒止痛之力强，大黄与附子、细辛同用，则其寒凉之性减而走泄通下之性存。如此，则辛温之品以去其寒，攻下之品以去其结，所谓"温药下之"之意。本方在临床上，如腹痛甚而喜温，可加桂枝，白芍以和营止痛；如以腹部胀满为甚，可加厚朴、木香等以行气导滞；如体虚较甚，积滞较轻者，一方面可配人参、当归等益气养血之品，另一方面可改投制大黄，以缓攻下之力。

【现代应用】

现代药理研究表明，大黄附子汤能够增强寒积便秘型受试小白鼠肠平滑肌的活动与蠕动能力，使其便秘时间大大缩短，并且排便量也显著增加。也有研究表明，在使用小剂量大黄附子汤时可以使受试兔肠管平滑肌功能兴奋，且该种兴奋没有被阿托品类 M 受体拮抗剂。受试小白鼠采取大黄附子汤治疗，在给药前 1.5 小时以及给药后对肛温与足趾温度变化进行监测，观察到该方剂具有温里散寒的功效；结果显示，大黄附子汤可以帮助调节寒积便秘型受试小白鼠的体温。大黄附子汤可以有效提升多因素造成缺氧的动物的生存时间。例如，受试小白鼠在常压下表现出现脑缺血缺氧反应，以每千克 14.5g 剂量进行腹腔给药，能够有效提高小白鼠的生存时间；大黄附子汤还能对亚硝酸钠与氰化钾中毒造成的细胞缺氧起到一定的保护作用，并且可以对因异丙肾上腺造成的小白鼠缺氧产生对抗作用，作用较心得安（普萘洛尔）效果好。将描记心电图作为观察指标，在对由于神经脑垂体激素造成的额受试兔心肌缺血采用大黄附子汤治疗。结果显示，大黄附子汤具有显著的拮抗神经脑垂体激素诱发的心率减慢与心肌缺血。

通过对大黄附子汤进行配伍拆方观察与分析可知，单独使用大黄附子汤治疗寒积便秘型受试小白鼠，并未产生显著的泻下作用，而与细辛、附子共用，就能够使小白鼠体表温度下降，有效改善肠道蠕动功能，显著提高小白鼠的排便功能以及增加排便量。

临床中大黄附子汤临床应用广泛，如治疗肠梗阻患者效果显著，并且不易复发。采用大黄附子汤加减对肾功能衰竭患者进行灌肠治疗，临床疗效与西药疗效差异显著。大黄附子汤还能够有效治疗肋痛、下肢静脉曲张疼痛、胆绞痛、尿毒症及神经性头痛等。

【临床验案】

冯某，女，45 岁。主因大便秘结 5 年，加重 6 个月，于 2002 年 10 月 12 日就诊。5 年前，患者无明显原因出现大便秘结，大便日行 1 次，未曾治疗。近 2 年来，病情加重且时有腹胀、腹痛、嗳气，自己用果导片或番泻叶，大便得通后诸症消失。6 个月前，大便 4～5 日一行，用上法无效，即到当地某医院给予清热通腑的中药治疗，病情时有缓解，停药后病情同前。于 3 个月前到省会某中医院根据胃镜结果诊断为浅表性胃炎，给予温中健脾之理中四逆辈加减。腹胀、腹痛时有缓解，大便仍干，2～3 日一行。但每当饮食寒冷之品则腹胀、腹痛、大便秘结加重，经介绍前来诊治。患者平素畏寒喜暖，喜进热饮，现自觉疲劳无力，每饮生冷之品则腹胀、腹痛、嗳气加重，劳累后时有心慌、气短、大便干，3 日 1 次，小便清白。舌白润无苔，脉沉弦。中医辨证为脾肾阳虚、寒积里实之便秘。急则治其标，治宜温阳散寒，泻结行滞。方用大黄附子汤加减：制附子 9g，细辛 5g，桂枝 6g，炙甘草 4g，厚朴 6g，大黄 3g。3 剂。日 1 剂，水煎 2 次，共取汁 450ml，分 3 次口服。

二诊：大便通畅，腹痛、腹胀已无，仍感疲劳乏力，畏寒喜暖，劳累时自觉心慌、气短。舌白苔薄，脉沉弱。寒积已去，惟脾肾亏虚未复。给予人参归脾丸合肾气丸以善后，每次各 1 丸，日 2 次。用丸药 15 日后，怕冷疲劳感缓解，未再复诊，即续用丸药 3 个月后诸症消失。〔张林军，郑博．大黄附子汤治疗顽固性便秘验案 1 则 [J]．河北中医，2004，26（6）：445．〕

按： 便秘虽属大肠传导功能失常，病在阳明，阳明系统从外界摄取的食饮之中提取精华，摒除糟粕，主司人体系统与外环境间的沟通。但六经系统关系紧密，阳明糟粕排除与太阴、少阴的关系甚为密切。其发病原因，有燥热内结，津液不足，情志失和，气机郁结，劳倦内伤，气血不足及阳虚体弱、阴寒内生等。本例患者素体脾肾阳虚，内有寒积，医者见有便秘且有腹痛、腹胀之症，便认为肠腑不通，而用清热通腑之药清除体内积聚——"邪有出路"，故患者怳若痊愈。但由于治标不治本，停药后阴寒不去，肾阳亏虚不能温化，旋而复闭。更医再诊时，虽抓住内寒之病机，使患者病情有所缓解，但由于积聚无路可出，导致大便秘结终不能尽除。中医辨证为素体脾肾亏虚，复有寒实里积，此症非温不能去其寒，非下不能荡其积。尊"急则治其标，缓则治其本"的治则，故方用大黄附子汤温阳散寒，泻结行滞，加桂枝、炙甘草辛甘化阳、益气通脉而补心脾，一助附子温阳，二助附子、细辛除寒散结，厚朴下气消积，助大黄荡涤肠胃，泻除积聚。程门雪曾说："大黄苦寒，走而不守，得附子、细辛之大热，则寒性散而走泄之性存。"故该方仅用苦寒的大黄 3g，在大量温热药的佐制下，使其变苦寒为温下，又使邪有出路，是全方用药画龙点睛之笔。全方标本兼治，既有温脾肾阳虚之功，又有祛寒散结、消积通腑之用。故 3 剂使患者寒积散，大便行，宛若常人。再用健脾补肾治本之剂 3 个月，恢复脾肾功能，随访 1 年未复发。

8. 赤丸证

【原文】

寒气厥逆，赤丸主之。（16）

【证治机制】

由于本条叙证过于简略，历代医家对此分歧很大。如《医宗金鉴》认为"必有脱简，难以为后世法。"有的认为当存疑待考。但本条有方有证，如以方测证，也可大体把握主要精神。

"寒气厥逆"中寒气二字是从病机上强调了阴寒内盛，水饮内停的情况。从方药推测，本方主要功用为温阳散寒，化饮降逆。因此，寒气厥逆当指由于阴寒内盛，水饮上逆而见四肢厥冷，腹痛呕逆，头眩心悸等证。阳气不振，不能达于四肢，故手足厥冷，寒气夹水饮上逆则腹痛呕逆，水饮逆则心下悸动，饮阻而清阳不升则头眩。本方证属太阴厥阴病。

【方剂组成】

茯苓四两，半夏四两（洗，一方用桂），乌头二两（炮），细辛一两（《千金》作人参）。

上四味，末之，内真朱为色，炼蜜丸如麻子大，先食酒饮下三丸，日再，夜一服，不知，稍增之，以知为度。

【方解】

方中乌头大辛大热，配细辛以加强辛温散寒之力，助阳气而散腹中之沉寒痼冷，并收止痛救厥之效。用半夏、茯苓化饮降逆，使水饮下行而不上逆，以收降逆止呕之功。朱砂为衣，意在重镇以降逆。以酒下药，取酒之温热轻扬之性，以助药力。此如朱峻明所说："茯苓、半夏从上以降其逆，乌头散寒以治其厥，细辛通足少阴之真阳，引寒邪外散，朱砂护手足阴之荣气，镇厥逆下趋。"用作丸剂，是与本证沉寒痼冷，水饮久停有关，意在缓图。

本方尚须注意的是，乌头为剧毒之品，当炮制以后方可入药，否则与酒同服易中毒。至于半夏与乌头配伍，是取其相反相成的作用而收奇效。

【现代应用】

近年来赤丸临床可应用于痛经、冠心病、脉管炎等，如采用赤丸加味治疗1例痛经患者。药方：姜半夏12g，制川乌、草乌各9g，细辛6g，茯苓30g，干姜9g，朱砂1g（分冲），桂枝10g，红花9g。3剂，水煎服。药后腹痛消除，并自觉少腹部松弛而有热感。嘱其每次经来前五天开始服用本方，每日1剂，至经停。患者在依上法连服本方四个月中，每次经行未见腹痛。停药近1年，月经正常，诸症亦解。采用赤丸和茯苓杏仁甘草汤加味治疗1例肺心病患者，药用：制川、草乌各6g，姜半夏15g，茯苓30g，细辛6g，杏仁12g，炙甘草9g，厚朴12g，桂枝9g，朱砂1.5g（分冲）。服用20余剂，胸痛消除。

采用赤丸加味治疗冠心病1例，方用：茯苓12g，生川乌6g，姜半夏12g，细辛3g，红参10g，朱砂3g（冲服）。服用40余剂，诸症悉除。日本小仓重成采用赤丸合茯苓杏仁甘草汤治疗1例房间隔缺损患者，服用4个月，心悸减轻，腹水消失。采用赤丸加味治疗1例血管闭塞性脉管炎伴两足冰冷、麻木的患者。方用：茯苓12g，制川乌6g，姜半夏12g，细辛3g，干姜10g，红参10g，炙甘草10g。加减服用3个月，病已基本痊愈，随访1年，一切正常。

有将赤丸方水煎液分为低、中、高剂量组（5.5g、16.5g、33g生药/kg）和对照组，观察各组大鼠心电图变化，测定血清乳酸脱氢酶、肌酸酶、心肌酶的含量、HE染色观察心脏组织病理学变化，结果表明低、中、高浓度的赤丸方水煎液均未见对大鼠的心脏造成毒性反应，为赤丸方在临床中治疗寒饮内阻证的疾病提供了实验依据。

【临床验案】

黄某，28 岁，2005 年 4 月 14 日初诊。自初潮始痛经剧烈不断已 13 年，伴恶心呕吐，出冷汗。腹部喜温喜按，腰酸痛，月经量正常、色暗红、有血块，经前乳房胀痛，带白、无异味，纳可，口臭，二便调。末次月经 4 月 1 日。月经史：15 岁初潮，经期 7 天，月经周期 30～34 天。生育史：1-0-1-1，已行输卵管结扎术。舌淡红、苔薄白，脉细。妇科检查：外阴（–），阴道通畅，宫颈光滑，宫体后位，活动，质中，压痛。西医诊断：痛经；子宫内膜炎。治以温经散寒，清热调冲。予乌梅丸加味。药用：乌梅、当归各 9g，细辛、干姜、炒黄柏各 5g，黄连、川椒各 3g，桂枝、淡附片各 6g，党参 10g。5 剂，隔日 1 剂，水煎服。

4 月 28 日二诊：外感咳嗽有痰 4 天。舌淡红、苔薄腻，脉细。易方为赤丸合当归四逆汤加味温经散寒，化痰止咳。药用：茯苓、半夏、炒白芍、百部各 10g，淡附片、细辛、通草、炙甘草各 5g，当归 9g，桂枝 6g，大枣 6 枚，7 剂。

5 月 5 日三诊：4 月 29 日月经来潮，经期无痛经。来诊当天经水已断，咳嗽已除，舌脉如上。守上方去百部，续进 4 剂，隔日服 1 剂。

按： 本例病在厥阴血分，肝主藏血，肝中所藏之血是足少阳气机生发之根基，厥阴虚寒，则气机壅滞，壅塞不通则致寒热错杂。先予乌梅丸温经散寒、平调寒热。后外感侵袭引动阴邪，予赤丸温阳散寒，化饮降逆。与大黄附子汤同是治疗阴寒腹痛的方剂，前者所治为阴寒有饮，后者所治为里寒夹滞。赤丸原方有乌头一味药，处方时可用川乌，也可用淡附片代替，可减其燥烈之性。

二、寒疝

（一）脉证

其脉数而紧乃弦，状如弓弦，按之不移。脉数弦者，当下其寒；脉紧大而迟者，必心下坚；脉大而紧者，阳中有阴，可下之。（20）

【语义浅释】

患者脉象数紧并见，就是弦脉，其脉状如弓弦那样硬直，重按沉取也不变动。如果脉数兼弦，当用温下法以去其寒。如果脉紧兼迟，必然患者有心下坚实的感觉。如果脉大兼紧，这就是外见阳脉而内有寒实的病变。可用温下法治疗。

【六经辨析】

脉证互应，细审脉象可论知病势进退及六经传变，别阴阳。少阳病是外感病邪从表入里或入半表半里的阶段。少阳病主脉以双关脉弦或弦细为主。弦脉为阴脉，主肝胆病、痛证、痰饮。脉象特点为端直以长，如按琴弦。《脉经》脉形状指下秘诀第一：举之无有，按之如弓弦状（一曰：如张弓弦，按之不移。又曰：浮紧为弦）。单脉脉弦主少阳病，如《伤寒论》第 100 条："伤寒，阳脉涩，阴脉弦，法当腹中急痛，先与小建中汤，不瘥者，小柴胡汤主之。"第 140 条："太阳病，下之，其脉促，不结胸者，此为欲解也。脉浮者，必结胸；脉紧者，必咽痛。脉弦者，必两胁拘急。"第 142 条："太阳与少阳并病，头项强痛，或眩冒，时如结胸，心下痞硬者，当刺大椎第一间、肺俞、肝俞，慎不可发汗；发汗则谵语，脉弦，五日谵语不止，当刺期门。"

紧脉为阴脉，主寒、痛证，脉象表现为紧张有力，如转绳索。《脉经·脉形状指下秘诀第一》云：数如切绳状（一曰：如转索之无常）。《伤寒论》第 3 条："太阳病，或已发热，或未发热，必恶寒，体痛，呕逆，脉阴阳俱紧者，名为伤寒。"第 140 条："太阳病，下之，其脉促，不结胸者，此为欲解也。脉浮者，必结胸，脉紧者，必咽痛。脉弦者，必两胁拘急。"第 192 条："阳明病，初欲食，小便反不利，大便自调，其人骨节疼，翕翕如有热状，奄然发狂，濈然汗出而解者，此水不胜谷气，与汗共并，脉紧则愈。"第 283 条："病人脉阴阳俱紧，反汗出者，亡阳也。"第 287 条："少阴病，脉紧，至七八日，自下利。"

弦脉与紧脉互有区别，但又常相联系，以形态上看，"数而弦急，则为紧脉"（《诊家正眼》）；从病机上看，二者皆与阴寒内盛有关，均可用下法治疗。

下其寒者，为温下之剂，由此可知，数弦之脉，当指阴寒内结肠胃之证。脉证而兼有急迫之意，为寒实内结，邪正相争，治当温下，以祛其寒积。

"脉紧大而迟"紧主寒主痛，迟主病在里，脉紧迟兼见，是阴寒结于胸膈而致心下坚满疼痛，此处"大"有形容紧脉和主上之义。"脉大而紧"指有力的大脉，大是言脉来盛去衰，触之极大，在外表现为阳脉之象，而又言紧，为阴寒内盛，所以言"阳中有阴"，用温下之法去其寒实。

（二）证治

1. 大乌头煎证

【原文】

腹痛，脉弦而紧，弦则卫气不行，即恶寒，紧则不欲食，邪正相搏，即为寒疝。绕脐痛，若发则白汗出，手足厥冷，其脉沉弦者，大乌头煎主之。(17)

【证治机制】

本条首先通过脉象来指出寒疝腹痛的主要病机。腹痛而见弦紧之脉，主有寒实，为阴寒偏盛，属太阴病证。正虚则卫气不行，故恶寒，脉因应之弦。寒盛则食不消，故不欲食，脉因应之紧。正虚邪盛乃为寒疝。若寒疝绕脐痛、发作冷汗出、手足厥冷而脉沉紧者，以大乌头煎主之。

寒疝腹痛以绕脐发作为特点。因寒疝由阳虚阴盛，常感寒而诱发，阳虚则寒气搏结不散，寒邪凝结三阴经脉所过之脐部，正邪相争，故疼痛绕脐而相当剧烈。疼痛呈发作性加剧时则冷汗自出，阳气不能达于四肢则手足厥冷，严重的可伴有指端，口唇青紫，脉象沉紧，甚者伏而不见。从原文所描述的情况看，寒疝有一定的发作性，发作时，阴寒内盛，故急当温阳破结，散寒止痛，用大乌头煎。

【方剂组成】

乌头大者五枚（熬，去皮，不咬咀）。

上以水三升，煮取一升，去滓，内蜜二升，煎令水气尽，取二升，强人服七合，弱人服五合。不瘥，明日更服，不可一日再服。

【方解】

本方只用大乌头一味，取其一味单行，则力大而厚。大辛大热之品，能散沉寒痼冷而止疼痛。乌头与蜜同煎，取"甘能解毒药，故纳蜜煎以制乌头之大热大毒"（《金匮要略直解》）。蜜能缓解乌头毒性，而且还能延长药效。由于乌头药力峻猛，煮服法中强调用量当随体质强弱而增减，"不可一日再服"，可见乌头之用宜慎。

【现代应用】

现代药理证明，乌头碱的分解产物对人体的感觉神经和运动神经有消炎镇痛作用，类似哌替啶（杜冷丁）作用，芍药对平滑肌也有解痉镇痛作用。

【临床验案】

丁某，女，36 岁。初诊：主诉雷诺现象 4 年。2006 年因情志因素出现面肿、手指末端出现雷诺现象，入当地医院检查，诊断为"未分化结缔组织病"，间断服用中西药物。2007 年 10 月入院诊断为"结缔组织病相关性肺动脉高压（轻度）"，给予万他维（吸入用伊洛前列素溶液）治疗，出院后病情平稳。2009 年 4 月心导管检查示"毛细血管前肺动脉高压，右心功能代偿期"，8 月超声心动图检查示肺动脉高压（轻度），二三尖瓣少量反流。11 月查 MRI 示轻度脑梗死，颈动脉供血不足。月经周期紊乱，时提前 10 余天，2012 年曾停经 3 个月，无痛经，经色正常，量可，有血块，已婚未育。刻下症见：手脚发冷、怕冷、怕风、雷诺现象、脸庞、手面浮肿，周身皮肤干燥，自觉心慌，心跳时快，左侧肢体肌肉有麻木感，纳眠可，大便偏稀，每日 2~3 次，无夜尿。舌淡、苔白、脉细弱，西医诊断：雷诺病，中医诊断：厥逆（血虚寒厥证），治以温阳散寒，养血通脉。方用大乌头煎合黄芪桂枝五物汤加减：制川乌 60g（先煎 2 小时），黄芪 60g，桂枝

45g，白芍 45g，鸡血藤 60g，羌活 30g，炙甘草 15g，生姜 5 片。

二诊：服上药 7 剂仍手脚凉，雷诺现象未除；自觉心慌心跳加快，怕冷加重，脸庞、手面浮肿，颈前及胸部出现小红斑，左侧头部疼痛、肢体发木，3 天前突发出现面麻至全身发麻，3 小时后缓解。舌淡，舌底瘀闭，脉细弱。方药：制川乌 30g（先煎 2 小时），黄芪 45g，当归 15g，桂枝 30g，白芍 30g，鸡血藤 30g，炙甘草 15g，生姜 5 片。

三诊：服上药 14 剂仍手脚凉、雷诺现象减轻 30%，心慌心跳加快，乏力，手脸浮肿，怕冷甚，颈前及胸部小红斑未消失，左侧头痛及肢体麻木好转 60%，左脸麻木，近两日出现腰痛，入夜尤甚。舌苔白，舌底瘀闭，脉沉细弦数。方药：前方制川乌加至 120g，先煎 8 小时，加桂枝 45g。

四诊：服上方 1 月，手脚凉好转，雷诺现象减轻 50%，心悸明显，左侧肢体麻木好转，头痛好转 80%，皮肤发硬现象缓解。自觉双下肢发沉，腰痛时作，纳眠可，二便调。舌淡底瘀，脉沉弱，苔薄白。方药：前方鸡血藤加至 60g。随访半年，在原方基础上加减，症状改善。[逄冰，赵锡艳，彭智平，等．仝小林应用大乌头煎验案举隅 [J]. 中国中医基础医学杂志，2013，19（1）：101-103.]

按：患者以出现雷诺现象、手足发冷等症状为主诉，在中医学属"寒厥""手足厥冷"范畴。雷诺现象是以皮肤苍白、青紫而后潮红为表现的病证。《伤寒论·辨厥阴病脉证并治》曰："厥者，手足逆冷是也。"《素问·厥论》曰："阳气衰于下，则为寒厥。"患者平素怕冷、怕风，月经延后，皆提示阳气不足，且有皮肤干燥、心悸、肌肉麻木等血虚失养的表现，阳气不足，推动气血无力，致气血运行不畅，加之气血本已虚弱，无法温养远端四肢。厥阴主阖在于通过阖藏收纳阴气及阴血，并使其充盈到一定程度，阳气升发有权，从而阳复阴消。本例患者即是厥阴失阖，阴血虚寒无以升发阳气；加之少阴阳虚，温化不足，以及太阴水谷精微生化乏源，辨证为三阴合病血虚寒厥，治以温阳散寒、养血通脉，以大乌头煎合黄芪桂枝五物汤为基础方。制川乌为君，散寒止痛，辛热走窜，扶助三阴之阳气；认为临床出现疼痛的症状，如属一派寒象，尤其病邪久羁，深入骨髓，为沉疴痼疾者，非川乌、草乌而不能治。正如《长沙药解》言："乌头，温燥下行，其性疏利迅速，开通关腠，驱逐寒湿之力甚捷。"针对雷诺疾病的特点，运用黄芪桂枝五物汤以补气温阳、活血通络。黄芪补气养血，桂枝白芍调和营卫，鸡血藤活血通利经脉，以羌活引诸药入上半身经络。现代药理研究表明，黄芪、桂枝等活血温阳药，有促进血管扩张，并可降低血管通透性及血管阻力，解除平滑肌痉挛作用，改善和完全恢复微循环功能。二诊时，患者手足冰冷与指端颜色变化的症状没有改变，颈前、胸前出现小红斑，全身发麻，恐药物不良反应，故在维持原辨证基础上药物减量。三诊时，患者主症稍有减轻，且用药并未出现任何不良反应，安全性得以确保。

2. 当归生姜羊肉汤证

【原文】

寒疝腹中痛，及胁痛里急者，当归生姜羊肉汤主之。（18）

【证治机制】

寒疝的典型发作，如大乌头煎证绕脐痛而自汗出，手足厥冷，由阳虚而阴寒内盛所致。本条所述，偏重于血虚内寒引起，以胁腹疼痛为主。两胁疼痛并有拘急之象，此与肝关系密切。肝藏血，血不足则气亦虚，阳气不足则阴寒内生，胁腹失去阴血的濡养和阳气的温煦，寒凝则痛，经脉失濡而拘急。由此可见，本条所述的寒疝疼痛属虚，痛势不像大乌头煎证剧烈骤暴，一般得温按可轻减，且临床上伴见舌淡苔白，脉沉弦而涩等。本方证属太阴病。

【方剂组成】

当归三两，生姜五两，羊肉一斤。

上三味，以水八升，煮取三升，温服七合，日三服。若寒多者加生姜成一斤；痛多而呕者，加橘皮二两、白术一两。加生姜者，亦加水五升，煮取三升二合，服之。

【方解】

当归养血活血，行血中之滞，生姜宣气，温散寒邪，两药配用，宣行气血，温散寒邪而止痛。羊肉温补，为血肉有情之品，羊肉与当归相配，温养、温补之力增，辛甘重浊，温润味厚而散内寒，暖经脉。若寒邪偏盛者，重用生姜增强温散止痛的效力。呕吐加白术、陈皮以健脾理气止呕。本方不用乌头、附子类辛温散寒之品，而以温养补虚为治，这是由于本方证属气血虚衰而有内寒，其疼痛程度与乌头剂证也迥然有别。

【现代应用】

本方临床属于药食两用方，临证可据病机随证治之，如治疗虚性咳嗽、虚寒腹痛等，治疗产后巨幼红细胞性贫血，本方中当归含亚叶酸、维生素 B_{12}、维生素 E 等，具有活血补血之功；生姜含挥发油、姜辣素等，能刺激胃黏膜促进消化液分泌，增加食欲；羊肉为血肉有情之品，有补血生精之功。药食结合，疗效显著。中医辨证但凡有血虚致寒之征，尽可用之，如产后痛风、消化性溃疡、痛经、多发性神经炎、枕大神经痛、缺乳等。

【临床验案】

魏某，女，33 岁，农民，2004 年 11 月 20 日初诊。病发于 6 年前，产后 40

日，时值隆冬，骑自行车受严寒侵袭，浑身冻透，从那以后，渐渐出现身体内发冷，逐渐加重，近来尤甚，遂来就诊。自诉浑身冷痛，头中冷痛尤甚，浑身肌肉一触即痛，腰困痛，气短胸闷，耳鸣。查舌脉见舌质淡，苔薄白，两脉沉细，尺部尤甚。此乃血虚寒凝，治当温经散寒、温阳补虚，遂投以当归生姜羊肉汤：当归 100g，生姜 120g，羊肉 500g，三物同煮，肉熟则去渣喝汤，不拘时服，日尽 1 剂，连服 2 剂。于两日后再诊，自言效不著，遂又细阅《金匮要略》，看到当归生姜羊肉汤条文后有"痛多而呕者，加橘皮二两，白术一两"，于是在原方中加橘皮 20g，白术 10g，嘱再服 2 剂。患者自思病久，恐服两剂仍难见效，遂连服 8 剂，大见功效，来诊时见气短愈，浑身疼痛大减，头身中冰凉也大减，唯腰髋部仍感冰凉，脉象较前大有好转，面色也见红润。又处以当归 50g，生姜 60g，羊肉 200g，嘱再服 3 剂，患者服后症状又减，连耳鸣也明显减轻，嘱再服数剂以善其后。

按： 本例产后气血皆虚而触冒风寒，因卫外之力不足，故风寒之邪易于侵入，产后血虚尤甚，寒邪凝滞于血中而不去，故出现种种证候。方中重用当归以补血养血，其性偏温，与生姜相配，可温经散寒，通行脉络。羊肉性大热，可温补阳气，又因其为血肉有情之品，故善填补阴精，对血虚者尤为适宜。前两剂无大效者，恐是病久而服药少，尚未显出功效，后又加入白术者，是资化源，化源足则气血旺，气血旺则可胜邪；加陈皮者，是防补药之滞，又取其辛散之性以通行气机，气行则血行，气血运行通畅则风寒之邪易去。

3. 乌头桂枝汤证

【原文】

寒疝腹中痛，逆冷，手足不仁，若身疼痛，灸刺诸药不能治，抵当乌头桂枝汤主之。（19）

【证治机制】

本条言寒疝，指出其病因为寒邪引起，寒疝主证为腹痛，结合逆冷，手足不仁，可知为阳气大衰，阴寒内盛所致，寒邪凝滞，气机不通而腹痛，阳气虚衰，不能温养四肢，故四肢厥冷，阳气鼓动无力，血行涩滞，阴寒痹于四末，故手足麻木，知觉迟钝。本条所述，除寒疝主证外，还见有身体疼痛，此由感受外寒，邪滞肌表，阳气不能与邪抗争以祛散外寒，寒邪痹阻肌表，营卫不和所致。如此，既有阴寒内盛，又有外寒束表，表里皆寒而内外合邪，当辨为少阴病。用一般的灸刺或药物难以取救，故须用乌头桂枝汤峻猛之剂表里两解方能缓解。如陆渊雷所说："寒疝剧证，因感寒引发者，大抵宜此方矣。"本方是在大乌头煎证的基础上，又见身痛等表证，故以乌头温里散寒止痛为主，兼用桂枝汤以和营卫而解外寒。

寒疝腹痛，四肢逆冷，手足麻木不仁，为寒在里，若身疼痛，为外不解，其痛必剧，非一般套方、灸刺可治，必以乌头桂枝汤方可抵当其证。

【方剂组成】

乌头大者五枚（熬，去皮，不㕮咀）。

上一味，以蜜二斤，煎减半，去滓，以桂枝汤五合解之，得一升后，初服二合，不知，即服三合，又不知，复加至五合。其知者，如醉状。得吐者，为中病。

【方解】

本方表里同治，散寒止痛。用乌头乃大乌头煎之意，以辛热峻猛之品入里而散痼结之沉寒，而达到止痛的目的。合用桂枝汤，取其调营卫而散肌表寒邪之意。本方治里为主，治表为次，为表里兼顾之法。

乌头桂枝汤乌头用蜜，取大乌头煎之意，辛甘缓急，祛痼结之沉寒，缓中止痛，合用桂枝汤调和营卫，散肌表之寒邪，两方合用，表里同治。由于乌头有毒，必须注意煎服方法：一是用蜜同煎，可减轻其毒性，并能提高疗效，延长药效；二是用桂枝汤熔化蜜煎的乌头制剂，再煎汤服；三是方中乌头未见用量。《千金要方》云："秋干乌头实中者五枚，除去角。"《外台秘要·卷七》云："秋乌头实中大者十枚，去皮生用，一方五枚。"《医心方》亦作五枚。但服时制剂量宜由小到大，以知为度。如方后云："初服二合，不知，即服三合，又不知，复加至五合。"所谓以知为度，即患者出现如醉、得吐的反应，说明是中病有效的瞑眩反应，药力达到效力，沉寒痼冷，得以温散，阳气突然得以伸展，这时患者出现轻微的中毒反应，药物剂量已达到最大安全量，不可再加大服用剂量，否则会出现乌头中毒。

【现代应用】

本方临床中多依据病机运用于风湿免疫类疾病。疼痛与多种神经递质和调质有关。Ang-Ⅱ作为肾素－血管紧张素系统的重要活性物质，其分泌量增多与慢性疼痛有关；DYNA 与 SP 广泛存在于下丘脑、脑垂体等神经系统中，参与体内疼痛的调节，是疼痛的一种重要调质；TXB_2、6-Keto-$PGF_1\alpha$ 是体内血栓素 A_2 和前列环素的稳定产物，TXB_2 使血小板聚集、收缩血管、诱发血栓，而 6-Keto-$PGF_1\alpha$ 作用正相反，两者的相对平衡对维持正常血液循环有重要意义。研究表明，RA 患者 Ang-Ⅱ、TXB_2 均升高，DYNA、6-Keto-$PGF_1\alpha$ 均降低，说明上述指标都参与了 RA 的病理生理过程，与疼痛的产生有关。治疗后，对照组仅 6-Keto-$PGF_1\alpha$ 有明显恢复，而治疗组上述指标皆趋向正常，说明乌头桂枝汤的镇痛机制与蔡普生等 NSAID 药物不同，它通过温里通经、调和营卫，调节 Ang-Ⅱ、DYNA、6-Keto-PGF$_1$α、TXB$_2$、SP 等多种神经递质和调质的水平而达到镇痛目的。

【临床验案】

袁素珠，青年农妇，体甚健，经期准，已育子女三四人矣。一日，少腹大痛，筋脉拘急而未稍安，虽按亦不住，服行经调气药不止，迁延十余日，病益增剧，迎余治之。其脉沉紧，头身痛，肢厥冷，时有汗出，舌润，口不渴，吐清水，不发热而恶寒，肢以下痛，痛剧则冷汗出，常觉有冷气从阴户冲出，痛处喜热敷。此由阴气积于内，寒气搏结而不散，脏腑虚弱，风冷邪气相击，则腹痛里急，而成纯阴无阳之寒疝。窃思该妇经期如常，不属于血凝气滞，亦非伤冷食积，从其脉紧肢厥而知为表里俱寒，而有类于《金匮》之寒疝。其谓："腹痛脉弦而紧，弦则卫气不行，即恶寒；紧则不欲食，邪正相搏，即为寒疝"。本病证状虽与上引《金匮》原文略出入，而阴寒积痛则属一致。处以乌头桂枝汤：制乌头 12g，桂枝 18g，芍药 12g，甘草 6g，大枣 6 枚，生姜 3 片。水煎，兑蜜服。

上药连进 2 帖，痛减厥回，汗止人安。换方当归四逆加吴茱萸生姜汤，以温通经络，清除余寒，病竟愈。(赵守真医案)

按： 少腹痛、冷汗出、肢厥冷、头身痛、口不渴、舌体润，表里皆寒现象，当辨为少阴证。少阴不温，阴寒内阻则见肢体厥冷；在少阴心阳命火的熏蒸下，在心肺的推动下，足太阳膀胱的寒水之气上升外达，通过三焦布散到人体肤表皮毛，形成了强大的卫阳之气，从而使太阳成为六经之藩篱，少阴火衰则藩篱不固，所以既见表证，也见里证。当同时出现多个病机的复杂情况时，必然涉及病机侧重的问题。《伤寒杂病论》中根据病情轻重的不同，提示多病机时当抓主要矛盾。《金匮要略·胸痹心痛短气病脉证治》所云"胸痹，胸中气塞，短气，茯苓杏仁甘草汤主之；橘枳姜汤亦主之"，根据饮停和气滞的侧重不同而选用了不同的处方。特别是当表里同病时，辨表里病机的侧重尤为重要。患者是由阴气积于内，寒气搏结而不散，脏腑虚弱，风冷邪气相击所致腹痛里急，而成纯阴无阳之寒疝，从其脉紧肢厥而知为表里俱寒少阴证。《金匮要略》所云"病有急当救里救表者，何谓也？师曰：病，医下之，续得下利清谷不止，身体疼痛者，急当救里；后身体疼痛、清便自调者，急当救表也"，明确了表里同病以里证为重时急当救里，里证已解则以解表为主。本证内里积寒较重，宜治里为主，治表为次。用乌头乃大乌头煎之意，以辛热峻猛之品入里而散痼结之沉寒，而达到止痛的目的。合用桂枝汤，取其调营卫而散肌表寒邪之意。

4.《外台》乌头汤证

【原文】

治寒疝腹中绞痛，贼风入攻五脏，拘急，不得转侧，发作有时，使人阴缩，手足厥逆。

【证治机制】

本方为寒疝重证的治疗，具体表现为腹中绞痛，拘急难以转侧，发作有时，手足厥冷，并见阴器内收上缩，一派阴寒内盛之象。治疗用乌头汤温阳散寒止痛。

【方剂组成】

乌头十五枚，桂心六两，芍药四两，甘草二两，老姜一斤，大枣十枚。

【方解】

本方亦见于《外台秘要·卷十四》，实际上出自《千金方·卷八》，可能为林亿误引。具体药物为乌头十五枚、芍药四两、甘草二两、大枣十枚、老姜一斤、桂心六两。可知本方为仲景的乌头桂枝汤化裁而成，将桂心易桂枝，乌头的用量亦由五枚增加到十五枚。本方证由素有里寒，复感风寒而起病，风寒之邪直入五脏，外内合邪，寒凝于腹中，证见腹痛，素有里寒，复感由于正气未复，故发作有时，寒凝肝脉，外阴生殖器上缩，阳不能外达于四肢，则四肢厥冷，此与乌头桂枝汤证同，但阴寒更甚于内，故方中用乌头大辛大热以祛沉寒，桂心辛热，治腹中冷痛，二药合用辛热散寒止痛；芍药、甘草合用更能缓急止痛；生姜、大枣，能和中温脾胃，共奏温中通阳、散寒止痛之功。

【现代应用】

本方由仲景的乌头桂枝汤化裁而成，现代临证应用范围亦同乌头桂枝汤。

5.《外台》柴胡桂枝汤证

【原文】

《外台》柴胡桂枝汤治心腹卒中痛者。

【证治机制】

《伤寒论》中本方主治为"伤寒六七日，发热微恶寒，肢节烦疼，微呕，心下支结，外证未罢者"。治疗表寒未解，邪结少阳的外有发热恶寒，肢节烦痛，内有微呕，心下支结之证。《外台秘要》用本方治寒疝腹中痛。有表邪而夹内寒重的寒疝当用乌头桂枝汤，如果有表邪而里寒不甚的寒疝，或内夹有郁热的心腹卒中痛，则须用柴胡桂枝汤治疗。本证是因外感风寒，内传少阳，气血不畅，故心腹卒痛，并当有气郁化热的表现，如寒热往来，心烦喜呕，胸胁疼痛，脉弦等证。因此，用桂枝汤与柴胡汤各半量组成合方，小柴胡汤和解少阳，桂枝汤调和营卫，散太阳表邪，调中止痛，合而治疗外感性胸腹两胁疼痛之证。本方证属太阳少阳合病。

【方剂组成】

柴胡四两，黄芩、人参、芍药、桂枝、生姜各一两半，甘草一两，半夏二合半，大枣六枚。

上九味，以水六升，煮取三升，温服一升，日三服。

【方解】

本方由小柴胡汤和桂枝汤二方各半而组成，以小柴胡汤清热开郁、和解少阳，以桂枝汤调和营卫、解散风寒，故本方既可解太阳表邪，又能和解少阳，故能和解表里，缓中止痛，用治外感兼胸腹两胁疼痛之证。如魏荔彤所说，本方为"表里两解，寒热兼除之法。"

【现代应用】

柴胡桂枝汤于临床应用极其广泛，尤其是肺系病证和脾胃系病证。另外，西医为结缔组织或免疫系统疾病方面，柴胡桂枝汤应用也很广泛，且疗效稳定。

【临床验案】

李某，女，26 岁，2019 年 3 月 14 日初诊，有过敏性鼻炎病史 3 年，曾多次发作，迁延不愈。刻下症见：鼻塞，流清涕，晨起喷嚏频作，咽痒，目痒，畏风怕寒，遇风、遇寒鼻症即作，眠可，纳可，舌质红，苔黄白，脉滑。王师从"鼻鼽"论治，辨证属太少不和、阳虚肺寒，治当温阳散寒、和解枢机。方用麻黄细辛附子汤、柴胡桂枝汤、玉屏风散合方加减：炙麻黄 10g，细辛 10g，制附片 10g（先煎），柴胡 10g，炒黄芩 12g，桂枝 10g，白芍 15g，炙甘草 20g，党参 15g，大枣 15g，黄芪 30g，防风 15g，炒白术 20g，蝉蜕 10g，辛夷 10g。共 14 剂，日 1 剂，水煎服，分 3 次，饭后半小时温服。

2019 年 4 月 2 日二诊：患者自诉药后 3 天即效，鼻塞、流清涕、恶风怕冷症状大为改善，后入夜着凉，现仍鼻流清涕。原方既效后，略作调整，将上方制附片加至 20g，另加白芷 8g。共 14 剂，煎服方法同上。药后患者症状基本消失，随访半年，未再发作。[孙彤彤，闫军堂，倪钰莹，等. 王庆国教授辨治过敏性鼻炎经验探析 [J]. 浙江中医药大学学报，2022，46（6）：633-636.]

按： 肺在窍为鼻，失于宣肃，气机不利，故鼻塞、流清涕、打喷嚏；少阴阳虚，纳气无权，故喷嚏频作，遇寒则犯；本病表寒束缚为标，少阴阳虚为本。患者晨起喷嚏不休、畏风怕冷，反复发作，休作有时，此乃寒邪侵袭，正气不足，邪伏少阳，枢机不利而致。辨证属阳虚肺寒、太少不和，处方麻黄细辛附子汤、柴胡桂枝汤、玉屏风散加减。《秘传证治要诀及类方》云："清涕者，脑冷肺寒所致，宜细辛、乌、附、干姜之属。"麻黄辛温入太阳，开腠理，透毛窍、发汗解表；附子辛甘大热，入少阴，温经扶阳；细辛芳香行窜，佐附子助麻黄，三者相伍可温肾阳、祛肺寒，配以柴胡桂枝汤和解少阳、疏利三焦、宣通内外、扶正托邪。防风、黄芪、白术益气固表，蝉蜕引药入经，以通鼻窍。诸药合用，共奏通窍止嚏、祛痒收涕之功。二诊入夜着凉，仍鼻流清涕，故加大附子剂量以温阳散寒，另加白芷以祛风燥湿、宣通鼻窍。

6.《外台》走马汤证

【原文】

《外台》走马汤治中恶、心痛、腹胀、大便不通。

【证治机制】

本方所治为腹痛便秘之急者。《诸病源候论·中恶候》谓："将摄失宜，精神衰弱，便中鬼毒之气。其状卒然心腹刺痛，闷乱欲死。"《诸病源候论·飞尸候》谓："飞尸者，发无由渐，忽然而至，若飞走之急疾，故谓飞尸。其状心腹刺痛，气息喘急胀满，上冲心胸者是也。"《诸病源候论·鬼击候》谓："鬼击者，谓鬼厉之气击著于人也，得之无渐，卒著如人以刀矛刺状，胸胁腹内绞急切痛，不可抑按，或吐血，或鼻中出血，或下血。"可知中恶、飞尸、鬼击均有剧烈心胸腹部疼痛症状，均为感受臭秽恶毒之气，邪从口鼻而直入心胸，致使肠胃气机壅塞，寒实内结，气机受阻，发病急而疼痛剧，故治疗当以峻药开闭通塞，破积攻坚。

巴豆为温性峻下药，是去里实，从实而论似属阳明。但温可祛寒，里寒多属太阴，因此，本方所称飞尸、鬼击，临床表现为中恶、心痛、腹痛、大便不通，多属严重的寒闭，六经分类当属太阴。

【方剂组成】

杏仁二枚，巴豆二枚（去皮心，熬）。

上二味，以绵缠，捶令碎，热汤二合，捻取白汁，饮之，当下。老小量之，通治飞尸鬼疰病。

【方解】

本方名走马汤，因其见效迅速。方中以峻烈温通的巴豆为主药，破坚攻积，开通闭塞。佐以苦温之杏仁，宣利肺与大肠之气机，使移毒从下而泄。二药相合，可泻下胃肠中的沉寒痼结，又可通行壅塞之腑气，以治疗感受秽浊寒邪，腑气闭塞不通所致的腹痛、胀满和便秘等证。

【现代应用】

巴豆分为巴豆皮与巴豆仁，入药部分主要为巴豆仁，且其主要成分巴豆油存在于种仁上。巴豆油占整个巴豆比重的34%～57%，巴豆油中主要含巴豆油酸、巴豆酸、棕榈酸、亚麻酸等甘油酯类及巴豆醇酯类化合物、巴豆毒素等巴豆蛋白类成分。巴豆油既是巴豆的有效成分，又是致泻的主要物质。胡静等对巴豆与巴豆霜进行石油醚冷浸提取至无色，得巴豆脂肪油，采用气相色谱－质谱联用技术进行分析，发现亚油酸在巴豆与巴豆霜中的含量分别为55.90%和64.28%。亚油酸在脂溶性维生素共同作用下，能显著抑制淋巴癌、乳腺癌细胞的生长，具有明显的抗肿瘤作用。巴豆毒素为巴豆的植物蛋白，具有较强的毒性，是一种细胞原浆毒，能溶解红细胞，并使局部细胞坏死，可引起皮肤红斑甚至水肿、脓疱。陈彦琳等分别采用10种方法对生巴豆进行炮制，每个样本取0.1g，提取蛋白测定总蛋白含量，并采用十二烷基硫酸钠－聚丙烯酰胺凝胶电泳图谱进行分析，结果显示，巴豆中所含有的溶血性毒蛋白，在加热足够的条件下可以使其灭活，巴豆加热制法为减毒增效提供了有力的依据，这也验证了《雷公炮炙论》中巴豆加热祛毒的炮制方法。

巴豆的药理作用主要表现在对消化系统的影响和抗肿瘤方面。巴豆致泻峻猛，成人服用少量巴豆油，口腔即有烧灼感，半小时后即会出现排便，甚者服用20滴会致死，可见巴豆具有很强的刺激消化道蠕动的作用，从而导致峻泻。李鸣真曾治疗1例慢性胆囊炎急性发作患者，胆囊肿大，右上腹剧痛，按之加剧，腹直肌紧张，巩膜黄染，中医辨证为肝胆湿热，处以茵虎黄片与抗炎中药滴注，效果不显，后清晨口服生巴豆末50mg，1日大便7次，后病情逐渐好转。罗建雄采用龙眼肉或者荔枝肉包裹去油后的巴豆治疗12例肠梗阻患者，10例服药后2～3小时解数次水样便，进而梗阻解除。

【临床验案】

翟某，女，65岁，农民。2007年10月11日就诊，患慢性支气管炎21年，慢性阻塞性肺气肿9年，慢性肺源性心脏病4年，均经过正规医院多次确诊。5日前不慎感受风寒，出现咳嗽阵作、气紧、胸闷、动则气促、心悸，伴恶寒无汗，头身疼痛等症，在家服草药单方。中午进食后一小时突然出现呼吸困难、喉中痰鸣、辘辘有声、口角流痰涎、神志恍惚、言语不清，伴面色青灰，四肢发凉，冷汗不断，卧床不起等症。急诊接入我科抢救，查体：体温36.5℃，心率每分钟96次，呼吸每分钟24次，血压120/80mmHg，体胖、神识模糊、高枕卧位、指端及口唇明显发绀。舌质暗红苔白厚腻，脉滑有力。口中多白稀痰、喉中痰鸣辘辘；气管居中、桶状胸、肋间隙增宽，双肺呼吸动度一致急促，语颤减弱，叩诊为过清音、双肺呼吸音减弱、满布喘鸣音和痰鸣音；剑突下心搏明显，心率每分钟96次、律齐，心音遥远，$P_2 > A_2$，各瓣膜听诊区无病理性杂音；腹部饱满，按之有抵抗、肝脾（−），移浊（−），肠鸣音活跃。余（−）。拟诊：西医诊断：慢性肺源性心脏病，肺心功能失代偿，急性右心衰竭；慢性支气管炎急性发作；慢性阻塞性肺气肿。中医诊断：肺胀，脾肾阳虚，寒痰内闭。立即行西医抢救：间断吸痰，保持呼吸道通畅，持续低流量给氧，利尿强心等，虽经抢救半小时患者病情无好转，特别是喉中痰涎不断上涌，呼吸道不能持久保持通畅。给予走马汤：杏仁 2 粒，巴豆 1 枚（去皮心，熬）、二味以纱布包裹捣碎，加鲜开水 50ml绞取白汁 30ml，20ml 顿服，十余分钟后开始腹泻，排出大量气体及稀大便，随后排出痰涎约 400ml。患者随即喉中痰鸣消失，发绀迅速减轻，呼吸困难缓解，神志清楚，无须吸痰和吸氧而呼吸平稳。查患者生命体征平稳，自诉感觉良好。停止抢救，给予抗感染、化痰止咳平喘、对症、补液等西医治疗，同时以华盖散合三子养亲汤口服，治疗 5 日出院。[梁尚军 . 走马汤急重症验案三则 [J]. 内蒙古中医药，2009，28（7）：53.]

按：本例病在厥阴，厥阴风木主阖，为兜底之阖，是生命运动的最后关键，阴阳机转的重要阶段。当发生严重呼吸衰竭时，肺气大亏，清气不入，浊气不出，肾不纳气，此时阴阳清浊格拒而不能顺承转接，如不能及时纠正，可发生阴阳离绝、元气脱失的情况，即所谓"肝气脱，风气泄，命将绝"。如《医学衷中参西录》云："凡人元气之脱，皆脱在肝。故人虚极者，其肝风必先动，肝风动，即元气欲脱之兆也。"急则治其标，寒痰阻肺为其标，予走马汤峻下寒痰，走马汤属于巴豆制剂，因其泻下之效迅猛，如走马，故名走马汤，其制作简单，效果肯定，实属治疗中医急症的良剂。巴豆及巴豆制剂，早在数千年前已被人们用来治疗疾病。《伤寒论》及《金匮要略》的三物白散、三物备急丸。后有《千金方》的紫丸，《外台》的走马汤都是应用巴豆的典型制剂。走马汤主治："中恶，心痛腹胀，大便不通"。走马汤自桔梗白散化裁，有学者临床应用它治疗临床上的急重症数十例屡用屡效，且没有明显的不良反应。制作简单，使用方便，作用迅速肯定。只要辨证得当，使用方法正确，安全性是很好的。剧烈腹泻是其应有的疗效，如果过泻服用热汤可解，静脉补液也非常方便，不用过度恐惧。该方的辨证要点是急性暴发性疾病，毒迫咽喉，胸膈胸内苦闷，陷于人事不知等证情激烈，病在胸腹，痰涎食毒且必须属于寒实证者。本方作用迅猛剧烈，应根据患者的年龄体质等酌情掌握剂量，中病即止，不可滥用。

三、宿食

（一）脉证

问曰：人病有宿食，何以别之？师曰：寸口脉浮而大，按之反涩，尺中亦微

而涩，故知有宿食，大承气汤主之。（21）

【语义浅释】

问曰：病人胃肠食物积滞，从脉象上怎样分辨？老师回答：病人寸口脉浮取大而有力，谷气多也。谷多不能益，反伤，故重按反见涩象，血气为之不利也。尺部脉象也是微而涩，中气阻滞，水谷精气不能下达。由此可知病人宿食不化，用大承气汤主治。

【六经辨析】

本条据脉象来辨别宿食。宿食病由饮食不节，食谷经宿不化，食滞中焦而成，其临床见证如脘腹痞闷或胀痛，泛恶欲吐，嗳腐吞酸，腹泻等。符合《伤寒论》第180条："阳明之为病，胃家实是也。"胃家包括胃与大肠，"实"指邪实，就是《黄帝内经》所说的"邪气盛则实"。因此，胃家实应包括胃的无形热盛与大肠的有形热结。余无言说："食物积滞而实者，实也；热邪积滞而实者，亦实也。食物积滞而实者，承气证；热邪积滞而实者，白虎证。"胃家实是胃与大肠的邪实，既指有形热结，也寓无形热盛，前者宜用下法，后者宜用清法。如何从脉象上进行分辨？伤寒论言：伤寒三日，阳明脉大。此处按之反涩是何机制？根据《伤寒论》第181条"问曰：何缘得阳明病？答曰：太阳病，若发汗，若下，若利小便，此亡津液，胃中干燥，因转属阳明；不更衣，内实，大便难者，此名阳明也。"太阳病误治亦可转属阳明，不管发汗、利小便，或是攻下，只要用之不当，都会损伤津液，津液伤则胃肠干燥，因而转属阳明。阳明既病，胃肠阻滞不通，必然大便秘结，肠中燥实，阻碍气血运行，肠胃气机受阻，故可见到涩脉。这里的涩脉并非气血衰少，脉道失充养，或血行瘀滞的涩脉，而主要是宿食阻滞气机而导致的脉象往来不流利。其次，尺中亦微而涩，这里的微脉，丹波元简认为非微弱之谓，而是脉象沉滞不起之意。吴谦等认为"微"当作"大"，因《伤寒论》有明训："脉反微涩者，里虚也，为难治，不可更与承气汤。"可见，此处的微，不当作软弱无力之解，而是沉涩有力，食滞久郁，脾胃不能运化，糟粕停于大肠，下焦气血不得宣通，故尺中脉微而涩，方与宿食停滞相符。本条脉象提示宿食内停已有一段时间，用大承气汤荡涤宿食，使其速去，否则失去时机，至正气已虚时，攻之则正不能任，不攻则积滞难除，病位已偏于下，故经用下法，引而竭之。

脉数而滑者实也，此有宿食，下之愈，宜大承气汤。（22）

【语义浅释】

患者脉数而滑，是为里有结实的脉象，是由宿食内停所致，虽已结实，但尚未伤津，用下法可以治愈，宜用大承气汤。

【六经辨析】

宿食积滞于肠胃，郁而化热，脉可见数。胃肠气机被新停之宿食所阻，食气相搏，脉又可见滑。数滑且当有力，为实证无疑，故宜大承气汤攻下，使实热与宿食俱去则愈。《伤寒论》阳明篇云："脉滑而数者，有宿食也。当下之，宜大承气汤。"《医宗金鉴》云："腹满而痛，脉数而滑者，实也。此有宿食，故当下之。"李爻曰："滑者水谷之气盛也。若滑而兼数，则实热已入胃腑矣，故云有宿食可下之。因此，本节必有腹满而痛之症，实而有力之脉，方于滑数脉象中，断为实，宜大承气汤下之。"

同为宿食之病，前条言脉涩，本条言脉滑，何以如此相反不同？此因宿食之停有久暂，故脉亦有滑涩之异。病较久，积滞较重，胃肠气滞亦较者，故脉涩；宿食新停，病情轻浅，邪正相争较盛，故脉滑。可见，临证之际，一病可见数脉，一脉可主数病，当脉证合参，方能无误。

下利不欲食者，有宿食也，当下之，宜大承气汤。（23）

大承气汤方（见前痉病中）。

【语义浅释】

患者泻痢，又不思饮食，是食浊停滞胃肠的宿食病，食停胃中，阻遏生化之机，致肠中水谷不别而利，应当用下法攻击胃中宿食，肠胃功能恢复则欲食而利止，适宜用大承气汤治疗。

【六经辨析】

下利有所去，当能食，下利而不欲饮食，此为食伤脾胃，食滞壅遏太过，胃中仍有所结，肠胃运化失司则水谷下奔而下利。本可再用下法，使积滞从下全部排出，但其病已见下利，则不一定需要大承气汤重剂攻下，文中"当下之，宜大承气汤"，有斟酌之意，可仿大承气汤重剂攻下。如黄树曾所言："此节之证具，如病人色脉形质不宜下者，即难遽投大承气汤，学者宜注意。"（《金匮要略释义》）

程应旄曰：伤食恶食，故不欲食，与不能食者自别。下利有此，更无别样虚证，知非三阴下利，而为宿食之下利也，故当下之。《医宗金鉴》云，初下利不欲食者，是伤食恶食，故不欲食也，若久下利不欲食者，是伤脾，食后饱胀不欲食也。今初下利即不欲食，故知有宿食也，当下之，宜大承气汤无疑也。

脉紧如转索无常者，有宿食也。（25）

【语义浅释】

患者脉紧，就像转动的绳索一样，时紧时松，变幻无常，这是有宿食的缘故。

【六经辨析】

脉紧如绳索之转动无常，是指紧而兼滑的脉象。紧脉主风寒头痛，亦主宿食不化。本条出现脉紧如转索，是因宿食停积，气机壅滞，紧束脉道所致。并可因脾胃失调致营卫不和，出现寒热症状，以及嗳腐、吞酸、食臭诸证，故曰"有宿食也"。

脉紧，头痛，风寒，腹中有宿食不化也。一云寸口脉紧。（26）

【语义浅释】

患者脉紧，不但见于头痛风寒的外感证，也可见于腹中宿食不化的宿食病。

【六经辨析】

紧脉于《伤寒论》中多见太阳病篇，然紧脉非太阳病独有，如阳明病篇，第189条："阳明中风，口苦咽干，腹满微喘，发热恶寒，脉浮而紧；若下之，则腹满、小便难也。"第192条："阳明病，初欲食，小便反不利，大便自调，其人骨节疼，翕翕如有热状，奄然发狂，然汗出而解者，此水不胜谷气，与汗共并，脉紧则愈。"第201条："阳明病，脉浮而紧者，必潮热发作有时；但浮者，必盗汗出。"第221条："阳明病，脉浮而紧，咽燥，口苦，腹满而喘，发热汗出，不恶寒反恶热，身重。若发汗……若加温针……若下之……舌上苔者，栀子豉汤主之。"不难看出，其涉及的紧脉可以大致分为两类："脉浮而紧"和"脉紧则愈"。

脉紧既可见于外感风寒，也可见于宿食不化。外感风寒之脉紧，为感寒之后，寒性收引凝敛，脉道收缩拘急，紧象较恒定，且多兼浮。头痛、寒热也既可见于外感风寒，又可见于宿食不化。宿食的头痛是食积不化，郁滞于中，清阳不升，浊气上乘所致。

（二）证治

瓜蒂散证

【原文】

宿食在上脘，当吐之，宜瓜蒂散。（24）

【证治机制】

胃分上、中、下三脘，中医谓心下部（即剑突下）为中脘，此以上为上脘，此以下为下脘。宿食停于胃之上脘主要症状为：嗳腐吞酸，胸脘痞闷，泛泛欲吐，是由于饮食停滞，正气祛邪外出的表现，属暴病新病，治疗应当因势利导，用瓜蒂散催吐，即顺其势而导宿食外出，这也是《素问·阴阳应象大论》中"其高者因而越之"的意思。凡病属阳实，其毒上迫于胸咽，温温欲吐者，当因其势而吐之。《医宗金鉴》以部位论治，理亦可通。

仲景书中吐剂只此一方，而具体论治亦只此数条，但于吐法中更可清楚地看到，中医辨证施治是适应机体抗病机制的一种原因疗法。若胸中痞硬、气上冲喉咽不得息者；若胸中满而烦，饥不能食者；若饮食入口则吐，心中温温欲吐而复不能吐者，皆为本方应用的要证，实际也是胃家实，邪实在上的阳明病。这些都是机体祛赶病邪于胸中，欲吐出是一种病理反应。

【方剂组成】

瓜蒂一分（熬黄），赤小豆一分（煮）。

上二味，杵为散，以香豉七合煮取汁，和散一钱匕，温服之。不吐者，少加之，以快吐为度而止。亡血及虚者不可与之。

【方解】

方中瓜蒂为甜瓜蒂，又名瓜丁，味苦性寒，涌吐实邪，与赤小豆味酸性泄相合，有催吐之效，能涌吐胸中实邪，佐香豉汁开郁结而和胃气。《医宗金鉴》谓本方"能除胸胃实邪，为吐剂中第一品也"，"今人置之不用，可胜惜哉"。本方为实邪郁在上脘而设，然药性悍猛，易伤正气，所以亡血及虚人，不可与之。

本方之用不限于宿食，凡邪停于上，病势迫于胸咽，有泛泛欲吐之势，属于实证的均可应用，如痰涎壅塞而引起的胸膈胀满证等。如仓促之际，药不及办，可用极咸盐汤一盏顿服催吐，亦可用翎毛探吐等应急之法。但对于老弱患者，或妊娠期妇女，或有失血病史的患者，则不宜用本法。

【现代应用】

现代药理分析，瓜蒂的主要成分是甜瓜素，动物实验证明其能刺激胃黏膜的感觉神经，反射性地兴奋呕吐中枢，引起呕吐。

临床中瓜蒂散可运用于治疗头痛、慢性乙肝、中毒、酒精依赖症等。如用甜瓜蒂研细末，用 0.1g 搐鼻，使鼻中流出黄水，头痛可愈。

【临床验案】

王某，女，20岁。大学二年级学生。因失恋而抑郁失眠，思念旧友，强迫性打电话与其联系。对方说"刺激性"语言而抑郁越甚。为控制自己打电话，常以胶带自缠双手。抑郁日益加重，坐卧不安。服用抗抑郁药而疗效不显，遂请王氏诊治。就诊时患者表情呆滞，胸中满闷欲呕，食欲不振，舌红苔薄黄腻，脉弦数。证属痰浊壅阻，气机不畅。先拟涌吐浊邪，取瓜蒂散方义。甜瓜蒂 5g。上药捣为末，以水煎取药汁 2ml，每服约 0.5ml 药量。半小时后不吐则渐加药量。备冷粥待用。患者服药后 20 分钟未吐，再服少许。随即涌吐如食指样痰涎 4 条，黏着不易扯断。后又吐清水四五次。吐后感觉胸中畅快，但胃脘烧灼、腹部发热、后背发凉。欲腹卧地板，背覆衣物。服冷粥一碗后灼热略有缓解，只感疲惫无力，安然入睡。次日，患者感觉精神清爽。再予和胃健脾、转输气机之剂调

理。[王长宇.王洪图运用吐法病案二则 [J]. 中国医药学报，2003（5）：300–301.]

按： 该女因失恋而情志不畅，肝气郁滞，气郁痰凝，阻塞上焦气机，故见胸闷欲呕。气郁化火，痰热内扰而见心神不宁，坐卧不安。舌红苔腻，脉见弦数，乃痰热之象。此属痰浊壅阻、气机不畅之证。病在少阳，少阳枢机不利，日久则有陷于厥阴之征，故见神志不清。少阳可将人体内有形的物质化为能量以运转全身津液等于三焦输布。现气机升降失常，则水湿停聚为痰，痰邪在上焦，故取瓜蒂散方义涌吐之。瓜蒂散出自《伤寒论》第 166 条"病如桂枝证，头不痛，项不强，寸脉微浮，胸中痞硬，气上冲喉咽，不得息者，此为胸中有寒也，当吐之，宜瓜蒂散。"第 324 条"少阴病，饮食入口则吐，心中温温欲吐，复不能吐，始得之，手足寒，脉弦迟者，此胸中实。不可下也，当吐之。"第 355 条"病人手足厥冷，脉乍紧者，邪结在胸中；心下满而烦，饥不能食者，病在胸中，当须吐之，宜瓜蒂散。"《金匮要略·腹满寒疝宿食病脉证治》言："宿食在上脘，当吐之，宜瓜蒂散。"从以上条文可见，当邪气阻遏于上焦、病势在上时，或寒或痰或饮或宿食，皆可因势利导，用药以催吐而达病愈，此亦是给邪以出路。方中瓜蒂味极苦，性升催吐，而本病案中患者为年轻人，体质尚好，见胸闷欲吐，烦躁不安，病机与之相符。仲景又明言："不吐者，少少加，得快吐，乃止。"故嘱患者先服 0.5g，若不吐，逐渐加药量。服药后患者吐出黏滞痰涎，胸胁畅快，说明辨证准确，用药得当。涌吐作用机制，全赖人身阳气振奋，一鼓逐出实邪。但涌出痰浊的同时，也损伤津气；阳气振奋，自身也会受到少量消耗。因"腹为阴"，津液损伤则见腹部发热；"背为阳"，阳消而出现后背发凉。然毕竟邪去正安，故其凉热一日之内可平。瓜蒂散为张仲景方剂，主治胸膈停滞痰饮，气机不利病证，符合《黄帝内经》之"其高者，因而越之"，故王氏用瓜蒂涌泄在上之病邪。然瓜蒂有毒，为涌吐之峻药，体虚者禁用。

第 22 章　五脏风寒积聚病　外邪内侵是主因

《金匮要略·五脏风寒积聚病脉证并治》主要阐述了五脏中风中寒及死脉表现，并附三焦竭、大小肠及脏腑积聚病的证候。因缺简条文较多，历来属于争议较大的篇章，如中风中寒究竟是外感还是内伤、三焦竭之竭究竟何指、肾着之病实属中焦还是下焦等问题。由于五脏风寒积聚均与脏腑经络相关，故合并在一篇中进行论述。

在《金匮要略》开篇对疾病病因的描述中，"千般疢难，不越三条；一者，经络受邪，入脏腑，为内所因也；二者，四肢九窍，血脉相传，壅塞不通，为外皮肤所中也；三者，房室、金刃、虫兽所伤。"从此条文中可发现，仲景医圣所言之内外伤与后世陈无择之"内因、外因、不内外因"三因学说有本质区别。《金匮要略》中对病因的分类大致仍以外气为主，未涉及内伤中情志、饮食等，故此"内所因"与后世内伤的概念是不同的。加以下条佐证，"若人能养慎，不令邪风干忤经络，适中经络，未流传脏腑，即医治之，四肢才觉重滞，即导引、吐纳、针灸、膏摩，勿令九窍闭塞；更能无犯王法、禽兽灾伤，房室勿令竭乏，服食节其冷、热、苦、酸、辛、甘，不遗形体有衰，病则无由入其腠理。"明确说明了"邪风干忤经络"，再"流传脏腑"，至此，五脏风寒由外感而来自明。

虽由外感而来，但其中风中寒并不仅仅包括风寒，主要是以对举的角度代表两种不同表现的证候，并且邪气经由经络流传脏腑，也不止于外感。但从六经角度分析，五脏风寒积聚病主要还是由风寒之邪侵犯人体，由浅入深，伤及五脏。其本可归属于太阳病，以外感风寒为主要起因，在逐渐传变的过程中涉及阳明病、少阳病、太阴病、少阴病等。故可概括为"五脏风寒积聚病，太阳风寒病主因"，以此为提纲分析本篇条文则可为理解《金匮要略》提供新的思路。

一、病因病机

五脏风寒积聚病从病因上说，大多由外感风寒之邪所演变。在本篇中，描述了"肺中风""肺中寒""肝中风""肝中寒"等五脏受邪后所表现的证候。其受邪的主要路径为经络，逐渐传变至脏腑，最终形成五脏风寒、积聚病，本自太阳，涉及阳明、少阳、太阴、少阴等。

在肾着病中，明确提出了其病因为"身劳汗出，衣里冷湿，久久得之"，为外感寒湿所致。又"邪哭使魂魄不安者，血气少也"指出，除了外邪病因外，人体本身气血虚少也是重要的因素。

二、脉证

（一）五脏风寒

1.肺中风、肺中寒

肺中风者，口燥而喘，身运而重，冒而肿胀。（1）

肺中寒，吐浊涕。（2）

【语义浅释】

肺中风条阐述了风邪犯肺，出现口中干燥、气喘、身体动摇沉重、头部昏冒、身体肿胀的表现。其冒而肿胀、口燥表明可能在感受风邪后体内津液输布亦不畅，一方面津液停滞则生水饮而冒肿，另一方面局部津液不足而口燥。《金匮要略心典》言："肺中风者，津结而气壅，津结则不上潮而口燥，气壅则不下行而喘也。"《金匮要略论注》言："肺主周身之气受邪则不能矫健如常度，故运而重。运者如在车船之上不能自主也，重者肌中气滞不活动故重也。"

肺中寒条阐述了寒邪犯肺，出现咳吐浊稠如涕之黏液。《素问·阴阳应象大论》所言"寒气生浊，热气生清"，解释了寒邪使胸阳不振，津液不化，凝聚生浊涕。治疗可参考《金匮要略·肺痿肺痈咳嗽上气病脉证治》中"肺痿吐涎沫而不咳者，其人不渴，必遗尿，小便数，所以然者，以上虚不能制下故也。此为肺中冷，必眩，多涎唾，甘草干姜汤以温之。"

本篇无"肺伤"条文，参考《脉经·肺手太阴经病证》"肺伤者，其人劳倦则咳唾血，其脉细紧浮数，皆吐血，此为躁扰嗔怒得之，肺伤气壅所致"，于理可通，恐为脱简。

【六经解析】

肺中风之机，外感风邪之太阳病为主因，同时肺与脾皆属太阴，又兼有太阴病里虚水饮、津血亏虚之内因。太阳风寒不解，故"身运而重"，津液输布失常，故"冒而肿胀、口燥"，表闭则肺气不宣而"喘"，《伤寒论》第274条："太阴中风，四肢烦疼，脉阳微阴涩而长者，为欲愈"。太阴中风亦有太阴病里虚水饮、津血亏虚的基础，复感风邪出现四肢烦疼，可互参。

肺中寒，寒从皮毛入，内应于肺，太阳寒水为之不行，气闭而郁，乃吐浊涕。亦属太阳病，而同时亦与太阴之津液输布密切相关。

2.肝中风、肝中寒

肝中风者，头目瞤，两胁痛，行常伛，令人嗜甘。（4）

肝中寒者，两臂不举，舌本燥，喜太息，胸中痛，不得转侧，食则吐而汗出也。（5）

【语义浅释】

肺中风条阐述了肝脏中风邪，出现头部颤动、眼皮跳动、胁肋胀痛，走路弯腰驼背，喜食甜味食物的表现。此中风不仅指外感风邪，亦有肝风内动之意，肝藏血，血足则柔，血虚则生风，风胜则燥，如《素问·脏气法时论》言："肝苦急，急食甘以缓之"。《金匮要略直解》言："肝主风，风胜则动，故头目瞤动也。肝脉布胁肋，故两胁痛也。风中于肝，则筋脉急引，故行常伛，伛者不得伸也。"风中于肝筋脉收引则拘急不得伸（《素问》"肝藏筋膜之气"），两胁部疼痛，肝风内动则头瞤动，对其病机阐述恰当。

肝中寒条阐述了肝脏中寒邪，出现两臂不能上举，舌体干燥，易叹息，胸痛不能转侧，刚食入即呕吐出汗的症状。寒邪客于肝经，肝主筋，则筋脉收引拘急，两臂不能上举（亦有认为两臂不举、舌本燥、善太息属于肝中风条之内容者，《素问》"肝风之状，嗌干善噫"，可互参）。肝寒凝滞，气郁而不条达，故喜太息，以及胸中痛，而身体不得转侧。肝病传胃，胃气失于和降，则食而作吐，吐则汗出。肝寒郁结，津液不行，不能上濡，因肝脉上连舌本，所以舌本干燥。参考《脉经·肝足厥阴病症第一》："肝中寒者，其人洗洗恶寒，翕翕发热，面翕然赤，漐漐有汗，胸中烦热。"写法与心中风、脾中风类似，亦可互参。

【六经解析】

肝中风除外感风邪外，亦有血虚生风之义，头目瞤，两胁痛，行常伛，与少阳病"血弱气尽，腠理开，邪气因入，与正气相搏，结于胁下"（《伤寒论》第97条）之小柴胡汤证病机相近。木胜克土则腹痛，食甘稍缓，故令人嗜甘，其机与《伤寒论》第100条"伤寒，阳脉涩，阴脉弦，法当腹中急痛，先予小建中汤，不瘥者，小柴胡汤主之"相类似。

肝主疏泄，可助营卫之气周流，肝中于寒，太阳寒水不行，则肝胆不得疏泄，故凝滞胸膈作痛。寒阻胸膈，阳气不通，水道阻于下焦，痛连胁下，不得转侧，亦为"往来寒热，胸胁苦满……或胁下痞硬"（《伤寒论》第96条）之小柴胡汤证。另有"胸满烦惊……一身尽重，不可转侧"（《伤寒论》第107条）之柴胡加龙骨牡蛎汤证与之类似，此属太阴寒湿凝闭肌腠。肝胆与胃相近，肝中寒，则胃中亦寒，故食即吐酸而汗出，此属"食谷欲呕，属阳明也"（《伤寒论》第243条）之吴茱萸汤证。阳明病之不能食为胃中虚冷，正因肝脏困于寒湿，影响阳明胃之功能。

3. 心中风、心中寒及心伤（附癫狂）

心中风者，翕翕发热，不能起，心中饥，食即呕吐。（8）

心中寒者，其人苦病心如啖蒜状，剧者心痛彻背，背痛彻心，譬如蛊注。其脉浮者，自吐乃愈。（9）

心伤者，其人劳倦，即头面赤而下重，心中痛而自烦，发热，当脐跳，其脉弦，此为心藏伤所致也。（10）

【语义浅释】

心中风条阐述了心脏中风邪所见的症状，轻微发热，不能起身，心中饥饿，食入即吐。此条争议较大，多数人认为是胃中风，饥而不能食、食即吐与半夏泻心汤之症状类似。也有认为是心包之热移于胃络或心中有热激动胃气等说，可参考。

心中寒条阐述了心脏中寒邪所见的症状及预后，心中如食蒜之感，严重者心痛连及后背，痛如虫蛀。如果脉浮，自行吐后可愈。心中于寒，寒凝脉络，阳气闭结，心火被郁，欲越而不得越，故心中灼辣如啖蒜。甚则阴寒痹阻胸阳，心痛彻背、背痛彻心，治疗可参《金匮要略·胸痹心痛短气病脉证并治》"心痛彻背，背痛彻心，乌头赤石脂丸主之"。脉浮则阳气能伸，足以抗邪外出，而自吐乃愈。

心伤条论述了心伤的脉证，在劳动疲倦后，出现头面红、下部沉重，心中疼痛，自觉心烦，发热，正肚脐处有跳动感，脉弦。《素问·生气通天论》"阳气者，烦劳则张"，过于劳倦则呈上盛而下虚之态。盛于上则面红、心烦发热，虚于下则下重、当脐跳，心伤相比前面心中风中寒而言明显更严重，其虽不至死证，仍需重视。

【六经解析】

心中风之心中饥食即呕吐、心中寒之心如啖蒜状与厥阴病之提纲"心中疼热，饥而不欲食，食即吐蛔"相类似。心伤之当脐跳与发汗后欲作奔豚类似。曹颖甫认为脉弦者，阴寒上僭之脉也，此盖心阳虚而冲气上冒之证，故曰为心脏所伤，法当用桂枝以扶心阳，甘草、大枣以培中气，桂枝加桂汤、茯苓桂枝甘草大枣汤，正不妨随证酌用也。治疗可参《伤寒论》65 条"发汗后，其人脐下悸者，欲作奔豚，茯苓桂枝甘草大枣汤主之"，第 117 条"烧针令其汗，针处被寒，核起而赤者，必发奔豚，气从少腹上冲心者，灸其核上各一壮，与桂枝加桂汤"。

邪哭使魂魄不安者，血气少也；血气少者属于心，心气虚者，其人则畏，合目欲眠，梦远行而精神离散，魂魄妄行。阴气衰者为癫，阳气衰者为狂。（12）

【语义浅释】

本条论述了癫狂病的病因。外感邪气兼之血虚气少导致的魂魄不安，癫，狂。《灵枢·九针十二原》有"夺阴乃死，夺阳乃狂。"气血虚少，血不养心，魂魄不安，则其人悲泣如邪哭，并时常发生恐怖情绪。精神离散，合目欲眠，多梦远行。若气血虚少，经久不愈，以致阴气衰者可以转变为癫，阳气衰者亦可转变为狂。

【六经解析】

外感邪气病属太阳，又有血虚气少之太阴病内因，治疗可参《伤寒论》第112条"伤寒脉浮，医以火迫劫之，亡阳必惊狂，卧起不安者，桂枝去芍药加蜀漆牡蛎龙骨救逆汤主之。"

4. 脾中风

脾中风者，翕翕发热，形如醉人，腹中烦重，皮目瞤瞤而短气。（13）

【语义浅释】

本条论述了风邪犯脾，出现轻微发热，如醉酒状，腹中沉重烦闷，眼皮跳动，短气的表现。依症状看，主要是风邪夹湿之所见。脾经风热，运化失职，阻滞气机，故腹中烦重。风热外束，故翕翕发热，面色红如醉酒状。风主动，故皮目为之瞤动而短气。

【六经解析】

脾属太阴，主湿，外感风邪后多为风湿，翕翕发热，形如醉人，症如"翕翕发热，鼻鸣，干呕"（《伤寒论》第12条）之桂枝汤证，而《伤寒论》第276条言"太阴病，脉浮者，可发汗，宜桂枝汤。"腹为足太阴所主，风湿相搏，故腹中烦重、皮目瞤瞤而短气。故将脾中风归属于太阳系在太阴或太阴病范畴。

综上对五脏中风中寒的描述总结，可发现，五脏风寒确为外感所致，在太阳病的基础上，有夹湿、化热等兼见太阴、阳明病表现者。同时，在外感的基础上，又兼有素体内伤的因素，如"邪哭使魂魄不安者，血气少也"，这也是五脏中风中寒与单纯太阳病的区别，其病位从轻浅的经络、腑，入里到脏，必然是脏腑已然出现气血的紊乱或不足，两虚相得，乃克其形。故而五脏风寒虽以太阳病为主，但可兼见阳明、太阴、少阴病的表现。

（二）三焦竭及大小肠寒热

问曰：三焦竭部，上焦竭，善噫，何谓也？师曰：上焦受中焦气未和，不能消谷，故能噫耳；下焦竭，即遗溺失便，其气不和，不能自禁制，不须治，久则愈。（18）

师曰：热在上焦者，因咳为肺痿；热在中焦者，则为坚；热在下焦者，则尿血，亦令淋秘不通。大肠有寒者，多鹜溏；有热者，便肠垢。小肠有寒者，其人下重，便血；有热者，必痔。（19）

【语义浅释】

此三条阐述了三焦竭的病机及典型症状、热在上中下焦之表现及大小肠中寒热之症。热在上焦，耗伤肺阴，肺叶不润，则为燥咳肺痿；热在中焦，脾胃热盛，耗伤津液，肠道失润，故大便燥实坚硬；热在下焦，迫血妄行，则为尿血、热盛伤津则淋秘不通。大肠有寒，水谷不分，则水粪杂下而为鹜溏；大肠有热，燥伤肠液，涩滞不行，称为肠垢，故大便脓血，黏滞而臭。小肠有寒，主泌别清浊，湿浊停留，故下重便血。小肠有热，热注于肛门，则为痔。关于竭为何意，历来有较多争议。《医宗金鉴》云"三焦竭部者，谓三焦因虚竭而不各归其部，不相为用也"，认为三焦竭是三焦的虚衰。但结合后文"不须治，久则愈"，这种说法显得不太现实。如果三焦均已衰竭，已是死证，怎可能不治则愈。宋柏杉认为，结合竭字本义，"本意守卫的士兵对流氓逃难的人进行盘问，后加口，喝问何人，从何方而来。加立，表示喝令站起来。工地上士兵喝令累倒的劳役站起来继续干活。"有喝令之义，认为是邪气盛，正气无法喝令其止所致。待日久气渐复，自然可祛邪于外。联系本篇五脏风寒之外感因，"其气不和，不能自禁制"，及下文热在上焦、中焦、下焦之表现，于理可通，可参。上焦竭则噫，不能消谷，为感受寒邪。下焦竭遗尿失禁亦为下焦寒气盛。后文热在上中下焦之表现则为与前对举。

【六经解析】

总结三焦竭及大小肠寒热之症状，其正气虽暂虚，但邪气盛更加突出，仍属于太阳病范畴，影响中下焦可兼见太阴少阴病症状。由于正气仅是暂虚，故不须治久则愈，待久则正气来复，自然病解。

（三）积聚病

问曰：病有积、有聚、有䅽气，何谓也？师曰：积者，脏病也，终不移；聚者，腑病也，发作有时，辗转痛移，为可治；䅽气者，胁下痛，按之则愈，复发，为䅽气。诸积大法：脉来细而附骨者，乃积也。寸口积在胸中；微出寸口，积在喉中；关上积在脐旁；上关上，积在心下；微下关，积在少腹。尺中，积在气冲。脉出左，积在左；脉出右，积在右；脉两出，积在中央。各以其部处之。（20）

【语义浅释】

本条论述了积聚䅽气的鉴别。积病在脏，由于气郁血瘀，阴凝积结在脏，所以形成痞块，推之不移，痛有定处。聚病在腑，由于气郁而滞，感寒而聚，偏聚于腑，所以痛无定处，发作有时，推之能移。聚病其根不深，较积病易治。癥气即食积之病，由于脾胃宿食停滞，胃壅肝郁，所以恶心嗳气，腹满胁痛，按之则气血流畅，疼痛缓和，但不久又气壅肝郁，胁下疼痛。后又述积在身体各处所呈现之脉象，可参。

【六经解析】

本条对积、聚、癥气病进行了鉴别及对积病的脉诊进行了详解。积聚病写在本篇最后，是从中风中寒、三焦竭部逐渐发展为病位在脏腑的积聚病，其病位逐渐加深，是从太阳病逐渐深化，至最终形成复杂的积聚病，可能为转入少阴、厥阴之重病。

三、治疗原则

本篇条文中未见明确的治疗原则。结合病因病机及本篇三方，在针对外感邪气之余，仍需兼顾本身气血的情况，如散寒祛湿、行气活络、泻热通便等。

四、证治

（一）少阳病——肝着——旋覆花汤

【原文】

肝着，其人常欲蹈其胸上，先未苦时，但欲饮热，旋覆花汤主之。(7)

【临床表现】

主症：胸胁痞塞，苦闷不堪，以手捶其胸，苔薄舌绛，脉弦急，弦而兼代。妇女半产漏下，脉弦或芤。

兼症：胸胁或胀痛或刺痛，欲得热饮。

【证治机制】

本方主治肝阳虚、肝经气血郁滞。肝着，肝主藏血，喜条达，其气血调和；怒气伤肝，或因寒气凝滞，则肝气郁滞，着而不行，遂成肝着矣。"其人常欲蹈其胸上"。肝脉胁络胸贯膈。今病位在胸胁，肝经气郁血滞，气机不利，经脉气血不畅，故见症胸胁痞塞，甚或胀痛、刺痛；若以手捶其胸胁，或按揉，甚至用脚蹈踏，则气机舒展，气血运行暂时疏通，留着之邪气得散，故其人欲蹈其胸上。"先未苦时，但欲饮热"，言明肝着病尚未形成时，其病变先在气分仅现胸胁痞塞之轻症，故欲饮热汤，使胸阳通畅，气机宣达，暂时缓解痞塞；如病已深入血分，肝经脉络血凝气滞，肝着病已形成，即或饮热，亦无济于事，故治以本方疏其气血，令其调达，而致和平，通阳散结为法。

《伤寒论》第 97 条："血弱气尽、腠理开，邪气因入，与正气相搏，结于胁下。正邪分争，往来寒热，休作有时，默默不欲饮食，脏腑相连，其痛必下，邪高痛下，故使呕也。"此论少阳病之病因有气血虚弱的因素，精气不足拒邪于外，则退而卫于内，体表的血弱气尽、腠理开，邪气乘虚进入半表半里，与正气相搏结于胁下，因而胸胁苦满。里位气血虚少加外感邪气的病机与本篇所论的五脏风寒相类似，胸胁苦满、寒热错杂的症状与肝着病类似，治法以和法为主，与旋覆花汤治法相合，故将本证归属于少阳病。治以行气散滞，通阳活血。

【方剂组成】

旋覆花三两，葱十四茎，新绛少许。

上三味，以水三升，煮取一升，顿服之。

【方解】

《神农本草经》载旋覆花"味咸温，主结气，胁下满，惊悸，除水，去五脏间寒热，补中下气"，可补肝之用，针对肝阳虚的病机。《本草乘雅半偈》中记载："降真，新绛也，推陈出新。"《得配本草》谓之"辛，温，入足厥阴经，入血分而降气，治怒气而止血，杀鬼辟邪，疗金疮，生肌肉，消肿毒，治胁痛。"说明旋覆花汤原方中的新绛应为降真香，为辛温疏肝理气止痛药物，临床上可用香附粉、沉香等有辛温行气功效的药物代替。亦有认为是茜草之说，但茜草性凉，疑非，供参。《神农本草经》记载葱"主明目，补中不足。其茎可作汤，主伤寒寒热、出汗，中风面目肿"，为辛温类的补益药。三药合用，祛邪通阳，疏散气血，使得肝经通畅，气血调达。

【现代应用】

旋覆花汤治疗胸痹、噎膈、咳嗽、肋间神经痛、偏头痛、鼓胀、胃脘痛、胸痛、面瘫亦取良效。目前报道的欧亚旋覆花的化学成分约有 40 多种，主要有黄酮类、倍半萜内酯类和萜类化合物，提取物具有抗炎、抗肝炎、抗肝损伤、抗肿瘤和细胞毒等作用。目前已证明降真香植物中的降真香双素等酚性化合物具有较好的抗菌等活性，但其作用机制尚不明确，从降真香中新发现的生物碱、挥发油、萜类等化合物具有抗肿瘤作用、抗菌作用、细胞毒性作用及抗氧化作用等。葱白中含有酚类、醛类、内酯类不饱和化合物，有发汗、解热的功效等。

【临床验案】

患者，男，36 岁。因"左胁刺痛 6 月余"于 2018 年 7 月 2 日就诊。症见：左胁疼痛、刺痛，以拳蹈之则舒，眠差。舌质淡红，苔薄黄，脉弦迟，重按无力。查体：形体适中，精神差，痛苦貌。口唇红润，咽无红肿，扁桃体不肿大。扁平胸，左胸胁疼痛、压痛，压则痛减，双肺呼吸动度一致，语颤正常，双肺呼吸音清晰，未闻及干湿啰音。心浊音界不大，心率每分钟 86 次，律齐，各瓣膜听诊区未闻及病理性杂音。腹部平软，无压痛，肝脾肋下未扪及，墨菲征阴性，腹部未扪及包块，双肾区及输尿管区无叩痛，肠鸣音正常。脊柱无畸形，各棘突、椎间隙、椎旁无压痛。双下肢无水肿。心电图、胸部正侧位 X 线片、血常规、C 反应蛋白、心肌酶谱、血尿淀粉酶、尿常规等均未见异常。中医诊断：肝着病，属肝阳虚，肝气郁滞证。方以旋覆花汤加减：旋覆花 30g，沉香木 10g，薤白 20g，牡丹皮 10g。颗粒剂，3 剂，每日 1 剂，每日 3 次，开水冲服。1 剂后病情减轻，3 剂后诸症痊愈。

按：本案症状较为典型，以胸肋部刺痛为主要表现，欲蹈其胸上，胸肋部压则痛减，未见但欲饮热，本证属无形之邪客于少阳，引动水饮，饮停胸胁则胸肋部疼痛，病属少阳，少阳枢机不利，可化热伤血，结合刺痛的性质、脉弦，可见病已兼见血分，在旋覆花补肝之用温肝之阳、沉香理气行肝之条达、薤白通阳助肝之升发的基础上，加用牡丹皮以凉血活血，共奏行气散滞、通阳活血之功。故可效如桴鼓。

（二）阳明病——脾约——麻子仁丸

【原文】

跌阳脉浮而涩，浮则胃气强，涩则小便数，浮涩相搏，大便则坚，其脾为约，麻子仁丸主之。（15）

【临床表现】

主症：大便秘结，小便多，脉细涩。

兼症：习惯性便秘，或腹微满不痛，或不更衣十日，无所苦。

本方证的辨证要点：经常便秘而无所苦者。

【证治机制】

跌阳为足阳明胃经之脉，除能直接候胃气之强弱外，亦可候脾阴之盛衰。胃强脾弱，阳明胃热伤及脾阴，津液偏渗，致小便频数、大便硬结，小便多更进一步加重脾之阴伤。脉浮主热，胃有热则气盛，故谓浮则胃气强。涩主津液虚，小便数则耗伤津液，故谓涩则小便数。浮涩相搏，亦必使阳绝于里，大便则硬。古人谓脾为胃运输津液，今胃中干已无津液可运，则脾的功能受到制约，故谓其脾为约。治以滋阴润燥，泄热通腑。

本方亦可见于《伤寒论》阳明病篇第 247 条，条文与之相近，胃液日涸，遂成脾约，遂为阳明证实也。

【方剂组成】

麻子仁二升，芍药半斤，枳实一斤，大黄一斤，厚朴一尺，杏仁一升。

上六味，末之，炼蜜和丸梧桐子大，饮服十丸，日三，以知为度。

【方解】

本方是小承气加润下的麻仁、杏仁、芍药，和蜜为丸，安中缓下，使正不伤。本病病机有阳明胃热、脾阴亏虚、肠道失润，故要泄胃热、养脾阴、润肠燥。小承气即为泄阳明之热实，麻仁、杏仁、蜜可润肠道之燥结，而芍药可补脾阴，滋太阴之津亏，对比苓桂术甘汤之阳虚水停与苓芍术甘汤之阴虚水停可知，芍药可滋补脾阴，固其本，泄其热，润其标，全方共奏滋阴润燥、泄热通腑之功，使得脾之转输功能恢复，大便则通。

【现代应用】

麻子仁丸可广泛用于多种内科疾病，如尿频，尤其是兼大便秘结者，包括糖尿病尿频兼大便秘结者，符合脾约之病机，思路新颖，有人用本方汤剂治疗非胰岛素依赖性糖尿病2例也获痊愈。本方还是肛肠科理想的缓下剂。可作为痔疮、肛瘘、肛裂、直肠脱垂或相关手术后的辅助用药，对于肛裂的预防和治疗有效。本方还可以应用于治疗腹部术后见及的胃肠功能失调的便秘、腹痛等证候。凡符合脾约证之病机者，均可加减使用，获效良多。

【临床验案】

于某，女，61岁，2021年7月15日初诊，2型糖尿病病史23年，先后服用消渴丸、二甲双胍、格列苯脲等控制血糖，既往未规律监测血糖，今日查血空腹血糖7.85mmol/L。既往高脂血症、高血压病、下肢动脉硬化。刻下见：口干口苦，不欲饮水，时胃胀，大便干结，排便无力，无便意，日一行，纳可，眠差，入睡困难，夜尿2次。舌暗红苔白腻，脉弦细。诊断：2型糖尿病，便秘；消渴病胃中痰饮、肠道津亏证。治法：开胃化饮、润肠通便。方药：平胃散合麻子仁丸加减。苍术15g、厚朴15g、陈皮20g、肉苁蓉30g、火麻仁30g、柏子仁15g、枳实10g、芍药10g、神曲15g、鸡内金15g，14剂。服上方后空腹血糖波动在5.5～6.5mmol/L，诸症减，排便无力、便干较前明显缓解。

按：本案出自倪青教授的临床病历。《素问·阴阳别论》云"二阳结谓之消"，消渴病与阳明关系密切，《素问·脉要精微论》云"瘅成为消中"，阳明内热为消渴病之重要病机，热入阳明消耗胃中津液、不能溉润大肠，而大肠为之燥结，则为麻子仁丸证，而消渴病由内热中满之脾瘅转化而来，热盛伤阴，阴虚内热为主要病机，与麻子仁丸之脾约有着密切联系。患者血糖控制一般，大便干结，排便无力，无便意，符合脾约证之主要表现，兼见口干不欲饮、胃胀、入睡困难，又有胃中留饮之表现，故以平胃散合麻子仁丸治之。患者老年女性，故易大黄为肉苁蓉，睡眠不安，改杏仁为柏子仁，兼加神曲、鸡内金开胃消食。因便秘、失眠得以改善，血糖控制也更为稳定。

（三）太阴病——肾着——甘姜苓术汤

【原文】

肾着之病，其人身体重，腰中冷，如坐水中，形如水状，反不渴，小便自利，饮食如故，病属下焦，身劳汗出，衣（一作表）里冷湿，久久得之。腰以下冷痛，腹重如带五千钱，甘姜苓术汤主之。（16）

【临床表现】

主症：寒湿腰痛，腰以下冷重，如坐水中，饮食如故，小便自利，口不渴，舌质淡，苔白而润，脉沉细而缓。

兼症：辗转反侧，行动坐立困难。

本方证的辨证要点：腰冷重小便自利者。

【证治机制】

本方主治阳虚寒湿，留着于腰。腰为肾之外府，腰部感受寒湿，留着而不去所形成之疾病，谓之肾着。肾着之成因，乃劳动汗出之后，腰部感受寒湿，阳气痹着不行，即所谓"身劳汗出，衣里冷湿，久久得之"之意也。"身劳汗出"后，腠理开泄，则阳气易成："衣里冷湿"时则寒湿易留著于腰："久久得之"者，言明日久失治，病程较长之为患。肾着之主症为"身体重""腰中冷""如坐水中"等。寒湿之邪，阻滞经络或肌肤，故"其人体重"；阳气不能布达腰，故"腰中冷"；因寒湿阴淫之邪留滞肌肤，并非肾脏本身之病变，水道尚通调，仅寒湿之气不化，故"如坐水中"之状。又上焦无热，津液能布，故口"反不渴"：胃中无恙，故"饮食如故"：下焦有寒，则小便清长，故"小便自利"；"腰以下冷痛"者，特别强调冷痛，其病位在下焦，即腰以下，故曰"病属下焦"。"腰重如带五千钱"是形容寒湿着于腰之肾着特征。所谓"冷痛者"，乃寒胜之故也；"腰重"者，形容湿胜之见症；"如带五千钱"者，寒邪水气着重之甚也。舌苔、脉象亦均为寒湿痹阻阳气之象也。治以温阳散寒，健脾渗湿。

《伤寒论》第 277 条"自利不渴者，属太阴，以其脏有寒故也，当温之"，是说凡病自下利而不渴者，均属太阴病，其所以不渴，皆因阳虚有寒。又《伤寒论》第 282 条有"自利而渴者，属少阴"之说，肾着汤证见自利不渴，且其重点为寒湿停于腰之肌肉而非脏腑，脾主肌肉，结合用药，足以与少阴病鉴别，当属太阴病。

【方剂组成】

甘草二两，白术二两，干姜四两，茯苓四两。

上四味，以水五升，煮取三升，分温三服，腰中即温。

【方解】

本方证为素体阳虚，兼以感受寒湿之邪，留着于腰之肌腠，其病位不在肾之脏而在肾之府，不在腰之筋骨，而在腰之肌肉。故治之不用温肾之剂而以温土渗利为法。方中重用干姜，配甘草温中散寒，以补脾阳之衰；茯苓、白术祛湿外出，健脾以胜湿，使正气旺而寒湿祛，则肾着愈矣。

【现代应用】

甘姜苓术汤除了治疗传统的肾着病之外，还有报道用于治疗盆腔炎、寒湿型骨关节炎。现代的研究认为本方的主要功效与抑制炎症反应、调节机体免疫功能和改善血小板的参数等相关。

【临床验案】

李某，男，77岁，初诊日期：1988年10月11日。此患者由于久居阴寒之室，腰沉重一年余，自觉腰沉重，如挂一块砖坯，腿亦沉，行走困难，下肢瘙痒，痔疮，足冷。舌质淡，苔色黄滑润，脉沉细。辨证：寒湿下注，郁遏阳气，蕴而化热。方法：温寒化湿，兼清邪热。方药：甘姜苓术汤、三妙丸加味。干姜10g，茯苓25g，甘草6g，桂枝10g，怀牛膝30g，苍白术各12g，黄柏10g，生杜仲25g，桑寄生25g，补骨脂15g，鸡血藤30g，车前子5g（包），7剂。服药1剂，腰沉重减，足感温暖，腿亦觉轻松，行走不觉困难，下肢瘙痒减轻，继服6剂，诸证痊愈。

按：本案描述的症状是典型的肾着证，腰重如带五千钱，下肢沉重无力，足冷等。患者久居阴寒之室，外感寒湿，太阴主里虚有饮，湿着腰肌、湿流下肢，则见腰腿沉重，太阴里虚不能温煦四末则见足冷，分明属太阴病里虚水饮之机，证属肾着汤证之阳虚寒湿，又兼有下肢瘙痒、痔疮、苔色黄等化热之表现，故合三妙丸清利湿热，鸡血藤、车前子活血利水。患者老年男性，脉沉细，兼以杜仲、牛膝、桑寄生、补骨脂补肾健骨。

五、预后

本篇明确提及预后主要有三类，其一是"心中寒者，其人苦病心如啖蒜状，剧者心痛彻背，背痛彻心，譬如蛊注。其脉浮者，自吐乃愈。"脉浮表示寒邪在上，正气有祛邪外出之趋势，故得吐则愈。此为表示病位较轻浅者预后较佳。其二是"下焦竭，即遗溺失便，其气不和，不能自禁制，不须治，久则愈。"依前文论述，下焦竭则是下焦寒气太盛，正气一时无力抗衡，经久则邪气反缓，正气来复，自然祛邪外出。这表明正气不足是暂时的，是因邪气太盛一时压制所致，故预后较好。其三则是五脏死脉，病位已深，本身入五脏者半死半生也，又已是五脏绝，故预后较差，多为死证。

肺死脏，浮之虚，按之弱如葱叶，下无根者，死。（3）

肝死脏，浮之弱，按之如索不来，或曲如蛇行者，死。（6）

心死脏，浮之实如麻豆，按之益躁疾者，死。（11）

脾死脏，浮之大坚，按之如覆杯，洁洁状如摇者，死。（14）

肾死脏，浮之坚，按之乱加转丸，益下入尺中者，死。（17）

【语义浅释】

五脏死脉主要见胃气已无之象。有胃气则生，无胃气则死。五脏死，则真脏脉见，无根无神，再无从容和缓之态，重按无力，躁动疾速，混乱无节律等。

【六经解析】

《伤寒论》第 178 条："脉按之来缓……名曰结。又脉来动中一止……名曰结，阴也；脉来动而中止……名曰代，阴也。得此脉者，必难治。"再如《伤寒论》第 211 条："发汗多，若重发汗者，亡其阳，谵语，脉短者死。"此均提示脉气之不足为难治，与五脏死脉所言之浮大坚、弱、无根、不来、躁疾表现不一但实质相近，彰显了胃气之重要性。

综上，本篇根据病位深浅、人体的正气强弱，其预后不同，病位较浅，如五脏风寒者，预后尚可，病位较深，已入脏腑者，如积聚病、三焦竭，根据正气强弱预后一般，病位深入五脏且脏气已绝者，多为死证。

第 23 章　痰饮本属太阴病　表里同病涉六经

　　本篇主要讨论痰饮、咳嗽病的证治体系。痰饮、咳嗽看似是两个病种，但实则皆属津液代谢失常的疾病。本篇内容以痰饮病为纲，咳嗽可被认为是在痰饮病过程中表现的一种症状。

　　痰饮病名，为张仲景首创，《脉经》《千金翼》俱作"淡饮"，汉晋唐时期，"痰"字与"淡""澹"相通，为水液动摇之貌。至宋代《仁斋直指方》则以稠黏液浊的水津为"痰"，清稀的水津为"饮"，可知《金匮要略》之"疑饮"重"饮"病，而偏于寒饮。总因阳气衰微，水饮停留体内局部脏器而致病，常见呕、咳、喘、满、痛、肿、悸、眩等症状。痰饮有广义狭义之分，广义之痰饮，又可细分为四类：狭义痰饮、悬饮、溢饮和支饮；而狭义痰饮仅指水饮停留于肠胃的病变。

　　痰饮是由机体水液代谢失常引起的局部水邪停留的一种病变。人体水液代谢内因多与肺、脾、肾三脏有关。肺为华盖，通调水道，宣发肃降，输津液于皮毛。肺主气，其合皮毛，失通调水道之职，可致饮停于四肢肌表；脾为土脏而制水，居中焦，能运化水液。若脾阳不振，运化失职，则痰湿内生，形成水肿；肾主水，能气化而司开阖。若气化不利，则小便不利，水停下焦。外因为风寒湿侵袭肌表，留而发病。《素问·痿论》云："有渐于湿，以水为事，若有所留，居处相湿。"可见人体内水邪停留可以外邪侵袭，与工作和居住环境有关，提示痰饮也从外因所得，形成六经传变规律。在本篇中，仲景虽没有提及六经辨证，然其应用脏腑经络辨证法，对痰饮、悬饮、溢饮、支饮四饮进行分类、辨证论治。水液代谢不利停于五脏，其病症特点各不相同，其包含了太阳痰饮、阳明痰饮、少阳痰饮、太阴痰饮、少阴痰饮、厥阴痰饮等六经痰饮的思路与内容。

一、分类

　　问曰：四饮何以为异？师曰：其人素盛今瘦，水走肠间，沥沥有声，谓之痰饮；饮后水流在胁下，咳唾引痛，谓之悬饮；饮水流行，归于四肢，当汗出而不汗出，身体疼重，谓之溢饮；咳逆倚息，短气不得卧，其形如肿，谓之支饮。（2）

　　【语义浅释】

　　本条论述四饮形成病理和主症。人体一身之水液代谢与胃、脾、肺、三焦、

254

膀胱有密切关系。

若脾胃运化水谷精微的功能失常，或因肺气阻滞，不能"通调水道"，则所入饮食，多变为痰饮，"水走肠间"，则"沥沥有声"，因脾主肌肉，肌肤之肥盛必赖水谷之气以长养，今饮食精微不得充养肌肤，故见"其人素盛今瘦"，此为狭义痰饮。

悬饮为肺虚卫弱，时邪外袭，肺失宣通，饮停胸胁。水液代谢与三焦亦有密切关系。《难经·三十一难》云："三焦者，水谷之道路。"由于三焦水道失于通调，不能把水液全部下输膀胱，则水液流注胁下，故曰"饮后水流在胁下。"肝的支脉，贯膈注肺，两胁为肝肺气机升降出入必经之道路，今水饮聚胁，则肝肺气机之升降不利，饮邪上逆射肺而为咳唾。咳唾时，肝肺气机与停饮相互搏击，牵引胁下疼痛。此为有形水饮悬聚胁下，故"谓之悬饮"。

溢饮为水液流注四肢，四肢为诸阳之本，为脾所主；而肌表之皮毛玄府，又为肺所合。四肢肌肤必赖脾阳的运化，卫阳的温煦，方能排泄水饮外出。若肺气不宣、脾气不运，则饮入之水必不能下输膀胱，反而流行于四肢，渗溢于肤表，故曰"饮水流行，归于四肢"。"当汗出而不汗出"者，若肺气宣通，卫阳畅旺，毛窍开张，水饮当能从汗而去。今四肢肌表水湿过盛，阻遏卫阳，玄府闭塞则水饮不能从汗而解，前三句言溢饮形成的病因病机。其主证则为"身体疼重"，是因卫外的阳气不能宣散水饮，导致肢体经络营卫运行不畅而身体疼痛，水饮停留肌肉而重滞。此因水饮泛溢于四肢肤表而成，故曰"谓之溢饮"，主要以病机命名。溢饮属实证，病重时可见四肢微肿，故不同于水气病，应予鉴别。

若水饮停聚胸膈，影响肺气宣肃而心气不宁者，则必见"咳逆倚息，短气不得卧"，以肺在变动为咳也，正说明阴寒水饮上逆之势较重，此谓之支饮。"其形如肿"者，说明水饮浸淫躯壳内外，阳气不运，因肺合皮毛，饮邪犯肺而走皮肤，气逆水亦逆也。言"如肿"，外形好像浮肿，是饮邪犯肺，反复咳喘所致，与水气病之必肿实有主次之分。"谓之支饮"者，唐宗海"水饮上出，有似木枝上发也"（《浅注补正》），故其支饮主要以病机命名。临床中，若支饮初起，则出现咳嗽气逆、痰多、恶寒、苔白、脉弦等邪实为主之证；病久而肺脾肾阳气俱虚，则出现咳嗽喘逆、甚至不能平卧，或头面四肢浮肿、脉细弦等本虚标实之证。

【六经辨析】

以"六经辨证"角度察四饮。本章以脏腑经络辨证法治疗痰饮病，对于四饮而言亦是如此。上文所言狭义痰饮是因脾虚不能为胃行其津液，水饮停留胃肠，其证较轻浅；悬饮是因三焦决渎失常，饮停胁下，其病较深；溢饮是因肺气不宣，脾气不运，不能通调水道，水饮泛溢四肢肌肤，其病较重；支饮是因胸阳不振，水饮停聚膈间，冲射于肺，其病最重。广义痰饮是因肺脾肾气化失常，三焦水道通调失职，影响体内水液的运化、敷布和排泄，故水饮停留于所虚的不同脏器和部位。其中，尤以脾气虚不能为胃游溢精气，水液代谢失职为形成广义痰饮的主要病机。

从六经辨证的观点来看，痰饮主要与太阴脾经相关，脾在水液代谢中居于中心地位，而痰饮形成尤以太阴为要。脾为后天之本，气血生化之源，又主运化水液，居中土，溉四旁，上输于肺，下助于肾。《黄帝内经》曰："诸湿肿满，皆属于脾。"若脾阳虚弱，运化失职，则内生痰饮。故从脾治疗痰饮当为治本之法。

悬饮多与太阴、少阴相关。太阴为三阴之屏障，津液为阴气的最主要成分。津液来源于水谷，津液的吸收及输布与脾和肺的关系最为密切。太阴的气化过程包括津液在脾、胃、肺与大肠之间的输布与运用。中阳虚衰，脾虚不运，寒湿内盛，升降失常，从而影响脾对水液的吸收、转输和布散作用；脾胃功能衰减，进一步影响肺的通调水道及宣发肃降功能，导致水饮停聚，从而出现悬饮一系列症状。足少阴肾主全身水液运行输布，肾阳虚衰则蒸腾气化失常，引起水液积聚在胸胁而形成悬饮；肾阴为一身阴气之源，肾阴不足则脏腑濡润失养，能促进痰、瘀等病理产物的生成，加重悬饮。

支饮多与少阳、阳明相关。水邪停于心下，留而不去，可见心下坚满之感，坚为水饮，满为气壅。正气来复，祛邪外达，故利反快，但正气来复又不足以将痰饮完全祛除，但虽利，心下续坚满，此为少阳实证。在支饮中亦可见阳明证，饮停胸膈，潜藏日久化热，饮热迫肺，肺合大肠，传于大肠，致大肠气机阻滞，腑气不通，形成阳明实证，导致胸腹胀满。

溢饮多属太阳痰饮。机体感受风寒，或口渴暴饮，水饮泛溢于四肢肌表，太阳之经气不利，故见发热恶寒，身体疼重等表证。当汗出而不汗出，说明痰饮病位在皮毛、肌腠，最为表浅，属太阳。

二、治则

病痰饮者，当以温药和之。（15）

【语义浅释】

痰饮病，多系中阳不运，津液停聚为湿，湿凝成痰，积留为水饮，由于阴凝饮邪，最易伤人阳气，其临床表现，虚实并见，故其总的治疗原则，首当用药性偏温者，采取调和的原则。"病痰饮者，当以温药和之"即为广义痰饮病的总治则。温药作用表现为振奋阳气、开发腠理、通行水道三方面，使患者表里阳气温升宣通，水饮得化，水谷精微营贯周身，旧饮去而新饮不生。而"和"，是调和、调理之义，但非燥、补之。"温药和之"者，是在温药之中，兼用行气、消饮、开阳、通导二便和清郁热的药物。其具体治法，如温中降逆、行气利水、消痰涤饮、通导二便等，针对不同病证应采取辨证论治、随证治之的原则。

【六经辨析】

临证处方用药皆可以六经而分，如太阳表证之五苓散、大小青龙汤等，阳明之已椒苈黄丸、厚朴大黄汤等，少阳之甘遂半夏汤，太阴之苓桂草枣汤，苓甘五味姜辛汤，茯苓泽泻汤，五苓散等，少阴之肾气丸等。本篇用治痰饮的温药有桂枝、白术、附子、细辛、干姜、生姜、半夏、椒目等。总体治疗大法以祛痰涤饮为主，根据兼杂病因的不同，分别采用燥湿利痰、清热化痰、祛风化痰、开窍涤痰、理气泄痰、攻坚导痰、温阳利痰、泻下逐痰、豁痰蠲饮、健脾消痰等法。

三、证治

（一）太阳痰饮

《伤寒论》指出："太阳之为病，脉浮，头项强痛而恶寒。"太阳主表，在外邪侵袭人体时太阳经先受邪，经气运行受阻。溢饮可归太阳范畴，机体感受风寒，或口渴暴饮。水饮泛溢于四肢肌表，太阳之经气不利，故见发热恶寒，身体疼重。当汗出而不汗出，说明痰饮病位在皮毛、肌腠，最为表浅，属太阳。"病溢饮者，当发其汗"。太阳痰饮，当从汗解，汗法不能单纯理解为发汗，而是通过开发腠理，宣发肺气，从表解邪。

【原文】

病溢饮者，当发其汗，大青龙汤主之；小青龙汤亦主之。（23）

【方剂组成】

大青龙汤方

麻黄六两（去节），桂枝二两（去皮），甘草二两（炙），杏仁四十个（去皮尖），生姜三两（切），大枣十二枚，石膏如鸡子大（碎）。

上七味，以水九升，先煮麻黄，减二升，去上沫，内诸药，煮取三升，去滓，温服一升，取微似汗，汗多者，温粉粉之。

小青龙汤方

麻黄三两（去节），芍药三两，五味子半升，干姜三两，甘草三两（炙），细辛三两，桂枝三两（去皮），半夏半升（洗）。

上八味，以水一斗，先煮麻黄，减二升，去上沫，内诸药，煮取三升，去滓，温服一升。

【证治机制及方解】

本条论述患溢饮，属太阳痰饮，应当发汗，用大青龙汤主治；小青龙汤也可主治。肺气郁闭，机体复感外邪，或口渴而暴饮。正如《素问·脉要精微论》所云："溢饮者，渴暴多饮，而易入肌皮肠胃之外也。"脾虽能为胃行其津液，上归于肺，但肺气不宣，不能通调水道下输膀胱，以致肌表水湿或饮入之水泛溢四肢，留滞肌表，则成为本条表实无汗之溢饮。故而溢饮的治疗，应当发汗解表，因势利导，使外溢四肢肌表的水饮，随汗外泄。但同一溢饮，有外感风邪、内有郁热和外感风寒、内停寒饮之不同，故必须同病异治，故有大、小青龙汤之分。

大青龙汤证属于外感风寒，内有郁热，水湿阻滞肌表，风、水、热三者郁结肺气，卫气不能鼓荡外溢水饮所致。外感风寒之邪表不解入里，伤及肺阳，则成太阳表证。邪束太阳表，毛孔受束，肺阳不足，失其宣发，津停为水，甚者水停心下。故当从肺以发汗散水、清热，着力在表中之表的皮毛，使风邪、水饮及郁热均随汗而解，而以表寒偏重者用之最当。方选小青龙诸药以"开"太阳表，加干姜以温脾胃肺，脾胃温运，则水饮得化；水饮胶结于里，恐麻桂在表之力不及，故加细辛合干姜助"太阴为开"温肺化饮而"提拽痰饮中之寒湿附着"又助"小青龙"解表，加半夏从"辛开太阴"以"助降阳明"而达祛肺痰、降胃气之功；而易杏仁为五味子收摄肺气，加芍药缓冲肝阳入肺，专助五味子缓急喘咳。八药分别作用于东方升发的少阳生气，中央的脾土之气，西方的阳明金气，使人之一身之气复归周流，则万化皆安。

小青龙汤证常见恶寒、背部显著怕冷，或有发热、身痛，喘咳稀痰量多，甚则咳逆倚息不能卧，胸满心悸，干呕或呕吐清水，恶水不欲饮，小便不利，脉浮紧或弦滑，苔白滑，为内停寒饮、外感风寒的实证。治当涤饮发汗，温肺行水，着力在表中之里的肌肉。方中麻黄为君，取其辛温发越，既能舒张皮肤毛孔，发汗解表，使邪随汗解，宣肺平喘。桂枝辛温入心经，推动太阳膀胱经阳气的流动，协同心助肺宣发。炙甘草补脾助运、生津养营，并有利于助心经阳气，助肺宣发；杏仁苦降，使肺气清降，缓解肺内阳气上逆，以止咳平喘；又助降阳明大肠经气，以润肠通便。四药合用，用麻黄"开"太阳表，发汗祛邪，宣肺平喘；合桂枝"开"太阳膀胱经温通经脉；炙甘草助脾化汗源，助心阳，宣肺气；杏仁降肺气，通大肠。

【六经辨析】

小青龙汤可用于外寒发动内饮的支饮。"咳逆倚息不得卧，小青龙汤主之。"当患者表现为咳嗽气逆，倚床呼吸，不能平卧，用小青龙汤主治其支饮。肺主声，在变动为咳，"咳逆倚息不得卧"，咳逆气促，只能倚床喘息而不能平卧。此条病机在于水饮滞于内，寒邪闭于外，内饮外寒壅遏肺气，形成外寒发动内饮的支饮咳喘证。治当温饮散寒，方用小青龙汤。此条支饮为表里合邪之使也。胸中素积支饮，邪气入内，壅逆肺气，寒水相互搏结，形成躯体难舒，呼吸之状也。用小青龙之麻、桂、甘草开发腠理，以祛外邪从表而出；半夏、细辛温散内伏之风寒，而逐痰饮下行；干姜温肺行阳而散里寒；五味子、芍药以收肺气之逆，使表寒内饮，一剂而解。膀胱气化失司而致水饮上逆的五苓散证属太阳痰饮。"假令瘦人脐下有悸，吐涎沫而癫眩，此水也，五苓散主之。"太阳表邪未解，内传太阳膀胱腑，致膀胱气化不利，水蓄下焦，而成太阳经腑同病。其病机乃水饮积结于中下焦，并泛逆上焦。由于膀胱气化不行，下窍不通而水无去路，胃中停水又不得脾气转输，故水饮上下泛溢成为水逆眩晕证，治宜利水渗湿为主，兼以温阳化气之法。方中重用泽泻为君，以其甘淡，直达肾与膀胱，利水渗湿。臣以茯苓、猪苓之淡渗，增强其利水渗湿之力。白术、茯苓相须，佐以白术健脾以运化水湿。《素问·灵兰秘典论》云："膀胱者，州都之官，津液藏焉，气化则能出矣。"膀胱的气化有赖于阳气的蒸腾，故方中又佐以桂枝温阳化气以助利水，解表散邪以祛表邪，诸药配伍，为阳虚、三焦气化不利而设的利水专剂，使水饮下行随小便而去，则悸、吐、眩诸证自解。若有外感发热则用桂枝，若无表证，宜用肉桂，以加强化气行水之功。方后注云"多饮暖水，汗出愈"，旨在补充水津使游溢布散，并扶助胃阳、温行水气。说明五苓散又兼有发汗作用，使水饮内外分消，防止水气泛溢肌肤而发展成水肿病。

【现代应用】

本方的临床运用广泛，水肿、小便不利、眩晕、昏厥、癫痫、脑积水、急性青光眼、过敏性鼻炎、急性吐泻及顽固性头痛、三叉神经痛、视网膜水肿，梅尼埃病等气化不利，水液运行障碍的病症都可运用五苓散。

【临床验案】

溢饮浮肿：患者女性，62岁，1996年10月18日初诊。面目肿胀，胸满闷而胀，发热恶寒，无汗，时有干呕，饮食不下，四肢均有浮肿，小便短涩，大便溏稀，舌淡胖、苔白微腻，脉弦而滑。证属水饮溢于肤表之浮肿。治宜发汗解表，温阳利水消肿。方用小青龙汤加味：麻黄9g，桂枝9g，白芍9g，干姜9g，细辛3g，炙甘草6g，五味子6g，制半夏9g，腹皮9g，薏苡仁20g。服2剂后，诸症明显好转，拟小青龙汤合五皮饮再服2剂。10月22日，面目浮肿消失。[朱志义.小青龙汤治溢饮2则[J].江西中医药，1998（6）：25-26.]

按：溢饮乃卫外之阳气不能宣散水饮，导致肢体经络营卫运行不畅而身体疼痛，水饮停留肌肉而重滞，故而水饮泛溢于四肢肌表而成。本案中患者发热恶寒当属外感表证，为太阳经之患，四肢浮肿、小便不利，无汗均属太阳痰饮范畴。太阳经在外邪侵袭人体时先受邪，经气运行受阻，水饮泛溢于四肢肌表，故见发热恶寒，身体疼重。当汗出而不汗出，说明痰饮病位在皮毛、肌腠，故当从汗解，以开发腠理，宣发肺气，使邪气从表而解，方用小青龙汤加味，后期配合五皮饮利水消肿。

（二）阳明痰饮

《伤寒论》指出："阳明之为病，胃家实是也。"阳明经为多气多血之经，外邪侵袭易热化、燥化。痰饮病位在胃肠，饮邪日久化热，津不上承，则口干舌燥，但不欲饮。津化为饮，不能下滋肠腑，可见大便秘结。本篇中己椒地黄丸证、厚朴大黄汤证皆属于阳明痰饮证治。

1.己椒苈黄丸证

【原文】

腹满，口舌干燥，此肠间有水气，己椒苈黄丸主之。（29）

【证治机制】

本条论述痰饮之水走肠间的证治。腹部胀满，口舌干燥，这是肠间有水气的表现，用己椒苈黄丸主治。痰饮由肠胃转输不利，水液无法全部下输膀胱，部分水饮留滞肠间，而非水气泛溢全身肌肤，故言"此肠间有水气"，亦可见腹内"沥沥有声"且"腹满"明显。原文"肠间有水气"，与肺气郁结、饮邪化热、蕴结肠间、腑气壅塞有关；"口舌干燥"亦因肺气郁而不降，津不上潮于口所致。本条病机为支饮下移阳明与糟粕相合成实，饮热交结于肠、气机不利。故阳明之下法，治宜己椒苈黄丸通利二便，分消水饮。方中大黄并非为攻下燥屎，而意在将水邪与糟粕同下，从大便而分消，重在治肠间水气。程林言："防己、椒目导饮于前，清者从小便而出；葶苈、大黄推饮于后，浊者从大便而下也，此前后分消，则腹满减而水饮行，脾气转而津液生矣。"

【方剂组成】

防己、椒目、葶苈（熬）、大黄各一两。

上四味，末之，蜜丸如梧子大，先食饮服一丸，日三服，稍增，口中有津液。渴者加芒硝半两。

【方解】

本方防己"苦以泄之"，善于渗透、旋转肠间水气，椒目"辛以散之"，熏蒸水津上潮口舌，且除"心腹留饮"，二味辛宣苦泄，导肠间水气从小便而去；葶苈苦寒"破坚逐邪，通利水道"，与大黄相伍，攻坚决壅，直泻肺与大肠余热水气从二便而出。用蜜为丸者，甘缓以缓药力之猛并滋润脏腑。如此前后分消，腹满自解。肺气降，脾气升，饮去而水津得以上乘，口舌干燥即解。方后云"渴者加芒硝半两"，是说服此方而反渴者，为水饮久停、郁热内结之象，故于原方再加芒硝以软坚破结，取大黄推荡之力，攻逐顽固郁结的饮邪，饮去则脾气散津得利，口渴亦愈。《黄帝内经》中"热淫于内，治以咸寒"即是此义。

【临床验案】

罗某，男，49岁，2007年3月17日初诊。主诉有多年慢性乙肝病史，6年前发现肝硬化，近半年出现肝硬化腹水，经住院治疗病情稳定，且腹水没有得到有效消除，近因腹胀、不能饮食前来诊治。刻诊：胁下胀痛，腹部胀大，胀闷不通，不能饮食，大便干结，舌质淡，苔薄滑，脉沉。辨为脾虚水泛证，其治当健脾益气，通利水气，给予己椒苈黄丸与防己茯苓汤合方加味：防己3g，椒目10g，葶苈子10g，大黄6g，白芷12g，桂枝12g，白术15g，红参10g，茯苓18g，茵陈24g，生甘草6g。6剂，每日1剂，每天分3服。

二诊：腹胀减轻，大便较前通畅，又以前方6剂。

三诊：饮食转佳，又以前方6剂。之后，复以前方治疗60余剂，腹水消除。之后，复以前方变汤剂为丸剂，以巩固治疗效果。随访1年，一切正常。[王付.己椒苈黄丸合方临床札记[J].中医药通报，2010，9（4）：6-7.]

按：根据胁下胀痛，腹部胀大辨为水气内结，大便不通，不能饮食辨为脾虚，此即痰饮留于胁下，水气停滞，进而化热，壅滞肠道，为支饮下移阳明与糟粕相合成实，饮热交结于肠、气机不利，故以阳明治法，选用己椒苈黄丸与防己茯苓汤合方加味。方中防己降泄水气；椒目通利水气；葶苈子泻肺通调水道；大黄泻下通便；桂枝通阳化气；白术健脾益气制水；白芷、红参益气补虚；茯苓益气健脾利水；甘草益气和中。方药相互为用，以取得治疗效果。

2.厚朴大黄汤证

【原文】

支饮胸满者，厚朴大黄汤主之。（26）

【证治机制】

支饮中胸闷胀满的患者，当属阳明痰饮，治宜下法，方用厚朴大黄汤。支饮病位本在胸膈，潜藏日久郁而化热，饮热迫肺，肺合大肠，传于大肠，致大肠气机阻滞，腑气不通，形成阳明实证，导致胸腹胀满。其病机为饮热交结胸腹的支饮证，治当逐饮荡热、行气开郁，用厚朴大黄汤理气逐饮，荡涤实邪。

【方剂组成】

厚朴一尺，大黄六两，枳实四枚。

上三味，以水五升，煮取二升，分温再服。

【方解】

厚朴逐饮消满，佐以枳实导痰破滞。二药合用，行气开郁，上达胸中通降痰饮；再以气厚力宏、上至咽喉、下达直肠的大黄推荡饮热下泄，则饮热互结的支饮胸满证。本方除见胸中胀满、咳逆倚息不得卧而外，多兼腹满、大便秘结，舌红苔黄，脉弦滑有力，形体壮实者。若宿食久滞，化热生痰、痰热迫肺的小儿咳喘病，本方有效。值得思考的是，厚朴大黄为小承气汤的变方。《伤寒论》213 条："阳明病，其人多汗，以津液外出，胃中燥，大便必硬，硬则谵语，小承气汤主之。"谓阳明病汗多，致体内津液亏损，形成胃燥，便硬，谵语。此攻下胃肠积滞之方也。临床施以腹胀满，腹痛拒按，大便不畅，脉迟或滑疾有力之症者。厚朴大黄汤是小承气汤的变方，更加突出了仲景在内伤杂病辨治中运用了六经辨证思路的特点与学术思想。

3. 木防己汤证

【原文】

膈间支饮，其人喘满，心下痞坚，面色黧黑，其脉沉紧，得之数十日，医吐下之不愈，木防己汤主之。虚者即愈，实者三日复发，复与不愈者，宜木防己汤去石膏加茯苓芒硝汤主之。（24）

【证治机制】

支饮重症也属阳明痰饮。膈间有支饮，表现气喘胀满，心下板硬痞坚，面色黑而萎黄，脉象沉紧，治用木防己汤。心下虚，即时而愈，心下痞坚结实，三天不愈，应用木防己汤去石膏加茯苓芒硝汤。本条论述支饮重证当分偏虚偏实的不同治法，水饮内结、脾不散津而有郁热，膈间阴凝水饮上浮，营卫运行不利，阴乘阳位，饮邪与郁热上蒸于面，呈黑而萎黄之色。脉沉紧，说明水饮留伏内结于里。以上诸证，病程较长，正气易虚，其病机乃气虚、饮热互结的膈间支饮重证。故应补虚清热、通阳利水，使支饮从小便而解。

第二句论述支饮邪实重于正虚的治法。患者服用木防己汤后，里无结聚，饮热互结渐散，"水去气行而愈"；若"心下痞坚"未转虚软，结实仍在，说明饮邪凝结，里实有物，病机重在饮热交结的实证，故治当通阳利水、软坚补虚，用木防己汤去石膏加茯苓芒硝汤主治。

【方剂组成】

木防己汤

木防己三两，石膏十二枚（如鸡子大），桂枝二两，人参四两。

上四味，以水六升，煮取二升，分温再服。

木防己去石膏加茯苓芒硝汤方

木防己、桂枝各二两，人参、茯苓各四两，芒硝三合。

上五味，以水六升，煮取二升，去滓，内芒硝，再微煎，分温再服，微利则愈。

【方解】

由于水饮盛而郁热轻，加之有痞坚结实证，故将前方之木防己汤去其石膏，易以芒硝之咸寒以软坚破结，再加茯苓益脾，利水宁心；茯苓合桂枝通阳化气，增强导水下行之力；人参益气补虚，共成攻补兼施之剂。

【现代应用】

木防己汤乃温凉补利兼施、开三焦水结之剂，尚有上气而渴、小便不利、其形如肿等症状。病情以邪实为主、正虚为次的膈间支饮、眩晕、暑湿痹、鹤膝风等，均可以此为基础加减治疗。

【临床验案】

患者，男，20 岁，2019 年 5 月 26 日于北京就诊。主诉：阵发性心悸 2 月余。2 月来心悸发作频率与持续时间不定，无诱发、加重与缓解的因素，发作时不伴有胸闷、胸痛、憋气、头晕、恶心。2019 年 3 月 25 日患者曾于北京某三甲医院心内科就诊，心脏无器质性病变，仅 24 小时动态心电图提示室性早搏（室性期前收缩）。西医诊断为功能性心律失常，予酒石酸美托洛尔片等，无明显改善。既往脂肪肝病史。刻下症：就诊当日心悸发作 2 次，性质同前，颈项拘紧，常自汗，白天口渴，易上火，纳可，眠差，小便略黄，大便臭秽稀黏，便后肛门灼热。舌尖略红，边有齿痕，苔薄黄，脉沉略滑。中医诊断为心悸，证属湿热内蕴，治以清热利湿，予葛根芩连汤加减，方药：葛根 20g，黄芩 10g，黄连 6g，炙甘草 5g，丹参 15g，赤芍 10g，桂枝 5g，五味子 3g，北沙参 15g，天花粉 15g，生龙骨 20g（先煎），生牡蛎 20g（先煎），茯苓 15g，茯神 15g，7 剂，水煎服。嘱患者勿食辛辣、肥甘厚味。

2019 年 6 月 2 日二诊：患者诉服药后颈项拘紧缓解，大便成形，肛门灼热消失，但心悸、口渴、眠差未见缓解，舌脉如前。仔细询问，发现患者平日喜食热辣和冰水，结合其饮食偏好、舌尖红、苔薄黄和脉象滑辨证为饮热郁滞膈间，治以消饮泄热，予木防己汤加减，方药：粉防己 10g，生石膏 20g（先煎），桂枝 10g，北沙参 15g，生姜 10g，大枣 12g，茯苓 15g，茯神 15g。

2019 年 6 月 12 日三诊：患者线上复诊，述服药后白天小便量骤增，3 剂后心悸、眠差、口渴均好转，二便正常，但颈项拘紧复作，咳黄黏浓痰，苔由薄黄转为白腻，脉象未及。证属痰热互结，寒热错杂兼有太阳经脉不利，治以清热化痰，平调寒热兼以疏利太阳经。予小陷胸汤、半夏泻心汤合桂枝加葛根汤加减，方药：全瓜蒌15g，法半夏10g，黄连5g，葛根20g，桂枝10g，赤芍15g，生姜6g，大枣12g，炙甘草5g，干姜5g，黄芩10g，北沙参15g，7剂，水煎服。

2019年9月26日四诊：上次治疗效果不显，患者自行服用二陈丸、六君子丸等不效。患者情绪低落，喉间痰阻加重，痰少色黄质硬黏，午睡憋气，夜寐尚可，厌食油腻，二便调，舌红苔薄白，脉沉弱。证属气机不畅，痰热闭肺，治以疏利三焦气机兼以透热化痰，予小柴胡汤合四逆散、栀子豉汤加减，方药：柴胡10g，黄芩10g，法半夏10g，炒栀子6g，淡豆豉10g，北沙参15g，赤芍12g，生姜10g，炙甘草5g，海浮石10g，生牡蛎15g（先煎），炒枳壳12g，桔梗10g，7剂，水煎服。

药后诸症均除。后追访至2020年末，其心悸与咳痰均未再作，复查24小时动态心电图一切正常。［张津铖，石英初，郭华．木防己汤治疗心悸验案思考［J］.环球中医药，2021，14（6）：1141–1142.］

按：初诊时患者整体呈现湿热相合之态，项背不舒，兼见下利臭秽，时自汗出。口渴、小便黄、舌尖略红、舌苔薄黄为热在气分，边有齿痕、脉沉略滑为湿象，故认为其心悸恐由湿热内蕴，外蒸内迫所致。方用葛根黄芩黄连汤清热燥湿止利，升津舒筋。二诊时患者项背转舒，下利臭秽消失而舌脉不变，一般当守前法以巩固治疗，然患者最主要的症状心悸尚未改善，可见其整体之态不是导致心悸的原因，初诊的辨证虽然方向正确但并不准确，因此有必要重新对四诊信息进行分析。滑脉所指最是多变，痰壅、湿盛、停饮、食滞、实热、营卫充实等均可见滑脉。《素问·微四失论》云："诊病不问其始，忧患饮食之失节，起居之过度，或伤于毒，不先言此，卒持寸口，何病能中。"于是二诊加强了问诊的排查，发现了患者平日喜食热辣和冰水的饮食习惯。患者舌边有齿痕，可见脾运不及而水饮之态了了，本案应是辛辣生热，冰水化饮，滑脉是饮热互结，郁滞膈间的反应。故选用木防己汤攻其寒热互结之饮，酌加生姜、大枣顾护脾胃之气，茯苓、茯神渗湿健脾宁心。

（三）少阳痰饮

饮后水留在胁下，咳唾引痛，谓之悬饮。（2）

【语义浅释】

悬饮证水流在半表半里之胁部，为肝经循行处，可谓少阳痰饮。少阳与痰饮形成有密不可分的关系。少阳为一身气机之枢，少阳枢机运行正常，则"上焦得通，津液得下，胃气因和"。心下与少阳气机枢转密切相关。故少阳枢机不利可饮停心下，多见心下痞、满、坚等症状。"水在肝，胁下支满，嚏而痛。"悬饮病与肝气郁结、肝络不和密切相关。肝脉布胁肋，水饮客于肝，则肝气抑郁，肝络不和，故见"胁下支满"；水饮随肝脉上注于肺，肺气不得宣布，故作嚏也。此处之嚏虽出于肺，然与外感无关，嚏时水饮与肝络相激，则牵引胁下作痛。肝胆为少阳所主，正如徐彬在《金匮要略论注》所云："肝与少阳胆为表里，所以主半表里者，其经脉并行于胁，水气乘之，阴寒内束故胁下支满，而少阳气上出，故冲击而嚏，如伤风然，然相攻牵动则痛矣。"吴谦《医宗金鉴》云："弦为诸饮之诊，然专主者肝也，水在肝部，则病悬饮，故脉沉弦也；水在肺部，则病支饮，故脉不弦也。"故而，悬饮之弦脉与肝联系紧密。少阳痰饮实证，法当攻下逐水，通因通用。

【原文】

病者脉伏，其人欲自利，利反快，虽利，心下续坚满，此为留饮欲去故也，甘遂半夏汤主之。（18）

【六经辨析】

水邪停于心下，留而不去，可见心下坚满之感，坚为水饮，满为气壅。正气来复，祛邪外达，故利反快，但正气来复又不足以将痰饮完全祛除，但虽利，心下续坚满，此为少阳实证，宜甘遂半夏汤攻下逐水，通因通用。水邪留于少阳之位，取阳明攻下之法去坚散满，内蕴调节少阳气机之意。《黄帝内经》云："留者行之，结者散之。"此条若不施用攻下逐饮、因势利导的甘遂半夏汤，不但留饮不能尽去，正气亦日渐衰弱。

【方剂组成】

甘遂（大者）三枚，半夏十二枚（以水一升，煮取半升，去滓），芍药五枚，甘草如指大一枚（炙）（一本作无）。

上四味，以水二升，煮取半升，去滓，以蜜半升和药汁，煎取八合，顿服之。

【方解】

甘遂半夏汤，主用攻逐膈膜心下留饮的甘遂，驱水由胃肠随大便而去，佐以半夏散结除痰，降浊下行，补甘遂之不逮，再加芍药散结和阴，甘草护液调中，蜂蜜缓中解毒，共奏开破利导而不伤正之功。甘遂半夏汤可用于心包积液、胸腔积液、痰饮咳喘等症见呼气困难、胸部痞满者，或留饮胃痛、痰湿内停等。此处采用攻下之法，应是出于两方面的考虑：一方面，少阳未传阳明，少阳之肝木内寄相火，易传阳明而化热，炼津为痰，以既病防传；另一方面，属少阳与阳明合病，因水流胁下，三焦水液运行障碍，分布不均，致肠燥津亏。此两类情况均须采用攻下之法以治少阳实证。支饮胸膈，水停心下，也可见心下痞坚，痞为气塞，坚为水饮，虚实互见，可采用寒温并用，攻补兼施，扶正达邪，调节气机，祛除水饮，方用木防己利水降逆，扶正补虚。

【临床验案】

患者，男，47岁。患渗出性胸膜炎，症见咳唾胁痛，潮热盗汗，消瘦乏力，呼吸气短，头晕心悸，食欲不佳，时有呕感。听诊：右肺下叶呼吸音低，右胁叩呈浊音。胸透：右膈角消失，有弥漫阴影。刻诊：颧红娇嫩，形体薄弱，舌红少苔，脉象细数。辨证：阴虚劳瘵，胁下留饮。治拟：甘遂半夏汤去甘草加百部20g，功劳叶30g，沙参30g，天麦冬各5g，葶苈子10g，大枣10枚，桃杏仁各10g，蟾蜍10g。2个月后留饮消失，但阴虚体质尚欠恢复，后以麦味地黄丸养阴益肺，遂愈。[陈锐.甘遂半夏汤临床新用[J].中国社区医师，2011，7（24）：28.]

按： 本病属中医学"悬饮""胸痛""胸胁疼痛"等范畴。凡外感时邪，及内伤脾、肺、肾，均可致三焦不利，气道闭塞，影响津液运行，导致津液凝聚为饮。饮停胸胁，结而不散，导致气机郁结，不通则痛；饮邪上迫于肺，导致肺肃降无权而出现咳嗽、气促。气机郁结，进一步影响到血液运行，可导致痰瘀互结，久痛入络，因而胸痛胀闷，经久不愈。气机不畅，可归属少阳之经脉，枢机不畅，则水饮运化失调，治疗可选用甘遂半夏汤加减泻肺逐饮。

（四）太阴痰饮

太阴痰饮以脾阳虚弱、寒湿阻滞为主要病机。《伤寒论》指出："太阴之为病，腹满而吐，食不下，自利益甚，时腹自痛。"脾在水液代谢的过程中居重要地位，而痰饮病形成尤以脾为要。脾胃乃后天之本，是气血生化之源。脾主运化水谷，胃主受纳腐熟精微物质，为水谷之海，二者共同协作，化生精微，运及周身及四末，人体的一切正常生命活动皆依赖于此。另脾胃位居中州，如《素问·刺禁论》所言"肝生于左，肺藏于右，心部于表，肾治于里，脾为之使，胃为之市"，道出了脾胃位五脏正中，与他脏关系密切，其斡旋中焦，使气机升降有常，精微输布四末，三焦津液通行顺畅，则上下水火之机得以和济，左右金木之轴得以平衡，各脏腑发挥生理功能，机体气血津液代谢正常。脾作为中土之枢，是五脏六腑之枢，是一身气机之枢，其正常生理功能的运转能够滋养五脏、推陈致新、和气血、畅气机。脾脏受病，脾失健运，津液代谢过程自然受阻，痰湿内生，或化寒化热，或生瘀血、气滞、湿停等病理因素的进一步产生。

手太阴肺主气之运行，其为华盖，通调水道，宣发肃降，输津液于皮毛。肺主气，其合皮毛，失通调水道之职，可致饮停于四肢肌表。赵以德在《金匮方论衍义》中把饮水与川流归海相联系，所谓"水性走下而高原之水流入于川，川入于海，塞其川则洪水泛溢，而人之饮水亦若是……今所饮之水，或因脾气而不上散，或因肺气而不下通，以致流溢，随处停积，而为病也"。首次提出了肺脾病之太阴痰饮的概念，为后世从太阴角度探析痰饮病提供了崭新的观点。

1.苓桂术甘汤证

【原文】

心下有痰饮，胸胁支满，目眩，苓桂术甘汤主之。（16）

【证治机制】

仲景以苓桂术甘汤温阳健脾化饮利水，为治疗痰饮之第一法，诸多治痰饮水湿之方，皆从此方演化所得。本条为论述痰饮饮停心下的证治，心下有停饮，阻碍气机上下循行，饮邪弥漫于胸膈则胸满，淫溢于胁则胁满。所谓"支"者，为撑定不去，如痞状也。饮阻于中，则清阳不升，故头目眩晕。《黄帝内经》曰："诸湿肿满，皆属于脾。"若脾阳虚弱，运化失职，则内生痰饮。故从脾治疗痰饮当为治本之法。脾胃阳虚所致的狭义痰饮，故用苓桂术甘汤温阳衡饮、健脾利水。

【方剂组成】

茯苓四两，桂枝三两，白术三两，甘草二两。

上四味，以水六升，煮取三升，分温三服，小便则利。

【方解】

本方重用甘淡之茯苓为君，健脾利水，渗湿化饮，既能消除已聚之痰饮，又善平饮邪之上逆。桂枝为臣，功能温阳化气，平冲降逆。苓、桂相合为温阳化气，利水平冲之常用组合。白术为佐，功能健脾燥湿，苓、术相须，为健脾祛湿的常用组合，在此体现了治生痰之源以治本之意；桂、术同用，也是温阳健脾的常用组合。炙甘草用于本方，其用有三：一可合桂枝以辛甘化阳，以襄助温补中阳之力；二可合白术益气健脾，崇土以利制水；三可调和诸药，功兼佐使之用。本方的配伍特点是温化三焦水饮。在上焦者，有茯苓利肺通得水道，宁心而镇水气凌心之惊悸，桂枝辛温以通心脑阳气，炙甘草振奋心阳；在中焦者，有茯苓以健脾，白术燥湿运脾，炙甘草补脾护液，共制水饮上泛；在下焦者，有茯苓甘淡渗利水邪，桂枝化气下气，降冲行水，白术利水，故后世称本方为苓桂剂之祖方，谨遵"痰饮者温药和之"的治疗原则。

【现代应用】

除条文所述，苓桂术甘汤证尚可见心下逆满、气上冲胸、咽喉不利、头眩、身振振摇、小便不利，及呕恶咳喘等证。心悸静发而动止，面色黧黑有水斑，目下发青，舌质淡嫩，舌苔白润甚至水滑，脉象沉弦或沉紧。总之属于"水气上冲证"者。

【临床验案】

陈某，女，46岁，于2018年6月6日无明显诱因出现眩晕，无法自由行走，活动即晕，遂就诊，诊断为梅尼埃病，西医治疗1个月后，未改善。于2018年6月15日来我院门诊就诊，患者眩晕随体位改变而改变，平躺时眩晕减轻，活动后眩晕加重，清晨和夜间严重，伴有耳鸣、心悸、口干不欲饮、恶心呕吐、胀满不适，同时大便干结，排出费力，3～4天1次，小便短少不利，面色㿠白，形体稍胖，舌质淡，苔白厚水滑，伸舌欲滴，脉沉滑。中焦阳虚，痰饮内停，犯清窍之证，治温补脾阳，祛饮化痰，方用苓桂术甘汤加减，茯苓60g，桂枝15g，生白术40g，泽泻30g，法半夏、甘草各10g，处方7剂，日1剂，水煎，分2次早晚饭后1小时后温服。

2018年6月24日二诊：诸症减轻，效不更方。茯苓40g，桂枝、甘草各10g，生白术、泽泻各30g，继续处方7剂。

2018年7月2日三诊：无明显头晕、无耳鸣、心悸、恶心等症状，大便也正常。1个月后随访，未再头晕。[胡花婷，何侃成，李东芳，等. 周衡教授运用苓桂术甘汤治疗痰饮病经验浅析[J].陕西中医，2019，40（12）：1762-1764.]

按： 患者素体中焦阳虚，脾不健运，水液气化输布失常，导致水邪上犯，水气上冲，同时痰饮病与心、肺、肾三脏阳气虚弱，气化不利，三焦通调水道功能失常，水液输布不及停聚相关。从六经角度而言，手太阴肺气不足，足太阴脾经气不利导致水饮聚集、停滞上逆。此案患者舌质淡，苔白厚水滑，伸舌欲滴，一派阳虚痰饮内停之象，此为典型的痰饮内停之证，而且痰饮之邪较重，当重用茯苓、白术以治水止眩，加法半夏以降逆止呕，桂枝温阳化饮。

2. 苓桂术甘汤、肾气丸证

【原文】

夫短气有微饮，当从小便去之，苓桂术甘汤主之；肾气丸亦主之。（17）

【证治机制】

本条论述微饮的证治。症见呼吸短促，有轻微的水饮停留，应当从小便去其饮，用苓桂术甘汤、肾气丸亦可主治。苓桂术甘汤证者，若因脾阳不运，津液留而为饮，气机升降失调，"气"不能上升于心肺，症以呼出之气短促为特征者，当用此汤通阳化气利小便，饮随小便而去，故方后注云"分温三服，小便则利"。肺脾与水液代谢密切相关，肺主通调水道，脾主水液运化，肺脾不畅，水液运行停滞，则见短气微饮证。尤在泾云："饮，水类也，治水必自小便去之。"因饮邪虽微，乃水饮内阻，必然妨碍肺脾气机之升降，三焦水道不得畅通运行，多致小便不利或小便不正常，而小便正常乃是肺脾化功能恢复的指征。饮与水即同类，欲蠲其饮，宣利其水，故治此类微饮，当用化气行水法，使气化水行，饮有去路。可知"当从小便去之"原文有两层意思：一是饮病有小便不正常的症状者，直接用利小便一法以去饮，这与"病痰饮者，当以温药和之"总治则中"通行水道"的作用是一致的；二是通过利小便达到通阳化饮目的。即使饮病没有出现"小便不利"的症状，也可用利小便药，所谓"通阳不在温，而在利小便"，是间接达到"振奋阳气"之目的。

【临床验案】

病起秋抄，延今入春，食饮少思，心神恍惚，面色戴阳，二便不爽，肿自足起，蔓延于上。乾道为逆，显系火亏，土困水流，湿而就下，阴病下行，极而上留于脾则中满，注入肺则气喘，最有喘满之变。脉细无神，虑难收效。勉拟金匮肾气挽之。服金匮肾气丸以来，肿胀虽消，余氛未靖。现交夏令温热……参入酸收之意，照原方加生脉散，待九秋木落，仍服金匮肾气丸可也。特此奉覆，谨返谦简。(《问斋医案》)

按：水肿之病其根本在治肾。本案患者从脚自身而肿，且精神不佳，面色已有阴盛格阳之势，水液已代谢失常，若疾病继续发展，会影响脾肺而生喘满，恐病有他变，急投金匮肾气以培补肾阳，以助全身水液的蒸腾气化。附子、肉桂以补阴中之火，熟地黄、山药、山茱萸以益阴中之水，泽泻以利阴中之湿，能使气化于精，水饮温化，水肿得消。辨证准确，效不更方，虽处炎夏仍用本方，然恐夏日阳气过散于外，故加生脉饮以养阴生津，酸收于内，使气机水液代谢归于常道。

3. 泽泻汤证

【原文】

心下有支饮，其人苦冒眩，泽泻汤主之。(25)

【证治机制】

太阴脾经主运化津液，现心下支饮阻塞，则心阳被遏，阻碍脾胃阳气升降之职，所谓"清阳出上窍，浊阴出下窍"，清阳不能上走于头目，浊阴不能下行为小便，则水饮阴邪上扰清阳，而见"苦冒眩"。本条病机为脾虚水泛，蒙蔽清阳，治当利水补脾。

【方剂组成】

泽泻五两，白术二两。

上二味，以水二升，煮取一升，分温再服。

【方解】

方中泽泻利水逐饮以下走，白术健脾燥湿，一补一泄，使脾运恢复，阳气畅达，则阴浊水饮下降，清阳上升，服药后气机健运，津液流通，阳气通畅，则可汗出而解。

【现代应用】

泽泻汤可适用于脾阳失运或湿浊困脾者，脉沉滑，舌体胖大宽厚，苔白滑腻。现代亦可广泛应用于水饮性的梅尼埃病、中耳积液、突发性耳聋等疾病。

【临床验案】

董某，女，52岁，2020年5月14日初诊。半年来反复头晕伴视物旋转，颈项部不适，呕吐胃内容物，外院诊断颈椎间盘突出，行针灸治疗后略有改善，1周前因情志不畅再次出现头晕目眩，体位及头部位置变化易致头晕加重，发作时视物旋转伴后颈项酸胀，颈部畏寒，腰酸弯腰时明显，纳寐可。经期间隔渐长，量少。舌淡暗，胖苔薄白，脉右尺弦紧，左弦。证属寒饮上扰，予泽泻汤合苓桂术甘汤合当归芍药散加减，方药：桂枝、白术、泽泻各15g，干姜、细辛各9g，当归10g，白芍18g，茯苓、红枣各30g，炙甘草6g。上药连服7剂，头晕、腰酸大有好转。后予六君子汤加减巩固，未再发作。[林亦鑫，陈忆，朱锐平，等.浅析以方类证辨治水饮眩晕[J].新中医，2022，54（2）：8-11.]

按：本案患者以外寒内饮的头晕、目眩为主症，脾气亏虚不能运化水湿，日久水饮内停，上犯清窍，故见头眩，伴见恶心呕吐之气上冲之候，脾虚水泛，蒙蔽清阳，实属太阴痰饮。水饮下陷腰部，故见腰酸，右尺脉紧；本次情志不畅诱发，结合舌淡暗，脉弦，为兼有肝郁血虚水停之象。故以泽泻汤合苓桂术甘汤健脾利水，温阳化饮；当归芍药散疏肝养血利水，另含肾着汤之意，共化上、中、下三焦水饮。

4.《外台》茯苓饮证

当胸膈有痰饮，宿水停积，胃失和降而吐水之痰饮吐后、邪少虚多的证治应用《外台》茯苓饮。

【原文】

《外台》茯苓饮治心胸中有停痰宿水，自吐出水后，心胸间虚，气满，不能食，消痰气，令能食。

【证治机制】

"心胸中有停痰宿水"是因太阴脾经不能散精上归于肺，胸膈有痰饮宿水停积，且脾为湿困，不能为胃行其津液，湿积为饮凝成痰，积结胃中，胃气失降而水饮上逆则吐。饮邪虽有所去，但正气未复，"心胸间虚"乃是脾虚失运，气机郁滞，饮邪留于胸膈，虚气横逆胀满，故表现为"气满，不能食"。该证以脾虚痰滞为主，治当"消痰气，令能食"，亦即补脾祛痰、理气散饮之意。停痰宿水得散，脾气健运，则自能消食。

【方剂组成】

茯苓、人参、白术各三两，枳实二两，橘皮二两半，生姜四两。

上六味，水六升，煮取一升八合，分温三服，如人行八九里进之。

【方解】

《外台》茯苓饮中人参、茯苓、白术补脾益气，使脾阳健旺，停痰宿饮得以运化，以枳实、橘皮利气消饮、和胃去满，用生姜温散寒饮，并宣行中上二焦之阳气，诸药配伍，祛痰扶正，使邪去而正不伤，面面俱到。后世四君子汤、小儿异功散、六君子汤皆从此方演变而来。《外台》茯苓饮的适应证除原文所述而外，应兼有口淡、喜食辛辣、唾清稀涎沫、舌质淡或舌体胖嫩，脉象缓滑等，属脾虚寒痰者宜之。临床可治胃下垂兼停水者。

【临床验案】

患者，女，48 岁。主诉：胃胀 1 年。患者近 1 年来胃胀，多在进食后出现，有时呕吐、嗳气、口苦或口甜，诊断为慢性胃炎，经治疗未获好转。刻诊：胃胀，嗳气，纳差，口干不欲饮，颈部活动不适，背部针扎感，腰部凉，大便 2～3 日 1 次，时干时稀，小便少，夜尿 2～3 次。舌淡苔白，脉沉弦细数无力。体征：上腹无压痛。西医诊断：慢性胃炎。中医诊断：痞满；辨证：胃虚饮停、气郁气逆、饮郁化热兼太阳表证。方选《外台》茯苓饮合五苓散加半夏。方药：茯苓 12g，苍术 18g，泽泻 18g，猪苓 10g，党参 10g，枳实 10g，陈皮 30g，清半夏 15g，桂枝 10g，生姜 15g。7 剂，每日 1 剂，水煎分 3 次温服。

二诊：患者胃胀、口干、颈背部不适明显减轻，纳食增加，嗳气减少。继服 7 剂，基本痊愈。［丁红平．冯世纶应用外台茯苓饮临床经验 [J]. 山东中医杂志，2016，35（11）：981–982.］

按：患者首诊时胃胀，嗳气，纳差，舌淡苔白，脉细无力，属太阴虚寒，系胃气亏虚、气郁气逆之征。大便不爽，小便少，夜尿频，腰部凉，脉沉弦，是里有停饮之象。在太阴病兼里饮前提下，结合胃胀、纳差，判属《外台》茯苓饮证。口干不欲饮，系水饮内停、津不上承所致。表邪里饮兼郁热，并见口干、小便不利，属太阳太阴合病之五苓散证。故予《外台》茯苓饮合五苓散合而治之，起到健胃利饮、理气降逆、解表清热之功。二诊方证不变，守前方续进，药尽诸症皆平。

5. 葶苈大枣泻肺汤证

【原文】

支饮不得息，葶苈大枣泻肺汤主之。（27）

【证治机制】

由于水饮停积胸膈，郁而化热，水热互结，上逆射肺，肺气不利，故肺气愈滞而水饮愈剧，水饮积结而肺气不利。饮壅与气滞互为因果，导致肺失肃降，症见咳逆，胸满或张口抬肩，口吐稀涎，咽干不欲饮，脉滑数等，皆为水饮壅肺之实证，治当泄肺逐饮，补脾和中，用葶苈大枣泻肺汤主之。

【现代应用】

方中葶苈子泻肺开结平喘，佐大枣以扶脾，并缓和葶苈峻烈之性，使邪去而正不伤，与十枣汤之用大枣、皂荚丸之用枣膏，其意相同。"咳家其脉弦，为有水。十枣汤主之。"经常咳嗽的患者，脉呈弦象，因其咳嗽为水饮冲肺所致，故当峻下水饮以止咳，用十枣汤主治。黄树曾在《金匮要略释义》中言："既曰咳家，则其咳嗽已有相当时间，可知其证多大小便不利，喉中嘎吼有声，咳甚则喘吐，面目浮肿，倚息不得卧，是皆芫花、甘遂、大戟所主之证，而脉弦主饮，上三味皆涤饮之良药。""夫有支饮家，咳烦胸中痛者，不卒死，至一百日或一岁，宜十枣汤。"论述支饮久咳重证的治疗。常患支饮，必有"咳逆倚息，短气不得卧"，由于水饮留伏胸膈，化热则烦，阻碍气道，阳气不通则胸痛，为支饮久咳之重证。病虽缠绵，尚不至大伤元气，并非很快死亡，故云"不卒死"，病程虽至一年之久，其病机仍属胸膈支饮上冲于肺，故应攻逐水饮以止咳，用十枣汤治疗。

【临床验案】

王某，男，33岁，1995年10月22日入院。主诉：咳嗽、胸痛2月，刻下症：咳引胸痛，微感胸闷气促，神疲纳差，尿少。胸片示渗出性胸膜炎并中等量胸腔积液。诊见：精神欠佳，胸部压痛，呼吸微促，双肺底呼吸音消失，舌质淡紫，苔薄白，脉缓。西医诊断：渗出性胸膜炎，中医辨证：寒饮伏肺，治以泻肺逐饮、温肺化痰。方药：葶苈子、大枣、杏仁、半夏、白术、车前子、白芥子各15g，麻黄6g，桂枝、陈皮各10g，茯苓20g。每日1剂、水煎服。3剂后患者胸闷气促已消，胸痛好转，小便增多。继服6剂症状基本消除，胸片复查示胸腔积液较前减少，上方去麻黄、杏仁。继服10剂后，胸腔积液消除。出院后随访1年未复发。[戴廷华.葶苈大枣泻肺汤临证举隅[J].吉林中医药，2004（9）：54.]

按：葶苈大枣泻肺汤出自《金匮要略》，由葶苈子、大枣组成，具有泻下逐瘀之功。可用于治疗具有邪实气闭、喘不得卧等症状得支饮。饮者水也，饮邪留伏，支撑胸肺者为支饮。《医宗金鉴》云："支饮则喘满不得息，水在胸肺也。"论述了支饮在肺的证治。根据胸水的病理变化则可以从支饮在肺论治，治疗时当先泻肺逐饮，故用葶苈大枣泻肺汤治之。本方中葶苈子苦寒能开泄肺气，具有泻下逐瘀之功。因恐其猛泻而伤正气，故佐以大枣之甘温安中而缓和药性，使泻下不伤正，治疗时须临证加味方显良效。

（五）少阴痰饮

少阴病主要是心肾两虚证，而少阴寒化多可致痰饮内生。《伤寒论》中描述少阴："少阴之为病，脉微细，但欲寐也"。足少阴肾之阳气虚微，命门火衰，火不温土，会导致脾阳虚，不能化气利水而致足冷、腰酸、少腹拘急。从少阴论治，当紧遵"病痰饮者，温药和之"的治疗原则，主以肾气丸温肾蠲饮。

【原文】

夫短气，有微饮，当从小便去之，苓桂术甘汤主之；肾气丸亦主之。（17）

【证治机制】

《金匮要略》中针对相同症状却用了两个不同的方子，前者入足太阴脾经，后者入足少阴肾经，提示鉴别治疗十分重要。苓桂术甘汤证因脾阳不运，津液留而为饮，"气"不能上升于心肺，症以呼出之气短促为特征者，当用此汤通阳化气利小便，药后使饮随小便而去，属太阴痰饮之治。而肾气丸证乃因少阴肾气虚弱，不能化气行水，津液聚而成饮，水无出路，饮泛心下，而致肺失宣降者，症以吸入之气短促、动则更甚为特征，以及兼见畏寒、手足逆冷、少腹拘急不仁、小便不利或失调、舌质淡、苔细白、脉沉虚弦滑或沉细。治疗当用肾气丸温阳化气，使肾中阳气蒸腾，水化为气，饮随小便而去，则短气有微饮亦解，此属少阴痰饮之治。本条微饮的形成，是肾气衰微所致，肾气依赖于肾阴与肾阳，阳根于阴，若徒用辛温燥烈之药壮阳化饮，则独阳不长，反而不能蒸腾化气、通阳蠲饮，故肾气丸中有熟地黄、山茱萸、山药等滋阴以生阳的药物相伍，此"阴中求阳"之义；再用少许桂枝、附子生少火而化气行水，所谓"少火生气"也。微饮去，则短气解，并是乃治痰饮病当"温药和之"的总治则。王子接在《绛雪园古方选注》云："肾气丸者，纳气归肾也。地黄、萸肉、山药补足三阴经，泽泻、丹皮、茯苓补足三阳经。脏者，藏精气而不泄，以填塞浊阴为补；腑者，如府库之出入，以通利清阳为补，复以肉桂从少阳纳气归肝，复以附子从太阳纳气归肾。"他认为肾气丸证是从少阴不足，阳虚化气不利的角度出发，结合六经辨证论治，从多方位调整机体一身之阴阳，气血平衡，使之交通流利，运行通畅，则病可治。

【现代应用】

《医宗金鉴》有云："呼气之短，用苓桂术甘汤之轻清以通其阳……吸气之短，用肾气丸之重降以通其饮"。这是从短气的类型来区分。亦可以原发与继发或是症状轻重来鉴别。若原发肾阳先虚，会先出现足冷、腰痛等症，再影响脾出现四肢肿重，倦怠乏力。也可看肾和脾的症状孰轻孰重，一般一经症状初起稍轻不会影响他经。临证时若源头在肾，治以温肾也可少佐健脾药，当灵活变通。本条"短气有微饮"，即属四饮中支饮范围，特别是久病支饮患者，用肾气丸加巴戟天、胡芦巴、肉苁蓉、蛤蚧、五味子、补骨脂、白果之类，可增强温肾纳气、益气通阳化饮的效果。

（六）厥阴痰饮

厥阴病的提纲证是寒热错杂之证，"厥阴之为病，消渴，气上撞心，心中疼热，饥而不欲食，食则吐蛔，下之，利不止"。具体表现为肝失疏泄，肾不能温阳化水，气滞和水停阻碍阴阳相顺接，致寒热错杂。此经病情比较复杂，因厥阴病往往是疾病的中末期，病情是非常复杂的，有寒热、热证，特别以寒热错杂证，上热下寒证多见，这是厥阴病的特点。厥阴病大多是在少阴虚寒证阳虚阴亏的基础上产生，下寒是本，阴血不足所致上热。厥阴水在《伤寒论》中关于水邪的论述只有茯苓甘草汤证有厥、心下悸的表现，《金匮要略》中并未明确提及，从六经的角度判断，水饮所致的厥，可寒温并用，理气行水。

第 24 章　营卫两虚消渴病　胃热气乱亏阴津

《金匮要略·消渴小便不利淋病脉证并治》主要论述了消渴、小便不利、淋病三种疾病，其核心症状包括口渴、小便不利、淋沥涩痛等，病变部位主要涉及肾与膀胱，因症状相似，有些方治互通，如五苓散既可治疗消渴，又可用于小便不利，故合为一篇论述。消渴、小便不利、淋病三病为动态发展过程，消渴与小便不利常相兼为病，病程迁延可合并淋病。

一、消渴病

（一）病因病机

厥阴之为病，消渴，气上冲心，心中疼热，饥而不欲食，食即吐，下之不肯止。（1）

【语义浅释】

厥阴病的表现为渴欲饮水而不解，逆气上冲撞心，心中感到疼热，虽然饥饿而不欲饮食，勉强进食后呕吐不止，若误用下法，则腹泻不止。

【六经辨析】

《伤寒论·辨厥阴病脉证并治》指出厥阴病的提纲为"厥阴之为病，消渴，气上撞心，心中疼热，饥而不欲食，食则吐蛔，下之利不止"，与《金匮要略》中本条文相似。厥阴为阴尽阳生之脏，与少阳相为表里，禀风木而寄相火，处于水火之间，得病易从阴化寒，从阳化热，故致寒热错杂，涉及肝脾胃肾等诸多脏腑。厥阴肝气有余，木郁化火，热炽津伤，故口渴；厥阴肝木失于疏泄，肝气横逆故见气上冲心；肝火犯胃，胃火炽盛，故心中疼热。又肝郁脾虚，生湿化寒故饥而不欲食，食即吐。由此可见寒热错杂，上热下寒为厥阴消渴的病机本质。成无己曰："邪自太阳传至太阴，则腹满而嗌干，未成渴也；至少阴则口燥舌干而渴，未成消也；至厥阴则成消渴者，以势甚能消水故也。"可见消渴病是由太阳－太阴－少阴－厥阴不断发展而来，初起病在太阳而至太阴，仅以嗌干为主症，以津液代谢失常为主，津液尚未大伤，若传至厥阴则津液耗伤，成消渴之势。

（二）脉证

寸口脉浮而迟，浮即为虚，迟即为劳；虚则卫气不足，劳则荣气竭。趺阳脉浮而数，浮即为气，数即为消谷而大坚（一作紧）。气盛则溲数，溲数即坚，坚

数相搏，即为消渴。（2）

跌阳脉数，胃中有热，即消谷引食，大便必坚，小便即数。（8）

【语义浅释】

寸口脉浮主虚，卫气不足，迟为虚劳，营血不足，荣卫俱虚，则可导致消渴。跌阳脉主候胃，浮为胃气强，数主热消谷。胃气盛则热迫津出而小便频数，津液被夺则大便坚，体内津液不足故见消渴。

【六经辨析】

寸口脉候心肺，少阴心主血属营，太阴肺主气属卫，卫虚则气浮不敛，营虚则燥热内生，故虚热内生，津液耗伤，则消渴生。《医宗金鉴》曰："浮而有力为风，浮而无力为虚，按之兼迟，即为虚劳之证，故主卫外荣内虚竭也。"《金匮要略·血痹虚劳病脉证并治》亦曰："脉大为劳，极虚亦为劳。"可见寸口脉浮而迟为虚劳之脉，消渴病多有虚劳之本。不仅少阴心与太阴肺与消渴病的发生发展密切相关，少阴肾与太阴脾功能障碍亦是关键病机。少阴肾为先天之本，元阴元阳之脏，主津液而藏精，五脏六腑之津有赖于肾精的濡养，少阴肾精亏虚，五脏失于濡养，气血虚弱，则"荣气竭"，亦可致脉浮而迟，发为消渴，故曰"消渴本病在肾"。太阴脾为后天之本，气血生化之源，脾气升清化生水谷精微，濡养五脏六腑之津；脾气散精是"水精四布，五经并行"的关键环节，是水谷津液得以正常疏布的根本保障。脾虚失运，升降失常，湿浊内生，阻碍津液故可发为消渴，此即《灵枢·本脏》所述"脾脆则善病消瘅易伤"。

跌阳脉主候阳明胃，跌阳脉浮数即胃热炽盛，胃火有余。胃主腐熟水谷，功能亢进则消谷引食；胃火炽盛，耗伤津液，则口渴引饮。脾胃同属中焦，脾主升清，胃主降浊，脾气散精，为胃行其津液，现脾气虚不得转输水谷精微，胃气盛迫津液偏渗膀胱，水液疏布失常，故见大便必坚，小便即数。《临证指南医案·三消》曰："三消一证，虽有上、中、下之分，其实不越阴亏阳亢、津涸热淫而已"，阴津亏损、燥热偏盛是消渴病的主要病机，阴虚与燥热互为因果，阴精愈虚则燥热愈盛，燥热愈盛则阴精更虚。故消渴病多虚实夹杂，涉及多经，临床应明辨病机，参寻六经。

（三）证治

1. 白虎加人参汤证

【原文】

渴欲饮水，口干舌燥者，白虎加人参汤主之。（12）

【证治机制】

此条文突出消渴病的主症为渴欲饮水、口干舌燥。缘于阳明胃热炽盛，上熏于肺，肺胃热盛，耗伤津液，故见口渴，津液大伤，虽饮水而不得速解。又燥热耗气，气虚无以化津，津液不得四布，则燥热愈盛，气津愈伤，故口干舌燥。热邪迫津液从膀胱偏渗而出，故多见小便频数，大便反坚，原文虽未提及，但临证不可遗漏。结合《伤寒论》白虎加人参汤条文"服桂枝汤，大汗出后，大烦渴不解，脉洪大者，白虎加人参汤主之""伤寒若吐若下后，七八日不解，热结在里，表里俱热，时时恶风，大渴，舌上干燥而烦，欲饮水数升者，白虎加人参汤主之"，可知本证或兼有恶风、烦躁不安、脉洪大等症，为阳明热盛，津气两伤，予白虎加人参汤清泻阳明热邪，兼益气生津。

【方剂组成】

知母六两，石膏一斤（碎），甘草二两，粳米六合，人参三两。

上五味，以水一升，煮熟汤成，去滓，温服一升，日三服。

【方解】

白虎加人参汤由知母、石膏、人参、甘草、粳米组成。方中石膏为君药，味辛甘，性寒，辛走肺，甘走胃，主发散，故可清泻肺胃气分热盛。臣以知母，味苦，性寒，可泻无根之肾火，疗有汗之骨蒸，止虚劳之阳盛，滋化源之阴生。石膏和知母相配，上清肺热，中清胃火，下泻相火，相辅相成，俾热退燥润，为治阳明无形热邪之要药。佐以人参，益气生津，《雷公炮制药性解》中记载人参"味甘，性微温，无毒。入肺经，补气活血，止渴生津"，可使气复津回。粳米、甘草为佐使药，粳米"入太阴肺而补脾精，走阳明而化胃气，培土合中，分清泌浊，生津而止烦渴，利水而通热涩"，合人参增强益气生津之效，配甘草倍增培土合中之功，又可防石膏、知母苦寒伤胃。诸药合用，清热而不伤阴，润燥而不敛邪，共奏清热润燥、益气生津之效。若阳明燥热内盛，腑实初结，可加用大黄、枳实、厚朴等通腑泄浊；若津伤严重，可加用天花粉、石斛养阴生津。

【现代应用】

现代药理学研究表明，石膏成分为含水硫酸钙，具有抑制体温调节中枢而起到解热的作用，也可抑制发汗中枢，故无伤津之弊。知母的主要活性成分芒果苷，具有抗糖尿病及其并发症、抗炎、抗氧化、解热镇痛、调节免疫等广泛的药理作用。甘草的主要活性成分甘草酸，具有抗氧化、免疫调节、抗炎、抗过敏、抗病毒和稳定细胞膜等诸多作用。白虎加人参汤可调节糖脂代谢水平，改善胰岛细胞功能；又可抑制内皮细胞损伤，改善血管内皮细胞功能，调节血管舒缩障碍，广泛用于糖尿病及其并发症。相关临床随机对照研究表明，白虎加人参汤治疗阴虚热盛型 2 型糖尿病患者疗效确切，可显著改善患者多饮、多食、多尿等症状，降低血糖、血脂等指标，增强抗氧化应激反应，发挥综合调节代谢的效应。

【临床验案】

王某，男，37岁。初诊日期2020年10月27日。主诉：间断口干口渴1年，加重1个月余。患者1年前因间断口干口渴就诊于当地社区医院，查空腹血糖7.8mmol/L，未予重视，予运动及饮食控制，症状无明显缓解，空腹血糖波动在7～8mmol/L。1个月前患者口干口渴加重，于我科门诊查血糖空腹7.6mmol/L，餐后2小时血糖9.4mmol/L，予以中药汤剂治疗，症状稍有改善，现患者为求进一步诊治，前来就诊。刻下症：口干舌燥，渴欲饮水，小便频数，倦怠乏力，纳多易饥，大便调，小便频，夜尿3～4次。舌质红，苔黄干，脉滑数。既往史：高血压病史3年余，现血压控制可，既往有青霉素过敏史。辅助检查：餐后随机血糖9.1mmol/L，糖化血红蛋白6.7%。中医诊断：消渴病；阳明热盛、津气两伤证；西医诊断：2型糖尿病、高血压病。治法治则：清热润燥，益气生津。方药：白虎汤加人参汤加减。具体方药如下：生石膏30g，知母15g，石斛30g，天花粉15g，玉竹20g，党参15g，黄芪10g，炙甘草6g。共7剂，日1剂，煮患者以米汤煎煮，早晚分服。

二诊时患者诉口干口渴较前明显减轻，仍有少许倦怠乏力，舌质淡红，苔薄白，脉滑。自测空腹血糖波动在5～6mmol/L，餐后2小时血糖波动在6～7mmol/L。遂于上方减生石膏为15g，知母为10g，加山药30g，余药同前，继服7剂。此后门诊随诊，患者未诉明显不适，血糖控制稳定，嘱其注意饮食调护，适当运动，不适随诊。

按：患者消渴病病程不长，刻下主症表现为口干口渴，多饮、多食、多尿，兼有倦怠乏力，舌质红，苔黄干，脉滑数。阳明胃火炽盛，耗伤津液，故口渴多饮；胃腐熟水谷功能亢进则消谷善饥；火邪迫津偏渗膀胱故见小便频数；火热耗气伤津故兼见倦怠乏力；四诊合参，辨证为阳明热盛、津气两伤证，方以白虎加人参汤加减以清热润燥，益气生津。方中生石膏合知母清热泻火、滋阴润燥；配石斛、天花粉、玉竹增强养阴润燥之功；伍黄芪、党参补益气血，炙甘草调和诸药兼培土和中；嘱患者以米汤煎服，增强护胃之效，且防苦寒之药伤中。二诊时患者血糖控制可，症状明显缓解，考虑现阳明气分热盛已减，故减轻生石膏、知母用量，加山药以补脾养胃，生津益肺，以固其本。糖尿病以阴虚为本，燥热为标，病程前期多表现为阴虚热盛，多属阳明，阳明为多气多血之经，患病多正邪交争剧烈，故应以清泻阳明为法，但不可过于苦寒，以免伤胃耗气碍中。

2. 肾气丸证

【原文】

男子消渴，小便反多，以饮一斗，小便一斗，肾气丸主之。(3)

【证治机制】

此条文突出消渴病的主症为小便频数，虽口渴、口干表现为津液亏虚，但小便反而增多，饮一溲一。缘于病入少阴，肾气虚衰，上不可蒸腾津液输注于肺，下不得温阳化气以摄水，致膀胱开阖失司，故出现"小便反多，以饮一斗，小便一斗"的症状。该条文强调"男子消渴"，盖因男子以肾为本，然而临床不应拘泥于此，凡少阴肾气虚所致消渴，均可使用本加减治疗。肾气丸在《金匮要略》中多次出现，如"虚劳腰痛，少腹拘急，小便不利者，八味肾气丸主之"，故患者除上述消渴、饮一溲一等主症外，可兼有腰痛、少腹拘急等症状，为少阴肾气亏虚，予肾气丸温化肾气，滋阴补阳。

【方剂组成】

干地黄八两，山茱萸、薯蓣各四两，泽泻、茯苓、牡丹皮各三两，桂枝、附子（炮）各一两。

上八味，末之，炼蜜和丸梧子大，酒下十五丸，日再服。

【方解】

肾气丸由干地黄、山茱萸、山药（薯蓣）、泽泻、茯苓、牡丹皮、桂枝、附子组成。方中干地黄为君药，为补肾之要药，益阴血之上品，可滋补肾阴，益精填髓。山茱萸补益肝肾，山药健脾益肾，与干地黄相配补肾填精之效更强，共用为臣药。臣以少量桂枝、附子以微助少火，资生肾气，即"此肾气丸纳桂附于滋阴剂中十倍之一，意不在补火，而在微微生火，即生肾气也"。佐以茯苓健脾益气，泽泻合牡丹皮降相火而制虚阳浮动。诸药合用，补中有泻，阴中求阳，微生少火，鼓舞肾气。临床中若患者肾阳虚明显，可改干地黄为熟地黄，改桂枝为肉桂，以增温补肾阳之效。

【现代应用】

现代药理学研究表明，肾气丸可抑制免疫器官的萎缩，调节免疫球蛋白与免疫细胞水平，维持机体正常免疫功能，具有调节免疫的作用。肾气丸可以降低体内多种炎性因子水平，减轻炎性物质浸润程度，从而发挥抗炎作用。肾气丸还可以调节细胞衰老，抑制炎性反应，具有一定的延缓衰老的功效。一项关于糖尿病肾病的研究中发现，西医常规治疗联合肾气丸治疗较单独使用西医常规治疗效果更佳。相关网络药理学研究预测肾气丸治疗糖尿病肾病的作用机制发现，肾气丸中的槲皮素、山奈酚、薯蓣皂苷元等主要活性成分与 TNF、TP53 及 AKT1 等作用靶标关系密切，可抑制 AGE-RAGE 信号通路传导，与氧化应激、微炎症状态、肾纤维化等密切相关。

【临床验案】

吴某，男，68 岁。初诊日期 2021 年 8 月 15 日。主诉：口干口渴、小便频数十年，加重 1 周。患者自诉 10 余年前无明显诱因出现口干口渴、小便频数，于当地医院查血糖空腹 9.2mmol/L，餐后血糖 14.3mmol/L，诊断为 2 型糖尿病，间断口服盐酸二甲双胍片、阿卡波糖、格列苯脲等药物控制血糖，血糖控制不理想。1 周前患者劳累后出现口干口渴、小便频数症状加重，伴有疲乏无力，腰部酸痛感，自测空腹血糖 8.6mmol/L，现为求进一步治疗前来就诊。刻下症：口干口渴，小便频数，疲乏无力，精神萎靡，面浮无华，腰膝酸软，双下肢轻度水肿，纳可，眠差，易醒多梦，大便稀溏，每日 2～3 次，舌淡胖边齿痕苔白，脉沉弱。辅助检查：血糖 8.2mmol/L，糖化血红蛋白 6.8%；肾功：尿微量白蛋白 568.0mg/L；尿常规：蛋白质（++），余未见明显异常。中医诊断：消渴病；少阴肾气虚衰证；西医诊断：2 型糖尿病、2 型糖尿病肾病。治则治法：温化肾气，滋阴补阳。方药：肾气丸加减。具体药物如下：制附片 10g，桂枝 12g，生地黄 15g，茯苓 15g，泽泻 10g，山药 30g，牡丹皮 6g，山茱萸 15g，天花粉 15g，补骨脂 30g，枸杞 30g，首乌藤 30g。共 14 剂，日 1 剂，水煎服，早晚分服。后以此方加减治疗 3 月余，患者诸症消除，空腹血糖波动在 5～6mmol/L，随访至今，未见复发。

按：患者 2 型糖尿病病程日久，少阴肾气虚衰，上不可蒸腾津液输注于肺，下不得温阳化气以摄水，致膀胱开阖失司，故出现口干口渴、小便频数。肾阳虚衰，筋骨失养，故见腰膝酸软；气不化水，水湿内停，则下肢浮肿；肾为先天之本，主津液而藏精，五脏六腑之津有赖于肾精的濡养，少阴肾精亏虚，五脏失于濡养，气血虚弱，故见疲乏无力，精神萎靡，面浮无华；阳气虚浮，故失眠难寐。舌淡胖边齿痕苔白，脉沉弱，皆为少阴肾气虚衰之象。治宜温化肾气，滋阴补阳，方以肾气丸加减。肾气丸阴中求阳，微生少火，鼓舞肾气，在此方基础上加补骨脂、枸杞增强补益肝肾之效，配天花粉清热生津止渴，伍首乌藤安神宁心助眠。诸药合用，补精之虚以生气，助阳之弱以化水，使肾阳振奋，气化复常，诸症自除。

3. 文蛤散证

【原文】

渴欲饮水不止者，文蛤散主之。（6）

【证治机制】

此条文突出消渴病的主症为渴欲饮水不止。缘于病在少阴，耗伤肾阴，阴精耗竭，津液不得上承于口，虽饮水而不解渴，故饮水不止，欲救其阴。文蛤散在

《医宗金鉴》有详细记载："渴欲饮水，水入则吐，小便不利者，五苓散证也；渴欲饮水，水入则消，口干舌燥者，白虎人参汤证也。渴欲饮水而不吐水，非水邪盛也；不口干舌燥，非热邪盛也。惟引饮不止，故以文蛤一味，不寒不温，不清不利，专意于生津止渴也。"故治疗予以咸寒之文蛤滋阴补肾，润燥生津。《伤寒论》141 条亦有记载："病在阳，应以汗解之，反以冷水潠之，若灌之，其热被劫不得去，弥更益烦，肉上粟起，意欲饮水反不渴者，服文蛤散；若不瘥者，与五苓散。寒实结胸，无热证者，与三物小陷胸汤，白散亦可服。"文蛤散仅一味文蛤，本是止渴之方剂，却用来治疗"热被劫不得去，弥更益烦，肉上粟起，意欲饮水，反不渴"的"反不渴"证候，有学者认为《伤寒论》中此处文蛤散应为错简，或为辛凉解表之"文蛤汤"，仍有待商榷。

【方剂组成】

文蛤五两。

上一味，杵为散，以沸汤五合，和服方寸匕。

【方解】

文蛤咸寒，入少阴肾经，功善滋阴补肾，润燥生津。因文蛤散仅有文蛤一药，虽咸寒止渴效强，但作用单一，故临证时常随证加味：若热郁明显者，可加生石膏、知母清泻阳明气分热盛，或合用白虎加人参汤清热泻火，益气生津；若口渴严重者，常合用天花粉、玉竹、芦根清热生津止渴；若肌肤发疹者，可加玄参、升麻以凉血透疹。

【现代应用】

文蛤中含有丰富的多糖、多肽、蛋白质、甾醇、牛磺酸类化合物。文蛤多糖具有明显的降低血糖与降低血脂的作用。文蛤中含有的"蛤素"为抗肿瘤因子，对肿瘤有很多的抑制作用；文蛤多肽可以抑制肝癌细胞的增殖活动，改变肝癌细胞形态以及细胞周期，从而明显抑制肝癌细胞的增殖。文蛤提取物和文蛤多糖可以显著促进特异性抗体的恢复，具有较好的免疫调节作用。

【临床验案】

黄海堂，男，40 岁。患者 1961 年 3 月因多饮多尿，消谷善饥，经西医确诊为糖尿病。曾在我科及邻近卫生院、所多方治疗，辗转半年，服药一百数十余剂，病情终不断进展。九月初旬再来我科就诊，当时症情，每一二个小时狂饮 1 次，每次 2000～3000ml，消瘦，尿多泡沫。细览病历及患者口述，一般常用方剂几乎遍服无遗，对此颇感棘手，忽而想到文蛤散与百药煎，乃于证治药中加五倍子三钱，服药三剂，渴势竟减轻十分之七八，大有半载沉疴，一旦豁达之势。复诊恰逢五倍子暂缺，原方继服三剂则效果惘然，病情稳定在原已好转的阶段。

三诊复入五倍子再服三剂，渴饮完全停止，继治旬日，饮食溲便均复常态，患者心情舒畅，调理一月，体重增加5.5kg。化验复查，尿糖定性由原来（++++）减为（++），至此因他故未继续治疗。[余希贤.治疗消渴病证治一得[J].江苏中医，1965（11）：19-20.]

按：本患者多饮多尿、消谷善饥，曾辗转求医，遍服多方而未愈，医者予文蛤散合百药煎加减治疗效如桴鼓。方中加入五倍子后效果明显，渴势速减，停用后效果惘然。关于五倍子一药，《医宗金鉴》云："或云文蛤即今吴人所食之花蛤，性寒味咸，利水胜热，然屡试而不效，尝考五倍子亦名文蛤，按法制之名百药煎，大能生津止渴，故尝用之屡试屡验。"有学者提出五倍子又名文蛤，功能敛肺降火，生津液，止消渴，仍有待考证。该患者经治疗后尿糖定性由原来（++++）减为（++），虽未完全治本，但其标逐渐缓解。《金匮要略》中关于标本先后缓解提出两大原则：第一，表里同病时，当分清证候的缓急，急则治其标，缓则治其本；第二，卒病与痼疾同病时，当先治其卒病，后治其痼疾。该患者多饮多尿，其病危急，故遵循急则治其标的原则，以止渴为先，后续当根据其病机本质继续治疗，以固其本。

二、小便不利病证治

（一）五苓散证

【原文】

脉浮，小便不利，微热消渴者，宜利小便发汗，五苓散主之。（4）

渴欲饮水，水入则吐者，名曰水逆，五苓散主之。（5）

【证治机制】

五苓散在《伤寒论》中多次出现，如《伤寒论·辨太阳病脉证并治》71条"太阳病，发汗后，大汗出，胃中干，烦躁不得眠，欲得饮水者，少少与饮之，令胃气和则愈。若脉浮，小便不利，微热消渴者，五苓散主之"。结合《金匮要略》篇中所载两条原文，缘于邪气循经入腑，邪与水结，影响太阳膀胱气化功能，气不化水，水饮停蓄于内而小便不利；阳气不得化气生津，津液不得上承于口，故见消渴，脉浮微热均为有太阳表证的佐证。若水饮停聚于胃，致胃失和降，则虽渴欲饮水，但水入则吐，吐后亦渴，如此循环。五苓散条文虽归入小便不利病篇，但其亦可用于治疗消渴病，此即异病同治。五苓散利水渗湿，温阳化气，为治疗太阳膀胱气化不利所致小便不利、消渴的首选方剂。

【方剂组成】

猪苓十八铢（去皮），泽泻一两六铢，白术十八铢，茯苓十八铢，桂枝半两（去皮）。

上五味，为末，白饮服方寸匕，日三服，多饮暖水，汗出愈。

【方解】

五苓散由猪苓、茯苓、泽泻、白术、桂枝五味药物组成。方中泽泻、猪苓、茯苓利水渗湿，白术健脾燥湿，合茯苓更增健脾利水之效。本病缘于太阳膀胱气化不利，故配伍少量桂枝辛温通阳，恢复膀胱气化功能以助利水。诸药合用，利水渗湿，温阳化气，则水饮出，小便通，口渴止。若水湿内停，蕴而化热者，可加少量茵陈蒿、车前子清热化湿；若水湿壅盛者，可合用五皮散。

【现代应用】

五苓散具有利尿、降脂、降血糖、调节代谢、降压、保护肾脏等诸多作用，广泛用于治疗泌尿系统、内分泌系统、循环系统疾病。五苓散对机体水液具有双向调节的作用，即对水肿状态具有利尿作用，对脱水状态具有抗利尿作用，相关研究发现，五苓散联合热敏灸应用于术后尿潴留的患者，可以促进患者自主排尿，缓解患者尿潴留症状，临床疗效改善显著。五苓散可以通过降低空腹胰岛素水平、空腹血糖水平、胰岛素抵抗指数，以及升高胰岛素敏感指数来调节血糖，发挥降低血糖的作用。五苓散还可降低总胆固醇、低密度脂蛋白、甘油三酯水平起到调节血脂、改善代谢的作用。另外，据文献报道，五苓散中桂枝的主要活性成分桂皮醛，可能通过抗氧化应激作用从而发挥抗肾损伤的作用。

【临床验案】

王某，男，47岁，初诊日期2021年4月17日。主诉：间断口干口渴2年余，加重伴小便不利3天。患者2年余前无明显诱因出现口干口渴，就诊于当地社区医院，诊断为2型糖尿病，予盐酸二甲双胍片控制血糖，后根据血糖水平不断调整药物用量，现盐酸二甲双胍片用法用量为每次0.5g，口服，每日3次，自诉空腹血糖波动在7～8mmol/L，餐后两小时血糖波动在8～9mmol/L。3天前患者受寒后出现口干口渴明显加重，伴有小便不利，排尿不畅感，故为求进一步治疗前来我院就诊。刻下症：口干口渴，渴欲饮水，小便不利，排尿不畅，多汗，头痛，纳差，眠欠安，入睡困难，易醒多梦，大便成形，日一行。舌淡红，苔白，脉浮数。既往高血压病、前列腺增生病史。中医诊断：消渴病，小便不利病，膀胱气化不利证；西医诊断：2型糖尿病，前列腺增生，高血压病。治则治法：利水渗湿，温阳化气。方药：五苓散加减。具体药物：泽泻15g，猪苓15g，茯苓30g，桂枝20g，苍术15g，白术15g，车前子30g，汉防己6g，首乌藤30g。共14剂，日1剂，水煎服，早晚饭后温服。盐酸二甲双胍片继续服用，同时嘱患者饮食清淡，三餐定时定量，三餐后适当运动，规律监测血糖。

二诊：服药 2 周后，患者诉口干口渴较前明显减轻，现小便通畅，汗出正常，头痛已消，纳可，眠好转，大便调。舌淡红，苔薄白，脉滑。辅助检查：空腹血糖 6.2mmol/L，糖化血红蛋白 6.7%。予以五苓胶囊以固疗效，后定期门诊随访，病情平稳。

按：本例患者为中青年男性，2 型糖尿病病史 2 年余。患者久病脏腑气化失司，受寒后加重膀胱气化不利，全身气血津液代谢失常，津液不得上承于口，故见消渴；气不化水，水饮停蓄于内而小便不利；水湿内生，泛溢肌肤，导致多汗；太阳经脉受邪，正邪交争，故见头痛；水饮内蓄，扰动心神，故见失眠不寐。舌淡红，苔白，脉浮数亦为太阳膀胱气化不利，水饮内停之佐证。四诊合参，辨证为太阳膀胱气化不利证，方用五苓散加减以利水渗湿，温阳化气。方中泽泻、茯苓、猪苓利水渗湿，白术与苍术合用健脾燥湿，桂枝温阳化气以助膀胱气化，车前子、汉防己通利小便，首乌藤养心安神。二诊时患者诸症减轻，故予五苓胶囊以善其后。五苓散可助太阳膀胱气化以通利小便，将体内水液随小便出而不外泄肌表，临床中凡属内分泌代谢病属气化失职，气血津液运行输布不利者，均可使用五苓散加减治疗，以恢复脏腑气化功能。

（二）猪苓汤证

【原文】

脉浮发热，渴欲饮水，小便不利者，猪苓汤主之。（13）

【证治机制】

本条文突出猪苓汤证的主要症状为小便不利，消渴，发热，脉浮。猪苓汤在《伤寒论》中多次出现，如阳明病篇 223 条"若脉浮发热，渴欲饮水，小便不利者，猪苓汤主之"，与本条文一致，随后论述猪苓汤的禁忌证 224 条"阳明病，汗出多而渴者，不可与猪苓汤，以汗多胃中燥，猪苓汤复利其小便故也"，少阴病篇 319 条"少阴病，下利六七日，咳而呕渴，心烦不得眠者，猪苓汤主之"，可知本证为阳明少阴合病。缘于阳明化热化燥，此时误用下法后实去热存，津液耗伤，阳明热邪下移膀胱，加之素体少阴阴虚，水热互结，胶结难解。阳明余热仍在，故可见脉浮、发热；水热互结，耗气伤津，气不化津，则消渴欲饮；水热结于膀胱，膀胱气化不利，则小便不利。病机关键为水热互结、郁热伤阴，故予猪苓汤清阳明郁热，润少阴阴虚。

【方剂组成】

猪苓（去皮）、茯苓、阿胶、滑石、泽泻各一两。

上五味，以水四升，先煮四味，取二升，去滓，内胶烊消，温服七合，日三服。

【方解】

猪苓汤由猪苓、茯苓、泽泻、滑石、阿胶五味中药组成。方中猪苓甘淡，药性沉降，《汤液本草》载猪苓入足少阴肾经与足太阳膀胱经，功善利水，用为君药。茯苓味甘、淡，性平，功善利水渗湿，健脾，宁心。《本草纲目》云："茯苓气味淡而渗，其性上行，生津液，开腠理，滋水源而下降，利小便，故张洁古谓其属阳，浮而升，言其性也；东垣谓其为阳中之阴，降而下，言其功也。"泽泻味甘、淡，性寒，归肾与膀胱经，功善利水渗湿，泄热，化浊降脂。《神农本草经》云："主风寒湿痹，乳难消水，养五脏，益气力，肥健。久服耳目聪明，不饥，延年轻身，面生光，能行水上。"茯苓、泽泻合用，健脾利水、清热渗湿，共为臣药。滑石甘淡性寒，质滑利窍。《本草经疏》云："滑石，滑以利诸窍，通壅滞，下垢腻。甘以和胃气，寒以散积热，甘寒滑利，以合其用，是为祛暑热，利水除湿，消积滞，利下窍之要药。"阿胶为血肉有情之品，甘平质润，归肺、肝、肾经，既可滋肾水而上济于心，又可防渗利之药伤阴耗津，与滑石合用共为佐药。诸药合用，利水却不伤阴，滋阴而不碍湿，为利水渗湿、养阴清热的经典名方。临床若兼尿血者，可加小蓟、大蓟、白茅根凉血止血；若发热口渴明显者，可加淡竹叶、天花粉、栀子清热泻火；心烦不寐者，可加莲子心、黄连清心安神。

【现代应用】

猪苓汤具有利尿、抗炎、保护肾脏功能、抑制肾结石形成等作用，能改善肾脏局部炎症，为一种有效治疗肾炎的方剂。猪苓汤可以降低 24h 尿蛋白含量、降低血肌酐水平，提高肌酐清除率，对肾脏病理有明显的改善作用。此外，猪苓汤可以通过基因水平的调控及抑制肾结石大鼠草酸钙结晶，从而抑制尿结石的形成。

【临床验案】

边某，女，23 岁。1967 年曾患左肾积水而经大同市某医院手术治疗。至 1975 年，右肾区常常疼痛，经北京市某医院同位素扫描后发现右肾内梗阻并有轻度积水。现证：腰痛，小便不利，大便不爽，口咽发干，伴有痛经。舌质红绛，苔水滑，脉沉细弦。辨为阴虚有热而与水相结。猪苓 10g，泽泻 10g，茯苓 18g，滑石 18g，阿胶 10g，瓜蒌皮 12g，紫菀 10g，青皮 10g，麦冬 24g。服 5 剂，小便利。大便正常，腰痛减轻。上方加杏仁、枇杷叶各 10g，又服 5 剂疼痛亦止。（《经方临证指南》）

按：患者既往肾积水手术病史，此次发现右肾内梗阻并有轻度积水，久病耗伤，肾阴亏虚，故见口咽发干；虚火灼伤肾络，则见腰痛、痛经；水热互结于下焦，影响膀胱气化功能，气不化津，则小便不利。四诊合参，综合舌脉，舌质红绛，苔水滑，脉沉细弦，均是阴虚水热互结的佐证。故治疗与猪苓汤加减以利水渗湿、养阴清热，切中病机，则小便利，腰痛止，效果显著。

（三）瓜蒌瞿麦丸证

【原文】

小便不利者，有水气，其人若渴，瓜蒌瞿麦丸主之。（10）

【证治机制】

从《金匮要略》条文可知，瓜蒌瞿麦丸的两大主症为小便不利与口渴，虽将其归入小便不利病篇，但病机相同，均涉及水液代谢障碍，故临床亦广泛用于治疗消渴病。《医宗金鉴》云："小便不利，水蓄于膀胱也。其人苦渴，水不化生津液也。"肾阳不足，阳气不展，命门火衰，则下寒；肾阳不足，水气不化，津液输布不畅，不得上承于口，上焦燥热，则上燥；原文用法强调"右五味，末之，炼蜜丸梧子大，饮服三丸，日三服，不知，增至七八丸，以小便利，腹中温为知"，可知尚有中焦虚冷。故辨证为上燥下寒证，涉及少阴、太阴，予瓜蒌瞿麦丸温阳利水，润燥生津。

【方剂组成】

瓜蒌根二两，茯苓三两，薯蓣三两，附子一枚（炮），瞿麦一两。

上五味，末之，炼蜜丸梧子大，饮服三丸，日三服，不知，增至七八丸，以小便利，腹中温为知。

【方解】

瓜蒌瞿麦丸由瓜蒌根、茯苓、山药、附子、瞿麦五味中药组成。方中瓜蒌根"疗消渴解痰之忧"，润燥生津而止渴。成无己曰："津液不足则为渴。瓜蒌根味苦微寒，润枯燥而通行津液，是为渴所宜也。"山药"入手、足太阴经血分，兼入足少阴经气分"，《神农本草经》载"主伤中，补虚，除寒热邪气，补中益气力，长肌肉，久服耳目聪明"，故用以益脾而制水。茯苓、瞿麦淡渗以利水，合瓜蒌根增强利水渗湿、润燥生津之效。附子温肾阳而化气，使肾阳复而气化有权，配合山药、瓜蒌根，化蒸阴津，润上化燥而不腻。《金匮要略心典》曰："故以附子益阳气，茯苓、瞿麦行水气……其人若渴，则是水寒偏结于下，而燥火独聚于上，故更以薯蓣、瓜蒌根除热生津液也。夫上浮之焰，非滋不息；下积之阴，非暖不消；而寒润辛温，并行不悖，此方为良法矣。欲求变通者，须于此三复焉。"诸药合用，寒温并用，通补结合，清上温下，三焦同调，共奏温阳利水，润燥生津之功。若肾阳虚明显者，可加肉桂、淫羊藿温补肾阳；若上燥明显者，可加玉竹、麦冬滋阴润燥。

【现代应用】

现代药理学研究表明，瓜蒌根中含有多糖类、蛋白质类、黄酮类、皂苷类、氨基酸等多种活性成分。天花粉蛋白是天花粉的专属性成分，具有抗病毒、抗肿瘤等多种药理作用；天花粉多糖具有显著的降糖、抗肿瘤、免疫增强活性。茯苓中含有的主要活性成分包括三萜类和多糖类化合物。茯苓中含有的茯苓素是醛固酮受体拮抗剂，可以显著改善心肌运动，促进机体水液代谢，具有利尿的作用；茯苓多糖可以增强免疫功能，起到免疫调节作用，且对四氧嘧啶诱导的血糖升高能有明显的拮抗作用，可以降低血糖。山药中含有丰富的甾体皂苷类、多糖、黄酮类和酚苷类等活性成分，具有抗炎、免疫调节、降尿酸、保肝、抗肿瘤等药理作用。附子具有明显的强心、抗心律失常、降压、提高免疫、抗炎、镇痛、抗衰老、抗肿瘤的作用。瞿麦中含有丰富的黄酮类、皂苷类、酚酸类、蒽醌类、环肽类、酰胺类、香豆素类等多种化学成分，具有免疫抑制、抗菌、保护肾脏、抗肿瘤、神经保护等多种药理作用。

【临床验案】

郑某，女，75 岁，初诊日期 2021 年 5 月 22 日。主诉：发现血糖升高 19 年。患者 2002 年发现血糖升高，于当地医院就诊，诊断为 2 型糖尿病，具体诊疗经过不详。2020 年 8 月于我院内分泌科住院治疗，出院后调整降糖方案为甘精胰岛素每晚 17U+瑞格列奈片每次 1 片，每日 3 次＋阿卡波糖每次 2 片，每日 3 次，空腹血糖控制在 7～8mmol/L，餐后 2 小时血糖波动在 9～10mmol/L。现患者为求进一步治疗前来我院就诊。刻下症：排尿困难，小便不利，尿中有大量泡沫，夜尿 1～2 次，口干口渴，四肢浮肿，腰膝酸软，四肢不温，纳差，眠可，大便成形，每日 1 次。舌淡红，苔白滑，脉沉弱。既往糖尿病肾病、高血压病、高脂血症病史。中医诊断：消渴病，小便不利病，上燥下寒证；西医诊断：2 型糖尿病，2 型糖尿病肾病，高血压病，高脂血症。治则治法：利水渗湿，温阳化气。方药：瓜蒌瞿麦丸加减。具体药物如下：天花粉 15g，瞿麦 30g，茯苓 30g，淡附片 10g，山药 30g，白茅根 30g，神曲 15g，生麦芽 15g，桂枝 15g，葛根 30g，金钱草 30g，石韦 10g。共 14 剂，日 1 剂，水煎服，早晚饭后温服。嘱患者饮食清淡，三餐定时定量，餐后适当运动，规律监测血糖。后随诊患者小便较前通畅，水肿消退，口干口渴好转，嘱患者定期复诊。

按：糖尿病肾病是糖尿病常见的慢性微血管并发症之一，其病因病机复杂，多与先天禀赋不足、久病消渴、劳伤太过，气阴两虚、脾肾亏虚，瘀血痰浊内阻、浊毒内停、气血损伤等相关。本病患者为老年女性，糖尿病病程日久，阴损及阳，出现肾阳亏虚。少阴肾阳不足，水气不化，津液输布不畅，不得上承于口，上焦燥热，形成上燥下寒证。故予瓜蒌瞿麦丸加减以利水渗湿，温阳化气，在瓜蒌瞿麦丸原方的基础上加金钱草、石韦利尿通淋，桂枝温阳化气，葛根升津通络，神曲、生麦芽健脾和胃，白茅根清润上焦。本方注重调理气、血、水的关系，治疗糖尿病肾病临床疗效显著。在临床用药时应当谨守病机，辨证论治，病证结合，因人而异。

（四）蒲灰散、滑石白鱼散、茯苓戎盐汤证

【原文】

小便不利，蒲灰散主之；滑石白鱼散、茯苓戎盐汤并主之。(11)

【证治机制】

本条文仅提出小便不利这一症状，并举列蒲灰散、滑石白鱼散、茯苓戎盐汤三方用于治疗小便不利。以方测证，蒲灰散证当属湿热瘀结膀胱，滑石白鱼散证属膀胱瘀热湿证，茯苓戎盐汤证属脾虚湿停兼肾经虚热。

【方剂组成】

蒲灰散方

蒲灰七分，滑石三分。

上二味，杵为散，饮服方寸匕，日三服。

滑石白鱼散方

滑石二分，乱发二分（烧），白鱼二分。

上三味，杵为散，饮服方寸匕，日三服。

茯苓戎盐汤方

茯苓半斤，白术二两，戎盐弹丸大一枚。

上三味，先将茯苓、白术煎成，入戎盐，再煎，分温三服。

【方解】

蒲灰散由蒲灰和滑石组成，蒲灰可去湿热、利小便，滑石通九窍、去湿热，以方测证，当属湿热瘀结膀胱，除小便不利外，或兼有尿道疼痛、少腹拘急等症。滑石白鱼散由滑石、乱发、白鱼组成，白鱼开味下气、去水气，乱发烧灰入阴分，合滑石则阴分之湿热去，小便通利，以方测证，或兼有尿血、少腹拘急等症状。茯苓戎盐汤由茯苓、白术、戎盐组成，白术健脾，茯苓渗湿，戎盐入肾经，除阴火，清虚热，当属脾虚湿停兼肾经虚热，以方测证，或兼有脘腹痞满从、尿后余沥等症。蒲灰散泄热利湿、化瘀利窍，滑石白鱼散泻热利窍、化瘀止血，茯苓戎盐汤健脾利湿兼敛虚热，具有治疗小便不利的主方。临床中若血尿明显者，可加大蓟、小蓟凉血止血；尿道灼热明显者，加木通、车前草等清热通

淋；脾虚明显者，可酌加山药、芡实等健脾祛湿。

【现代应用】

蒲灰散在临床中可用于慢性前列腺炎、慢性肾小球肾炎、尿路感染等诸多疾病。以蒲灰散合当归贝母苦参丸为主治疗慢性前列腺炎，患者 NIH-CPSI 积分以及 EPS-Rt 积分均明显改善，疗效显著。以蒲灰散方合通关丸加味治疗慢性肾小球肾炎血尿患者，治疗后患者腰痛、浮肿、乏力、食少纳呆等症状均较对照组明显改善，具有较好的疗效。滑石白鱼散中含有的滑石具有减轻关节浮肿、利尿、保护皮肤黏膜、抗菌等药理作用。茯苓中含有的主要活性成分包括三萜类和多糖类化合物，具有显著改善心肌运动、促进机体水液代谢、利尿、免疫调节、降低血糖作用。

【临床验案】

文某，男，40 岁，务农，于 1958 年 7 月前来就诊。自诉从 3 月起，小便微涩，点滴而出，至 4 月上旬尿时疼痛，痛引脐中，前医投以五苓散连服 5 剂无效。诊其脉缓，独尺部细数，饮食正常。予踌躇良久，忽忆及《金匮要略》淋病篇有云："淋之为病，小便如粟状，痛引脐中"等语，但有症状未立治法。又第二节云：苦渴者，瓜蒌瞿麦丸主之，但此病不渴，小便频数。经查阅余无言《金匮要略释义》曰："不渴者茯苓戎盐汤主之，滑石白鱼散并主之。"遂将两方加减变通，方药如下：茯苓 24g，白术 6g，戎盐 6g，化滑石 18g，去发灰、白鱼，易鸡肫皮 6g，冬葵子 9g。

嘱患者连服 8 剂，日服 1 剂，每剂 2 煎，每次放青盐 3g，煎成 1 小碗，每碗 2 次分服，忌鱼腥腻滞、辛辣之物。据患者自诉吃完 8 剂后，中午时忽觉小便解至中途突有气由尿道中冲射而出，尿如涌泉，遂痛止神爽，病即若失，再诊其脉已缓和，尺部仍有弦数，此系阴亏之象，继以猪苓汤合芍药甘草汤育阴利小便而愈。[贺昌.膀胱结石三例治验 [J].江西中医药，1959（10）：30.]

按：患者初始症状为小便微涩，点滴而出，后逐渐发展为尿时疼痛，痛引脐中，与《金匮要略》"淋之为病，小便如粟状，痛引脐中"所述症状相似，故诊断为淋病无疑。茯苓戎盐汤与滑石白鱼散虽出自小便不利病篇，但亦用于治疗淋病，本病患者为脾虚湿盛、湿热瘀结，故两方合用健脾祛湿、泻热利窍，切合病机，故效如桴鼓，病即若失。后以猪苓汤合芍药甘草汤善后以治病本，巩固疗效。

三、淋病

淋之为病，小便如粟状，小腹弦急，痛引脐中。（7）

淋家不可发汗，发汗则必便血。（9）

【语义浅释】

石淋因结石随小便排出如粟状颗粒，阻碍尿路致小便淋漓艰涩，可出现小腹弦急，痛连脐中。《金匮要略心典》云"淋病有数证，云小便有粟状者，即后世所谓石淋是也。乃膀胱为火热燔灼，水液结为滓质，犹海水煎熬而成咸硷也。小腹弦急，痛引脐中者，病在肾与膀胱之也"，故其病为主要在肾与膀胱。

淋病病机多为肾阴虚而膀胱热，患者虽有表证亦不可轻易误用汗法。若发阴虚有热之汗，则更增阳热之邪，致血热妄行，甚至可出现尿血等症状。

【六经辨析】

本条文论述淋证的主要症状包括小便如粟状，小腹弦急，痛引脐中，结合蒲灰散、滑石白鱼散可知，当有小便不利的症状。淋证根据病因和症状特点可分为热淋、石淋、血淋、气淋、膏淋、劳淋等六种证型，其病位在肾与膀胱，基本病机为湿热蕴结下焦，肾与膀胱气化不利。该条文主要讲的是石淋，缘于膀胱热盛，煎熬津液，炼津为石，故见诸症，严重者可伴有血尿等。李今庸先生认为淋病与小便不利关系密切，淋病包括小便不利，小便不利也包括淋病，可供参考。秦伯未先生认为淋症与小便不利症状类似，但淋症的症状不一，诊治与小便不利相异，临床治疗"小便如粟状，小腹弦急，痛引脐中"之石淋可用加味葵子散或二神散加减治疗。

《伤寒论·辨太阳病脉证并治》篇中记载麻黄汤的禁例"淋家不可发汗，发汗必便血"，与《金匮要略》该条文相同。缘于淋病多属湿热，日久阴津耗伤严重，若误用汗法，致大汗淋漓，则阴液愈亏，内热更炽，可灼伤肾络，变生尿血等。清代尤在泾在《伤寒贯珠集》中云"更发其汗，损伤脏阴，增益腑热，则必便血，如强发少阴汗而动其血之例也"，亦强调不可误汗，故临床应谨守病机，各司其属，免生变证。

第 25 章　气化失常水气病　外感内伤壅三焦

水气病，是以身体浮肿而重为主证的病证。"水气"之名，首见于《黄帝内经》，如《素问·评热病论》曰："诸有水气者，微肿先见于目下也。"由于水与气不可分，故《黄帝内经》有的地方又称"水"病或"水肿"，如《素问·阴阳别论》曰："三阴结，谓之水。"《素问·水热穴论》则曰："肺为喘呼，肾为水肿。"其实均属水气病。

根据水气病的病因病机、症状及部位，张仲景将水气病分为风水、皮水、正水、石水、黄汗五种类型，同时由于五脏病变可以导致水气病证，又有心水、肝水、脾水、肺水、肾水即五脏水之称。此外，尚有水分、血分、气分的称谓。所谓水分病，即先病水而后病；血分病，即是先病血而后病水；气分病即是由气而病水。水、气、血三者之间可以互相影响，互相转化，气行则水行，气滞则水停，气寒则水凝，水血同源，气血同源。

水气病因感受外邪发病，与阳气虚弱有关，但总属太阳三阴病，因肺脾肾三脏功能障碍、三焦气化失司，水泛肌肤为病。治疗发汗、利小便和逐水。水气病的治疗，张仲景秉承《黄帝内经》中"开鬼门，洁净府""去宛陈莝"的学术思想，提出了"腰以下肿，当利小便；腰以上肿，当发汗乃愈"和"有水，可下之"的发汗、利小便和攻逐水邪三大法则，为后世治疗水肿病证奠定了坚实的基础。

一、病因病机

跌阳脉当伏，今反紧，本自有寒，疝瘕，腹中痛，医反下之，下之即胸满短气。（6）

跌阳脉当伏，今反数，本自有热，消谷，小便数，今反不利，此欲作水。（7）

【语义浅释】

疝瘕：指腹痛有块的证候，本条由寒气引起，故积块或聚或散，没有定处。

此两条通过跌阳脉的变化，论水气病的病机和证候。"跌阳脉当伏"，跌阳脉以诊脾胃，其脉行于足背二筋之间，故跌阳之平脉，一般当沉伏于里而不显露于表，今反紧，紧则为寒，即"本自有寒"，腹中有寒疾，如疝、瘕、腹中痛。寒者当温，而医者反用苦寒之剂攻下，重伤阳气，使水与寒聚而不化，上逆于肺，肺气被伤，不得宣发肃降，故见胸满、短气。

若趺阳脉反数，数脉主热，示其中焦素有积热，即"本自有热"，胃热则杀谷，故患者常有"消谷"善饥之感，热则消谷而灼津，胃热过盛，脾阴不足，脾不能为胃行其津液，反偏渗于膀胱，故当小便数。然而，今反不利，此乃水与热结，膀胱气化不利，水热之邪不从下泄，蓄积于内，泛溢肌表，有形成水肿病之可能，故曰"此欲作水"。

水气病的形成，与中焦脾胃及宿疾有关。若素有积寒，则水与寒聚而为水若素有伏热，则水与热结，气化不利亦可引起水肿病，说明水气病的产生与中焦脾胃的关系密切。脾胃不足，脾寒胃热均可导致水气病的发生。

赵以德：趺阳脉当伏者，非趺阳之胃气本脉也，为水蓄于下，以伏其气，故脉亦伏。脉法有曰伏者为水，急者为疝瘕，小腹痛。脉当伏而反紧，乃知其初有寒疝瘕痛。先病者治其本，当先温其疝瘕，治寒救阳，而后行可也。若反下之，是重虚在上之阳，阳虚亦不布化，而成胸满短气也。（《金匮方论衍义》）

尤在泾：趺阳虽系胃脉，而出于阴部，故其脉当伏。今反紧者，以其腹中宿有寒疾故也。（《金匮要略心典》）

【六经辨析】

《诸病源候论·水肿候》载："肾者主水，脾胃俱主土，土性克水，脾与胃合，相为表里。胃为水谷之海，今胃虚不能传化水气，使水气渗液经络，浸渍腑脏。脾得水湿之气，加之则病，脾病则不能制水，故水气独归于肾。三焦不泻，经脉闭塞，故水气溢于皮肤，而令肿也。"其明确提出脾胃虚弱不能制水，水气浸渍周身则发为水肿。水肿病当首责之太阴。运气学说称"太阴湿土"，其中"湿"指"阴成形"的生理过程，意在说明其太阴是津、血、精等代谢的概括，具有主持有形物质生成、输布的功能。太阴与阳明关系密切，脏腑、形体百骸均依赖胃中水谷精微之气的濡养，但胃气化生津液等精微物质依靠脾气的转输，才能布散周身，营养四肢。故可从趺阳脉以候脾胃以诊治水气病。

寸口脉浮而迟，浮脉则热，迟脉则潜，热潜相搏，名曰沉。趺阳脉浮而数，浮脉即热，数脉即止，热止相搏，名曰伏。沉伏相搏，名曰水。沉则络脉虚，伏则小便难，虚难相搏，水走皮肤，即为水矣。（8）

【语义浅释】

本条通过脉象论述水热互结的水气病形成的机制。阳脉之数，阴脉之沉、潜、止、伏等表现，说明水热互结而病水的关键是气化不行，是热壅气滞。

通过"寸口脉浮而迟"的脉象，论述客热沉潜的病机。寸口为阳位，属心肺所主，寸口部的脉象浮而兼迟，脉浮为外热，阴主潜藏，故迟则为潜，脉迟为热邪潜藏，热潜相搏，则热内伏而不外达，故名曰沉。

"趺阳脉浮而数"是论述里热伏止于内的病机。趺阳部位的脉象浮而兼数，脉浮为胃热气盛，脉数可使小便止涩不利，热邪与水相互团聚，不能由小便排泄，则沉伏于下，故名之曰伏。

"沉伏相搏"阐述水热互结之水肿病机。热邪沉潜，上焦客热沉潜于里为"沉"，中焦邪热伏止不行为"伏"，两热相聚，热盛于内，于水气相搏结，可导致水气病，故名曰水。

"虚难相搏"是水热互结之水肿病机的进一步发展。《金匮要略·五脏风寒积聚病脉证并治》曰："热在下焦者，则尿血，亦令淋秘不通。"膀胱受热且阳不化气，故曰"伏则小便难"。若邪热沉伏过久，营阴必伤，故这里的"虚"指营阴虚弱。水湿无出路，则泛溢于络脉肌肤，加之小便艰难，水热之邪不从下泄，势必泛溢肌表，因而形成水热互结、营阴虚衰的水肿病，故曰"即为水矣"。

寸口脉弦而紧，弦则卫气不行，即恶寒，水不沾流，走于肠间。

少阴脉紧而沉，紧则为痛，沉则为水，小便即难。（9）

【语义浅释】

沾流：沾音詹，濡也，渍也，即濡润滋养之意者，指水液流布膀胱而为尿。沾流是人体正常的水液代谢过程。喻昌作"活流"，言水液随气运行，供给全身需用，亦可从。

本条从脉象上论述肺脾肾在水气病形成中的作用。寸口脉主表候肺，脉弦主饮，脉紧主寒，患者寸部的脉象弦而兼紧，因寒邪外束，卫气运行不畅，故见恶寒。肺气不利，脾位居中焦斡旋气机升降失常，水液不能浸渍和排泄，所以流注于肠道之间。

《素问·水热穴论》曰："肾者，至阴也，至阴者，盛水也。肺者，太阴也。少阴者，冬脉也。故其本在肾，其末在肺，皆积水也。"少阴主肾，脉象紧而沉，脉紧主疼痛，脉沉主里主水。肾阳虚，气化失司，故见小便难，也能形成水气病。

二、证候分类

（一）分类

师曰：病有风水、有皮水、有正水、有石水、有黄汗。风水，其脉自浮，外证骨节疼痛，恶风；皮水，其脉亦浮，外证胕肿，按之没指，不恶风，其腹如鼓，不渴，当发其汗；正水其脉沉迟，外证自喘；石水，其脉自沉，外证腹满不喘；黄汗，其脉沉迟，身发热，胸满，四肢头面肿，久不愈，必致痈脓。（1）

【语义浅释】

胕肿：胕与肤通，胕肿指皮肤浮肿。如《素问·水热穴论》曰："上下溢于皮肤，故曰胕肿。胕肿者，聚水而生病也。"

本条论述风水、皮水、正水、石水、黄汗的脉证，提出风水和皮水的治则以及黄汗病一种的转归。现将水气病五种类型的脉证特点阐述如下。

(1) 风水临床表现以骨节疼痛及怕风，脉浮为主。《素问·水热穴论》曰："勇而劳甚则肾汗出，肾汗出，逢于风，内不得入于脏腑，外不得越于皮肤，客于玄府，行于皮里，传为胕肿。本之开肾，名曰风水。"《素问·评热病论》曰："肾风者，面胕疪然，壅害于言……不能正偃，正偃则咳，病名曰风水。"《素问·大奇论》曰："肾肝并浮为风水。"王冰注："脉浮为风，下焦主水，风薄于下，故曰风水。"

据此可知，风水为病，与肺密切相关，肺主皮毛，风邪侵袭肌表，卫外不固，表现为脉浮恶风。肺通调水道失职，水气停留于肌表，表现为头面浮肿。此外，与肾也有密切关系。故赵以德曰："风水者，肾本属水，因风而水积也。"尤在泾曰："风水，水为风激，因风而病水也。"可见风水是先有肾气不化（即"本之于肾"），后因感风而诱发的一种水气病，从脏腑言，当与肺、肾、三焦、膀胱有关。

(2) 水聚皮下，名曰皮水。临床表现以皮肤浮肿，按之凹陷不起，腹部肿胀，口中不渴，怕风不明显。肺主皮毛，肺气虚不能通调水道，水湿停滞，四肢肌表浮肿；主四肢肌肉，病变在肌肤，故皮水与脾肺关系较为密切。皮水形成的原因比较复杂，或由外受水湿浸淫（如《素问·六元正纪大论》曰："感于寒湿，则民病身重胕肿，胸腹满"），或由风水风去水留（即徐彬所谓："邪已去经，而在皮间"），或因劳倦太过，饮食不节，导致脾虚湿困，健运失司，升降失调等。

《诸病源候论·皮水候》曰："肺主皮毛，肾主于水，肾虚则水妄行，流溢于皮肤，故令身体面目悉肿，按之没指而无汗也。"说明皮水与肾虚亦有一定关系。皮水病，水气在皮肤中，其病在表，故"其脉亦浮""外证胕肿，按之没指"，无风则"不恶风"，脾失健运，水湿阻滞脾络，故腹满如鼓状（如因水湿浸淫肌肤，病邪在外，水气尚未入里，腹部亦不至于胀满，此时则"其腹如故"）水气尚未化热，亦未入里阻滞津气的布散，故暂不口渴。"当发其汗"者，程林指出："风水与皮水相类，均属表。在表汗之可也，故当因势利导以祛邪。"不过，风水发汗，主在祛风化气；皮水发汗，意在通阳散水。正如魏荔彤谓："发汗固治风，而驱水之义亦在其中矣。"

(3) 正水，是指肾胜之水自盛。临床表现为脉沉迟，腹部胀满，气喘。与肾关系密切，累及肺脾。肾阳衰微，寒水留聚，故"其脉沉迟"；肺为水之上源，足少阴肾脉络于肺，水经上犯，肺失肃降，故"外证自喘"。本病水邪停蓄于腹内，故有腹胀满一证。如《素问·水热穴论》曰："水病下为胕肿大腹，上为喘呼，不得卧者，标本俱病。"《杂精广要》也认为《诸病源候论》所载大腹水肿候正水，故"腹满"当是正水证候之省文。这里仅"自喘"之特征，为与其他水气病鉴别的要点。

(4) 石水，与肾关系密切，累及与脾。临床表现以脉沉，腹部胀满，无气喘为主。《素问·阴阳别论》曰："阴阳结斜，多阴少阳，曰石水，少腹肿。"《素问·大奇论》曰："肾肝并沉为石水。"《灵枢·邪气脏腑病形》曰："肾脉微大为石水，起脐以下至少腹，腄腄然。"可见石水是因阳气大衰，阴寒太盛，阴寒水气凝结于下焦少腹，气结血瘀而发病。下焦肝肾阳气大衰，气血凝滞，无以鼓舞脉气流通，故见"其脉自沉"。寒水沉积，血脉凝固故见少腹肿满坚硬如石；寒水之邪局限下焦，未及于上，肺未受邪，故见不喘，可与正水"自喘"相区别。

(5) 黄汗，临床表现以脉沉迟，身体发热，胸部反满，四肢及头面浮肿为主，若久不愈，则出现痈脓。以汗出色黄而命名，水湿之邪郁遏肌表，营卫之气而形成的水气病。卫郁营热，湿热交蒸肌腠，故汗出色黄。营卫郁滞，故"其脉沉迟，身发热"；营卫之气宜发于上焦，胸中大气不畅。故"胸满"；湿郁化热，蕴蒸于肌肤，故见头重，汗出色黄。治疗当及早发散寒水之邪，畅通营卫；病初在气分，久则入于营血。若经久不愈肌表营气壅遏过久，必致气血腐败，化为疮痈脓肿。正如《素问·生气通天论》曰："营气不从，逆于肉里，乃生痈肿。"黄汗病出现这种转归，说明病重而难愈。

【六经辨析】

本条将水气病分为风水、皮水、正水、石水及黄汗五类。从六经角度看，风水当属于太阳病，太阳经气布散于表，为诸经之藩篱，是人体最外层的保护屏障，主司营卫二气。卫气为机体阳气，可温化水液，故而具有"温分肉、充皮肤、肥腠理、司开阖"的作用。若外感邪气侵袭太阳之表，使卫阳郁而不解。阳气郁闭则其化气行水的生理功能不能正常发挥。太阳本属寒水，此寒水不得阳气的温煦气化则会凝聚不化而为害。再者太阳以开为顺，若太阳司开之职不能正常发挥其气机则会郁闭而不得宣散，气行则水行，气停则水停，气机不得宣散，水津也不能正常布散，水津不能正常布散，则水液不循常道而泛溢，则发为水气病。

皮水病起于太阳。太阳气化不行，水湿停聚，故其病为胕肿。皮毛外闭，故不恶风。皮水病在于表而实有太阴机转，水湿浸渍中焦脾胃，故其腹如鼓。

正水当属于少阴病。《张氏医通·水肿》云："正水者，肾经之水自病也，经曰：肾者，胃之关也，关门不利故聚水成病，上下溢于皮肤，胕肿腹大，上为喘呼，不得卧，标本俱病也。"少阴包括心、肾二脏，通过枢机作用调节心火和肾水而维持机体正常的生理功能。少阴气化乃一身气化之根，是人生命之本，全身水液需要肾阳的温煦而得以升腾、气化，肾中阴阳亦需少阴枢机的调和。少阴，水火同居，邪扰及其经，枢机不利，水火阴阳失衡，气化不行则水液代谢失常。

石水亦属于少阴病。曹颖甫曰："石水之病亦出于肾寒，其脉沉绝。石谓如石之沉于水底，非如他物之足以上泛，似石水之名，特以阴寒凝固不可动摇言之。"其与正水不同的是石水即水气病日久，沉积在下腹部，腹肿大，按之硬满如石状，腹满不喘，脉沉。病机多属气、血、水结聚，病性虚实夹杂。

在《金匮要略·中风历节病脉证并治》篇亦提到黄汗的形成机制，即"味酸则伤筋，筋伤则缓，名曰泄；咸则伤骨，骨伤则痿，名曰枯。枯泄相搏，名曰断泄。营气不通，卫不独行，营卫俱微，三焦无所御，四属断绝，身体羸瘦，独足肿大，黄汗出，胫冷。"黄汗的病机在于营气不通，卫不独行，营卫俱微所致。因此，对于黄汗病，水湿之邪为外来诱因，脾虚失运是内因，其病位在营卫。许家栋认为太阴病由于胃虚血弱，故不能化生、敷布营卫以抗御表邪，也极易感受外邪侵袭，此时即为太阴中风证。黄汗病其病位虽在于表，但当属于太阴中风病范畴。

脉浮而洪，浮则为风，洪则为气，风气相搏，风强则为瘾疹，身体为痒，痒为泄风，久为痂癞；气强而则为水，难以俯仰；风气相击，身体洪肿，汗出乃愈。恶风则虚，此为风水；不恶风者，小便通利，上焦有寒，其口多涎，此为黄汗。（2）

【语义浅释】

本条论述风水病的机制及风水病与黄汗的鉴别。"风气相搏"的脉象和病证：脉浮属阳主表，风为阳邪，伤于卫表，故脉多浮；因风致水，水气盛于外，故见洪脉。风气相搏，如风邪偏盛伤卫，则可发生瘾疹，瘙痒不止，痒是正气排泄风邪外出的象征，故曰泄风，瘾疹经久不愈，还可变成痂癞。若水气偏盛一身之气郁不行，肺失肃降通调，不能行水，全身浮肿，故俯仰困难。治疗应当选用发汗，使风与水邪从肌表而散。

黄汗为湿热郁蒸于外，未影响膀胱气化，故小便同理，寒湿郁于脾，湿留津聚，故见口中涎沫较多，非风邪为患，故不恶风。此为黄汗病初起的证候表现。

【六经辨析】

本条论述了两类不同的"风气相搏"病证。"风强则为瘾疹""气强则为水"，均为肌表受风邪外扰，正邪交争而出现的表现，皮毛属太阴肺，外邪首犯太阳，故多为太阳太阴合病。黄汗之病为寒湿之邪困脾，郁而熏蒸肌表而发病，其病多在太阴。

寸口脉沉滑者，中有水气，面目肿，大有热，名曰风水。视人之目窠上微拥，如蚕新卧起状，其颈脉动，时时咳，按其手足上，陷而不起者，风水。（3）

【语义浅释】

患者表现为面目浮肿，身体发热，眼胞微微肿起，像刚睡醒的样子，颈部人迎脉搏动剧烈，手足皮肤凹陷，难以回弹，这都是风水病的症状。

此条论述的是风水病加剧时的表现，风水失治、误治，或素体正气不足，均可导致病情增剧。风水其脉自浮，表现为寸口脉沉滑，为邪渐入里，水湿内停，滞留于头面，郁遏卫气，故面目肿大，水渍于肺，肺气上逆，故时时咳嗽，水湿犯肺，水反侮土，目下为胃脉所过，颈部人迎为肺胃所主，风水上犯，肺胃两经所过之处为水气遏阻，故目窠上微拥如蚕，新卧起状，且颈动脉跳动明显；水气溢于肌表较甚，故手足肿，按之凹陷不起。

【六经辨析】

本病为风水加剧，同风水轻症，归于太阳太阴合病，此次犯于太阴脾，水湿不运加剧。

（二）鉴别

太阳病，脉浮而紧，法当骨节疼痛，反不疼，身体反重而酸，其人不渴，汗出即愈，此为风水。恶寒者，此为极虚，发汗得之。渴而不恶寒者，此为皮水。身肿而冷，状如周痹，胸中窒，不能食，反聚痛，暮躁不得眠，此为黄汗，痛在骨节。咳而喘，不渴者，此为肺胀，其状如肿，发汗即愈。然诸病此者，渴而下利，小便数者，皆不可发汗。（4）

【临床表现】

风水：身体沉重酸楚，口不渴，脉象浮而紧，应当发汗而愈。如果出汗后身冷严重，是由于阳气虚弱而又发汗。

皮水：患者口渴而不怕冷。

黄汗：患者身体肿胀并且发冷，其他症状如周痹病，还有胸中闷塞，不能进食，疼痛聚集在筋骨关节部位，傍晚时出现烦躁不安，以致不能安眠。

脾胀（肺胀）：患者咳嗽气喘，口不渴。也可能出现像水肿的症状，应用发汗法治疗就会痊愈。

各种水气病，如果见到患者口渴而又腹泻，小便频数，就不能用发汗法治疗。

【语义浅释】

周痹病名。病在血脉、肌肉，证见周身上下游走疼痛，见《灵枢·周痹》。

本条再论水气病的辨证及治疗原则，并概括指出了风水、皮水、黄汗、肺胀的鉴别。

太阳伤寒，风寒之邪闭束肌表，骨节间营卫之气不畅，脉当浮紧，法当骨节疼痛，若不疼痛，反重而酸，口不渴，此为风水外盛之候，风湿袭表，湿留肌肤，病为风水，当用汗法治之，此乃风水表实证的正治法。水肿病本为阳气不足，若汗不得法，又会损伤阳气，卫阳更虚，由恶风转为恶寒，此乃风水误汗伤阳的表现。因此，阳虚忌汗是风水病应用汗法的原则。

皮水，首条论及脾水不渴，是因为阳气郁结不盛，多见于皮水初期；本条皮水之渴，因水湿潴留皮肤较盛，加重肺脾阳气受阻，脾阳虚不能运化水湿，水湿阻滞于中，里水外溢，肺失通调，水湿留于肌肤所致脾虚湿停，津液不能上承，故口渴，多见于皮水经久不愈者。同理，本条言皮水"不恶寒"者，属阳气尚通若皮水郁结过久，阳气闭阻过盛，亦可出现恶寒，甚至厥冷的证候（如第二十七条蒲灰散证）。

黄汗，"身肿而冷，状如周痹"。《灵枢·周痹》云："周痹者，在于血脉之中，随脉以上，随脉以下，不能左右……风寒湿气，客于外分肉之……此内不在脏，而外未发于皮，独居分肉之间，真气不能周，故命曰周痹。"周痹是痹证的一种，表现为周身上下游走疼痛，项背拘急，为风寒湿乘阳虚侵入血脉肌腠而病。黄汗病因水湿郁而化热，阳气不能通达，故见周身寒冷，湿流关节，阳气闭阻，故痛在骨节，但没有周痹一样周身游走疼痛。湿热上蒸，气机不畅，故胸中窒塞，傍晚时分，阳气更难舒展，故暮躁不得眠湿热郁蒸。胃气失和而上逆，故不能食。

上述表现均为水湿郁遏营卫之气，湿热郁蒸肌腠而致，为黄汗病所具备，故曰"此为黄汗"。病情较首条"身发热，胸满，四肢头面肿"的黄汗病，病情更重。

（1）论肺胀的证治：咳喘是肺胀病的主要特征，故曰"咳而喘……此为肺胀"。其证是因外寒里饮，肺失宣降。外感寒湿，寒饮闭阻肺气，玄府不开，通调不利，故见口不渴、其状如肿。此因肺气不宣，气滞作肿，虽与风水相似，而实质不同，故曰"其状如肿"。因本病由外寒内饮搏结于肺所成，其病在上在表，故曰"发汗即愈"。

（2）论阴虚不可发汗的禁忌："诸病此者"谓上述风水、皮水、黄汗和肺胀等病，虽均可用汗法治疗，但仍须注意体内津液情况。若见"渴而下利，小便频数"等情况，此为津液已伤，若再发汗，势必导致津枯液竭之危，故而告诫曰"皆不可发汗"。

（三）五脏水

从本条起以下五条，均论述五脏水的证候。五脏水是指五脏气化功能失常之后，出现水肿及有关气化障碍的证候，非五脏自身有水。

1. 心水

心水者，其身重而少气，不得卧，烦而躁，其人阴肿。（13）

【语义浅释】

心阳虚等心脏病而导致的水肿，患者常感到身体沉重，呼吸短促而少气懒言，心悸、不能平卧、前阴水肿等症状。

本条主要论述心水的证候。其诊断要点为"不得卧，烦而悸"。心水者，是心阳不足，心火不能下交肾水，肾水失制，水停泛溢所致。心为阳脏，主一身之血脉。心阳虚，无以推动血脉运行，寒凝水停，故身体肿胀而沉重。"少气"是呼吸短促不续、气少不足以言之状，为心阳虚、水邪盛，肺气被水邪所困，肺失宣降。"不得卧"指患者不能平卧，因平卧则水邪更逆于肺，加重肺气不利。水气凌心，心阳被郁，故患者心中烦躁不宁，或心悸不安。"其人阴肿"者，因前阴为肝肾经脉所过，肾脉出肺络心，心阳虚不能下交于肾，则肾水不得制约，溢于前阴而阴肿。

黄树曾：身重，一身沉重，不若平时之轻适也。少气，气少不足以言，《素问·脉要精微论》所谓"言而微，终日乃复言者"是也。水由心发，阳气被郁，故身重心气受伤，故少气。烦而躁，谓先烦而后躁，由于阴阳不交使然。烦而躁，故不得卧。此节心水之心字，当指心包络而言。心包络乃厥阴之脏，厥阴脉循阴器，水由心包而发，滞于阴器，因而有阴肿之证。（《金匮要略释义》）

黄元御：心水者，水灭火也。阴盛阳虚，故身重而少气阳不根阴，故烦躁不得卧寐火种下绝，肝肾寒凝，故阴器肿大也。（《金匮悬解》）

【六经解析】

少阴气化系统所属的脏包括手少阴心，少阴为枢依靠心主血脉的生理功能来枢达布散人体的气血而实现。心主血脉，一是指心有推动血液在脉管内运行以营养全身的作用；二是指心有生血的作用。营气行入脉管之中，在其作用下不断地将脾胃化生来的津液渗入脉管，变化而赤，生成血液。正如《金匮玉函经》所说："水入于经，其血乃成。"津液和血液相互渗透，当血液的浓度增高时，津液就渗入血管而稀释血液，血液正常地渗出脉外，则成为津液，二者相互转化。心主血脉的功能正常，则血液运行流畅，有助于人体水液的正常代谢。当由于种种原因导致心的功能下降，尤其是出现心阳不振或心气虚衰的情况下，血液运行无力，甚则瘀于经脉之中，血中之津液必然会溢出脉管，而组织中的津液不能渗入脉管以运行代谢，津液潴留于器官组织之中便形成水气。

2. 肝水

肝水者，其腹大，不能自转侧，胁下腹痛，时时津液微生，小便续通。（14）

【语义浅释】

小便续通指小便断续通畅，即时通时不通。

肝水表现为腹部肿大，甚至不能自由转动，胁腹部位常常疼痛，口中津液时时微生，其小便也时通时不通。

本条论述肝水的证候。"肝水者"，因肝失疏泄，水道不通所致。肝病而乘脾土，肝病及脾，脾不能运化水湿，停水泛溢，故见腹部肿大，不能转侧。肝气通于腹，今腹部肿大，水阻肝络，肝经气血郁滞不通，故胁腹部疼痛。"时时津液微生，小便续通"为肝气稍舒时的表现，肝主疏泄如常，升降有序，脾气得升而胃气得降，水津即随肝气而上升，三焦通畅，故见津液微生、小便通畅，但是此处为有时津液生、小便通，可见肝主疏泄功能异常，处于正邪交争的状态。

【六经辨析】

厥阴内属于肝脏，肝为风木之脏，经络循行夹胃，故该经又与脾胃密切相关。若厥阴肝木失于疏泄，则气机郁滞不行，而水液不能正常运行；脾土不能运化而水湿内生；肾亦不能充分发挥其主水的功能，如此则水液代谢紊乱，聚而为水，阻滞气机升降出入。《伤寒论》指出"阴阳气不相顺接便为厥"，从而导致痰厥瓜蒂散证与水厥茯苓甘草汤证的发生。

3. 肺水

肺水者，其身肿，小便难，时时鸭溏。（15）

【语义浅释】

因肺病引起水肿的患者，多表现为周身浮肿，小便不利，大便时时如鸭之溏泄。肺水者，因为肺失通调，水湿泛溢而致。肺主气而司治节，为水之上源，主通调水道，若肺气虚，气失所主，肺失宣通，水停于内泛溢于表，则身体浮肿。肺失通调，水不下转膀胱，故见小便不利。小便难，水无去路，可加剧"其身肿"。肺与大肠相表里，肺病及肠，肺金收敛失职，水液直趋大肠，故见大便稀薄粪水杂下，有如鸭粪，清而不实。"时时鸭溏"为肺水的特征，但需与一般腹泻相鉴别。赵以德《金匮玉函经二注》认为是水走大肠所致，云"水不得自小便出，反从其合，与糟粕混成鸭溏也。"

【六经辨析】

太阴系统主司人体系统有形物质的生成与输布，肺、脾二脏为太阴统属，手太阴肺在太阴湿化的作用中居于重要地位，肺主气，气为血之帅，能推动血行，更能通调水道，鼓动津液运行，且"肺朝百脉"，十二正经之气的循环终始于肺，可以称为"主气脉"，而十二正经之气的来源又根于足太阴脾所运化的水谷精微，故手太阴肺为从化。脾肺合化，涌现出了太阴生理的功能。津液经脾的运化向上输送于肺，在肺气的作用下，将其中清的部分布散于全身而濡养各脏、组织和器官，其中浊的部分，一部分经肺的宣发输布于皮毛而为汗；另一部分经肺的肃降，下达于肾，经过肾的气化，使浊中之清者经脾而达于肺发挥其营养作用，其浊中之浊者下注膀胱为尿而排出体外。肺失通调则水液代谢停滞，周身浮肿，发为水气病。

4. 脾水

脾水者，其腹大，四肢苦重，津液不生，但苦少气，小便难。(16)

【语义浅释】

因脾病而导致水肿的患者，多表现为腹部肿大，四肢沉重。津液不能生发，患者唯以气短不续为最苦，小便困难。

腹大，四肢苦重，是诊断脾水的要点。脾主腹，水气犯脾，脾失运化，水湿内停，故见腹大，正如尤在泾所言"脾主腹而气行四肢"，脾阳虚而水湿不运，阳气闭郁不能达于四末，四肢反为水湿所困阻，故见"其腹大，四肢苦重"。脾虚不能化生水谷精微，布散津液失常，故见"津液不生"，脾气虚弱，未能散精于肺，未渗利水湿，故见"少气，小便难"。

【六经辨析】

太阴经在脏为脾，脾为后天之本，主运化水湿，敷布阴气而发挥"开"的作用。脾运化功能的正常运行，需要依赖阳气的推动作用。太阳病误下，或阳明病失治、误治，或过食寒凉生冷，或风寒直入太阴，损伤脾阳，中州不能升清运化，则气机郁滞，水液输布失常，寒湿内盛，故太阴水液病多以寒湿为患。脾水病机为脾阳不足，寒湿内盛。《素问·至真要大论》曰："诸湿肿满，皆属于脾。"喻嘉言亦论："故水液随气横溢成胀，全是太阴脾气不能统摄所致。"

5. 肾水

肾水者，其腹大，脐肿腰痛，不得溺，阴下湿如牛鼻上汗，其足逆冷，面反瘦。(17)

【语义浅释】

因肾病而致水肿的患者，多表现为腹部胀大，甚至脐肿而突，伴有腰痛、无尿、会阴部经常潮湿，好像牛鼻上出的汗一样。患者双足寒冷至膝，其面部与腹部相比，反而显得瘦削。

本条论述肾水的证候。肾水为五脏水中病情较严重者，肾主水，司开阖，为胃之关，肾阳不足，不能温煦周身，布散水液，气不化水，水蓄下焦而聚于腹，故见腹大，脐肿。肾阳虚衰，寒水内停经络不通，不通则痛，腰为肾之外府，故而"腰痛"。肾阳衰微，阴寒凝结，膀胱气化失常，故见小便不出，甚至无尿。

肾开窍于二阴，水寒内停，小便不利，水气未得外出，下注浸淫于下，故见阴下潮湿"如牛鼻上汗"。肾阳虚，未能温煦周身，水为阴邪，其性祛下，故见双足逆冷。"面反瘦"者，五脏以肾为本，肾病则五脏之气血不能营养面部，且面部与"腹大脐肿"相比，显得反而瘦削，其实面目亦肿。

【六经辨析】

肾为少阴，阳气主用，肾在水液代谢中起着主导作用，《黄帝内经》有"肾主水"和"诸水皆生于肾"之论。肾阳一衰，膀胱气化失司脾土不能制水，心脏权威失势，则水液代谢紊乱，或停，或聚，或溢，变证蜂起。张仲景立真武汤为少阴水气病治疗大法，实乃紧扣少阴"阳气主用"的气化特点，助肾阳以化水气。

（四）水分、气分、血分

师曰：寸口脉沉而迟，沉则为水，迟则为寒，寒水相搏。趺阳脉伏，水谷不化，脾气衰则鹜溏，胃气衰则身肿。少阳脉卑，少阴脉细，男子则小便不利，妇人则经水不通，经为血，血不利则为水，名曰血分。（19）

【语义浅释】

患者寸部脉象沉而迟，沉脉主水，迟脉主寒，寒水相互搏结，发为水气病。患者趺阳脉见沉伏，表明脾胃阳虚，不能消化水谷，水粪杂下，像鸭子的稀薄大便，营卫运行不畅，故见身体浮肿。若患者少阳脉沉而弱，少阴脉细而小，为肾气不足的征象。此脉之男子常因肾气不化而小便不利，可导致水气病；此脉之妇人常见经水不通。月经来源于血，经水不通则表示血行不利，血不利则化而为水，亦可形成水气病，此为血分水气病。

本条从寸口、趺阳、少阳、少阴等脉的变化，论述水气病发生的机制和症状，以及血分水气病的概念。

"寸口脉沉而迟"寸口脉为阳主肺，寸口脉沉主水，迟主寒，故曰"沉则为水，迟则为寒"。可见肺气虚弱可以出现水气病，肺主治节失常，水气凝聚，水与寒邪相互搏结，溢于肌表，故成水肿。寸口脉沉而迟是"寒水相搏"之象，而肺气虚弱则是"寒水相搏"之因。

趺阳脉以候脾胃之气。"趺阳脉伏"者，指趺阳部之脉沉伏不起，为中焦脾胃阳虚，不能鼓动脉气所致。脾胃阳虚，运化失职，不能腐熟运化水谷，因而"水谷不化"。脾气虚不能分别清浊故见"脾气衰则鹜溏"。"胃气衰则身肿"者，注家有不同解释，如《金匮要略心典》认为"胃气主表，故衰则身肿也"，《金匮贮学参考资料》认为"胃衰不能分消水液"。此处是着重强调胃气虚弱与水气病的形成有密切关系。胃为水谷之海，五脏皆禀气于胃，若胃气虚衰，纳食、腐熟水谷等功能障碍，全身气血津液势必匮乏又胃虚脾亦衰，脾失运化，则水湿内停。脾胃气虚，营卫不畅，水湿留滞，故周身浮肿。

少阳脉以候三焦。三焦血少气弱，可见少阳脉卑。《素问·灵兰秘典论》载"三焦者，决渎之官，水道出焉"，若三焦决渎功能失常，水道不通，可见则男子小便不利，女子经水不通。少阴脉属肾，候在足内踝太溪穴处，下焦寒气凝结，气虚血少，不能充盈脉道，阴血不足可见细脉，肾脏精血亏损，脉道不充，可见"少阴脉细"。"少阳脉卑，少阴脉细"并见时常见"男子则小便不利，妇人则经水不通"，可见肾阴肾阳俱不足，无论男女，均可能导致水气病。男子属阳主气，肾气衰微，三焦膀胱无以温煦，蒸腾水液，决渎无权，州都失职，可见"男子则小便不利"而病水。女子属阴主血，肾精亏耗，寒邪客于胞门，血寒而凝，女子则经水不通。"经为血，血不利则为水"是进一步强调血病及水，水病及血的相互关系。月经来源于血，血行不利，血瘀气滞，津液不行，故渗溢肌肤而为水肿，即月经不调形成水肿，故名曰"血分"。此先病血而后病水。

师曰：寸口脉迟而涩，迟则为寒，涩为血不足；趺阳脉微而迟，微则为气，迟则为寒。寒气不足，则手足逆冷，手足逆冷，则荣卫不利，荣卫不利，则腹满胁鸣相逐，气转膀胱。荣卫俱劳，阳气不通即身冷，阴气不通即骨疼。阳前通则恶寒，阴前通则痹不仁。阴阳相得，其气乃行，大气一转，其气乃散。实则矢气，虚则遗尿，名曰气分。（30）

【语义浅释】

老师说：寸口脉象迟而兼涩，迟为有寒，涩是血不足。又趺阳脉象微而兼迟，微是气虚，迟是内寒。由于气血虚寒，于是手足逆冷，手足逆冷说明营卫运行不利，而营卫不通利，则导致腹部胀满，肠中气水相攻逐，故而肠鸣有声，甚至寒气冲动于小腹膀胱部位。如果营卫之气俱衰，卫阳不通即身体寒冷，营阴不通就骨节疼痛。如果营卫失调而不谐行，卫阳先通则恶寒，营阴先通则肌肤麻痹不仁。只有营卫二气相互结合协调，膻中之宗气才能正常运行，宗气一转，其水湿邪气就会消散。如果病变属实证，患者常有腹胀矢气的表现，如果属虚，则常有小便失禁，称气分病。

本条通过合诊寸口、趺阳论述气分病的病机、脉证及治疗原则。"寸口脉迟而涩"，心肺主寸口，肺气不足，寒凝于内，心血运行不畅，可见脉来艰涩；"趺阳脉微而迟"趺阳脉为脾胃所主，脾气虚弱，寒邪内生可见脉微而迟。中上二焦阳气不足，寒邪乘阳虚内犯，可见诸病。"寒气不足"是指营卫气血不足兼有寒邪，运行不利，阳气不能温煦四肢，故见"手足逆冷"。卫阳之气具有"温分肉，充皮肤，肥腠理，司开阖"的功能，故营卫气血不足，可见"腹满肠鸣相逐，气转膀胱……身冷，骨疼，恶寒，痹不仁"等表现。

本条提及气分病的治疗原则。"阴阳相得，其气乃行，大气一转，其气乃散"，调和阴阳，温运阳气，畅通营卫，为治疗原则。"大气一转"即"其气乃行"，《灵枢·五味》曰"其大气之搏而不行者，积于胸中，命曰气海"，可见大气即膻中宗气。营卫是宗气的主要组成部分，故营卫畅行，宗气得转。可见治疗水气病，贵在恢复阳气的气化功能。"其气乃散"指水湿邪气因阳气运转而得以消散，可见气分病的治则当是调畅阴阳，温运阳气。"实则矢气，虚则遗尿"，此处论述了气分病虚实不同两种病情。阳气衰微，寒气内结，常见腹满，郁结之气泄于后阴，则矢气频频，此乃气分病之实证。若阳虚失于固摄，则小便频数失禁，此为气分之虚证。

【六经辨析】

气、血、水是构成人体不可缺少的物质基础，也是维持人体正常生命活动的必要条件，三者之间关系密切。仲景提出气分、血分等概念并非脱离水气病而意在说明水气病与气分、血分密切相关，六经气化系统在气、血、水的生成、输布中起重要作用。少阴气化系统以手少阴心为君火，以足少阴肾为命火，君火与命火协调作用，炼精化气，蒸腾于外，为气、血、水的生成形成原动力。少阴气化系统所产生无形的能量和少量的物质，宛如水汽之氤氲。阳明胃与大肠从外界摄取的食饮之中提取精华，摒除糟粕，同时对人体系统内部进行清理，排出废物，留下精华。少阴气化为气、血、水的生成提供能量，阳明系统与外界沟通获取水谷原料，此后经过太阴化气成形。先天元气、水谷精微与自然界清气经太阴结合生成维持人体生命活动之气。水谷精微通过脾运化产生津液，且受气取汁，再经过心赤化而为血。肺主气，气为血之帅，能推动血行，也能通调水道，鼓动津液运行。太阴系统生成气、血、津液；少阳系统为推动物质枢转提供能量，且少阳主三焦，为人体周身水液输布提供通道；厥阴主疏泄，令气机平稳，控制有形物质的输布及无形能量转化的交互速度。太阳系统使足太阳膀胱的寒水之气上升外达，通过三焦布散到人体肤表皮毛，形成了强大的卫阳之气，从而使太阳成为六经之藩篱，保证气、血、水生成输布不受外邪侵袭。六经系统共同维护了气、血、水代谢的正常运行。仲景所言气分、血分并非有意割裂辨为在气分、在血分等，而意在强调气、血、水的整体观念。结合整体观念，以及六经不同的生理特点，论治水气病不可单一从一经入手。

三、治则

（一）利尿、发汗法

师曰：诸有水者，腰以下肿，当利小便；腰以上肿，当发汗乃愈。（18）

【语义浅释】

本条论述了水气病的治疗原则，一切水气病，凡腰部以下肿甚者，其病在下、在里，多因阳气衰弱，不能化气行水，水湿滞留于下而成，治宜化气行水、渗利水湿，应当以利小便治疗为主；若腰以上肿甚的，其病在上、在表，多因外邪侵袭肌表，闭郁肺卫，水湿泛溢于上所致，治宜开肺气、解表邪，应当以发汗治疗才能痊愈。

"诸有水者"泛指一切水气病，在治疗的过程中，也需要采取就近因势祛邪的方法治疗，使得邪气祛而正气不伤。发汗与利小便，对水气病的治疗具有重要意义。发汗和利尿都是通阳的常用治法，两法合用，上下分消，有相得益彰之效。

"腰以下肿，当利小便"者，人体以腰部为界，腰以下属阴为里，水邪主要聚结在里在下时易表现为腰以下肿甚，"在下者，引而竭之"，故当采用利小便为主的治法，使水湿从小便而去；"腰以上肿，当发汗乃愈"，因腰以上属阳为表，腰部以上肿势较甚，说明水邪主要在上在表，"其在表者，汗而发之"，故当采用发汗为主的治法，使水邪从汗液而泄。这种因势利导之法，为水气病之一般治则，亦是《素问·汤液醪醴论》所提出的"开鬼门，洁净府"治法的具体运用。

对虚性水肿的治法，久病见"腰以上肿"，属肾气虚者，当用温养肾气法，使元阳复而水气化，此乃"上病下取"；如久病见"腰以下肿"，属脾气虚，心血不足者，当补养心脾，可用归脾汤加味，使正气健旺，而虚肿乃愈，此属"下病上取"。

（二）逐水可下法

夫水病人，目下有卧蚕，面目鲜泽，脉伏，其人消渴。病水腹大，小便不利，其脉沉绝者，有水，可下之。（11）

【语义浅释】

患水气病的人，下眼睑浮肿，状若卧蚕，面部和眼胞肿得光亮润泽，其脉沉伏，口渴，饮水多，腹部大，脉沉，此为水气蓄积，邪气壅盛，治宜遵《素问·汤液醪醴论》提出的"平治于权衡，去菀陈莝"之法，可以攻下逐水，荡涤水邪。

本条从病因、症状、面色、脉象等方面提出了诊断水气病的一些方法。如消渴引饮，小便不利，是水病之因；目下状如卧蚕是水病之症状；面目鲜艳光泽，是水病之色；沉伏欲绝，是水病之脉。

水气病人，"目下有卧蚕"，即《灵枢·水胀》所说"水始起也，目窠上微肿如新卧起之状"的证候。脾胃为水湿所困，水气泛溢于眼胞，故眼胞浮肿。"面目鲜泽"是皮肤中水气较盛，故肤色光亮而润泽。脉伏较脉沉更进一层，为水气内盛，营卫被遏之象；水停于内，阻碍气机升降，气机升降失常，未能布散津液濡润周身及孔窍，故其人消渴。水停于内积于腹，故见腹大，水液闭塞三焦，气机郁滞，膀胱气化失司，故见小便难。"其脉沉绝者"，谓其脉沉伏不出，非无脉之绝，为水势太盛，停聚于内，阻碍阳气，脉气不达之故曰"有水"，关于本条"可下之"的具体方药，如素体不虚，起病骤然，小便不利，见证如上，可用十枣汤、己椒苈黄丸攻逐其水脉伏者，可用甘遂半夏汤开破利导甚者，可用刘河间的神佑丸、舟车丸，或用浚川散等。以上诸方均适用于阳水实证。如属阴水"邪实正虚，不任攻下者，则宜温阳利水"，陈修园主张用真武汤温补肾阳，加木通、防己、椒目等导利水湿，可作临床参考。另外，《金匮心释》提出，本证若因寒实下存阳，犹伤寒少阴证急下存阴之义，宜用大黄附子细辛汤。其见解独到要留意，有临床参考价值。

四、证治

（一）风水

1.防己黄芪汤——太阳太阴合病

【原文】

风水，脉浮身重，汗出恶风者，防己黄芪汤主之。腹痛加芍药。（22）

《外台》防己黄芪汤治风水，脉浮为在表，其人或头汗出，表无他病，病者但下重，从腰以上和，腰以下当肿及阴，难以屈伸。

【临床表现】

身体肿重、自汗出而恶风较为明显，脉浮。

【证治机制】

本条论述风水表虚的证治。本条与《金匮要略·痉湿暍病脉证治》的原文仅"湿"和"水"字之异，均用防己黄芪汤，属异病同治之例。水与湿同为阴邪且为水液代谢障碍，有相同点，亦有不同之处，在症状上各有侧重。风湿在表，以关节疼痛为主，风水在表，以浮肿为主，治疗时需审证求因。

风水其病在表，外有风邪，水为风激，因风而病水，名为风水，其病在表，故见"脉浮"，风水面目四肢浮肿，湿胜故见"身重"者，表虚卫气不固，腠理疏松。风邪乘虚犯表故见"汗出恶风"。本证属表虚不固，风水相搏于肌表，故应当用固表利水健脾胜湿之防己黄芪汤主治。

"腹痛加芍药"者，注家见解不一。赵以德说"腹痛者，阴阳气窒，不得升降"，是里气失于调和之意。张璐说："腹痛者，肝郁气塞，不得升降，再加芍药以收阴也。"肝气郁，固可用芍药柔肝，但本条别无肝郁之症。陈修园说："腹痛者，胃不和也，加芍药以泄之。"此与《金匮要略·痉湿暍病脉证治》同，但意义不明。据《神农本草经》载，芍药能"开血痹"，本证水阻气滞，当有影响血脉痹阻之势，血痹不通，故而腹痛，因此加芍药开血痹以缓急止痛。

【方剂组成】

防己一两，黄芪一两一分，甘草半两（炙），白术三分。

上锉麻豆大，每抄五钱匕，生姜四片，大枣一枚，水盏半，煎八分，去滓，温服，良久再服。喘者加麻黄半两。胃中不和者，加芍药三分。气上冲者，加桂枝三分。下有沉寒者，加细辛三分。服后当如虫行皮中，从腰下如冰，后坐被上，又以被绕腰以下，温令微汗瘥。

【方解】

黄芪、甘草、大枣、生姜补中益气固表。防己祛风湿利关节，白术逐湿利水以除邪，本方以黄芪为主要，黄芪"益卫气"之功尤加，其治在表，可治疗表虚明显的恶风症状。故此方治风湿风水、表虚汗出而恶风者。脾主肌肉，身肿多因水湿不运，泛溢肌肤，多病在太阴，皮毛属太阴肺，外邪首犯太阳，故多为太阳太阴合病。本方用黄芪固表，生姜发汗解表，用草、枣、术补中益气固表，故本方证的表虚比桂枝汤证更甚，当属太阳太阴合病的表虚证。后一句腹痛加芍药，可提示注重太阴病的程度，随证治之。

【现代应用】

本方常用于治疗慢性肾炎、营养不良性水肿、产后水肿及血栓性静脉炎等属于气虚者。临证若患者恶风较甚，或有明显的"伤风"症状（如咽痒、流泪、喷嚏等），亦可少佐防风以祛风。利水退肿者用汉防己，祛风止痛者用木防己。

【临床验案】

钱某，女，37 岁。于 1 个月前患急性化脓性扁桃体炎，经治愈后，渐觉面目、四肢浮肿，腰酸纳呆。尿检蛋白（++），红细胞（+），颗粒管型（+）。西医诊断为急性肾小球肾炎，住院治疗。刻下：病已经月，面黄虚浮，身重体倦，汗出恶风。尿检蛋白一直波动在（+～++）之间，苔白腻，质淡，脉浮缓。辨证为风水相结，表虚不固，肾亏于下。治宜祛风行水，益气固表，并稍佐温肾之品，取防己黄芪汤加味：防己 10g，黄芪 12g，白术 10g，甘草 4g，生姜 6g，大枣 10枚，菟丝子 12g，淫羊藿 10g。服药 8 剂后，尿检蛋白少许，面浮身肿，汗出恶风俱减。原方继服 8 剂后，诸证悉除，尿检正常，康复出院。[王伯群.防己黄芪汤的临床运用[J].江苏中医杂志，1984（6）：40.]

按：病起于太阳，邪气内陷而欲传入少阴。太阳与少阴两大气化系统，一者居于周身之表，一者居于周身之里。邪侵太阳，客于咽喉，经曰："肾足少阴之脉……循喉咙，挟舌本……是主肾所生病者，口热舌干，咽肿上气，嗌干及痛。"咽喉为少阴经所过，少阴本虚，由经传入脏腑，气化不利则水湿停聚。故以菟丝子、淫羊藿加强少阴气化，助温化水湿；生姜、甘草、大枣健脾和胃，化气生津，益营助卫，加之黄芪益气固表以固卫太阳藩篱；白术运化太阴，健脾逐水；配以防己利水消肿。

2. 越婢汤——太阳阳明合病

【原文】

风水，恶风，一身悉肿，脉浮不渴，续自汗出，无大热，越婢汤主之。（23）

【临床表现】

周身浮肿，口不渴，脉浮，恶风，断断续续自汗，没有高热征象。

【证治机制】

本条与上条同属风水，在证候上均有汗出、恶风、脉浮等表现，上条为风水表虚，恶风不发热，自汗出，肿势较轻；本条为风水夹有郁热，恶风不恶寒，可见身热，肿势明显；机制各异，需仔细分别。

本条论述了风水夹有郁热的证治。风水之病，因风致水，太阳外受风邪，病在于表，故见"恶风"表证，水气泛滥，故见"一身悉肿"。据《金匮要略心典》当为脉浮口渴，风水初起口不渴，但是内有郁热则见口渴。"不渴"也可理解为鉴别里热的程度，不渴说明里热不盛，津液未伤。热郁于内，风性疏泄，故见"续自汗出"。"续自汗出"描述的也是水气郁遏，但热势不严重，热断续迫汗而出的表现，因此用越婢汤发汗行水，兼有清透郁热的效果。

【方剂组成】

麻黄六两，石膏半斤，生姜三两，大枣十五枚，甘草二两。

上五味，以水六升，先煮麻黄，去上沫，内诸药，煮取三升，分温三服。恶风者，加附子一枚（炮），风水加术四两。

【方解】

越婢汤方中，重用麻黄配生姜发汗宣散水湿，配石膏清透郁热发越水气，甘草、大枣补中益气，使邪去而正不伤。方后云"恶风者，加附子一枚"，"恶风"为风水之本症，恶风加剧，卫气不固，加附子温肾助阳顾其本。"风水加术四两"，指水湿偏重加白术健脾利湿。

太阳外受风邪，因风致水，且见"恶风"表证，病在于表。水湿内停，日久化热，郁热内生，内有阳明热，迫汗出，故为太阳阳明合病。

【现代应用】

本方具有宣肺利水功效，对急性肾炎有较好疗效。临床可加连翘、益母草、生姜皮、茯苓以加强清热利水消肿之功。

"恶风"为风水本有之症，若服用越婢汤后，恶风不解或加剧，说明里阳已伤，故宜加附子温阳固肾，否则将出现"恶寒者，此为极虚发汗得之"。

【临床验案】

张某，男，3 岁，秋患水肿，经中西医治疗月余无效，患儿周身水肿，肿势较盛，按其手足，凹陷颇深，脐微突出，小便短少，大便如常，舌苔薄白，舌质红，脉不甚沉，兼有滑数之象，越婢汤以治之。方药：生麻黄 2.4g，生石膏 24g，生甘草 2.4g，生姜 2 片，大枣 2 枚。服 1 剂后，即见微微汗出，小便亦渐增长，连服 3 剂，肿已退去大半，原方再服 3 剂而愈。及改用香砂六君子汤加减以善其后，并嘱其忌盐四个月，愈后未复发。[王金魁，谢娟娟. 老中医谢天心应用石膏的独到经验 [J]. 上海中医药杂志，1984（5）：26-28.]

按： 此案病机为机体外受风寒之邪，寒邪收引腠理，凝滞津液，加之卫阳被寒邪所伤，汗孔开阖失司，故在表水液代谢失常而泛溢周身。中西医治疗月余无效，应是忽略太阳表证。其脉不沉而滑数是肌表不开，卫阳郁闭而有化热之机。风邪袭表，肺失通调，属太阳风水夹郁热证，以越婢汤发汗开太阳行津液治之。后予香砂六君子汤助太阴运化，防湿困中焦，诸证得愈。

（二）皮水

1. 越婢加术汤——太阳阳明太阴合病

【原文】

里水者，一身面目黄肿，其脉沉，小便不利，故令病水。假如小便自利，此亡津液，故令渴也。越婢加术汤主之。（5）

【临床表现】

周身及面部、眼胞浮肿，小便不通畅。

【证治机制】

本条论述皮水夹热的证治，脾虚水湿不运，肺气失宣，水液运化失常，三焦气化失司，膀胱气化不利，故见小便不利，水无以出，故见周身浮肿，湿郁日久化热，水热邪气充斥于表，浸淫肌腠，压迫脉道，脉气不能鼓动于外，故"其脉沉"。故选用越婢加术汤发汗利水，清泄郁热。

"假如小便自利，此亡津液，故令渴也"意在指出越婢加术汤的禁忌证候。若口渴与小便利同见，说明津液损伤较重，不能再用越婢加术汤发汗行水清热，否则重亡津液。方后注云"恶风加附子一枚（炮）"，其意与越婢汤同，加附子壮阳固表。

【方解】

本方由越婢汤加白术组成，白术性苦温，有健脾利湿之功，与麻黄配伍，可行皮中之水，且可抑制麻黄之过汗，本方治疗越婢汤证而小便不利或湿痹疼痛者。

本方证病在皮肉，小便不利，气化失司而生，病在足太阳膀胱及太阴脾，内生水湿，郁而化生阳明热，故为太阳阳明太阴合病。

【现代应用】

本方对慢性肾炎急性发作性水肿、头面上半身浮肿明显、恶寒发热、咳嗽喘促胸闷、咽痛口渴，或微汗、纳呆腹胀便溏、尿少色黄、苔白或白黄而润、脉浮数或弦滑者，有较好疗效。

【临床验案】

王某，男，42岁。因"全身浮肿20天"于1957年10月12日收住院。入院后检查血压160/96mmHg，尿常规：蛋白（＋＋＋＋），红细胞（＋），白细胞0～5个，颗粒管型（＋），透明管型0～1个；X线检查心脏间两侧扩大；眼底检查：肾型视网膜炎；腹水征阳性。西医诊断：急性肾炎；肾炎性心脏病。请米老治疗。症见全身浮肿，以面部为甚，恶风发热，心慌气短，胸闷咳嗽，腹胀恶心，腰痛尿少，舌苔白腻，脉浮滑。诊为水肿并发心悸证。治宜宣肺清热，健脾除湿，消肿利水。方选越婢加术汤。药用：麻黄24g，石膏48g，生姜、白术各17.5g，炙甘草10.5g，大枣5枚。3剂，水煎服。每日1剂，服药3剂，症状大减、尿量剧增，日排量4500ml，舌淡，苔白腻，脉沉滑。继服原方3剂，体重减少1.5kg，诸症消失，时有纳差，舌淡苔薄白，脉细。证属脾胃虚弱，治宜健脾益胃，方选六君子汤。每日1剂，连服6剂，血压、尿检一切正常，临床痊愈而出院。(《中国百年百名中医临床家丛书·米烈汉》)

按：患者以"全身浮肿20天"为主诉，水肿以面部为甚，且有恶风发热等表证，结合脉浮，考虑为太阳表闭水郁；苔腻兼有发热，水郁在里而有化热倾向；腹胀恶心、胸闷咳嗽等为太阴里虚之征。先以越婢加术汤开太阳之表，使水湿与里热，悉从汗解，调达内外气机。后治以运化太阴补里虚。

2. 防己茯苓汤——太阳太阴合病

【原文】

皮水为病，四肢肿，水气在皮肤中，四肢聂聂动者，防己茯苓汤主之。(24)

【临床表现】

四肢肿胀，并时而有轻微跳动感觉。

【证治机制】

本条论述的是论阳虚气郁的皮水证治。"皮水为病"概指本篇第一条所述"脉亦浮，外证胕肿，按之没指，不恶风，其腹如鼓，不渴"等脉证。本条皮水证候的特点为"四肢肿""聂聂动"。脾阳虚弱，水湿内停外溢，脾主四肢，水气潴留四肢皮下，肿胀明显，"四末为诸阳之本"，可见阳虚气郁较盛。水气滞留在皮肤下，卫气欲通不通，正邪相争，故患者自觉肿处时有轻微跳动之感。本证阳虚气郁，故以防己茯苓汤通阳化气、分消水湿为主治方。

【方剂组成】

防己三两，黄芪三两，桂枝三两，茯苓六两，甘草二两。

上五味，以水六升，煮取二升，分温三服。

【方解】

方中防己能通腠理，祛水湿，与黄芪相配伍，可补气固虚，走表祛湿，从表散皮下之水；与茯苓共行利水之功，使水邪由小便而去；桂枝与黄芪益气温阳，培土制水，甘草调和诸药，全方共奏健脾益肺、行水化湿之功。

桂枝、黄芪解太阳之表且益气温阳，培土制水，防己、茯苓治在太阴，健脾利水，以方测证，本方证当属太阳太阴合病。

【现代应用】

凡慢性肾炎、肝硬化腹水、营养不良性水肿、尿毒症、关节炎、心源性浮肿等属阳气不宣，水气泛于肌肤者，症见面黄食少、便溏、肢体浮肿、小便少、心悸、四肢关节肿痛等，均可以防己茯苓汤加减治之。

防己茯苓汤与防己黄芪汤均可治水气在表，均用黄芪、防己、甘草以健脾行表而祛水。不同者，防己茯苓汤偏于气虚阳郁，水停肌肤，症见四肢肿而肌肉跳动，小便不利，治以益气通阳，表里分消而防己黄芪汤主治表虚不固，水湿在表，症见脉浮、身肿或身重，汗出恶风，治以益气固表、祛风除湿为主。

【临床验案】

患者，男，28 岁。病浮肿 1 年，时轻时重，用过西药，也用过中药健脾、温肾、发汗、利尿法等，效果不明显。当笔者会诊时，全身浮肿，腹大腰粗，小便短黄，脉弦滑，舌质嫩红，苔薄白，没有脾肾阳虚的证候。进一步观察，腹大按之不坚，叩之不实，胸膈不闷，能食食后不作胀，大便每天 1 次，很少矢气，说明水不在里而在肌表。因此，考虑到《金匮要略》所说的"风水"和"皮水"，这两个证候都是水在肌表，但风水有外感风寒症状，皮水则否，不拟采用麻黄加术和越婢加术汤发汗，而用防己茯苓汤行气利尿。诚然，皮水也可以用发汗法，但久病已经用过发汗，不宜再伤卫气。方药：汉防己、生黄芪、带皮茯苓各 15g，桂枝 6g，炙甘草 3g，生姜 2 片，红枣 3 枚。用黄芪协助防己，桂枝协助茯苓，甘草、姜、枣调和营卫，一同走表，通阳气以行水，使之仍从小便排出。服 2 剂后，小便渐增，即以原方加减，约半个月症状完全消失。(《谦斋医学讲稿》)

按：本案全身浮肿，腹大腰粗，小便短黄，但其腹按之不坚，叩之不实，胸膈不闷，能食不胀，此水不在里，而在肌表。太阳水气，本当作汗外泄，为表寒所遏，则皮毛之气悉化为水，而水气在皮肤中，在皮肤中者，由皮毛而渐渍肌肉也。水渍肌肉，则脾阳不达四肢而四肢肿。太阴本虚，津液乏源，加之津液外泄为水湿，用发汗法既乏汗之源又少卫阳鼓动，故不效；单用健脾法、温肾法是治其本，未兼顾其太阳不开，表气郁闭，水液停滞不行之标；利尿法为治标而非治本。服用防己茯苓汤通阳行水，标本兼治，一方面调和营卫，开太阳之表；另一方面健运脾胃，通阳行水，使小便渐增，症状亦随之渐消。

3. 甘草麻黄汤——太阳太阴合病

【原文】

里水，越婢加术汤主之，甘草麻黄汤亦主之。（25）

【临床表现】

周身及面目浮肿，表实无汗用甘草麻黄汤；越婢加术汤同前。

【证治机制】

本条介绍了用表散皮水的两种办法，《医宗金鉴》云"若表实无汗有热者，则用越婢加术汤，无热者，则用甘草麻黄汤发其汗，使水外从皮去也"，说明了两方的应用区别。

从本条甘草麻黄汤后服法亦可得知，其病属皮水表实无汗，为皮水初起，或素体阳气不盛者，水气停聚于皮下，但尚未化生郁热，选用甘草麻黄汤发散水湿。

【方剂组成】

甘草二两，麻黄四两。

上二味，以水五升，先煮麻黄，去上沫，内甘草，煮取三升，温服一升，重覆汗出，不汗，再服。慎风寒。

【方解】

本篇载方十首，用麻黄者六首。《本草经集注》云："麻黄能上宣肺气，下伐肾邪，外发皮毛之汗，内祛脏腑之湿，故仲景于水气病用之为主药。"麻黄发汗宣肺利水，甘草和中补脾，从而达到肺气宣发，水去肿消的目的。

本方为治疗皮水的方剂，病在肌肉，脾主肌肉，且选用麻黄发散其表，表实无汗亦印证了太阳表证的存在，故为太阳太阴合病。

【现代应用】

甘草麻黄汤以甘草伍麻黄健脾宣肺，发汗而不致太过，使表气通，肺气行，小便通调，水祛肿消，故云"重覆汗出，不汗，再服。慎风寒。"

【临床验案】

王某，男，3岁，1983年10月27日由儿童医院转来本院。患儿1周前发热，咽痛经治热退，因汗出过多，其母用凉毛巾揩之，次日下午，患者脸、睑部出现浮肿，到某院确诊为急性肾炎。用西药效微，转本院中医诊治。症见睑为卧蚕，全身浮肿，头面、下肢尤甚，其睾丸肿大如小杯，尿二日来几闭，不欲饮食，呼呼作喘，《金匮要略》所云"气强则为水""风气相击"，治以麻黄15g，甘草15g。水煎，频频而少喂。患儿家长每十几分钟喂一匙，半剂尽，尿道口淋滴尿液，半小时后，第1次排尿（300ml），又隔45分钟，第2次排尿（700ml），此时喘促减，余嘱尽剂，夜间服5~6次，次日清晨，其肿大消，身溃溃汗出，改培土利湿剂善后。[顾兆农 . 提壶揭盖法治疗风水、关格 [J]. 中医药研究杂志，1984（1）：22.]

按：此案患儿以水肿为主诉，相较于越婢加术汤其无里热，故用麻黄汤之半以发表汗为要。

4. 蒲灰散——阳明病

【原文】

厥而皮水者，蒲灰散主之。方见消渴中。（27）

【临床表现】

皮水病出现手足厥冷的症状。

【证治机制】

本条论述皮水厥逆的证治。皮水患者，水邪外盛，内生郁热，湿热搏结于内，阳气被遏，不能温阳四末，故见手足逆冷。并见"脉浮，胕肿，按之没指，不恶风，其腹如鼓，不渴"等皮水证候。独言其厥，是为突出手足厥冷的表现，为湿热内阻阳气不通之皮水证，故用蒲灰散清湿热，通利小便，畅达阳气，为后世"阳水"的治法奠定了基础。

本方证为皮水中因湿热搏结于内，阻碍阳气，故见手足厥冷，为阳明里热在内，属阳明病证。

【方剂组成】

蒲灰七分，滑石三分。

上二味，杵为散，饮服方寸匕，日三服。

【方解】

方中蒲灰、滑石清湿热，利小便。此处蒲灰，当从《千金方》作蒲黄，有化瘀通窍之功，滑石亦能利湿热，通九窍，二者同用使水湿郁热尽从小便而去，阳气通则厥逆解。叶天士"通阳不在温，而在利小便"的理论渊源于此。

【现代应用】

本方可用于慢性肾炎、肾病综合征、妇人经闭水肿等症见全身浮肿、手足逆冷、小便不利或黄热短少、舌苔黄腻等辨证属皮水阳郁者。

【临床验案】

刘某，女，38岁，1996年6月20日初诊。患者每逢经期则下肢浮肿3年余，近半年来经期浮肿加重，伴身重乏力，不思饮食，不能坚持上班。曾经妇科、泌尿外科等检查，未见器质性病变。肿时服西药利尿药，肿虽退而乏力更甚。也曾服中药但用药时症状减轻，至下次经来则复肿如初。此次来诊适值经前2～3天，面肢浮肿，两小腿肿甚，按之凹陷，手足发冷。曾用五苓散、《傅青主女科》健固汤等。查舌质暗、体略胖、苔腻，脉濡数。思前用方药健脾利水似已对证，为何症状反复；再细问经期见症：小腹坠胀，经来量少色紫且质稠有块，伴排尿前股内抽憋，尿后余沥感。反复揣度，始悟此系湿热蕴结下焦，日久血分壅瘀，影响气化所致，当用清利行瘀调经。结合水肿、经行不畅，四末发冷及舌脉所见，忆及《金匮要略》所载"厥而皮水者，蒲灰散主之"，药用：蒲黄12g（包煎），泽兰12g，益母草30g，防己12g，车前子20g(包煎)，赤芍15g。3剂，每日1剂，水煎服。

6月24日二诊：服药中经血来潮，血色暗红，量较前次多。小腹坠胀、股内抽憋减轻，小便量多，肿势减轻，苔腻稍退。为防行瘀太过，原方去赤芍，泽兰、益母草减量续服4剂。

6月30日三诊：药后经尽肿退，尿后余沥消失，手足转温，仍乏力厌食，舌暗苔薄，脉濡缓，湿去瘀行而脾虚之象已著，给予归芍六君子汤调理。连续观察2个周期，仅在经期下肢轻度浮肿、乏力，余证未复发。用健脾益气利水调理巩固3个月经周期而水肿未再复发。[李成河.蒲灰散治验2则[J].山西中医，1997（6）：28-29.]

按：蒲灰散中蒲黄性滑利，凉血行瘀，消肿利窍；滑石沉寒，渗利泄湿；二药合用有泄热利水行瘀之功。患者经期浮肿来诊，但经血量少质稠有块，且小腹坠胀，排尿前股内抽憋，尿后余沥等，系由湿热蕴结血分，气化不行使然。患者素有阳明之热，湿热互结于内，壅阻气机而使浮肿迁延不愈。手足发冷而不用通阳药，诚如《金匮要略心典》所言"厥而皮水者，水邪外盛，隔其身中之阳，不行于四肢也。"故不可以附子、桂枝之属，助其内伏之阳。

（三）正水与风水

麻黄附子汤——少阴病　杏子汤——太阳太阴合病

【原文】

水之为病，其脉沉小，属少阴；浮者为风，无水虚胀者，为气。水，发其汗即已。脉沉者，宜麻黄附子汤；浮者，宜杏子汤。（26）

【临床表现】

浮肿无汗恶寒，脉沉小，选用麻黄附子汤。

脉浮的风水选用杏子汤（方未见，不过多阐述）。

【证治机制】

本条论述风水、正水的证治，以及水气病与虚胀的鉴别。少阴阳虚正水，见脉沉小，选用麻黄附子汤，脉浮之风水选用杏子汤，若阳虚气滞作胀，而非病水，不选用汗法治疗。

"水之为病，其脉沉小，属少阴。"沉脉主里，其脉沉小，可见本证为少阴肾阳虚弱，不能化气行水所致，应属正水少阴阳虚证。"浮者为风"因浮脉主表，"风令脉浮"此类水肿是由外受风邪，肺卫失宣，影响肾气不化而成，故当属风水。

"无水虚胀者，为气"意在与水肿病相区别。所谓"虚胀"，即《金匮要略·腹满寒疝宿食病脉证治》中的虚寒性腹满，阴阳虚寒凝气滞而生，不似水肿病面目浮肿，仅有腹部胀满必有喜温喜按，时有减轻等特点。水肿可发汗，虚胀宜温通阳气，不可发汗。

正水因其标本俱病（肺肾同病），亦可使用汗法因势利导。但正水发汗时须兼顾肾阳，温经发汗，故"脉沉者，宜麻黄附子汤"。因此，选用麻黄发汗解表以散水邪，附子温阳化水，甘草调中，共奏温阳发汗、解表祛水之功。

【方剂组成】

麻黄三两，甘草二两，附子一枚（炮）。

上三味，以水七升，先煮麻黄，去上沫，内诸药，煮取二升半，温服八分，日三服。

杏子汤方未见，恐是麻黄杏仁甘草石膏汤。

【方解】

本方药物组成与《伤寒论》第 302 条麻黄附子甘草汤相同，只是麻黄剂量略有差异，与《伤寒论》第 301 条麻黄细辛附子汤仅一味药物之差。麻黄发汗解表以散水邪，附子温阳化水，甘草调中，共奏温阳发汗、解表祛水之功。本病症因少阴阳虚而生，选用麻黄、附子，温经发汗，发散表邪而兼顾温护肾阳，为少阴病症。

【现代应用】

凡腰以上及眼睑浮肿，兼有恶寒、四肢不温、小便不利或清长、咳喘、腹满脐平、脉沉细属正水者，多因肾阳虚不能化气行水，水寒犯肺所致，宜投麻黄附子汤温经发汗，祛水平喘。

杏子汤方未见，推测必有辛开苦泄的作用。临床中若风水夹热，症见发热恶风、浮肿而喘、唇红、舌质红、苔薄黄少津、脉浮数者，可用麻杏石甘汤宣肺清热利水或以越婢汤发越水气，清解郁热。凡风水表里无热，症见浮肿而喘、苔白润、脉浮紧者，可用三拗汤宣肺散水平喘。

【临床验案】

覃某，女性，年约 50 岁。3 个月前，初起眼睑浮肿，继即全身肿胀，按之凹陷，体重由 40kg 增至 70kg，行动困难，食欲不振，大便软，小便少，素无心悸气促及两足浮肿史，经化验诊断为肾脏性水肿，脉象沉小。初拟五苓散、济生肾气丸之类，连服多剂，不效。筹思再三，患者先从颜面肿起，正符合"腰以上肿，当发汗乃愈"之旨，用麻黄附子甘草汤连服 3 剂，汗出至腿以下，顿觉全身舒适，继用五苓散及济生肾气丸多剂，功效大著，关门大开，小便清长，日夜十余次。2 周后，全身水肿消失，休重减至八十余斤，恢复原来体重，患者愉快出院。(《湖南省老中医医案选》)

按：水病始于太阳，而终于少阴。太阳当得浮脉，少阴即见沉脉。此病当在少阴，为肾阳不足，气化不利，水湿泛溢肌表所致。五苓散温化不足之力不足，济生肾气丸通行祛湿力差，故治以麻黄附子汤解表祛湿，温补肾阳以助气化。

（四）黄汗

1. 芪芍桂酒汤——太阴中风证

【原文】

问曰：黄汗之为病，身体肿，一作重。发热汗出而渴，状如风水，汗沾衣，色正黄如柏汁，脉自沉，何从得之？师曰：以汗出入水中浴，水从汗孔入得之，宜芪芍桂酒汤主之。（28）

【临床表现】

浮肿，汗出色黄沾衣，颜色像黄柏汁，发热，口渴，脉沉。

【证治机制】

本条论述了黄汗的病因病机及证治。黄汗为水气病的一种，"汗沾衣，色正黄如柏汁"是黄汗病独有的特征。因其有"身体肿，发热汗出而渴"等与风水相类似的症状，故条文曰"状如风水"。但风水汗出色不变，黄汗汗出色黄如柏汁等；风水脉浮，黄汗脉沉，风水恶风，黄汗不恶风，这是其不同之处。

本条点明黄汗的病因病机，"以汗出入水中浴，水从汗孔入得之"为汗出营卫之气衰弱，外受水湿邪气，外邪入侵而病。水寒之气入汗孔，郁阻营卫，汗液排出不畅，湿停留于肌肤，湿热交蒸于肌肤，故见汗出发黄。故选用芪芍桂酒汤调和营卫，祛湿散郁热。

【方剂组成】

黄芪五两，芍药三两，桂枝三两。

上三味，以苦酒一升，水七升，相和，煮取三升，温服一升。当心烦，服至六七日乃解。若心烦不止者，以苦酒阻故也。一方用美酒醯代苦酒。

【方解】

方中桂枝、芍药调和营卫，配苦酒可增强清泻营中郁热的作用；重用黄芪实卫走表祛湿，可祛水湿，畅通卫气，以扶正达邪，桂枝与黄芪配伍，可辛温振奋卫阳而散水湿。四药相配，可实卫阳，益营阴，行气散水湿清湿热，病乃愈。

芪芍桂酒汤方证属太阴中风之范畴。太阴中风证即在太阴病的基础之上复中风而成。太阴病提纲证见于《伤寒论》第 273 条："太阴之为病，腹满而吐，食不下，自利益甚，时腹自痛。若下之，必胸下结硬"。可见太阴病脾胃虚弱，津液敷布无力，水饮内生，其核心病机即为里虚水饮。太阴中风证即在此基础之上出现腠理疏松、营卫不和、津液涣散于表等一系列病机转变。此与芪芍桂酒汤之脾胃虚弱、运化失司导致津血化生不足，水湿困表所导致的津液输布不利、卫阳郁遏致使易化热伤津，形成津血凝滞病机特点完全相符。

【现代应用】

本方常用于慢性肾炎、内分泌紊乱偏于表虚多汗症者。汗多者，加浮小麦、煅龙骨、煅牡蛎固表敛汗；气虚甚者，加党参、黄芪益气固摄；肿甚者，加车前子、茯苓通利水道；小便不利，色黄者，加滑石、泽泻利尿除湿；烦热者加栀子、黄连清热除烦。

【临床验案】

患者，男，45 岁，2017 年 9 月 24 日初诊。主诉：汗出较多 3 年余，加重 1 月余。患者自诉 3 年前淋雨劳作后汗出增多，伴神疲乏力，症状反复，汗出不止，近 1 个月汗出加重，遂来就诊。刻下症：恶热，动则易汗出，汗出后无明显恶风寒，下肢酸烦，腰酸，易疲乏。口疮时发，伴舌麻，口干口苦，饮多，喜温饮，饮冷则咽痛，纳可，无胃脘胀痛，无烧心（胃灼热）、反酸，偶有肠鸣，腹部无明显恶寒。寐欠佳，入睡困难，多梦，情绪易烦。大便日一行，质可，畅通；溲偏黄。下睑淡红偏红，腹按稍满，下肢略肿。舌淡红，苔薄白微腻，脉细数稍弦。西医诊断：自发性多汗症；中医诊断：多汗症，辨为水热困表证＋太阴中风证。治以养营和卫，清泄水热。方用芪芍桂酒汤。方药：黄芪 30g，生白芍 18g，桂枝 18g，陈醋 30ml，黄酒 30ml。14 剂，日 1 剂，水煎分 3 次温服。

二诊（2017年10月8日）：2周后复诊，患者自诉汗出明显减少，汗后无恶风寒，下肢酸烦及腰酸症状缓解，精神较前改善。口疮未发，口干口苦较前缓解，舌麻已无，二便可。刻下诊：下睑淡红偏红，下肢略肿，舌淡红苔薄白，脉弦细。继守原方2周后无多汗，精神可，未复诊。随访半年，症状未复发。[瞿溢谦，刘雨佳，曹灵勇，等.基于黄汗理法探讨芪芍桂酒汤治疗杂病[J].中华中医药杂志，2020，35（7）：3463-3466.]

按：患者多汗，其表之腠理相对疏松，津液外泄。汗出当风，水湿之邪外袭而困于表，患者因平素中焦胃气不足，在表之饮迟迟未化，故下肢略肿。本案病情迁延，水热互结于表，津液输布不利，水饮进行性加重，加之热亦灼津，故脉细数稍弦，周身酸烦。口疮时发，即如《金匮要略·水气病脉证并治》所述"黄汗之病……发热不止，必生恶疮"。水热伤及营血而致疮，故以芪芍桂酒汤解肌祛风，涌泄水热，此乃《神农本草经》中用黄芪之治"久败疮"，以及《名医别录》中用苦酒"消痈肿……杀邪毒"也。因现代制药工艺受限，未见苦酒通行于世，曹灵勇教授根据其药性及功效特点，临床用陈醋加黄酒来替代。此外，服药期间，当忌食辛辣厚味、海鲜鱼腥，以免影响疗效。

2. 桂枝加黄芪汤——太阴中风证

【原文】

黄汗之病，两胫自冷；假令发热，此属历节。食已汗出，又身常暮盗汗出者，此劳气也。若汗出已，反发热者，久久其身必甲错。发热不止者，必生恶疮。若身重，汗出已辄轻者，久久必身瞤，瞤即胸中痛，又从腰以上必汗出，下无汗，腰髋弛痛，如有物在皮中状。剧者不能食，身疼重，烦躁，小便不利，此为黄汗，桂枝加黄芪汤主之。(29)

诸病黄家，但利其小便，假令脉浮，当以汗解之，宜桂枝加黄芪汤主之。

【临床表现】

身肿，出汗后自觉轻快，日久会出现身体不自觉的掣动感；腰以上出汗，腰以下无汗，腰髋部的筋脉肌肉弛缓无力，酸软疼痛，好像有虫在皮肤里爬行，并且严重者会出现不能进食，身体沉重疼痛，心中烦躁，小便不利。

【证治机制】

本条论述了黄汗与历节、劳气的鉴别。病论述了桂枝加黄芪汤的证治。"黄汗之病，两胫自冷"，因黄汗病水湿郁滞肌肤，湿性重浊下注，阳气不通以下肢明显，不能温煦，故见身发热而两胫怕冷。历节为一身热。"食已汗出，又身常暮卧盗汗出者，此劳气也"。劳气即虚劳病，虚劳汗出，多因阴虚或阳虚，食后气外泄，营阴内亏，卫气不固，阴津随气外泄，其颜色非黄色，可与黄汗鉴别。

黄汗，本因汗出不畅而内生湿热，因而汗出湿邪减轻，郁闭减轻，发热辄轻。若汗出反发热则必然耗损营血，肌肤失其濡养，故其身必甲错。热郁肌肤，外感邪毒与郁热相合，则肌肤溃烂生恶疮。

黄汗病由湿热郁遏而成，患者表现为身重，为黄汗病湿盛之证，湿邪在表，郁遏营卫之气，故汗出症状可以减轻；湿邪在里且反复汗出日久阳虚，且阴津渐亏，筋脉失于温养，故身体肌肉瞤动；欲通不通，故患者自觉"如有物在皮中状"，或动或痒。胃气被戕则"不能食"，脾阳不运则"身疼重"，心阳受阻则"烦躁"，肾气不化则"小便不利"等。上述病情均由黄汗病日久湿盛阳微，偏于湿重而导致，因此选用桂枝加黄芪汤调畅营卫，宣通阳气逐湿。

【方剂组成】

桂枝、芍药各三两，甘草二两，生姜三两，大枣十二枚，黄芪二两。

上六味，以水八升，煮取三升，温服一升，须臾饮热稀粥一升余，以助药力，温服取微汗。若不汗，更服。

【方解】

芪芍桂酒汤、桂枝加黄芪汤均治黄汗，均具有宣达阳气、排除水湿之功。前者为周身汗出，表虚较为明显，后者为汗出不畅，腰以上有汗，腰以下无汗，故主以桂枝汤，另加黄芪益气除湿。黄芪，味甘微温，《神农本草经》谓其"主痈疽久败疮，排脓止痛，大风癞疾……补虚"，为补虚固表之要药。桂枝汤解肌发汗，调和营卫，加黄芪二两助卫固表，使水湿得散而表气不伤。

本方证由脾胃虚弱、运化失司导致津血化生不足，表虚复受风、湿等邪气之侵袭演化而成；共见里虚水饮、水湿困表等基础病机。而里虚所导致的津亏血弱、腠理疏松致使易受外邪之侵袭，属太阴中风证。

【现代应用】

本方适用于放射治疗、化疗及不明原因导致的白细胞减少症或黄疸病见表虚汗出者。本方即桂枝汤加黄芪，对于营卫不和，表虚湿阻的痹证、黄汗、水气病等，均可在本方基础上加减应用。

【临床验案】

韩某，女性，41 岁，哈尔滨人，以肝硬化来门诊求治。其爱人是西医，检查详尽，诊断肝硬化已确信无疑。其人面色黧黑，胸胁窜痛，肝脾肿大，腰胯痛重，行动困难，必有人扶持，苔白腻，脉沉细。黄疸指数、胆红素皆无异常，皮肤、巩膜无黄染。曾经多年服中西药不效，特来京求治。初因未注意黄汗，数与疏肝活血药不效。后见其衣领黄染，细问乃知其患病以来即不断汗出恶风，内衣每日更换，每日黄染。遂以调和营卫、益气固表以止汗祛黄为法，与桂枝加黄芪汤治之。桂枝 10g，白芍 10g，炙甘草 6g，生姜 6g，大枣 4 枚，生黄芪 10g。嘱其温服之，并饮热稀粥，盖被取微汗。上药服 3 剂，汗出身痛减，服 6 剂汗止，能自己行走，继依证治肝病乃逐渐恢复健康，返回原籍。2 年后特来告知仍如常人。［胡希恕.黄汗刍议 [J].北京中医，1983（4）：6-8.］

按：此案为肝病传脾，病陷太阴，脾虚血弱，故不能化生、敷布营卫以抗御表邪，也极易感受外邪侵袭，水湿困表，营卫之气不能循行上下，阴湿积于下焦，湿热壅于上焦，积热成黄，故见黄汗。《金匮要略·中风历节病脉证并治》载："汗出入水中，如水伤心。历节黄汗出，故曰历节。"历节与黄汗共同的病因是汗出入水中，即中风之后复受湿邪为患，二者异名而同源，寒湿困束进一步加重，停聚于关节所致腰胯痛重、行动困难。故方用桂枝加黄芪汤治以调和营卫，祛湿于外。

（五）气分病

1.桂枝去芍药加麻辛附子汤——太阴少阴合病

【原文】

气分，心下坚，大如盘，边如旋杯，水饮所作，桂枝去芍药加麻辛附子汤主之。（31）

【临床表现】

患者心下胃脘部可见大如盘如杯、中高边低的肿块，并且伴有恶寒身冷等症状。

【证治机制】

本条论述脾肾阳虚的气分病证治，脾肾阳虚，阴寒水湿内停于心下，故见心下痞硬如盘、心下即胃脘部位，为上中焦交界之处，营卫源于中焦，宣发于上焦，且胃络通心，肺脉亦起于中焦，故营卫不畅，大气不转，常导致水饮停聚心下；或兼有手足逆冷，身冷恶寒，骨节疼痛，四肢麻木不仁等症状，可选用桂枝去芍药加麻辛附汤温阳散寒，宣散水饮。

【方剂组成】

桂枝三两，生姜三两，甘草二两，大枣十二枚，麻黄二两，细辛二两，附子一枚（炮）。

上七味，以水七升，煮麻黄，去上沫，内诸药，煮取二升，分温三服，当汗出，如虫行皮中，即愈。

【方解】

此方由桂枝去芍药汤与麻黄附子细辛汤合方。附子、细辛配伍温煦于里，可振奋阳气，祛表寒，化里饮，且附子、桂枝、生姜、甘草、大枣辛甘助阳，益火培土可化水饮，且麻黄温散发表力强。本方药后"当汗出，如虫行皮中"，与防己黄芪汤"服后当如虫行皮中"一样，均为阳气振奋得通，推动阴凝之邪走表外散的现象，是药后有效的表现，可表现为患者自觉肌肤有蚁行感、瘙痒或皮肤发红等症状。

本病因脾肾阳虚，水饮内停，结于心下而生，且方药为桂枝去芍药汤与麻黄附子细辛汤合方，以方测证，为太阴少阴合病。

【现代应用】

本方常用于感冒、慢性气管炎、肝硬化腹水、肝肾综合征等属于阳虚阴凝者，均可加减使用。本方加知母，为治疗水肿要方"消水圣愈汤"。

【临床验案】

董某，女，49 岁。周身皮肤肿胀，随按随起而无凹陷，腹部胀满尤为明显。更有奇者，肚脐周围出现如栗子大小包块十余个，按之软，随按而没，抬手又起。腹部皮肤发凉，间或嗳气上逆，面色黧黑不泽。脉沉无力，舌苔白。该证病名为"气分"，属寒邪内搏气机所致。桂枝 9g，生姜 15g，大枣 10g，炙甘草 6g，麻黄 6g，细辛 4.5g，附子 9g，川椒 3g。服 3 剂后腹中气动有声，矢气甚频，腹胀随之消减，脐周之包亦消。但腹中胀满尚未尽愈，改方用李东垣寒胀中满分消汤三剂而愈。(《经方临证指南》)

按：本案以周身皮肤肿胀为主诉，刘老辨为"气分"病，气分病当是水气因气不利而生者。《诸病源候论·气病诸候》言："夫气分者，由水饮搏于气，结聚所成。气之流行，常无壅滞，若有停积水饮搏于气，则气分结而住，故云气分。"气分是因气滞而"水饮结住"。患者脉沉无力，症见嗳气、腹凉，当辨为太阴少阴合病，太阴运化不及，中焦之气滞；少阴气化不利，寒饮邪气停聚。治以麻黄、细辛、附子、桂枝类辛甘温药以行阳助少阴气化，姜、枣、草益气调中，和缓型散。

2. 枳术汤——太阴病

【原文】

心下坚，大如盘，边如旋盘，水饮所作，枳术汤主之。(32)

【证治机制】

本条论述气分病的另外一种治法，与上条比较，仅"旋杯"和"旋盘"之不同。《金匮要略易解》认为，"旋杯"是"脚企而束，身高而峭"，形容"腹大的根脚坚束，面积高峭"，积水牢固而严重而"旋盘"是"脚阔而低，身扁而平"，形容"腹大的根脚缓弛，面积平阔"，此条积水程度较上条"旋杯"轻。本证为脾虚气滞，运化不利，水气痞结心下，故见心下痞坚如盘，当用枳术丸益气健脾行气利水。

【方剂组成】

枳实七枚，白术二两。

上二味，以水五升，煮取三升，分温三服，腹中软即当散也。

【方解】

本方枳实与白术之比约为 2 : 1，故重在破积滞，消痞气。枳实行气破结，消胀满，白术温中逐饮，可治疗里寒心下坚满之证。

本病因脾虚气滞而生，且枳实、白术均为健脾行气滞要药，以方测证，当为太阴病。

【现代应用】

本方对心下痞满、肝脾肿大、胃下垂、脱肛等病证有较好疗效。偏脾虚者，重用白术偏气滞者，重用枳实。

【临床验案】

谢某，男，48 岁，农民。1990 年 10 月初诊。近年来脘腹胀满，食后为甚，自觉心窝下按之有坚实感，时有肠鸣，大便或艰或稀。苔白，脉细涩。当地医院 X 线钡餐检查诊为慢性浅表性胃炎，胃下垂。诊毕，何老辨证脾胃虚弱，水饮痞结。盖心下胃也，胃气虚弱，升降乏力，运化失司，遂致水饮痞结于心下所致。病与《金匮要略·水气病脉证并治》"心下坚，大如盘，边如旋盘，水饮所做，枳术汤主之"方证相合。治宜行气消痞，健脾化饮。枳术汤主之枳实 15g，土炒白术 20g，服药 7 剂，症状减轻。28 剂后，病已十去其九。再于原方加补中益气丸 30g（包煎），继服半月而收全功。[金国梁 . 何任研究和运用仲景方一席谈 [J]. 江苏中医，1994（7）：3-4.]

按：气分病有偏于阴寒凝结、水饮结聚者；与偏于气机阻滞、水饮弥散者。本案患者当属于后者，脾胃气弱，气机阻滞所致水饮弥漫开散，病在太阴。以枳实行气化饮为主，兼以白术健脾化饮，诸证减轻。

五、预后

脉得诸沉，当责有水，身体肿重。水病脉出者，死。（10）

【语义浅释】

脉出：指水气病之沉脉暴出而无根，上有而下绝无。

本条论述水气病的主脉及预后，与《金匮要略·痰饮咳嗽病脉证并治》"脉沉者，有留饮"语义一致。水气病的主脉为沉脉，多表现为身体浮肿沉重。水气病水泛肌肤，水为阴邪，阻碍阳气，脉中阳气不足，不能鼓动气血达于外，水留皮肤，脉络受压，故多见沉脉。水湿为重浊之邪，泛溢肌肤，蓄积不行则身体浮肿、沉重。

若水气患者的脉象由沉伏暴出而无根，上有而下绝无，这是阴盛格阳的危象，多主死。"脉暴出"多为阴盛格阳，阳气涣散不敛的危象，水气病可见，少阴戴阳证服破阴回阳药后亦可出现。如《伤寒论》第 315 条云："少阴病，下利脉微者，与白通汤，利不止，厥逆无脉，干呕烦者，白通加猪胆汁汤主之。服汤，脉暴出者，死。"这些脉象均为预后不良之征兆，故以脉象的变化来预测水气病的转归，具有临床指导意义。

黄元御：脉得诸沉，阴旺水寒不能化气，当责有水。水溢皮肤，身体肿重，是其证也。水病脉沉，若脉出者，阳根下断，升浮无归，法当死矣。(《金匮悬解》)

尤在泾：水为阴，阴盛故令脉沉。又，水行皮肤，营卫被遏，亦令脉沉。若水病而脉出，则真气反出邪水之上，根本脱离而病气独盛，故死。出与浮迥异，浮者盛于上而弱于下，出则上有而下绝无也。(《金匮要略心典》)

问曰：病下利后，渴饮水，小便不利，腹满因肿者，何也？答曰：此法当病水。若小便自利及汗出者，自当愈。(12)

【语义浅释】

下利之后，出现渴欲饮水，小便不利，腹满而前阴水肿等症状，这是什么道理呢？答：这是将要形成水肿病。但若患者小便通利和能出汗者，此病就能自然痊愈。

本条论述了下利后病水的机制及自愈的转归。下利日久，脾肾两虚，脾气虚则不能化湿制水，肾气虚则不能气化主水，以致津液不能敷布，故渴欲饮水，脾肾两虚，气不化水，则小便不利，又饮水过多，则水有入而无出，以致水积腹中或泛溢肌肤形成水肿。假如小便通利，体表汗出，说明阳气未虚，或阳气恢复，三焦通利，水有出路，水肿自可消退。所以说"若小便自利及汗出者，自当愈"。

泄泻与痢疾日久不愈往往可以导致津液损伤，甚至损伤脾肾阳气，以致津不上承或膀胱气化不利，出现口渴、多饮、小便不利，"病下利后，渴饮水"者，为泄泻日久，津气俱伤，机体渴而饮水自救。脾伤水湿内聚则腹部胀大，肾伤则水无以化，留聚腹中，而且溢于肾所主之窍孔（前阴），故见阴肿，从而表现为水气病。上述见证，如出现在下利后脾肾虚弱之时，则是发生水气病之先兆，当及早预防之。

"若小便自利及汗出者，自当愈"是言本证自愈的机转。水气病的治疗取决于"病下利后，渴饮水"者，为泄泻日久，津气俱伤，机体渴而饮水自救。小便自利，是膀胱气化正常，汗出，是营卫调畅，示其肺、脾、肾三脏阳气未至大衰，或气化已有复苏之机。三焦通调，肺脾肾三脏功能正常，膀胱气化得行，则小便通利，营卫调和，汗自出。这样水气病患者预后良好。

其中"自当愈"有两种认识。一种认为是当自愈，如"若小便利则水行，汗出则水散，虽不药而自愈矣"（《金匮要略直解》）。另一种认为是通过药物调整后达到小便通利，汗自出，这样水病自然痊愈。两种认识以后者更为妥当。因为本条讨论因下利导致水病，表现为口渴，小便不利，腹满阴肿，症状中已包含有小便不利，况小便不利是水病的主要表现，水无去路，泛溢肌肤则水肿，聚集于内则腹满而胀。在治疗上有发汗、利小便、可下之三大法则，可见水气病患者需要解决水之出路，当以恢复肺脾肾及三焦功能为本，治标之法为可下、可汗。因此，只要小便通利，汗自出，则水病自然可以痊愈。

尤在泾：下利后，阴亡无液，故渴欲引水。而土虚无气，不能制水，则又小便不利。腹满因肿，知其将聚水为病矣。若小便利，则从下通，汗出则从外泄，水虽聚而旋行，故病当愈。然其所以汗与利者，气内复而机自行也，岂辛散淡渗所能强责之哉。（《金匮要略心典》）

吴考槃：自当愈句，有寓小便不利，汗不出，宜利小便、发汗意。仲景未明言，细玩自知。（《金匮要略五十家注》）

第 26 章　湿热内蕴黄疸病　太阴少阳转厥阴

　　黄疸病以目黄、身黄、小便黄赤为主症，本章从病因、病机、分类症状、治疗原则禁忌、辨证以及预后等方面对黄疸进行了全面阐述，指出黄疸病的病因病机主要包括外感湿热发黄、燥结发黄、寒湿发黄、虚劳发黄、火劫发黄及女劳发黄等六个方面，其中以湿热发黄为主。在《金匮要略》中黄疸病主要被分为四类，包括谷疸（与饮食有关）、酒疸（与嗜酒有关）、女劳疸（与房劳有关）以及黑疸（诸疸久不愈，湿热夹瘀）。谷疸、酒疸以湿热内蕴为主要病机，属太阴阳明少阳病，治疗以清利为主，女劳疸强调肾虚，属少阴，黑疸为诸疸之转归，属厥阴。后世医家在此基础上进一步发展了黄疸的分类。如巢元方的《诸病源候论·黄疸诸候》将本病分为二十八候；《圣济总录·黄疸门》分为九疸三十六黄；元代罗天益的《卫生宝鉴》将其概括为阴黄、阳黄两大类。

　　《灵枢·经脉》中脾所生病者及肾所生病中均记载有黄疸。《素问·玉机真脏论》言："肝传之脾，病名曰脾风，发瘅腹中热，烦心出黄。"故从脏腑论，黄疸与肝脾肾密切相关；从六经论，则与太阴阳明少阳少阴厥阴均相关，主要以太阴阳明少阳病为先，素体肾虚则涉少阴，最终转归入厥阴。

　　在治疗上，以湿热黄疸为最常见，"湿热相搏，民病黄疸"，故清利湿热是治疗黄疸病的最重要方法。同时兼顾六经转归，汗吐下和温清消补亦均有涉猎。

一、病机

　　寸口脉浮而缓，浮则为风，缓则为痹。痹非中风，四肢苦烦，脾色必黄，瘀热以行。（1）

【语义浅释】

　　在病机上，论发黄主要为风湿相合，从阳化热，湿热困脾，瘀热发黄。"寸口脉浮而缓"，脉浮主风邪，脉缓主湿邪，风湿相合，从阳化热，痹阻不行。湿热内困于脾，循经外扰四肢，症见四肢苦烦，湿热内侵血分，血液因之而瘀滞，瘀热转输流布于周身，故体表必见脾主之黄色，于是导致周身发黄。

　　趺阳脉紧而数，数则为热，热则消谷，紧则为寒，食即为满。尺脉浮为伤肾，趺阳脉紧为伤脾。风寒相搏，食谷即眩，谷气不消，胃中苦浊，浊气下流，小便不通，阴被其寒，热流膀胱，身体尽黄，名曰谷疸。（2）

【语义浅释】

本段阐述了谷疸是由脾中寒湿与胃中热邪相合而得的病机。趺阳脉主候脾胃。脉紧则主脾寒，数主胃热。胃热则消谷易饥，脾寒则生湿，寒湿困脾，食不运化，故食即为满。"风寒相搏"至"名曰谷疸"，进一步论述了谷疸的病机和症状。风代表阳邪，示胃中有热，寒代表阴邪，示脾中有湿。谷入胃后助长热邪，胃热上冲，清阳受扰则食谷即眩。寒湿困脾，运化失常，故不能消谷。脾升胃降，胃主降浊，"胃中苦浊，浊气下流"，浊流膀胱则小便不通。"阴"指太阴脾，谓脾寒生湿，湿郁化热，与胃中湿热相合并下注膀胱。小便不通湿热不得外泄，郁蒸泛溢，导致"身体尽黄"，从而形成谷疸。

【六经辨析】

该段虽只言谷疸，但从全篇看，湿热相合为黄疸病的主要病机。中医内科学将黄疸归属于肝胆病证，认为黄疸是感受湿热疫毒等外邪，导致湿浊阻滞，脾胃肝胆功能失调，胆液不循常道，随血泛溢的疾病，病位在肝胆。与仲景时期以脾胃为主的思想有所差异。《伤寒论》中提及发黄的条文共有18条。太阳病篇6，阳明病篇11，太阴病篇1。太阳病篇中多为经由传变或误治所见，邪气内陷或水湿中阻致使脾胃功能失常，黄色外显。而阳明病篇在发黄的论述中占比最高，多条条文均提到小便不利，身必发黄，说明湿邪无所出是黄疸的重要病机，脾胃属中土主湿，脾胃色外显则发黄。《伤寒论》阳明病篇第187条"太阴者身当发黄"亦明确表示发黄为脾胃之主要病位。太阴受寒郁而化热，太阴主湿，阳明主热，湿热相搏，则生黄疸，属太阴阳明病。

二、分类

（一）谷疸

趺阳脉紧而数，数则为热，热则消谷，紧则为寒，食即为满。尺脉浮为伤肾，趺阳脉紧为伤脾。风寒相搏，食谷即眩，谷气不消，胃中苦浊，浊气下流，小便不通，阴被其寒，热流膀胱，身体尽黄，名曰谷疸。(2)

【语义浅释】

同上。

【六经辨析】

谷疸的病机阐述如上，其名因饮食而生。主要症状包括身黄、小便不通、食谷即眩、不能消谷等，属太阴阳明病。

（二）酒疸

心中懊憹而热，不能食，时欲吐，名曰酒疸。(2)

夫病酒黄疸，必小便不利，其候心中热，足下热，是其证也。（4）

酒黄疸者，或无热，靖言了了，腹满欲吐，鼻燥，其脉浮者，先吐之，沉弦者，先下之。（5）

酒疸，心中热，欲呕者，吐之愈。（6）

【语义浅释】

由于长期饮酒以致湿热郁于中焦，脾胃不能升清降浊，胃气上逆，故不能食，时时恶心欲吐。湿热上蒸，故心中热。湿热下流，膀胱气化受阻，必见小便不利。湿热流注于下，故足下热。湿热不能外泄，郁蒸于内，故发黄。病变可有上、中、下之分。如果湿热尚未熏蒸于上，则心中无热，安静不烦乱；湿热中阻上逆，则腹满欲吐；湿热伤阴，上焦津液不足则鼻燥。湿热居中，可向上、向下传导。若脉浮者，湿邪趋向于上，因势利导，用吐法治之。若脉沉弦者，是湿邪趋向于下，则用下法。湿热内阻中焦，上冲至膈上，则心中热欲吐。因湿邪有向上之势，故用吐法，涌出病邪。

【六经辨析】

酒疸之病，主因嗜酒日久所得，其症见心中懊恼，心中热，足下热，小腹满，不能食，欲呕吐等。与少阳病之"胸胁苦满，默默不欲饮食，心烦喜呕，或腹中痛，或心下悸，小便不利"等症状类似，同时黄疸为病，其必有太阴阳明湿热之基础，太阴主腹，阳明里热熏蒸，考虑属太阴阳明少阳病。

（三）女劳疸

黄家日晡所发热，而反恶寒，此为女劳得之。（14）

额上黑，微汗出，手足中热，薄暮即发，膀胱急，小便自利，名曰女劳疸。（2）

【语义浅释】

女劳疸是房室伤肾，阴虚火旺所致。日晡所发热恶寒，与阳明病相别，恶寒则知非为热证。房劳伤肾，肾与膀胱相表里，足太阳膀胱之气不能温煦于表，故恶寒。肾劳则阴虚生热，肾之本色黑色上出，故额上黑；阴虚火旺于上则微汗出；手足心热，薄暮即发，实为阴虚内热之证；膀胱急为肾热移于其表里之膀胱；小便自利表明非为湿或水饮内停所致。

【六经辨析】

女劳疸为房劳过度所得，其主要症状包括日晡所发热恶寒，头额发黑，微汗，近傍晚时手脚心热，少腹满急，小便正常。《伤寒论》第 301 条言"少阴病，始得之，反发热"可证明少阴病可发热，即表证之有太阳有少阴，但本病小便自利，手足心热，当属少阴，以《伤寒论》第 293 条言"少阴病，八九日，一身手足尽热者，以热在膀胱，必便血也"，亦可证明少阴病可影响足太阳膀胱之机，故将此归属于少阴病。

（四）黑疸

酒疸下之，久久为黑疸，目青面黑，心中如啖蒜齑状，大便正黑，皮肤爪之不仁，其脉浮弱，虽黑微黄，故知之。（7）

黄家日晡所发热，而反恶寒，此为女劳得之。膀胱急，少腹满，身尽黄，额上黑，足下热，因作黑疸。（14）

【语义浅释】

酒疸为湿热内蕴而非成实，反用下法则伤脾胃，胃伤则湿热更重，久久则由黄变黑，成为黑疸。湿热日久伤及血分成瘀，则目青面黑、大便色黑。若湿热灼于中焦，则心中如啖蒜状。血瘀则皮肤失养，则爪之不仁。酒气在上，故脉仍浮，反被误下则弱。面色黑而微黄，与女劳疸相异。

女劳疸之肾虚不能气化水府津液，水停于心，故少腹满，膀胱急。少阴阴虚，故足下热。"额上黑"为肾色上出，此为阴分邪热不解，使瘀血内停，为肾虚夹有瘀血之证，是女劳疸的变证。

【六经辨析】

黑疸为诸疸之转归。非但酒疸下后，女劳疸也可转归为黑疸。《诸病源候论》言："夫黄疸、酒疸、女劳疸，久久多变为黑疸。"黑疸瘀血阻滞、湿热内蒸的病机完全是上文"瘀热以行"的进一步发展。"久久为黑疸"，表明黑疸的形成经历了一个比较长的时期。发黄是"瘀热以行"的结果，若发黄经久不愈，必致瘀血阻滞，湿热内蒸，其色便由黄变黑。由此可见，黑疸是诸疸的转归，并非酒疸一症误治如此。其症可见面色黑微黄，目色青，心中灼热不适，大便色黑，皮肤搔抓无知觉，脉浮弱。其目青，为瘀血阻滞肝窍失养，《伤寒论》第 326 条"厥阴之为病……心中疼热"，病久不愈，可归属为厥阴病。

（五）黄家

腹满，舌（一作身）痿黄，躁不得睡，属黄家。（10）

【语义浅释】

此言湿重于热之黄疸。脾主腹，脾虚生湿，中焦不运，故见腹满；脾虚不能运化水谷精微以濡养周身，脾经连舌本，故见身（舌）萎黄，黄为脾之本色。脾湿郁而化热，湿热上蒸，导致烦躁不得眠。

【六经辨析】

黄家之病，为脾虚所得。《伤寒论》第 278 条："伤寒脉浮而缓……太阴当发身黄，若小便自利者，不能发黄。"又《伤寒论》第 273 条："太阴之为病，腹满而吐。"正为太阴脾主腹之意，本证属脾虚，归属太阴病。

三、治疗原则

酒疸，心中热，欲呕者，吐之愈。（6）

阳明病，脉迟者，食难用饱，饱则发烦头眩，小便必难，此欲作谷疸。虽下之，腹满如故，所以然者，脉迟故也。（3）

其脉浮者，先吐之，沉弦者，先下之（5）。

一身尽发热而黄，肚热，热在里，当下之。（8）

诸病黄家，但利其小便；假令脉浮，当以汗解之，宜桂枝加黄芪汤主之。（16）

黄疸腹满，小便不利而赤，自汗出，此为表和里实，当下之，宜大黄硝石汤。（19）

黄疸病，小便色不变，欲自利，腹满而喘，不可除热，热除必哕，哕者，小半夏汤主之。（20）

诸黄，腹痛而呕者，宜柴胡汤。（21）

男子黄，小便自利，当与虚劳小建中汤。（22）

【语义浅释】

由于湿热相得的病因最为常见，治疗黄疸病的主要原则仍是清湿热、利小便。女劳疸则为补肾，黑疸则以消瘀化湿为主。根据病位不同，灵活使用汗、吐、下、和、温、清、消、补八法。如脉浮者可汗或吐，病在上欲呕者可吐，热在里、表和里实、脉沉弦者可下，兼有少阳者可和，脉迟者食难用饱者可温，湿热相合者可清，瘀血阻滞者可消，女劳疸或虚劳所致者可补。同时，注意辨证准确，尤其是湿热发黄与寒湿发黄。寒湿发黄者禁下，下之腹满如故；禁清热，清热则哕。

【六经解析】

《伤寒论》第 260 条："伤寒七八日，身黄如橘子色，小便不利，腹微满者，茵陈蒿汤主之。"此为清利湿热之法。第 261 条："伤寒身黄发热，栀子柏皮汤主之。"第 262 条："伤寒瘀热在里，身必发黄，麻黄连轺赤小豆汤主之。"此二者皆欲解散其热也，皆为从汗法出，以发散其湿热为治。第 125 条："太阳病，身黄，脉沉结，少腹硬……小便自利，其人如狂者，血证谛也，抵当汤主之。"又为蓄血在下焦，用抵当汤下之。综观《伤寒论》对发黄的治疗，其亦不离汗、吐、下、和、温、清、消、补八法，只是以汗、下、清、消为主，亦涵盖了黄疸病的主要病机，但论丰富性不如本篇中详尽，可互参。

四、证治

（一）谷疸——阳明病——茵陈蒿汤

【原文】

谷疸之为病，寒热不食，食即头眩，心胸不安，久久发黄为谷疸，茵陈蒿汤主之。(13)

【临床表现】

恶寒发热，不能食，食后即感头部眩晕，心胸烦闷不舒，身体发黄。同时也应有谷疸提纲证中的腹满、小便不利等症状。

【证治机制】

本证属湿热蕴蒸。谷疸多由饮食内伤，脾胃运化不畅，内生湿热所致。此条中的恶寒发热并非表证，而是湿热交蒸、营卫不和。湿热中阻，胃失受纳，脾失健运，故不能食。食则谷阻中焦助湿生热，湿热郁蒸，则心胸烦闷不舒，上冲清窍即头眩，久久则全身发黄，发黄为后发症状，是湿热蕴蒸日久，脾之主色外现之象。

从六经看，本方证当属阳明病证。《伤寒论》第 236 条："阳明病，发热、汗出者，此为热越，不能发黄也。但头汗出，身无汗，剂颈而还，小便不利，渴引水浆者，此为瘀热在里，身必发黄，茵陈蒿汤主之。"《伤寒论》第 260 条："伤寒七八日，身黄如橘子色，小便不利，腹微满者，茵陈蒿汤主之。"第 236 条明言阳明病，第 260 条伤寒七八日，常为病传阳明的时期，均提示本方证主要归属阳明病。但头汗出而身无汗，小便不利，且渴欲饮水者，为热和湿瘀于里，身黄如橘子色，谓一身尽黄，其色鲜明如橘子皮样，为多热的阳黄。小便不利、腹微满，为水不下行，此亦为热与湿瘀。综上，茵陈蒿汤证属阳明，湿热蕴蒸之实明也，治以清泄湿热。

【方剂组成】

茵陈蒿六两，栀子十四枚，大黄二两。

上三味，以水一斗，先煮茵陈，减六升，内二味，煮取三升，去滓，分温三服。小便当利，尿如皂角汁状，色正赤。一宿腹减，黄从小便去也。

【方解】

茵陈蒿，《神农本草经》谓"味苦，平。主风湿寒热邪气，热结黄疸"，有除湿解热作用。方中茵陈蒿、栀子清泄湿热，利疸退黄，大黄荡涤积滞，泄热退黄。诸药合用，使瘀热从二便而出。服本方后应小便多，湿热从小便出则尿如皂角汁状，色正赤。故曰"黄从小便去也"。《金匮要略心典》云："茵陈、栀子、大黄，苦寒通泄，使湿热从小便出也。"

【现代应用】

主要治疗肝胆疾病。治疗急性传染性黄疸性肝炎、肝硬化、肝胆道感染、胆囊炎、胆石症、胆道蛔虫引起的黄疸及钩端螺旋体病、疟疾、回归热，肠伤寒以及败血症、肺炎等伴发黄疸病。除此之外，可治疗妇科术后、大叶肺炎与口腔溃炎；高脂血症；恶性肿瘤；异常黄汗等疾病。现代药理研究认为，茵陈蒿汤具有保肝利胆（促进胆红素代谢、抗肝损伤、利胆、抑制肝细胞凋亡等）、保护胰腺、抗炎等作用。

【临床验案】

患者，男，40 岁，身高 170cm，体重 108kg，于 2023 年 8 月 16 日就诊。主诉膝关节痛风反复发作 2 年，加重 4 天。既往高尿酸血症、脂肪肝、肝损害病史，刻下见：右膝关节处发一肿块约 2cm×2cm，轻压痛，右膝关节疼痛，活动受阻，双目干涩，纳多易饥，眠可，大便日一行，量少，小便色偏黄，舌暗红苔黄腻，脉滑数。生化检查示 ALT 100.2U/L，AST 44.5U/L，UA 619U/L。诊断：痛风湿热郁阻，治法：清利湿热。方药：茵陈 45g，栀子 9g，大黄 9g，苍术 20g，土茯苓 30g，蚕沙 30g，秦皮 15g，青皮 10g，威灵仙 30g，百合 30g，半边莲 30g，垂盆草 30g，金钱草 30g，虎杖 15g。服上方 14 剂，ALT、AST 均恢复正常，UA 明显降低，右膝肿块消失。

按：本案患者肥胖，湿热内蕴出现痛风发作，疼痛红肿，纳多易饥，小便色黄，大便量少。阳明有热，作用于足阳明胃则消谷善饥，在手阳明大肠则肠道津液失润，见大便量少，其阳明病无疑，又舌暗红苔黄腻，脉滑数亦为湿热内蕴之象。痛风之机伏邪常从少阳而出，但亦可传阳明。如果传入阳明，导致正邪相争太过，则会出现明显的热证。《金匮要略·中风历节病脉证并治》言："趺阳脉浮而滑，滑则谷气实，浮则汗自出。"趺阳脉候胃气，滑脉乃饮食积滞，湿热内蕴之象。由此可知，痛风之机与黄疸之湿热相合。故予以茵陈蒿汤清热利湿，并加苍术、土茯苓、蚕沙、秦皮、半边莲、垂盆草、金钱草、虎杖增强清热利湿之力，百合滋阴治疗双目干涩，威灵仙祛风湿、消骨鲠治疗痛风发作，青皮行气助药力行。本方清热利湿之力强，故能清退湿热，使理化指标正常。

（二）黑疸——太阴少阴阳明合病——硝石矾石散

【原文】

黄家日晡所发热，而反恶寒，此为女劳得之。膀胱急，少腹满，身尽黄，额上黑，足下热，因作黑疸。其腹胀如水状，大便必黑，时溏，此女劳之病，非水也。腹满者难治。硝石矾石散主之。（14）

【临床表现】

申酉时发热，反怕冷，膀胱拘急，少腹胀满，周身发黄，额上色黑，足下觉热，可伴有腹部胀满如有水状，大便色黑，时常溏泄。

【证治机制】

本方证属肾虚兼有瘀血湿热。女劳疸之为病，起于房劳过度、虚耗肾精。肾虚内热则见日晡所发热，阴损及阳，阳虚于内，膀胱失于温养而证见拘急；阳虚于外，肌表失于温煦而证见恶寒。肾虚不助膀胱气化，湿浊停聚则见小腹胀满，混浊不得外泄，泛溢周身则见身黄。虚火循膀胱经脉上炎，与血相搏，瘀血停滞于额，导致额上黑。如女劳疸日久不愈，则转变为黑疸。肾虚生热，虚热灼伤脉络，瘀血聚于肠腑，故大便色黑。女劳在肾，久病及脾，脾不健运，肾虚不能温煦，则时见大便稀溏。脾虚生湿，湿浊与瘀血交相阻滞，则腹部胀满如水状。

房劳过度，肾精耗损，归属少阴。病久及脾，少阴之少火无力温煦太阴则运化无能，太阴又伤。兼之黄疸病湿热郁蒸、瘀热以行的阳明病，故将本方证归属为少阴太阴阳明合病，治以消瘀化湿。

【方剂组成】

硝石、矾石（烧）等分。

上二味，为散，以大麦粥汁和服方寸匕，日三服。病随大小便去，小便正黄，大便正黑，是候也。

【方解】

硝石矾石散功在消瘀化湿，硝石即火硝，味苦咸性寒，能入血分消瘀除热。矾石即皂矾，性寒味酸，能入气分化湿利水。大麦味甘性平，功能养胃，缓硝、矾之悍性。诸药合为养胃、消瘀、化湿之方。硝矾性峻烈，本非脾肾两虚所宜，但用其消瘀化浊之性，佐以大麦粥养胃，消中寓补，故用之无恐。

【现代应用】

本方现代常用于肝胆疾病，如病毒性淤胆型肝炎、肝胆结石、免疫性肝损伤、早期肝硬化等，还可治疗泌尿系统结石、艾迪生病等。目前对于本方的现代药理学研究较少。有动物实验研究，以火硝、白矾为主要配伍的硝石矾石散能改善肝内胆汁淤积时异常的血清生化指标，提高 Na^+–K^+–ATP 酶活性，增加 AE_2 mRNA 的表达，减轻肝细胞变性、坏死和毛细胆管扩张，对于 ANIT 所致的大鼠肝内胆汁淤积有显著的治疗作用。

【临床验案】

梅某，男，46 岁，于 2003 年初诊。患者近月因房劳过度而双目眶黑，白睛黄，身黄如烟熏，小便黄而自利。2 周后黄疸日益加深，伴肉眼血尿，无尿频尿急尿痛感。B 超示：肝脾无异常，膀胱轻度积水。肝功能检查示：ALT、AST 正常，TBIL 22.8μmol/L、DBIL 9.2μmol/L、IBIL 16.3μmol/L。尿常规示：PRO（＋），红细胞满视野。症见：面色暗而少华，神色呆滞，烦躁不安，精神萎靡，渴欲饮水，但饮不多，入夜则身热，不恶寒，腰膝酸软，小腹微胀，大便溏，日行 2 次，汗不甚出。舌红苔微黄中后部少苔，脉细弦数尺旺。中医诊断：女劳疸；尿血。证属肾虚血瘀，郁而发黄，兼阴亏火旺，瘀热互结，灼伤血络。治以固肾坚阴、消瘀退黄、清热凉血、活血利湿。方以硝石矾石散加知柏地黄汤加味。药用：知母 10g，黄柏 10g，生地黄 15g，山茱萸 12g，淮山药 12g，牡丹皮 10g，泽泻 10g，茯苓 10g，白茅根 15g，益母草 15g，小蓟 10g，藕节 10g，怀牛膝 10g，并嘱以硝石、矾石各等分，研末、炼蜜为丸，每粒 3g，米汤送服，每日 1 次，夜间服，禁房事。服药 10 剂，黄疸渐退，血尿渐止，肉眼已不见血尿。上方继服半月，诸症明显好转，黄疸已退，血尿已止。嘱携药出院，以资巩固。（王小龙医案）

按： 本案入夜身热而不恶寒，膀胱拘急而小腹微胀，额上不黑而眶黑，足下不热而腰膝酸软，其证亦可归属为肾虚有热之女劳疸范畴，故以硝石矾石散治之。病因由房劳过度而起，与女劳疸之病因相符。系因少阴热化，水涸精枯，血瘀火旺，郁而发黄。肾阴虚有热灼伤血络，则腰酸尿血；入夜身热而不恶寒，此为女劳肾热，不恶寒为少阴肾寒未外现；膀胱不急而小腹微胀，小便自利，乃瘀热互结。额上黑而目眶黑、足不热、腰酸，乃肝肾亏虚、虚热熏蒸之象，皆提示少阴病之机。综观本案辨证准确，用药精当，故获良效。

（三）酒疸——阳明病——栀子大黄汤

【原文】

酒黄疸，心中懊憹或热痛，栀子大黄汤主之。（15）

【临床表现】

心中郁闷不舒或灼热而痛，身发黄。除此之外，可伴有前文酒疸提纲证中的身热、烦躁不眠、大便难、小便不利。

【证治机制】

证属湿热阻滞，气机不通。酒疸为病，主因嗜酒日久，湿热内蕴。湿热中阻，上扰于心，则见心中懊憹，郁闷不舒。湿热阻滞则气机不通，不通则痛，故可见心中热痛。阳明病主中焦，湿热内蕴，日久发黄，本方证与茵陈蒿汤方证有相似之处，虽二者病机病位尚有差别，但仍可推断本方证主要归属阳明病。《伤寒论》第 393 条："大病瘥后，劳复者，枳实栀子豉汤主之。"在本方应用方法中言："若有宿食者，内大黄如博棋子五六枚，服之愈。"劳复者，阳气者烦劳则张，阳张则生热，郁热在中焦，加有宿食积滞，阳明热盛内结之机明见。治以清上泄下，分消湿热。

【方剂组成】

栀子十四枚，大黄一两，枳实五枚，豉一升。

上四味，以水六升，煮取二升，分温三服。

【方解】

本方为栀子豉汤加枳实、大黄，清心除烦，以治证属栀子豉汤方证而腹胀满、大便难者。栀子大黄汤病在心中、心下，病位偏于上，病机为湿热阻滞、气机不通，热多湿少，故方中栀子、豆豉宣泄郁热而除烦，枳实行气开结，大黄清泄湿热，枳实、大黄相合用以消除中焦阻滞，淡豆豉开宣于上，上下分消，即《金匮要略心典》所说"栀子、淡豉彻热于上，枳实、大黄除实于中，亦上下分消之法也。"

【现代应用】

本方现代临床应用广泛，可治疗酒精性肝炎、黄疸型肝炎、急慢性肝炎、急性胰腺炎、心系重症、冠心病心绞痛、糖尿病性便秘等。

【临床验案】

患者，男，42岁。身兼多职，应酬繁多，甚者酗酒失态，坐卧不宁，心中懊侬，烦闷躁扰。于1993年突发黄疸，身、目、尿黄，低热口渴，便难而小溲不利，肝区胀满。肝功：黄疸指数（++），谷丙转氨酶210U/L。B超示脂肪肝，酒精肝。舌质深红，苔黄而干，脉弦滑稍数。辨证：湿热蕴郁，疏泄不利，酒毒入血。治法：清热利湿，解毒退黄。方药：栀子大黄汤加味。组成：栀子15g，大黄12g，枳实15g，豆豉10g，郁金18g，板蓝根40g，连翘30g，金钱草30g，茵陈30g，瞿麦30g，葛花30g。每日1剂，水煎分早晚2次温服。

复诊：药服7剂，便通尿爽，黄疸退半，烦除神安，安然入寐，肝区胀减。继服上方10剂，黄疸尽退，脉静身凉，精神好，有食欲。（陈锐医案）

按：本案因酗酒日久，明属酒疸，心中懊侬烦闷躁扰，便难，亦为栀子大黄汤之明证。舌质深红，苔黄干，脉弦滑数均为湿热内蕴之象。口渴小便不利则发黄。酒气留于心下，则懊侬烦闷；酒之标气为热，热气下迫则使便难。方用栀、豉，即《伤寒论》第76条"若剧者，必反复颠倒，心中懊侬"之栀子豉汤意，枳实可推阳明下行，大黄则以清酒疸阳明热盛，清理阳明之实则黄从大便去，心下诸病皆已。故主以栀子大黄汤清热利湿、解毒退黄，佐以金钱草、茵陈加强清热利湿之力，葛花解酒毒，板蓝根、连翘清热解毒，瞿麦利小便，终使便通尿爽，黄疸尽退。

（四）表虚发黄——太阳病——桂枝加黄芪汤

【原文】

诸病黄家，但利其小便；假令脉浮，当以汗解之，宜桂枝加黄芪汤主之。（16）

【临床表现】

身黄，脉浮，可兼有恶风，汗出，发热等表证之象。

【证治机制】

证属表虚发黄。病黄家但脉见浮象，说明病邪在表，治当因势利导，以汗解之。表虚发黄当属太阳中风病，桂枝汤之明证，加黄芪益气托邪。治以益气托邪，调和营卫。

【方剂组成】

桂枝三两（去皮），白芍三两，生姜三两（切），大枣十二枚（擘），甘草二两（炙），黄芪二两。

上六味，以水八升，煮取三升，温服一升，须臾饮热稀粥一升余，以助药力，温覆取汗。微汗，若不汗，更服。

【方解】

桂枝汤调和营卫，微微取汗以祛表邪。加黄芪益气，一助托邪，二助化湿，合用为黄家病邪在表的微汗之剂。黄芪，味甘微温，《神农本草经》谓"主痈疽久败疮，排脓止痛，大风癞疾……补虚。"可治疗肌肤间病，补虚主要在于补表气，本方证明为表虚发黄，加于桂枝汤中，更治表气虚弱。

【现代应用】

桂枝加黄芪汤主要治疗黄汗病，现代可用于皮肤病（如慢性荨麻疹、慢性湿疹等），糖尿病性多汗、慢性鼻炎、冠心病心律失常等疾病。目前对桂枝加黄芪汤的药理及作用机制研究较少，有学者发现黄芪加桂枝汤可诱导的树突状细胞的成熟，增强天然杀伤细胞的功能，抑制胸腺细胞凋亡，并促进吞噬作用，调节适应性免疫功能。

【临床验案】

患者，女，67岁。汗出色黄染衣 10 年余。汗出色黄，手掌、前额、鼻唇沟、腋下等汗腺、皮脂腺分布丰富的部位黄汗明显，用纸巾擦拭可见黄色汗液。巩膜及皮肤黏膜未见黄染，无皮肤瘙痒等不适。汗出症状以白天为重，活动后明显，汗出后周身无不适症状。汗液可将所穿浅色衣物染黄，以腋下尤甚。伴见口苦、咽干，脚后跟凉，平素畏冷、容易感冒。纳可，寐安。小便尚可，大便日一次。舌质淡，苔薄，脉弦细。辨为表卫失固、肾阴不足之证，方选桂枝加黄芪汤合牡蛎散加味。方药：桂枝 10g，白芍 15g，炙甘草 10g，大枣 15g，浮小麦 50g，煅牡蛎 15g，黄芪 20g，山茱萸 30g，熟地黄 30g，黄柏 10g，茵陈 30g，制附片 9g。14 剂，水煎服。后加减服用 2 月。2 个月后随访，患者诉未再出现染衣色黄症状，诸症悉除。（王庆国医案）

按：本案黄汗 10 余年，白天重活动后明显，汗后周身无不适，提示为表气不和，卫气虚则活动后明显，气虚无力摄津。同时平素畏冷、容易感冒亦提示肺卫气虚之候，实为太阳表虚之征。《金匮要略今释》认为黄汗是黄疸病的一个证候，其书中云"汗之所以黄，因有胆汁色素从汗液排泄之故，依理当先发黄疸"，以此联系黄疸、黄汗均可用桂枝加黄芪汤治疗。舌淡薄表明主要在表，尚未入里，仍在太阳，通过桂枝加黄芪汤固表止汗，牡蛎散收敛固涩，终能汗去病除。

（五）黄疸——阳明病——猪膏发煎

【原文】

诸黄，猪膏发煎主之。（17）

【临床表现】

身黄，可有小便不利，大便燥结。

【证治机制】

本方证属胃肠燥结。《金匮要略心典》云："此治黄疸不湿而燥者之法。按《伤寒类要》云，男子、女人黄疸，饮食不消，胃胀，热生黄衣，在胃中有燥屎使然，猪膏煎服则愈。盖湿热经久，变为坚燥，譬如盦曲，热久则湿去而干也。"阐述了本方证的机制，由于湿热日久，热多湿少，热久湿去，热盛伤津，大便燥结，则见此证。此合阳明燥结胃肠实热之机，故归属于阳明病。治以润肠通便，活血润燥。

【方剂组成】

猪膏半斤，乱发如鸡子大三枚。

上二味，和膏中煎之，发消药成，分再服，病从小便出。

【方解】

本方旨在润肠通便，活血润燥。猪膏利血脉，解风热，润燥结，乱发入血消瘀利尿。故热从小便出，身黄自去。

【现代应用】

现代运用猪膏发煎主要治疗阴吹、脱发、慢性前列腺炎等疾病，治疗黄疸者较少。目前现代药理研究较少，通过动物实验研究表明猪膏发煎可以降低模型小鼠血清胆红素含量，又能降低转氨酶水平，具有肝脏保护作用。

【临床验案】

本方在现代应用较少。本案出自陆渊雷《金匮要略今释》"徐彬医案：予友骆天游，黄疸，腹大如鼓，百药不效，用猪膏四两，发灰四两，一剂而愈。"

按：本案用语较略，黄疸，腹大如鼓，《伤寒论》第 249 条"伤寒吐后，腹胀满者，与调胃承气汤"，腹胀加黄疸提示阳明病无疑，使用猪膏发煎润肠通便、活血润燥，可有利尿之效，使热及腹水自小便去则愈。

（六）黄疸——太阳阳明太阴合病——茵陈五苓散

【原文】

黄疸病，茵陈五苓散主之。（18）

【临床表现】

身黄，可兼见头痛、汗出、小便不利等太阳蓄水证。

【证治机制】

若黄疸病兼见表证，出现五苓散证（头痛、汗出、小便不利等），黄疸病本身之湿热内蕴之病机尚存，阳明太阴相表里，太阴运化无力则内生水饮，加之太阳感受外邪，合而为病，终成此方证。本条证机阐述不明确，但根据用药推断。茵陈解阳明湿热，五苓散解表利水治太阳蓄水，外邪属太阳，内饮属太阴，故本方证可归属为太阳阳明太阴合病。治以清热利湿，解表祛饮。

【方剂组成】

茵陈蒿末十分，五苓散五分。

上二物和，先食饮方寸匕，日三服。

【方解】

方中茵陈苦寒清热，利湿退黄，五苓散淡渗利水，除湿兼可解表。

【现代应用】

本方现代可用于治疗各类黄疸肝炎、肝纤维化或化学性肝损伤、高脂血症、早期糖尿病、痛风性关节炎、湿疹等。现代药理研究表明，本方具有利胆、保肝、降脂、抗血栓、抗炎、镇痛等作用。

【临床验案】

史某，女性，68 岁，于 2013 年 4 月 3 日初诊。主诉：反复皮肤发黄、小便黄，伴腹胀痛 1 个月余。患者于 2013 年 3 月初出现皮肤发黄、小便黄，伴腹胀痛，伴有恶心、呕吐，呕吐物为胃内容物，伴乏力、食欲不振，伴胸胀痛，舌质红，苔腻微黄，脉濡。患者体胖，平时嗜食肥甘厚味之品，无饮酒史。自身免疫性肝炎抗体测定示：ANA、SMA 阳性。根据患者舌脉证，中医辨证为黄疸之湿重于热证，予茵陈五苓散加减，药用茵陈 15g，茯苓 9g，生白术 9g，党参 9g，泽泻 9g，猪苓 9g，石菖蒲 12g，藿香 9g，白豆蔻仁 9g，丹参 10g，柴胡 9g，白芍 9g。先后加减调方治疗约 20 天愈。（王国三医案）

按：本案身黄小便黄，属黄疸。患者体胖，平素嗜食肥甘厚味，中满生内热，太阴阳明湿热，中土之色外见则生黄疸。《伤寒论》第 273 条："太阴之为病，腹满而吐，食不下。"湿阻中焦则食欲不振、恶心、呕吐，上下不能通达，则胸腹胀满。辨证为湿重于热，故治法以利湿为主，清热为辅，予以茵陈五苓散加减。方中茵陈利湿清热；五苓散中去桂枝，防止桂枝辛温助热，重在利水渗湿；石菖蒲、藿香、白蔻仁化湿、行气、止呕；丹参活血凉血，防止血热瘀滞；柴胡、白芍疏肝柔肝兼清里热；祛邪不忘扶正，加党参以健脾益气。后根据病机变化调整用方，终致痊愈。

（七）黄疸——阳明病——大黄硝石汤

【原文】

黄疸腹满，小便不利而赤，自汗出，此为表和里实，当下之，宜大黄硝石汤。（19）

【临床表现】

身黄，腹部胀满，小便不畅而颜色发红，自汗出。

【证治机制】

证属热盛里实。腹满、小便不利而赤、自汗出，明显为实热在里之象。黄疸湿热壅盛，阳明热盛，久而里结，里热成实导致腹部胀满。湿热阻滞，膀胱气化不利，则小便不利而赤。表和即明无表证。症见自汗出，需与表证的卫表不固相鉴别。此之自汗出，实为里之实热迫津外泄，故言"此为表和里实"。既然表和无病，里热又已成实，治则当用攻下。治以通腑泄热，除湿退黄。

【方剂组成】

大黄、黄柏、硝石各四两，栀子十五枚。

上四味，以水六升，煮取二升，去滓，内硝，更煮取一升，顿服。

【方解】

大黄、硝石攻实下热，栀子、黄柏苦寒除热祛黄。方中用大黄泻热通腑，凉血行瘀，硝石消瘀泄热，以上二药合用能荡涤瘀热。栀子、黄柏二药苦寒泻热，兼能利湿除黄。全方具有清热通便、利湿除黄的作用。本方煎服法中提到顿服，提示本方应中病即止，取之锐利之性迅速泄实退黄，但不应久服。

【现代应用】

本方的现代研究较少，主要应用于胆汁淤积性疾病。本方的现代药理研究亦较少，单味药药理研究表明大黄的主要代表性成分大黄素可以改善大鼠肝内胆汁淤积；黄柏中的代表性成分小檗碱可以显著降低胆管结扎诱导的肝纤维化大鼠总胆红素水平；栀子中的栀子苷可使胆汁分泌量增加而发挥抗胆汁淤积的药效。

【临床验案】

患者，女，41 岁。初起右上腹绞痛出冷汗，恶心欲吐，心下痞满，触之手不可近。B 超示胆囊结石。3 天后，身黄、目黄，大便灰白松散，胆囊区饱满，触痛，墨菲征阳性。刻诊：痛苦面容，烦躁恶心，懊侬不眠，舌质深红，苔黄少津，脉象弦滑，重按沉实。辨证：湿热内蕴。治法：通腑利胆，泄热退黄。方药：大黄硝石汤加味。组成：大黄 15g，黄柏 12g，栀子 15g，硝石 10g，金钱草 40g，郁金 20g，茵陈 30g，枳实 20g，赤芍 15g，瞿麦 20g。先后服药 19 剂，黄疸退，B 超示胆囊恢复正常，结石已全部排除。（陈锐医案）

按：本案身黄目黄，腹满，汗出，烦躁，脉沉实，病属黄疸。《伤寒论》第 241 条："大下后，六七日不大便，烦不解，腹满痛者……宜大承气汤。"第 209 条："阳明病，潮热，大便微硬者，可与大承气汤。"上述条文皆提示本案病机为阳明里实证，当下之，宜用大黄硝石汤。湿热内蕴，阻碍脾胃，则恶心，热扰心神，则烦躁懊侬不眠。舌深红，苔黄少津，脉弦滑，重按沉实皆为湿热内蕴之象。故使用大黄硝石汤清热利湿，利胆退黄。再加以金钱草、茵陈增强清热利湿之力，枳实行气导滞，郁金利胆退黄，赤芍凉血活血，瞿麦利小便，共奏清热利湿、利胆退黄之功。

（八）黄疸转归——哕——太阴太阳合病——小半夏汤

【原文】

黄疸病，小便色不变，欲自利，腹满而喘，不可除热，热除必哕。哕者，小半夏汤主之。(20)

【临床表现】

小便颜色正常，总想小便，腹部胀满而气喘，经清热药治疗后出现呃逆。

【证治机制】

本方证在此篇中为失治误治后的转归。黄疸病多属湿热，常用茵陈蒿汤、栀子大黄汤等清利湿热的治法。而本条中小便不红赤，且有欲自利之太阴征象，实为湿盛少热的太阴太阳合病，即外邪内饮之证，腹满而喘则是饮停中焦上迫肺的证候。本为寒湿发黄，反用清热药寒下后胃气更虚，本身欲自利即为太阴证之征，太阴病运化失常，水饮停聚，胃虚饮逆则见哕。治以解表祛饮。

【方剂组成】

半夏一升，生姜半斤。

上二味，以水七升，煮取一升半，分温再服。

【方解】

半夏下气逐饮，生姜温中降逆，并有发汗解表作用，故治太阴太阳合病胃中有水饮而呕逆不渴者。

【现代应用】

在现代临床上，小半夏汤是治疗热性病、杂病呕吐的主方，目前主要应用在妊娠、功能性胃潴留、药物不良反应、急性心肌梗死、化疗等引起的呕吐。现代药理表明，小半夏汤具有抑制胃排空的作用，明显对抗顺铂导致小鼠脑组织5-羟色胺、多巴胺分泌增高的作用，可以降低延髓和胃窦 SP 的合成、释放，可能与 P 物质有关。

【临床验案】

患者，女，38 岁，2021 年 10 月 16 日就诊。患者发现甲状腺结节 6 年余，刻下见：近日感冒，现症状缓解，颈粗，咽部异物感，胃脘部痞闷不舒，呃逆，失眠多梦，大便不成形，日 2 次，小便可，舌淡红苔水滑，脉细滑。诊断：瘿病，外邪内饮，治法：解表祛饮。方药：苏叶 6g，黄连 6g，法半夏 9g，竹茹 10g，砂仁 6g，陈皮 10g，生姜 30g。服上方 7 剂后，诸症悉除。

按：本案患者有近日外感史，虽现症状缓解，但外邪仍在，实为太阳病未解，又有胃脘痞闷不舒、呃逆，皆为内饮停胃，胃气失和所致，自是太阴病之风疾，太阴里虚水饮，兼有太阳外感未痊，故使用小半夏汤解表祛饮，同时加苏叶增强解表之力，黄连、竹茹、砂仁、陈皮加强化痰饮之功。谨守病机，随症加减，故能收效。

（九）黄疸——少阳病——小柴胡汤

【原文】

诸黄，腹痛而呕者，宜柴胡汤。（21）

【临床表现】

身黄，可伴见往来寒热，腹痛，呕吐等少阳证。

【证治机制】

本证属少阳郁热。根据《伤寒论》第 96 条："伤寒五六日中风，往来寒热、胸胁苦满、默默不欲饮食、心烦喜呕，或胸中烦而不呕，或渴，或腹中痛，或胁下痞硬，或心下悸、小便不利，或不渴、身有微热，或咳者，小柴胡汤主之。"可知腹痛而呕为少阳病柴胡证之主症。本条主要是在黄疸病的过程中出现了少阳病的症状，按《伤寒论》第 101 条"伤寒中风，有柴胡证，但见一证便是，不必悉具"的原则，出现了柴胡证，则应使用小柴胡汤和解少阳。阳明病日久，可传变至少阳，同时素体枢机不利也可阳明少阳合病，但无论何种情况，只要出现了柴胡证即可使用小柴胡汤。治以和解少阳。

【方剂组成】

柴胡半斤，黄芩、人参、甘草（炙）、生姜（切）各三两，大枣十二枚（擘），半夏半升（洗）。

【方解】

柴胡苦平，可疏肝行滞解热，佐以黄芩除热止烦，半夏、生姜逐饮止呕，复以人参、大枣、甘草补胃以滋津液。

【现代应用】

本方现代可应用于系统性红斑狼疮、咳嗽变异性哮喘、胆汁反流性胃炎、糖尿病、肿瘤、中风后眩晕、慢性肾小球肾炎、慢性胆囊炎、便秘及抑郁症等疾病。现代药理研究发现，小柴胡汤具有调节免疫、抗炎、抗肝纤维化、抗肿瘤及调节内分泌等作用。

【临床验案】

患者，女，38 岁，2022 年 4 月 2 日就诊。患者发现桥本甲状腺炎 8 年，刻下见：乏力、寒热往来，以畏寒为主，自汗，干咳，偶有胸痛，耳鸣，头痛，偶有双目胀痛，咽部异物感，情绪易怒，纳差，眠差，易醒，大便不成形，日一行，小便异味。舌暗红苔薄白，脉弦细。诊断：瘿病，少阳枢机不利，治法：和解少阳，兼以祛风利咽。方药：柴胡 15g，法半夏 9g，黄芩 10g，防风 10g，党参 15g，生姜 9g，大枣 10g，炙甘草 10g，杏仁 6g，木蝴蝶 6g，蝉蜕 6g，白芷10g。服上方 14 剂，诸症悉除。

按：本案患者往来寒热、自汗、乏力、干咳、双目胀痛、情绪易怒，舌暗红苔薄白，脉弦细，均属少阳枢机不利，明为小柴胡汤方证，以其和解少阳之功，患者咽部异物感、干咳，配合防风、白芷、蝉蜕、木蝴蝶、杏仁疏风利咽。少阳病症状繁多，抓住核心病机，当能获效。

（十）虚劳发黄——太阴病——小建中汤

【原文】

男子黄，小便自利，当与虚劳小建中汤。（22）

【临床表现】

身面萎黄，小便自利，可兼见乏力、纳差、大便溏等虚劳之症。

【证治机制】

证属虚劳萎黄。湿热内蕴导致的发黄，多见小便不利。本条所见发黄者小便自利，明此发黄非为湿热而是脾胃虚弱，气血不足，肌肤失荣的萎黄证。脾为太阴，太阴运化失常则脾之本色外见而发黄。《伤寒论》第 278 条："太阴当发身黄，若小便自利者，不能发黄。"本条虽小便自利，但仍可归属为太阴病本病。治以健运脾胃。

【方剂组成】

桂枝三两（去皮），甘草二两（炙），大枣十二枚（擘），芍药六两，生姜三两（切），胶饴一升。

【方解】

本病成因乃脾胃不足、运化失常，气血生化乏源，小建中汤从脾胃着手，建立中气，以助脾胃运化，开生化之源则气血充盈，血色外荣，萎黄自退。本方为桂枝加芍药加大量甘温补虚缓急的饴糖，易攻为补，可健运脾胃，补虚退黄。

【现代应用】

小建中汤临床应用丰富，可广泛应用于内妇儿科疾病。如脾胃系疾病（功能性消化不良、消化性溃疡），肝胆系疾病（慢性乙肝），肺系疾病（咳嗽），心系疾病（病毒性心肌炎、心律失常、焦虑症、低血压），肾系疾病（遗精），妇科疾病（产后恶露不绝、崩漏、产后癫狂、白塞综合征、痛经、更年期综合征、产后发热等），儿科疾病（小儿肠系膜淋巴结炎）等。小建中汤组成药物的药理学研究：饴糖有止咳、止腹痛的作用；芍药具有抗炎、抗溃疡、中枢抑制、双向调节免疫功能、抗抑郁、扩血管及解痉的作用；桂枝具有抗菌、抗病毒、抗肿瘤、消炎镇痛的作用；甘草具有抗炎、抗变态反应、止咳化痰、保护胃黏膜、抗癌、强心及解毒的作用；生姜具有促进胃肠蠕动、兴奋呼吸中枢、抗肿瘤、保肝、抗氧化、抗菌的作用；大枣可降低血清谷丙转氨酶水平，有抗肿瘤、降压、促进钙吸收的作用。

【临床验案】

陈某，女，24岁，2021年8月20日就诊，患者发现甲状腺结节2月，彩超示右叶实性结节，TI-RADS 3类，大小1.5cm×1.0cm，双侧颈淋巴结可见。刻下见：乏力，多梦，腹胀，时腹痛，情绪急躁易怒，纳差，眠可，大便日1次，稍不成形，小便可。舌淡边齿痕苔白，脉沉细。诊断：瘿病，中气不足。治法：健运脾胃，兼以行气消瘿。方药：小建中汤加减，桂枝15g，白芍20g，法半夏9g，生山药15g，路路通15g，丝瓜络15g，制香附15g，郁金10g，生姜15g，大枣15g，炙甘草15g，生麦芽15g，饴糖30g。服上方14剂后，诸症悉除。

按：本案患者乏力、纳差、腹痛腹胀，大便不成形，皆为中焦虚弱运化不足之象，实属太阴病，太阴主里虚，中腑不充，予以小建中汤建立中气，加山药增加健中之力，生麦芽消食健运。患者情绪急躁易怒，考虑有气滞之因，气滞影响血液运行则血瘀，影响津液运行则生痰，加以半夏化痰，香附、郁金行气止痛，路路通、丝瓜络化瘀通络。全方顾及标本虚实，使补而不滞，行而不虚，遂愈。

（十一）预后

额上黑，微汗出，手足中热，薄暮即发，膀胱急，小便自利，名曰女劳疸，腹如水状不治。（2）

黄疸之病，当以十八日为期，治之十日以上瘥，反极为难治。（11）

疸而渴者，其疸难治；疸而不渴者，其疸可治。发于阴部，其人必呕；阳部，其人振寒而发热也。（12）

酒疸，心中热，欲呕者，吐之愈。（6）

酒疸下之，久久为黑疸。（7）

其腹胀如水状，大便必黑，时溏，此女劳之病，非水也，腹满者难治。（14）

黄疸病，小便色不变，欲自利，腹满而喘，不可除热，热除必哕。（20）

【语义浅释】

湿热所得的黄疸病如不经失治误治则预后尚可，诸疸失治误治可成黑疸，则为危象，黄疸病误治亦可生哕病。根据病程，脾为中土，不独主时，各以四季末十八日寄之。故十八日为病热转归的重要期限，治之十日以上向愈者为佳，反加重者为难治。根据病位，"发于阴部，其人必呕；阳部，其人振寒而发热也"，"阴部"是为脾胃之里、"阳部"则指营卫之表，阴部之"呕"、阳部之"振寒而发热"分别指示了黄疸病病位之深浅，病位深者难医，病位浅者可治。根据伴随症状，"女劳疸，腹如水状不治""腹满者难治"均提示失治误治后脾肾两虚现腹水者难治，与现代医学相符。黄疸病有口渴者，表明邪气盛实或正气渐虚，且渴必欲饮，饮后反助湿邪则难治。不渴者因津气和，热不盛，正不虚，病邪轻浅而易愈。《临证指南医案》中也有"黄疸之发与不发，在于小便利与不利，疸之易治难治，在于口之渴与不渴"的论述。

【六经解析】

《金匮要略》中黄疸病之难治多为黑疸，病已及少阴，如"疸而渴者"，《伤寒论》第282条"自利而渴者，属少阴也，虚故饮水自救"，与其理同。且王叔和言"凡黄候，其寸口脉近掌无脉，口鼻冷，并不可治。"《伤寒论·辨脉法》言："形体如烟熏，直视摇头者，此为心绝也……环口黧黑，柔汗发黄，此为脾绝也。"此二者，亦皆言黄疸病之难治者，如五脏脉已绝，心肺脾气皆绝，皆为危象。可与《金匮要略》相参。

第 27 章　惊悸吐衄下血病　寒热虚实六经解

　　本篇论述惊、悸、吐、下血和瘀血等病证。本篇所论病证可概括为惊悸证和血证两大类。惊是外受惊恐神志不宁，悸为心失所养悸动不安，而吐衄下血指各种出血证。篇名中之胸满在篇中作为瘀血的伴见症状而提出，因其并非一个独立的疾病，而所述病证均与心和血脉密切相关，故合为一篇讨论。惊悸是卒受惊恐，其人自觉心中跳动不宁的一种病证。

　　惊与悸是两种病证。两者的发病原因不同，临床表现也各异。正如《资生篇》所说："有所触而动曰惊，无所触而曰悸；惊之证发于外，悸之证发于内。"惊者，多由外界突然刺激引起惊恐、精神不宁，一般病情轻浅，以实证为多。悸者，其人自觉心中跳动不宁，病情较惊者为重，以虚证为多。但惊与悸常互相影响，互为因果。卒受惊恐，必然导致心悸；心悸不已者，又易为惊恐所扰，因而惊悸常常并称，本篇讨论了火邪致惊和水饮致悸作了讨论。

　　本篇所论血证，包括出血和瘀血两部分。出血又包括了吐血、衄血、下血三种。导致出血的原因多为火热迫血妄行和虚寒气不摄血。针对出血的主要病因，篇中拟定了清热凉血和温中摄血两大治疗出血的基本法则。有关瘀血的内容，篇中着重讨论了瘀血的症状特点，具有非常深远的意义与影响，实开瘀血学说之先河。

　　本篇所属病症之病机可从寒热虚实论，治疗有温补清泄多法，从六经解可明理。

一、惊悸病

（一）成因

　　寸口脉动而弱，动即为惊，弱则为悸。（1）

【语义浅释】

　　惊悸病是由于突然受到外界的刺激所引起的心跳和惊恐证。惊是外受惊恐神志不宁，悸为心失所养悸动不安。二者在病机上有所区分，在脉象上亦有体现。惊自外来，惊则必气乱，故脉动而不宁；悸因血虚，故脉弱而无力。惊悸病按病机主要分为火邪致惊和水饮致悸。

（二）证治

1. 桂枝去芍药加蜀漆牡蛎龙骨救逆汤证

【原文】

火邪者，桂枝去芍药加蜀漆牡蛎龙骨救逆汤主之。（12）

【证治机制】

本证是病在太阳因误用火劫法，以致热迫神明，导致惊狂、卧起不安等证候的发生。太阳病过汗亡阳，可以发生两种变证：一种是亡肾阳，可致四肢厥冷；另一种是亡心阳，可致心神不安，惊狂恐怖。后者应用救逆汤。

徐彬在《金匮要略论注》中言："此方治惊，乃治病中之惊狂不安者，非如安神丸、镇惊丸等之镇心为言也……若因灸炳，且热且惊，以致邪结胸中，惊狂不安，则必驱散其胸中之邪为主，故标之为火邪者，见胸中者，清阳之所居，乃火劫，亡阳致神明散乱。故以桂甘姜枣，宣其上焦之元阳，则其火自息，惊则必有瘀结，故加常山苗蜀漆破血，疗胸中结邪，而以龙骨之甘涩平，牡蛎之酸咸寒，一阳一阴，以交其心肾，而宁其散乱之神，若桂枝汤去芍药，病不在肝脾，故嫌其酸收入腹也。"过汗引起冲气上升和痰饮上逆，故用桂枝以平冲，加蜀漆以逐饮，饮去冲平，惊狂可止。临证时，不必拘泥于火邪致惊，凡属不同原因所致的心阳不足、痰迷心窍而见惊狂，卧起不安等症者，均可用救逆汤方。如《金匮要略浅注》所云："火邪者，所包者广，不止以火逼劫、亡阳惊狂一证，然举其方治，可以启其悟机，但认为火邪为主，即以桂枝去芍药加蜀漆牡蛎龙骨救逆汤主之"。

【方剂组成】

桂枝三两（去皮），甘草二两（炙），生姜三两，牡蛎五两（熬），龙骨四两，大枣十二枚，蜀漆三两（洗，去腥）。

上为末，以水一斗二升，先煮蜀漆，减二升，内诸药，煮取三升，去滓，温服一升。

【方解】

本条论述火邪致惊的证治方法。"火邪"指各种原因所致火热之邪为患。火邪炽盛可迫津外出，汗伤心阳；壮火食气，心气耗损不足；另外火邪可灼津为痰，痰阻心窍，引发神志异常导致惊证出现。症状见心悸，烦躁惊狂，卧起不安，治疗当以宣通心气，敛镇心神为主，方用桂枝去芍药加蜀漆牡蛎龙骨救逆汤。方中以桂枝汤去芍药之阴柔以补益心阳，宣通血脉，蜀漆涤痰逐邪以开心窍，牡蛎、龙骨镇惊安神，合为益心气，宁心神之剂。

【临床验案】

张某，男，26岁，某钢铁厂炉前工人。1979年8月13日来诊。患者匝月以前的一个盛夏之夜卧于电风扇下，翌晨感到一身尽痛且微恶寒，自认伤寒发汗便罢，于是到炉前以火迫汗，果大汗淋漓。嗣后每日早晨恶心，午后微寒，旋即热作。辄服银翘解毒丸、板蓝根冲剂，病增无减，且伴自汗肢厥，倦怠怕风，噩梦纷纭，心中烦惕，惴惴不安等证，纠缠月余，遍治罔效，邀余诊治。索前医诸方药视之，悉知中药有辛凉解表，益气固汗，西药有心得安、安定、谷维素尽尝却绝然无效。刻诊舌胖尖红，苔薄白，脉五、六动辄一止。辗转静思，想起仲师"火邪"致病之方证，颇为合拍。欣然疏方：桂枝10g，常山6g，龙牡各20g（先煎），党参15g，附子3g，炙甘草10g，生姜3片，红枣6枚。每日1剂。服1剂，汗少悸减，3剂药后，诸症若失，逾月后，邂逅于途，一切康安。[陈文渊.桂枝去芍药加蜀漆牡蛎龙骨救逆汤运用[J].中医药研究杂志，1986（5）：33-34.]

按： 伤寒表证，当用汗法，发挥机体自身的正气，由内至外的途径，达到出汗以祛邪的目的。火法虽也令汗出，但是一种人为被动的通过体外刺激，由外至内的途径而强责其汗之法，易使体内阴阳气血逆乱，故早已弃之。火法强发汗则伤及汗之源少阴，少阴心阳被伤，一身气化不足极易痰浊阻滞，故方用桂枝去芍药加蜀漆牡蛎龙骨救逆汤。方中以桂枝汤去芍药之阴柔以补益心阳，宣通血脉，蜀漆涤痰逐邪以开心窍，牡蛎、龙骨镇惊安神，合为益心气，宁心神之剂。

2.半夏麻黄丸证

【原文】

心下悸者，半夏麻黄丸主之。（13）

【证治机制】

本条心悸症状是由于水饮停于心下，津液代谢不利，阳气推动无力，导致心阳阻遏。从六经的角度而言，当属太阴脾胃虚弱，痰饮内阻而致脉道不利，饮冷则水停，水停则中气不宣，脉不利。总之本证是因胃寒不能温化水饮，水气上凌，而发生心悸，故用麻黄以散荣中寒，半夏以散心下水耳。张聿青曾对此描述："钟左，心下虚悸，脉细濡而右关滑，此由痰水积聚于胸中，阴湿弥漫于下侧，心阳浮越于上。长沙独得其旨，故《玉函经》中，一则曰心下悸者为水气，再则曰水停心下，则心下悸。近医每以心营不足目之，未知圣训耳。"

【方剂组成】

半夏、麻黄等分。

上二味，末之，炼蜜和丸小豆大，饮服三丸，日三服。

【方解】

本条论述水饮致悸的治法。心下为胃脘，即水饮内停于胃脘，水气凌心，阻遏心阳，产生自觉心中悸动不宁的症状。治以宣通阳气、降逆消饮之半夏麻黄丸。方中麻黄升发阳气，半夏蠲饮降逆，二药配伍使心阳得宣，饮邪得降，悸动自止。然而阳气郁遏不能发散过度，凌心之水亦不可速除，故以丸剂小量以图缓攻之。以蜜为丸作用是补益正气，使邪去而正不伤。

【现代应用】

现代药理学研究表明，半夏有较明显的抗心律失常作用，其煎剂对犬室性心动过速及室性早搏有拮抗作用。麻黄中的麻黄碱具有正性肌力作用，对心律失常也有一定的治疗作用，且麻黄对心律失常起双向调节作用。

【临床验案】

李某，女，39 岁，农民。住四川省眉山县太和乡。初诊时间：1985 年 3 月 17 日。自述病已半年，自觉心悸怔忡，心累气短，胸部胀闷，甚则呼吸气促。曾先后经某县人民医院、某乡卫生院治疗未见好转，并有日趋加重之势。观其所服方药均为"炙甘草汤"加减，或益气养心，重镇安神之类。察其苔白腻、脉结。因思前医屡用"炙甘草汤"无效，故改用益气通阳、宣痹散结之法。药用瓜蒌仁 9g，瓜蒌壳 12g，薤白 6g，黄芪 24g，党参 18g，桂枝 12g，大枣 15g，炙甘草 6g，生姜 3g。

1985 年 3 月 21 日二诊：服前方 2 剂，脉证如前，未见疗效。见其形体不衰，脉无虚象遂改用半夏麻黄丸加味。药用麻黄 9g，半夏 12g，茯苓 15g。

1985 年 3 月 25 日三诊：服前方 3 剂，胸闷已除，心悸减轻，继用前法。药用半夏 100g，麻黄 100g，炼蜜为丸，早晚各服 6g。1 个月后诸症悉除。[周建国. 应用《金匮》半夏麻黄丸的体会 [J]. 成都中医学院学报，1987（3）：32.]

按：心悸病因甚多，但不出虚实两端。本例患者形体不衰，且无明显虚证表现。故迭进益气养血宁心之药无效。是忽视其邪实，以后从实证论治，诊为饮邪阻滞心下，水饮凌心所致。因其水气凌心，胸阳被抑，故而胸满，肺气不利则呼吸迫促，肺失通调，则饮停益甚。脉结为饮邪所致，麻黄开太阳兼宣通太阴，沟通表里；半夏、茯苓健运太阴，开心下结气，以除饮邪而愈。

二、血证

血证包括出血和瘀血两部分。出血又包括了吐血、衄血、下血三种。导致出血的原因多为火热迫血妄行和虚寒气不摄血。针对出血的主要病因，篇中拟定了清热凉血和温中摄血两大治疗出血的基本法则。另外篇中着重讨论了瘀血的症状特点，实开瘀血学说之先河。

（一）吐血、衄血

1. 成因

夫酒客咳者，必致吐血，此因极饮过度所致也。（7）

【语义浅释】

论述酒客咳血、吐血的病因病机。酒体湿而性热，嗜酒过度，必致湿热内蕴。湿热积于胃，损伤胃络则见吐血；湿热上蒸，熏灼于肺，肺失清肃则见咳，损伤肺络则咳血。湿热是导致酒客咳血、吐血的主要原因，因肺胃出血皆从口而出，故笼统地称为吐血。徐彬在《金匮要略论注》阐释："此言吐血，不必尽由于气不摄血，亦不尽由于阴虚火盛。其有酒客而致咳，则肺伤已极，又为咳所击动，必致吐血，此非内因也，故曰极饮过度所致，则治之当以清酒热为主可知。"故而平素嗜酒之人，又见咳嗽，必然导致吐血。

2. 预后

夫吐血，咳逆上气，其脉数而有热，不得卧者，死。（6）

【语义浅释】

吐血重证预后不良，若吐血与咳嗽喘逆并见，表明其血当来自肺，咳伤肺络，喘则气逆，致血随咳逆而咳出。吐血致阴血亏虚，阴虚则火旺，虚火灼肺，肃降失常加重咳逆上气。如此恶性循环，终致阴不敛阳，虚阳外浮导致身热、脉数；虚火上浮扰动心神，导致虚烦不得安眠。如此发展，阴愈亏则阳愈旺，阳愈旺则阴愈亏，阴阳将有离决之势，故预后险恶，属难治之证。

师曰：尺脉浮，目睛晕黄，衄未止。晕黄去，目睛慧了，知衄今止。（2）

【语义浅释】

通过脉象能够判断衄血的预后。尺脉候肾，目为肝窍，肝主藏血，肝肾同源，相火内寄肝肾。尺脉当沉不当浮，浮则表明肝肾阴亏，相火内动，虚热上扰。肝之虚热上扰于目，则见目睛晕黄，视物不清。热迫血妄行，损伤阳络则见衄血。以上脉证说明"衄未止"。若晕黄退去，目睛清明，视物清晰，说明阴复火降，热退血宁。

【六经解析】

从六经的角度辨证衄血，可通过四时气候差别体现在表热里热的不同之上。又曰："从春至夏衄者太阳，从秋至冬衄者阳明"，可知春夏季衄血者属太阳，秋冬季衄血者属阳明。只因春夏两季，阳气升发，体内阳热浮越在外，此时衄血，多因表热亢盛,损伤阳络所致。表阳盛者太阳,故春夏衄者太阳;秋冬两季,阳气收敛,体内阳热也潜藏于内,此时衄血,多因里热亢盛,扰动血脉所致。里阳盛者阳明,故秋冬衄者阳明。

3.证治

△柏叶汤证

【原文】

吐血不止者,柏叶汤主之。(14)

【证治机制】

此为虚寒吐血之证,为吐血日久不止,中气虚寒,血不归经。治当补虚止血,宜柏叶汤治疗。如《仁斋直指方》云:"血遇热则宣行,故止血多用凉药;然亦有气虚挟寒,阴阳不相为守,营气虚散,血亦错行者,此干姜、艾叶之所以用也。而血既上溢,其浮盛之势,又非温药所能御者,故以柏叶抑之使降,马通引之使下,则妄行之血顺而能下,下而能守也。"临床应用此方时,多以童便代马通汁。艾叶用焦艾,干姜用炮姜,因二药炮制后,由辛温变为苦温,则温而不散,止而不凝,疗效更佳。

【方剂组成】

柏叶、干姜各三两,艾三把。

上三味,以水五升,取马通汁一升,合煮,取一升,分温再服。

【方解】

吐血属虚寒的治疗应遵循"寒者热之"的原则,以温经止血法为主,方用柏叶汤治疗。方中侧柏叶苦、涩、微寒,其气清降,能折其上逆之势以收敛止血;干姜辛热,温中止血,艾叶苦辛温,温经止血,二药合用,能振奋阳气以摄血。马通汁即马粪用水化开滤过取其汁,性微温,能引血下行以止血。本方乃温中止血之剂,当为虚寒性吐血证所设。导致虚寒性吐血的原因很多,如吐血不止,气随血耗,阳气渐虚;或中气虚寒,血不归经;或过饮寒凉,损伤阳气,温摄无力。针对以上病机,故治疗选用温中止血、引血归经的柏叶汤。

【临床验案】

患者,男,45 岁。患胃溃疡多年不愈,此次因酗酒而致胃出血,量多,色鲜红,胃脘灼痛,嘈杂嗳气,烦躁不安,急服云南白药,煎服中药泻心汤,胃出血有所控制,但仍有少量出血。胃镜示:溃疡面不大,局部充血,溃疡根底较深。这种溃疡愈合较慢,治疗过程较长,难度较大,持续已有月余。患者形体见衰,面胖虚浮,气短倦乏,胃脘胀满,常有隐痛,形寒肢冷,舌体胖淡,质色暗淡,脉虚缓而芤。辨证:吐血日久,败伤中气,阳随阴脱,胃寒失摄。治法:

补气温阳，收敛止血，生肌愈溃。方药：柏叶汤加味。组成：侧柏叶30g，干姜15g，艾叶30g，黄芪30g，白术15g，赤石脂20g，汉三七6g（冲服），血竭3g（冲服），白及20g，当归18g，陈皮20g，海螵蛸18g。每日1剂，水煎400ml，分早午晚3次温服。

复诊：服药7剂，胃痛减轻，原柏油样便转黄，形体有温煦感，胃脘少有胀满，有食欲但不敢多食，舌质由暗转红，脉虚缓。继服上方2周，精神振作，饮食如常，形体开始恢复，前后共调治3个月，休养一段时间后。胃镜复查显示胃黏膜光滑无痕迹。[陈锐.柏叶汤临床新用[J].中国社区医师，2011，27（34）：26.]

按：柏叶汤选用了干姜及艾叶，二药均有止血之效。艾叶的药理作用研究发现，用艾叶水浸液给小鼠腹腔或静脉注射可降低毛细血管通透性，给兔灌服有促进血液凝固的作用。虽然干姜属于温里药，然其也有止血的作用。《本草纲目》云："干姜，能引血药入血分、气药入气分。又能去恶养新，有阳生阴长之意，故血虚者用之。而吐血、衄血、下血，有阴无阳者，亦可用之。"方中侧柏叶，性味苦涩，清降止血，又有涩敛之性；干姜、艾叶温中散寒，收涩止血；童便者，引血下行以除虚热；制干姜温燥之性，避免格拒；四药合用，共奏温经摄血之效。马通汁，古人用以止血，如无马通汁，童便代之。

△泻心汤证

【原文】

心气不足，吐血、衄血，泻心汤主之。（17）

【证治机制】

《金匮要略心典》云："若心气独不足，则当不吐衄也；此乃邪热因不足而客之，故令吐衄。以苦泄其热，以苦补其心，盖一举而两得之。"泻心汤以清热泻火之力专治吐血之火热亢盛证。陈修园注《十药神书》云："余治吐血，诸药不止者，用金匮泻心汤百试百效，其效在生大黄之多，以行瘀也。"临床中泻心汤治各种热性的吐血衄血，疗效确切。

【方剂组成】

大黄二两，黄连、黄芩各一两。

上三味，以水三升，煮取一升，顿服之。

【方解】

与虚寒吐血相对的实热吐血，用泻心汤治疗。所谓"心气不足"，即指心中的阴气不足；阴气不足则阳独盛，于是逼血妄行，因而发生吐血或衄血。心主血脉，心藏神；火热亢盛，扰乱心神于内，证见心烦不安，火热迫血妄行于上，导致吐血、衄血，遵"热者寒之"之治，以泻火强力的泻心汤论治。泻心汤清热泻火，凉血止血。方中黄连善泻心火，黄芩清泄上焦火，大黄苦寒降泄能引火邪下行，并有推陈出新、活血消瘀之功，全方以一派苦寒之药，专以泻火清热。

（二）下血

1.临床表现

病人面无色，无寒热。脉沉弦者，衄；浮弱，手按之绝者，下血；烦咳者，必吐血。（5）

【语义浅释】

衄血、下血、吐血的鉴别诊断可通过不同脉象的表现体现。患者面色㿠白，不恶寒发热，脉沉弦为衄血；脉浮弱，以手按之则无，为下血；烦躁咳嗽的，必致吐血。面无色，血脱者，色白不泽也；无寒热，病非外感也；晚因外感者，其脉必浮大，阳气重也。触因内伤者，其脉当沉弦，阴气厉也。虽与前尺脉浮不同，其为阴之不尽则一也。若脉浮弱，按之绝者，血下过多，而阴脉不充也。烦咳者，血从上溢，而心肺焦燥也。此皆病成而后见之诊也。

【六经辨析】

患者面色白而无华，是血脱不荣之征。无寒热，是无外感表证的互词，由此可知，此处的"面无血色"是内伤出血所致。但内伤出血有衄血、下血、吐血的不同，为明确诊断，需进一步诊其脉象。若脉见沉弦，沉主病在肾，弦主病在肝，此为肾水虚不能涵养肝木，肝火逆上，伤及阳络，则见衄血。若诊其脉浮弱无力，重按则无，浮为阴不敛阳，虚阳外浮，弱为血虚，脉体不充，由此可知此为阴血脱于下，虚阳浮于上的下血证。若面无血色，又见虚烦咳嗽，可知其阴虚有热，虚热灼伤肺络，必致吐血。

下血分为虚寒下血和湿热下血，远血病在脾，因脾气虚寒，不能统血；脾土居中，自下焦而言，则为远，故先便后血为远血。近血病在大肠，是大肠为湿热所伤，因而下血；大肠与肛门近，故先血后便为近血。

2.证治

△黄土汤证

【原文】

下血，先便后血，此远血也，黄土汤主之。（15）

【语义浅释】

虚寒便血的证治应以温中健运，养血止血为主，方用黄土汤加减。

【证治机制】

便血，大便在先，出血在后，说明血来自直肠以上的部位，故称为远血。其血色暗红或呈棕黑色，混杂于大便中。导致远血的原因，多为中焦脾气虚寒，统摄无权致血液下渗，并随大便而出。

【方剂组成】

甘草、干地黄、白术、附子（炮）、阿胶、黄芩各三两，灶中黄土半斤。

上七味，以水八升，煮取三升，分温二服。

【方解】

黄土汤温脾摄血。方中灶心黄土，又名伏龙肝，功能温中涩肠止血；附子、白术温阳健脾以摄血；干地黄、阿胶滋阴养血以止血。反佐黄芩，以防诸温燥药动血。甘草甘缓和中并调和诸药。合为温中健运，养血止血之剂。

【现代应用】

本方主药灶心黄土，临床上多用赤石脂代之。黄土汤不仅用治远血，凡属脾气虚寒，统摄无权的吐血、衄血、崩漏、泄泻、呕吐、尿血等出血证，用之均有良效。

【临床验案】

患者，男，66 岁。2017 年 10 月 9 日初诊。主诉：大便出血 3 天。现病史：患者有内痔病史 3 年，近日大便出血，血色鲜红。患者数次因他病于我处就诊，效果满意，遂于我处就诊。刻下症：大便出血，先大便后出血，夜间皮肤瘙痒以致睡眠不佳，全身畏寒。大便每日 1 次，质可，夜尿 2 次，小便时有困难。舌质暗红，苔根部厚腻，脉细而沉。诊断为便血。证属脾胃虚寒，治法以温阳摄血为主，兼以滋阴养血。方用黄土汤，方药：生甘草 18g，生地黄 18g，生白术 18g，炙附子 10g（先煎），阿胶珠 18g（烊化），黄芩 18g，伏龙肝 90g（包煎），7 剂，水煎服，每剂分早、晚二次温服。

2017 年 10 月 16 日二诊：诉服药前 3 日大便依旧出血，血色鲜红，出血量逐日增多。服药第 1 日至第 3 日的自测出血量分别 3～5ml、5～8ml、8～10ml。自服药第 4 日起，出血量逐日减少，大便每日 1 次，不干不稀，全身畏寒好转。服 7 剂药后，基本没有便血。随诊 2 周未复发。

按：本案病在太阴，太阴脾有统血的功能，负责输布水谷精微到周身各处。血可以说是人体内有形精华的代表。《灵枢·营卫生会》云："以奉生身，莫贵于此。"《灵枢·决气》对血的来源做了解释，谓："中焦受气取汁，变化而赤，是谓血。"脾胃位居中焦，受气取汁指的便是提取水谷精微，可见脾在血的生成与输布之中都起到了重要的作用。结合脉证，本案患者的病因是老年体虚，脾胃虚寒。脾胃虚则肠之络血不摄，故便血。病性以虚为主，预后尚可，但若不及时治疗，亦有加重趋势。故治法以温阳摄血为主，兼滋阴养血。方中灶心黄土功能温中涩肠止血；附子、白术温阳健脾以摄血；干地黄、阿胶滋阴养血以止血。反佐黄芩，以防诸温燥药动血。甘草甘缓和中并调和诸药。合为温中健运，养血止血之剂。

　　△赤小豆当归散证

　　【原文】

　　下血，先血后便，此近血也，赤小豆当归散主之。（16）

　　【证治机制】

　　便血，血在前，便在后，说明血来自直肠附近，其血色多鲜红，其证多因湿热蕴结大肠，迫血下行所致。若湿热腐肉成脓，则便中可夹有脓液。治用赤小豆当归散清利湿热，活血止血。方中赤小豆清热利湿、排脓解毒，当归行血散瘀，浆水清凉解毒，调和脏腑。诸药合用为消瘀排脓，清热利湿之剂。唐宗海曾注："远血之异于近血也，岂唯先后之别，尤有形迹之异。近血者，即今之脏毒痔疮，常带脓血者是也，何以知之，观仲景用赤豆当归散而知之矣。狐惑有脓者，赤豆当归散主之。赤豆发芽是排其脓，即所以行血也。"

　　【方解】

　　湿热便血的证治，治法以消瘀排脓、清热利湿为宜，方用赤小豆当归散。可见百合病篇。

　　【现代应用】

　　在下血中将便排出在先，血排出在后的便血称作"远血"。将血排除在先，便排出在后的便血称作"近血"。结合临床所见，凡出血部位距肛门较远（如食管、胃、十二指肠、小肠等），其血便多以柏油样大便为多。如血在肠中停留的时间不长，则可见暗红色血液与大便混杂而下，很少见到像条文描述的那种血便分明的"先便后血"的"远血"。凡出血部位在肛门或距肛门很近（直肠），其血便多表现为便前或便后滴血，或血与便同下，这种后世称作"肠风下血"和"脏毒"的下血，其血色多鲜红，血与便不相混杂。因此，远血近血的辨证，除以血、便排出的先后为依据，还应结合出血部位、时间、血色、血量、全身脉证综合考虑，方为全面。

　　【临床验案】

　　冯某，女，49岁，工人，1988年10月31日就诊。自诉痔疮出血20余年，1983年做过痔疮手术。近20天大便下血较多，色鲜红，肛门肿痛，有异物感。头晕目眩，肢软，纳食无味。舌质淡红，苔薄黄，脉濡数。肛诊见混合痔。前医辨为肠胃郁热，用清热泻火、凉血出血之剂，药用生地黄、大黄、牡丹皮、侧柏叶等治疗4天，不效。余据苔黄腻，大便排而不爽，脉濡数，从湿热论治，拟清肠健脾利湿，活血止血法，更用赤小豆当归散合槐花散加味，具体方药：当归

10g，赤小豆 30g，薏苡仁 30g，地榆 15g，枳壳 10g，防风 10g，荆芥 10g，槐花 10g，侧柏叶 10g，仙鹤草 10g，熟军 8g。服药 12 剂，便血止，肛门不适等症状消失。[张瑾.赤小豆当归散合槐花散治痔疾 [J].江西中医药，1989（6）：38.]

按：根据舌脉之证，辨本案为阳明湿热证，阳明湿热蕴结，日久化毒，气血阻滞，壅塞肠中，使大肠传导失司，肠络受伤，热毒下灼肛门，引起痔破出血。用赤小豆当归散清热利湿、消瘀排脓，加荆芥、防风疏风清热解毒，生地榆、槐花、仙鹤草凉血止血，使症状缓解，疾病向愈。

（三）瘀血

本章主要讨论了瘀血的主要症状特点，"唇痿舌青，口燥，但欲漱水不欲咽，胸满、腹不满"，并提出了"当下之"的治疗原则。虽然本篇所论瘀血有症有法而无方，但仍有不少活血化瘀方剂散落他章之中，如瘀血汤、抵当汤、大黄䗪虫丸、桂枝茯苓丸等。这些方剂的提出及运动补充本篇临证之不足，同时为后世瘀血学说的发展及如今瘀血学说研究和活血化瘀方法奠定了坚实的基础。

1.临床表现

病人胸满，唇痿舌青，口燥，但欲漱水不欲咽，无寒热，脉微大来迟，腹不满，其人言我满，为有瘀血。（10）

【语义浅释】

本条论述瘀血的主要脉证特点。患者胸胀满，唇色痿而不泽，舌色青，口干燥，但只想漱水而不欲下咽，无恶寒发热症状，脉象微大而迟，腹无胀满之征，但患者自觉腹部胀满，此为内有瘀血。其中胸满是瘀血在胸，气机阻滞，气滞为满；唇痿为瘀血内阻，血不上荣，故唇色不泽；瘀血阻滞，血行不畅，令舌色青紫或见青紫斑点；口燥，但欲漱水不欲咽为瘀血阻滞，津不上承，故口干燥。但病在血瘀非津伤，故只欲漱水滋润，不欲吞咽补津；瘀血阻滞，气血不畅，脉行不利瘀血之脉稍大于常脉，但往来迟缓；瘀血滞于腹部经隧，影响气机运行，故患者自觉腹部胀满，但腹部并非宿食、水饮等有形之邪停聚，故察其外形并无胀满之征。

【六经辨析】

徐彬《金匮要略论注》曾注："瘀血证不甚则但漱水，甚则亦有渴者，盖瘀久而热郁也。"一般来说，瘀血证多无热象，严重的可能有"烦满，口干燥而渴"的证候，但通过详细诊察，又非阳明实热之证，脉象反而沉伏，这是瘀血的征象。

六经皆有瘀血证。太阳蓄血主方为桃核承气汤。《伤寒论》第 106 条云："太阳病不解，热结膀胱，其人如狂，血自下，下者愈。其外不解者，尚未可攻，当先解其外；外解已，但少腹急结者，乃可攻之，宜桃核承气汤。"此为太阳蓄血，瘀血结于足太阳膀胱、手太阳小肠经腑，小肠与心经互为表里，瘀热互结，扰及心神，故其人"如狂"，瘀热结于膀胱腑，故"少腹急结"。

阳明蓄血可见于《伤寒论》第 237 条："阳明证，其人喜忘者，必有蓄血。所以然者，本有久瘀血，故令喜忘。屎虽硬，大便反易，其色必黑者，宜抵当汤下之。"阳明邪热与胃肠久有之瘀血互结，扰及心神，其人善忘，大便虽然坚硬但因有阴血濡润反易解出，此为阳明蓄血。

少阳蓄血可见于《伤寒论》第 144 条："妇人中风，七八日续得寒热，发作有时，经水适断者，此为热入血室，其血必结，故使如疟状，发作有时，小柴胡汤主之。"少阳邪热客于胞宫，与血搏结，用小柴胡汤和解少阳。

《金匮要略·妇人妊娠病脉证并治》云："妇人宿有癥病……桂枝茯苓丸主之。"太阴病并非局限于理中汤和四逆辈，仲景应用桂枝类方治疗太阴病亦不少。

少阴病虽无以瘀血为主要病机的方证，但瘀血亦在其中占据重要地位。少阴动血可见尿血。如《伤寒论》第 293 条云："少阴病，八九日，一身手足尽热者，以热在膀胱，必便血也。"少阴热化，肾与膀胱相表里，心火下移小肠，便如八正散所述。

厥阴病为"两阴交尽"之证，阴阳错杂，寒热混淆。《金匮要略》中大黄䗪虫丸方及鳖甲煎丸，一治血痹虚劳，一治疟母，皆为寒热并用之法。其中鳖甲煎丸用鳖甲软坚散结，灶心土消癥祛积，清酒活血通经，大黄攻下逐瘀；䗪虫、蜣螂、鼠妇、蜂窠、桃仁、紫葳、牡丹皮破血逐瘀；厚朴、瞿麦、石韦、半夏、乌扇、葶苈子行气利水祛痰，又暗含"血不利则为水"之意；柴胡、黄芩、干姜、桂枝寒热并用，平调阴阳；人参、阿胶、白芍补气养血。故可认为鳖甲煎丸是厥阴瘀血的代表方。

2. 治则

病者如热状，烦满，口干燥而渴，其脉反无热，此为阴伏，是瘀血也，当下之。（11）

【语义浅释】

本条讲述瘀血郁热的证治。患者似发热，心烦胸满，口中干燥而渴，其脉反无热。这是瘀血郁热深伏于血分所致。治疗应当攻下瘀血。

【六经辨析】

瘀血内伏，郁久化热，患者自觉发热，烦满。瘀血阻滞，津液久不上承，令口中干燥而渴。诊其脉无热象。此是由于瘀血阻滞日久，郁而化热伏于阴分所致。瘀血多与热邪相关，太阳蓄血证，乃因表邪化热入里，随经入腑，与下焦膀胱之血分相结，为新瘀邪热初成之证。阳明蓄血证，则因阳明邪热化燥伤津，劫下焦阴分，并与肠中瘀血相结，为久瘀邪热新结之证。少阴热化，阴虚液枯，灼伤血络亦可成瘀，为少阴瘀血。治疗应当攻下瘀血，瘀血去则郁热解，诸证自除。本条承上文脉证，旨在明其治。患者表现一派热状，即心烦胸满，口干燥渴，患者应当得数大之阳脉，今反见沉伏之阴脉，其原因在于热伏于阴，瘀血而使也。血瘀者当下之，可以选用桃核承气汤，抵当汤、丸之类。"当下之"的治法非仅指攻下瘀血，还包含化瘀、行瘀、散瘀、逐瘀等多种以消除瘀血为目的的治疗方法。下法适用于瘀血蓄结、停滞并与外直接相通之处，如肠、膀胱、子宫等处。下法治疗使瘀血直接外出并得以速去，但若瘀血蓄结于与外不相通的部位，强用攻下之法，瘀血外出无路，必生他变，应当配合化瘀、散瘀、行瘀之法，使瘀血行消缓散，方为妥当。

第28章　呕吐哕利胃肠病　治于阳明太阴求

《金匮要略·呕吐哕下利病脉证治》论述了呕吐、哕、下利三种胃肠道的病变，因其发病机制多因脾胃升降功能失调所致，均涉及太阴、阳明，故合为一篇论述。清代医学家柯韵伯提出"实则阳明，虚则太阴"，高度概括了太阴与阳明的病变规律。《医经解惑论注述》云："太阴脾之经，其脉布胃中，络于嗌，故太阴受邪，而实则为胃实，仲景所谓阳明病，虚则为脾胃虚冷。"阳明即足阳明胃腑，太阴即足太阴脾脏，脾胃同属中焦，为仓廪之官，在人体消化吸收饮食物中发挥着协调作用。《素问·六微旨大论》云："阳明之上，燥气治之，中见太阴；太阴之上，湿气治之，中见阳明。"阳明胃主燥而恶燥，以津液为本，以降为顺，太阴脾主湿而恶湿，以阳气为用，以升为健。邪入阳明多从燥化，与胃肠中有形之实邪相结，胃失和降，中气不通，积滞胃肠，更伤津液，形成实证，故曰"阳明之为病，胃家实是也"。因阳明胃易从燥化，易成实邪的特点，故治疗可予清泻阳明气分热盛之白虎汤，或峻下阳明腑实之承气汤。邪入太阴多从湿化、寒化，寒湿中阻，损伤脾阳，脾失运化，故可出现"太阴之为病，腹满而吐，食不下，自利益甚，时腹自痛"等症状。因太阴脾易从寒化、湿化的特点，故治疗多予温补脾阳为法。

一、呕吐病

（一）病因病机

先呕却渴者，此为欲解；先渴却呕者，为水停心下，此属饮家；呕家本渴，今反不渴者，以心下有支饮故也，此属支饮。（2）

【语义浅释】

呕吐与口渴、痰饮等密切相关，可通过辨先渴与后渴以及与呕吐的关系来辨别水饮的位置。参照《金匮要略·痰饮咳嗽病脉证并治》所云"呕家本渴，渴者为欲解，今反不渴，心下有支饮故也，小半夏汤主之"，说明呕吐是痰饮病的常见症状，呕吐为标，其病本在于痰饮。"先呕却渴者，此为欲解"言胃中停饮所致呕吐，因水饮随呕吐而去，胃阳逐渐恢复，故出现口渴的症状，此为水饮除去，病将欲解的征象。"先渴却呕者，为水停心下，此属饮家"言水饮内盛，阻碍气机，气不化津，津不上承，故见口渴，若饮水而入，水饮更盛，上逆致呕，故曰"此属饮家"，治疗应作饮病处理，饮邪不去则呕吐不止。"呕家本渴，今反不渴者，以心下有支饮故也，此属支饮"言经常呕吐的患者因津液耗伤，应当会出现口渴，缘于心下有水饮停滞，润其津燥，反不见口渴。故《金匮要略论注》云："然多呕则必伤津故渴，为呕家必然之理。今反不渴，若非心下原有偏着之饮气，润其燥火，则渴何能免？但饮果在中之孔道，岂有不与呕俱出？则知此饮不在孔道矣。故曰此为支饮。支者，偏旁而不正中也。"

【六经辨析】

呕吐病虽病机各异，但总离不开阳明、太阴范畴。太阴脾主升清，阳明胃主降浊，二者一升一降，使气机通畅，共为人体气机升降之枢纽。胃主受纳、腐熟水谷，以通为顺；脾主运化，输布水谷精微，喜燥恶湿，若脾胃功能失调则会导致水液代谢失常，饮食、水液停蓄，而发为呕吐。胡希恕认为胃中有水饮，则呕，呕之后，饮去胃中干，人觉口渴而呕止，故为欲解。若始觉口渴，渴欲饮水，达到一定程度，胃弱不能消水，水积胃中，停于心下，人即呕逆，此属痰饮为病。临床中治疗呕吐不可见呕止呕，应分清其本质病机，并根据呕吐后的表现来判断疾病的预后。

（二）脉证

问曰：病人脉数，数为热，当消谷引食，而反吐者，何也？师曰：以发其汗，令阳微，膈气虚，脉乃数。数为客热，不能消谷，胃中虚冷故也。

脉弦者，虚也。胃气无余，朝食暮吐，变为胃反。寒在于上，医反下之，今脉反弦，故名曰虚。（3）

寸口脉微而数，微则无气，无气则荣虚，荣虚则血不足，血不足则胸中冷。（4）

趺阳脉浮而涩，浮则为虚，涩则伤脾，脾伤则不磨，朝食暮吐，暮食朝吐，宿谷不化，名曰胃反。脉紧而涩，其病难治。（5）

【语义浅释】

脉数为热，热则消谷善饥，若误用汗法，致大汗淋漓，而表证不解，邪热未清，虽有热而不能消谷。胃虚则水饮乘虚而入，水饮性寒，而致胃中虚冷，饮聚于胃，则发为呕吐。如若误用下法，更伤胃气，则可变生朝食暮吐、暮食朝吐之胃反。

呕吐可见微数脉，寸口脉微为精气不足，精气为营卫之本，故脉微为营气虚，营血不足，胸中失于温煦，故可见胸中冷。

趺阳脉浮而涩，为脾胃损伤，不能消化饮食水谷，宿食不化，停食胃中，更伤脾胃，如此反复，成为"朝食暮吐，暮食朝吐，宿谷不化"的胃反病。若脉紧涩为邪盛正虚，其病难治。

【六经辨析】

阳明胃气虚冷是导致朝食暮吐、暮食朝吐、宿谷不化的主要病因。脉数多为热邪侵袭，"寸数，咽喉口舌生疮，或吐红，咳嗽肺痈；两关数，则胃火或肝火；尺数则阴虚或相火"，患者脉数应当消谷善饥，却反见呕吐剧烈，不能消化饮食水谷。缘于大汗后损伤阳气，阳虚则燥火乘之，故见"膈气虚，脉乃数"。结合"寸口脉微而数，微则无气，无气则荣虚，荣虚则血不足，血不足则胸中冷"，可知此处脉数当为脉微而数。寸口脉主上焦，寸口脉微则胸中阳气不足，胃中虚冷不得消化水谷则气血生化乏源，营卫亏虚、气血不足，不可充养，故见胸中冷。后虽言"客热"，却不可消化饮食水谷，为胃中虚冷，阳气上浮之虚火。今胃中虚冷，本应治以温胃，若误以脉数为实热，反用峻下之法，更伤阳气，胃中阳气大伤，胃阳不可腐熟水谷，饮食水谷不得消化，发为呕吐。弦脉为胃中阳气不充而结之象，乃胃阳大虚之脉。

跌阳脉主候脾胃，脾胃共处中焦，主中州，脉当不沉不浮，今反见浮脉，为胃中虚冷，虚火上浮之缘故。《伤寒论·辨脉法》云："跌阳脉浮，浮则为虚，浮虚相搏，故令气，言胃气虚竭也。"胃为阳土，脾为阴土，胃宜降则和，脾宜升则健，脉浮则胃阳升而不降，脉涩脾阴伤。胃主腐熟水谷，脾主运化升清，现胃寒不能蒸腐水谷，脾伤难以运化精微，故水谷难消，宿谷难化，停滞中焦，阻碍气机，上逆为呕。虚寒胃反如见紧而涩之脉，紧为寒邪，涩为液竭，正不胜邪，温阳则伤津，滋阴则助寒，故为难治。

（三）治疗禁忌

夫呕家有痈脓，不可治呕，脓尽自愈。（1）

病人欲吐者，不可下之。（6）

【语义浅释】

经常呕吐的患者，若呕吐物中夹有脓液，此为胃有痈脓，不可见呕止呕，待脓液排净则呕吐自止。如若脓液不得顺利排出，可借助药力排脓，如大黄牡丹汤、排脓散等。

若患者想要呕吐，此为病有上越之机，应顺势利导，促进胃内容物排出。

【六经辨析】

引起呕吐的病因有很多，或因客寒伤胃，或因痰壅气逆，不可见呕止呕。《素问·阴阳应象大论》云："其高者，因而越之，其下者，引而竭之；中满者，泻之于内；其有邪者，渍形以为汗；其在皮者，汗而发之；其剽悍者，按而收之；其实者，散而泻之。"即倡导临床在治疗疾病时应因势利导，给邪以出路。经常呕吐的患者，如若吐出脓血，此为胃中有痈脓所致，是正气逐邪外出的反应，其病根在痈脓，而呕吐只是病标，故治疗时不应当止呕，应帮助患者排脓解毒，使痈脓邪气从吐而解，则"脓尽自愈"。如若患者常常欲吐而不得呕，为病邪在上，病有越出之机，应因势利导，顺应病势，助其呕吐，不可误用下法，引邪深入。临床中根据六经所主注重因势利导，灵活变通：若太阴脾虚所致呕吐，当以温补太阴为法，不可误用下法，更伤脾阳；若阳明胃寒所致呕吐，当以温胃止呕为主，当以小半夏汤之类；若为邪犯少阳而致心烦喜呕，治疗当以和解少阳为要。

（四）呕吐病证治

1.吴茱萸汤证

【原文】

呕而胸满者，茱萸汤主之。（8）

干呕，吐涎沫，头痛者，茱萸汤主之。（9）

【证治机制】

胸为阳位，呕为阴邪，呕而胸满者为胃阳虚衰或寒饮内停，胃失和降，乘虚袭胸，胸阳被遏。《伤寒论·辨阳明病脉证并治》云："阳明病，若能食，名中风；不能食，名中寒。"又云："食谷欲呕，属阳明也，吴茱萸汤主之。"可知当为阳明寒呕，或兼有不得饮食、食难用饱等症。足厥阴肝经"挟胃，属肝，络胆，上贯膈，布胁肋，循喉咙之后，上入颃颡，连目系，上出额，与督脉会于巅"，寒邪滞于厥阴肝经，浊阴上逆，胃失和降，故见干呕；胃中虚冷，阳气不足，气不化津，酿生痰湿，随浊阴上逆，故见吐涎沫；寒邪循肝经上扰巅顶，故见巅顶痛。另外，吴茱萸汤尚见于《伤寒论·辨少阴病脉证并治》"少阴病，吐利，手足逆冷，烦躁欲死者，吴茱萸汤主之。"缘于少阴肾阳虚衰，火不暖土，阳明虚寒，故见诸症。治疗当选用吴茱萸汤暖肝温胃，散寒降浊。

【方剂组成】

吴茱萸一升，人参三两，生姜六两，大枣十二枚。

上四味，以水五升，煮取三升，温服七合，日三服。

【方解】

吴茱萸汤由吴茱萸、人参、生姜、大枣四味中药组成。《本草经集注》载吴茱萸"味辛，温、大热，有小毒。主温中下气，止痛，咳逆，寒热，除湿血痹，逐风邪，开腠理。去淡冷，腹内绞痛，诸冷、实不消，中恶，心腹痛，逆气，利五脏"，入肝、肾、脾、肾经，上可温中下气，下可温暖肝肾，下三阴之逆气，重用为君药。生姜辛温，"入肺心脾胃四经。主通神明，去秽恶，散风寒，止呕吐，除泄泻，散郁结，畅脾胃，疗痰嗽，制半夏"，为呕家之圣药，功擅温胃散寒、降逆止呕，与吴茱萸合用散寒止呕之功倍增，用为臣药。人参甘温，补脾胃之虚以制浊阴，用为佐药。大枣调中，益脾气，用为佐使药。诸药合用，升降结合，俾清阳可升，浊阴得降，共奏暖肝温胃、散寒降浊之效。若呕吐剧烈者可加半夏降逆止呕，若阳虚恶寒明显者，可加附子补火助阳。

【现代应用】

现代药理学研究表明，吴茱萸汤中的君药吴茱萸具有降血压、松弛血管、止呕、止泄、抗实验性胃溃疡、抗炎镇痛、抑制醛固酮释放等诸多作用。吴茱萸汤可广泛用于2型糖尿病性胃轻瘫、慢性胆囊炎、慢性非特异性溃疡性结肠炎、偏头痛、呕吐、神经官能症等诸多疾病。戴广法用吴茱萸汤加减治疗2型糖尿病性胃轻瘫，观察患者临床症状、胃排空率、胃电图，发现吴茱萸汤组疗效优于多潘立酮组，且可减少复发。吴治恒用吴茱萸汤加减治疗慢性胆囊炎，服药期间进食低脂饮食，总有效率达94.11%。刘红燕等用吴茱萸汤加减治疗厥阴虚寒型头痛患者，临床疗效明显优于口服养血清脑颗粒对照组。综上，吴茱萸汤在临床上广泛应用于消化系统、神经精神系统等各科疾病。

【临床验案】

某女，32岁。主诉胃脘疼痛，多吐涎水而心烦。舌质淡嫩，苔水滑，脉弦无力。初以为胃中有寒而心阳不足，投以桂枝甘草汤加木香、砂仁，无效。再询其证，有烦躁夜甚，涌吐清涎绵绵不绝，且头额作痛。辨为肝胃虚寒夹饮。吴茱萸9g，生姜15g，党参12g，大枣12枚。服3剂后，诸症皆消。（刘渡舟医案）

按：患者胃脘疼痛，呕吐痰涎，兼有烦躁，头痛，为厥阴、阳明虚寒，浊阴上逆的表现。"脉弦者，虚也，胃气无余，朝食暮吐，变为胃反"，患者脉弦无力，亦为胃中虚冷之象。该案患者兼有烦躁夜甚，这是阳虚阴盛，阴阳相争的表现。夜半阴气盛，阳气虚，寒邪得阴气之助而肆虐，夜半阳气生与阴寒交争剧烈，故烦躁夜甚。予吴茱萸汤原方治疗入阳明、厥阴、少阴三经，可下三阴之逆气，暖肝温胃，散寒降浊，切合病机，效如桴鼓。

2. 半夏泻心汤证

【原文】

呕而肠鸣，心下痞者，半夏泻心汤主之。（10）

【证治机制】

半夏泻心汤在《伤寒论·辨太阳病脉证并治》中亦有记载，即"伤寒五六日，呕而发热者，柴胡汤证俱，而以他药下之，柴胡证仍在者，复与柴胡汤。此虽已下之，不为逆。必蒸蒸而振，却发热汗出而解。若心下满而硬痛者，此为结胸也，大陷胸汤主之，但满而不痛者，此为痞，柴胡不中与之也，宜半夏泻心汤"。

半夏泻心汤证为"呕而发热者，柴胡汤证俱"之小柴胡汤证误用下法，从而损伤中焦阳气，使少阳邪热乘虚内陷所致，以上呕中痞下利为主症。太阴脾寒，则见肠鸣下利；阳明胃热，则见呕吐；中焦气机不利，脾不升清，胃不降浊，则见心下痞满，但满不痛。故其核心病机为太阴脾寒，阳明胃热，寒热错杂，治疗当选用半夏泻心汤平调寒热，散结消痞。

【方剂组成】

半夏半升（洗），黄芩三两，干姜三两，人参三两，黄连一两，大枣十二枚，甘草三两（炙）。

上七味，以水一斗，煮取六升，去滓，再煮取三升，温服一升，日三服。

【方解】

半夏泻心汤由大黄黄连泻心汤合理中丸加减而成，包含半夏、黄芩、干姜、人参、黄连、大枣、炙甘草七味中药。因有胃热，故用大黄黄连泻心汤泻热消痞，脾虚肠寒故用理中丸温中散寒，有腹泻故去大黄，有痞满故去白术，有呕吐故加半夏降逆止呕，有脾虚故加大枣健脾益胃。半夏、干姜辛开，黄连、黄芩苦降，人参、甘草、大枣调中，为调理中焦脾胃寒热、气机的经典名方。祝谌予言："是方属调和脾胃之剂，方中半夏辛苦温，辛开散结，苦降止呕，除心下之痞满，为主药；干姜辛热，助主药开结温中散寒，黄芩、黄连苦寒泄热，并助主药以降逆，共为之辅药；人参、大枣甘温益气扶中而为佐；炙甘草既可扶正益脾胃，又能调和诸药而为使。诸药相配，寒热并施，辛苦共进，补清同用，而成消痞散结，补中扶正，调和寒热之功。泻心者，以泻心下痞而得名。"若呕吐腹满甚者，可加代赭石、莱菔子、枳实；纳差者，加陈皮、砂仁；腹泻便溏者，加炮姜、焦山楂等。

【现代应用】

现代药理学研究表明，半夏泻心汤中含有丰富的黄酮、生物碱和皂苷等多种有效活性成分，具有保护胃肠道黏膜、抗胃肠道肿瘤、调节肠道菌群、降血糖、改善胰岛素抵抗、调节神经递质等诸多药理作用。半夏泻心汤可广泛应用于临床，如急慢性胃炎、消化性溃疡、胃肠功能紊乱、顽固性呕吐、幽门螺杆菌感染相关性胃炎、溃疡性结肠炎、消化不良、糖尿病性腹泻、糖尿病胃轻瘫、糖尿病性非酒精性脂肪肝等。

【临床验案】

王某，男，68岁，初诊日期2021年11月9日。主诉：乏力伴恶心欲呕1周。患者2010年体检时发现空腹血糖升高，具体不详，诊断为2型糖尿病，予盐酸二甲双胍片等药物控制血糖，自诉血糖控制良好。后根据血糖情况调整降糖方案为门冬胰岛素注射液早中晚各 6U ＋ 甘精胰岛素注射液 16U 皮下注射，空腹血糖控制在 5.8～6.5mmol/L，餐后 2 小时血糖波动在 9～10mmol/L。近 1 周，患者饮食不节后出现倦怠乏力、恶心欲呕，现为求进一步治疗前来我院就诊。刻下症见：倦怠乏力，恶心欲呕，胃中嘈杂，反酸烧心，脘腹痞满，纳差，易饥不欲食，眠差，易醒多梦，大便溏泄，每日 4～5 次，小便可。舌淡红，舌体胖大边有齿痕，舌苔黄腻，脉弦滑。既往有慢性萎缩性胃炎病史 5 年。中医诊断：消渴病，痞满，脾虚胃热，寒热错杂证；西医诊断：2 型糖尿病，慢性萎缩性胃炎。治则治法：平调寒热，散结消痞。方药：半夏泻心汤加减。具体药物如下：法半夏 12g，黄连 3g，黄芩 9g，党参 15g，干姜 10g，大枣 10g，葛根 30g，三七粉 6g（冲服）。共 14 剂，日 1 剂，水煎服，早晚分服。

二诊：患者服药 2 周后倦怠乏力减轻，恶心欲呕、胃中嘈杂，脘腹痞满基本消失，纳眠可，二便调。自测空腹血糖 5.5～6.5mmol/L，餐后 2 小时血糖 7.5～8.5mmol/L。后进行随访，患者诸症已消，血糖控制平稳。

按： 该患者 2 型糖尿病日久，既往有慢性萎缩性胃炎病史，平素喜食辛辣刺激之品，伤及脾胃，脾不升清，胃不降浊，故见胃脘部胀满不适感；太阴脾虚，运化失常，故见恶心欲呕；脾虚失运，湿浊内生，下注大肠，故见大便溏泄；阳明胃热，故见胃中嘈杂，反酸烧心；胃不和则卧不安，故患者眠差，易醒多梦。舌淡红，舌体胖大边有齿痕，舌苔黄腻，脉弦滑。结合舌脉，四诊合参，辨证为太阴脾虚兼阳明胃热之寒热错杂证，故以半夏泻心汤加减以平调寒热，散结消痞。药后患者诸症减轻，提示方证对应，切合病机要害，嘱患者注重饮食调护，谨防复发。

3. 黄芩加半夏生姜汤证

【原文】

干呕而利者，黄芩加半夏生姜汤主之。（11）

【证治机制】

《伤寒论·辨太阳病脉证并治》云："太阳与少阳合病，自下利者，与黄芩汤；若呕者，黄芩加半夏生姜汤主之。"虽提及太阳与少阳合病，但以方测证，黄芩汤方药中并无解表之药，说明此条文重点在于少阳。太阳与少阳合病，邪热内迫阳明，胃肠功能紊乱，湿热下迫大肠故见下利，邪热横逆犯胃，胃失和降，故见呕吐诸症。此即《金匮要略论注》所云："盖太少之邪，合而内之，则协热而利。故以黄芩为主也，然邪既内入或有复挟饮者呕多，此其明证矣，故加半夏、生姜。"

【方剂组成】

黄芩三两，甘草二两（炙），芍药二两，半夏半升，生姜三两，大枣十二枚。

上六味，以水一斗，煮取三升，去滓，温服一升，日再，夜一服。

【方解】

黄芩加半夏生姜汤由黄芩、芍药、炙甘草、半夏、生姜、大枣组成，为黄芩汤加半夏、生姜而成。方中重用黄芩清少阳胆热，兼清阳明，既可燥湿止利，又兼调畅气机。芍药敛阴和营，调和肝脾，利大小便且泄热，配甘草可缓急止痛；半夏、生姜（即小半夏汤）降逆止呕；甘草、大枣和胃调中，调和诸药。诸药合用，清中兼降，共奏清热止利、降逆止呕之效。故王孟英在《温热经纬》云："少阳胆木挟火披猖，呕是上冲，利由下迫，何必中虚始利，饮聚而呕乎？半夏、生姜专开饮结，如其热炽，宜易连、茹。"若下利臭秽、肛门灼热，可加白头翁、秦皮、黄连清肠止利；若痞满严重者，可加木香、陈皮理气和中。

【现代应用】

黄芩中的主要活性成分黄芩苷具有抗结肠炎及结肠癌、抗抑郁、抗肿瘤、抗动脉粥样硬化、保护心肌缺血再灌注损伤、保护心肌细胞和内皮细胞、抑制心肌重塑、增加胰岛素分泌、改善糖代谢和摄取、抗菌、抗病毒的作用。芍药中含有芍药苷、芍药内酯苷、丹皮酚等多种活性成分，具有消炎保肝、抗惊厥、解痉镇痛和抗氧化等药理作用。炙甘草具有抗炎、调节免疫、镇痛、抗心律失常、镇咳平喘等药理作用。半夏中的活性成分包括生物碱类、挥发油类、黄酮类、有机酸类、甾体类和糖类等，具有抗炎、抗菌、抗肿瘤、抗癫痫等药理作用。生姜的药理作用主要表现在止呕、抗菌、抗炎、镇痛、抗氧化、降血糖等诸多方面。

【临床验案】

李某，男，55岁，初诊日期2019年5月20日。主诉：口干多饮1月余，加重伴恶心欲呕1周余。患者1月余前饮食不节后出现口干多饮，未予重视，未行药物治疗。1周前无明显诱因出现口干多饮加重，伴恶心欲呕，大便次数增多，就诊于当地社区医院，查空腹血糖7.2mmol/L，餐后2小时血糖8.5mmol/L，糖化血红蛋白6.8%，诊断为"2型糖尿病"，予盐酸二甲双胍片500mg口服，每日3次控制血糖，空腹血糖波动在5.0～6.5mmol/L，餐后2小时血糖波动在7～8mmol/L。现患者为进一步治疗，遂来我科门诊就诊。刻下症：口干多饮，恶心欲呕，口苦，急躁易怒，纳一般，眠差，入睡困难，小便色黄，大便质黏，异味重，肛门灼热感。舌红苔黄腻，脉弦数。中医诊断：消渴病，热迫阳明证；西医诊断：2型糖尿病。治则治法：清热止利，降逆止呕。方药：黄芩加半夏生姜汤加减。具体药物如下：黄芩15g，白芍30g，虎杖10g，生地黄15g，首乌藤

30g，炒枣仁 15g，法半夏 10g，生姜 6g，生甘草 10g，大枣 10g。共 14 剂，日一剂，水煎服，早晚饭后温服。

按：患者中年男性，嗜食肥甘厚味，脾胃受损，失于运化，湿热内蕴，耗伤津液，发为消渴。湿热蕴结熏蒸，热迫津液，故见口干多饮；情志不遂，肝郁气滞，日久气郁化火，故见急躁易怒、口苦；热迫阳明，湿热下注大肠，则见大便质黏，异味重，肛门灼热感；胃不和则卧不安，故见眠差易醒；舌红苔薄黄，脉弦数亦是邪热内迫阳明之象。故予黄芩加半夏生姜汤清热止利，降逆止呕，加虎杖、生地黄清热凉血，首乌藤、炒枣仁、合欢皮，生甘草调和诸药兼清热解毒。诸药合用，共奏清利湿热之效。

4. 小半夏汤、生姜半夏汤、半夏干姜散证

【原文】

诸呕吐，谷不得下者，小半夏汤主之。（12）

病人胸中似喘不喘，似呕不呕，似哕不哕，彻心中愦愦然无奈者，生姜半夏汤主之。（21）

干呕，吐逆，吐涎沫，半夏干姜散主之。（20）

【证治机制】

小半夏汤在《金匮要略》中多次出现，结合《金匮要略·痰饮咳嗽病脉证并治》条文"呕家本渴，渴者为欲解，今反不渴，心下有支饮故也，小半夏汤主之"，若水饮内停所致呕吐，水饮随呕吐而去，胃阳逐渐恢复，会出现口渴的症状，此为水饮除去，病将欲解的征象。呕吐后反而不口渴，此为心下有支饮润其津燥，故不见口渴。陈仁寿云："呕固属火然，使胃中无痰，则食可稍进，至谷不得下，非痰碍之而何？痰必由于气逆，故以小半夏汤降逆开痰"，指出呕吐的原因是痰饮气逆。故寒饮上逆可致呕吐，当予小半夏汤降逆开痰。小半夏汤在痰饮病、黄疸误下后致哕及阳明寒呕中均有应用，可见其止呕之效强，为治疗呕吐的祖方、专方。

生姜半夏汤与小半夏汤虽药物组成相同，均可治疗阳明寒呕，但病机略有差异。小半夏汤病位在胃，当属胃中寒饮停滞，寒饮上逆所致呕吐；生姜半夏汤病位偏上，为寒湿弥漫胸胃，气机升降失调，病邪欲出不能出，欲降不得降，故见"胸中似喘不喘，似呕不呕，似哕不哕，彻心中愦愦然无奈"诸症。

半夏干姜散为小半夏汤易生姜为干姜，缘于中阳不足，阳明胃家寒重，胃气上逆，故见干呕、吐逆；上焦有寒，故口角流涎；因胃寒严重，故可见胃脘冷痛，易生姜为干姜加强温胃散寒之效。半夏干姜散、小半夏汤与生姜半夏汤虽均用于治疗寒饮内停，阳明寒呕，但半夏干姜散重在温胃散寒，小半夏汤重在降逆

化饮，生姜半夏汤功在散寒降逆。

【方剂组成】

小半夏汤方

半夏一升，生姜半斤。用法同前。

生姜半夏汤方

半夏半升，生姜汁一升。上二味，以水三升，煮半夏，取二升，内生姜汁，煮取一升半，小冷，分四服，日三夜一服。止，停后服。

半夏干姜散方

半夏、干姜各等分。

上二味，杵为散，取方寸匕，浆水一升半，煎取七合，顿服之。

【方解】

　　小半夏汤由半夏、生姜两味中药组成。半夏"味辛平。主伤寒，寒热，心下坚，下气，喉咽肿痛，头眩胸张，咳逆肠鸣，止汗"，功善燥湿化痰、降逆止呕，为君药。生姜味辛，性微温，归肺、脾、胃经，功善温中止呕、温肺化饮，又可制半夏毒性，为臣药。两药合用，降逆开痰，药少效专，为治疗呕吐的祖方、专方，临床应用广泛。《金匮要略今释》在小半夏汤的基础上加一味陈皮，可以用来治疗心腹虚冷，游痰气上，胸胁满，不下食，呕逆，胸中冷等病证；《严氏济生方》中用小半夏汤加沉香，可以治疗七情伤感，气郁生涎，头目眩晕等疾病。

　　生姜半夏汤亦由生姜、半夏两味中药组成，但药量以及用法与小半夏汤不同。生姜半夏汤重用生姜汁为主药，半夏为辅药。用生姜汁一斤，量倍于半夏，功在散寒而降逆，生姜半夏汤气锐而效速，直达病所，而起降逆止呕的作用。

　　半夏干姜散由半夏、干姜两味中药组成，干姜辛热温胃散寒，半夏辛燥降逆止呕，两药等分相配，共奏温胃散寒、降逆止呕之效。半夏干姜散与生姜半夏汤相比，半夏干姜散重在温中，故用干姜；生姜半夏汤重在散饮，故用生姜汁。用法上半夏干姜散证因呕吐剧烈，故宜"顿服"；生姜半夏汤证因饮邪内结，难以速消，故分四次服用，重在缓解胸中寒饮。

【现代应用】

　　现代药理学研究表明，半夏中的活性成分包括生物碱类、挥发油类、黄酮类、有机酸类、甾体类和糖类等，具有抗炎、抗菌、抗肿瘤、抗癫痫等药理作用。生姜的药理作用主要表现在止呕、抗菌、抗炎、镇痛、抗氧化、降血糖等诸多方面。小半夏汤、生姜半夏汤、半夏干姜散在临床中可用于治疗各种呕吐，如胃腹胀满引起的呕吐、妊娠呕吐、药物不良反应引起的呕吐、急性心梗呕吐、化疗引起的呕吐、顽固性呕吐等。

【临床验案】

徐某，女，5岁，1978年4月16诊，呕吐2天，有便不泻，不能饮食，食饮即吐。患儿神萎疲乏，面色晦滞，肌肤干涩，目闭睛露，呼吸深快，似喘非喘，频频空哕，不时以口唇弄舌。两天来使用过阿托品、鲁米那（苯巴比妥）、灭吐灵（甲氧氯普胺片）等无效。腹痛满。脉沉细涩。唇红舌干，苔薄白微腻，给小半夏汤，煎煮少量频服。方药：姜半夏6g、鲜生姜5片。服药后呕哕渐止，服二煎后，即安睡不再吐。

二诊方药：太子参10g、儿茶3g，泡茶饮服。两日后恢复正常。[许绍武.小方治疗呕吐经验[J].江苏中医杂志，1980（6）：59-60.]

按：《金匮要略》云："病人胸中似喘不喘，似呕不呕，似哕不哕，彻心中愤愤然无奈者，生姜半夏汤主之。""诸呕吐，谷不得下者，小半夏汤主之。"患儿似喘非喘，频频空哕，不能饮食，食饮即吐，当属阳明寒饮伤胃兼太阴脾虚。邪入太阴多从湿化、寒化，寒湿中阻，损伤脾阳，脾失运化，故可出现"太阴之为病，腹满而吐，食不下，自利益甚，时腹自痛"等症状；邪在阳明，寒饮伤胃，阳气被遏而不得宣发，饮邪内停而致呕吐，故予小半夏汤既温太阴脾寒又散阳明寒饮，原方一剂显效，二剂吐止。因患者呕吐不得食，故嘱少量频服，以免诱发呕吐反射。二诊时患者呕吐已消，予太子参、儿茶泡茶饮服，顾护正气，以善其后。

5.猪苓散证

【原文】

呕吐而病在膈上，后思水者，解，急与之。思水者，猪苓散主之。（13）

【证治机制】

本文言"呕吐而病在膈上，后思水者，解，急与之"，即"先呕后渴，此为欲解"。太阴脾虚，胃有停饮，因水饮随呕吐而去，胃阳逐渐恢复，故出现口渴的症状，此为水饮除去，病将欲解的征象。胃阳尚未完全恢复，此时不可饮水过量，以免停饮再发，应当"少少与饮之，令胃气和则愈"。故治疗应补太阴脾虚，复阳明胃阳，使脾气健、水饮去、呕吐止、诸症除。

【方剂组成】

猪苓、茯苓、白术各等分。

上三味，杵为散，饮服方寸匕，日三服。

【方解】

猪苓散由猪苓、茯苓、白术三味中药组成。方中猪苓、茯苓淡渗利水，白术健脾燥湿，因胃中水饮停聚，不可过多饮水，故予散剂治疗。又"散者散也"，可使水饮得散，中阳复运，气化水行。若脾虚明显者，可加党参、山药健脾补气；若小便不利者，可加桂枝温阳利水；若呕吐频频，可加生姜、法半夏降逆止呕。

【现代应用】

猪苓散可用于治疗急慢性胃炎、胃神经官能症、神经性呕吐、肝硬化腹水等症见胃中停饮、脾虚饮逆者。

【临床验案】

刘某，男，26 岁。忽然患腹痛如刀割，腹胀如鼓，大便不通，大渴，床头用壶盛茶水，每饮一大杓，饮下不久即呕出，呕后再饮，寝室满地是水。据西医诊断是"肠套叠"，须大手术，病延三日，医皆束手，危在旦夕。余诊其脉沉紧而滑。药用：白术、茯苓、猪苓各五钱。服 1 剂，呕渴皆除，大便即通。继用附子粳米汤，腹痛、腹胀等症亦渐愈。(《湖南省中医医案选辑·第一集》)

按：该患者渴欲饮水，先渴后呕，呕后又渴，此为水饮内盛，阻碍气机，气不化津，津不上承，故见口渴，若饮水而入，水饮更盛，上逆致呕。脉沉紧而滑亦为水饮内盛的表现。故予猪苓散健脾、利水、渗湿，俾水饮去，则呕吐止。临床中猪苓散与五苓散应鉴别，两方虽然均含有猪苓、茯苓、白术三味中药，但五苓散有桂枝、泽泻二药。猪苓散主治脾胃虚弱不能消水之太阴脾虚饮停证，而五苓散主治膀胱气化不利之太阳蓄水证，故在猪苓散的基础上加桂枝温阳化气，加泽泻渗湿利水。

6.四逆汤证

【原文】

呕而脉弱，小便复利，身有微热，见厥者，难治，四逆汤主之。(14)

【证治机制】

病入少阴，肾阳虚衰，浊阴上逆，则见呕吐；阳气虚衰，火不生土，水谷不化，则见下利；因下利伤阴，则见口渴；下元虚惫，肾失固摄，则小便自利；少阴阳虚，阴寒内盛，则四肢厥逆。《伤寒论·辨少阴病脉证并治》以"少阴之为病，脉微细，但欲寐也"作为少阴病的提纲，少阴涉及心肾二脏，现心肾阳气衰微，神疲不支，则精神萎靡不振，但欲寐也。因此，本病责之少阴。《金匮要略论注》云："谓呕而有微热，乃表邪欲出之象，然而脉弱则内虚矣。小便利，知非下焦有热，甚且见厥，是少阴之寒邪复重矣。"故治疗当以回阳救逆为法，以救少阴之衰。

【方剂组成】

附子一枚（生用），干姜一两半，甘草二两（炙）。

上三味，以水三升，煮取一升二合，去滓，分温再服。强人可大附子一枚，干姜三两。

【方解】

四逆汤由生附子、干姜、炙甘草三味中药组成。附子辛、甘、大热，"主六腑沉寒，三阳厥逆，癥坚积聚，寒湿拘挛，霍乱转筋，足膝无力，坠胎甚速"，直入少阴，铲除阴寒，使真阳得助，为回阳救逆第一要药。干姜味辛，性大热，可"除胃冷而守中，沉寒痼冷。肾中无阳，脉气欲绝者，用黑附为引"，可助附子回阳之功。甘草味甘，平，"炙则健脾胃而和中，解百毒，和诸药"，既能缓解附子、干姜的毒性，又能协助附子、干姜增强回阳救逆之效。诸药合用，配伍精当，共奏有回阳救逆、补火助阳之效。若阴盛格阳，可加大生附子、干姜用量，即用通脉四逆汤破阴回阳；若虚阳下陷、下利不止，可予白通汤通阳举陷止利。

【现代应用】

现代药理学研究表明，附子中的主要成分包括乌头类生物碱、多糖、皂苷等，具有强心、保护心肌细胞、抗心律失常、抗炎和镇痛、抗肿瘤等广泛的作用。附子对血管有一定的影响，能够扩张血管，增加血流量，发挥改善血液循环作用。干姜中含有的脂溶性姜酚类物质可以镇痛抗炎，干姜醚提物能抗多种胃溃疡，还具有抗缺氧作用，干姜提取物还能改善心肌舒缩功能，减轻心力衰竭症状。炙甘草具有抗炎、调节免疫、镇痛、抗心律失常、镇咳平喘等药理作用。四逆汤可以广泛应用于各种原因导致的休克、心力衰竭，亦可用于肺心病、中毒性休克所致的血压下降等，具有良好的疗效。

【临床验案】

陈氏妇盛夏病霍乱吐泻，腹中痛，四肢厥冷，冷汗溱溱，转筋戴眼，烦躁大渴，喜冷冻饮料，饮已即吐，六脉皆伏。余曰：虽霍乱，实脏厥也。经云：大气入脏，腹痛下注，可以致死，不可生。速宜救阳为急，迟则肾阳绝矣。以四逆汤：姜、附各三钱，炙甘草、吴萸各一钱，木瓜四钱，煎成冷服。日夜连服三剂，四肢始得全和，危象皆退，口渴反喜沸汤，寒象始露。即于方中佐以生津存液之品，两服而安。（王孟英医案）

按：《伤寒论·辨霍乱病脉证并治》云："吐利汗出，发热恶寒，四肢拘急，手足厥冷，四逆汤主之。""既吐且利，小便复利，而大汗出，下利清谷，内寒外热，脉微欲绝者，四逆汤主之。"患者病霍乱吐泻，病入少阴，肾阳虚衰，阳气欲脱于外，肌表不固，腠理开泄，故见冷汗溱溱；少阴阳虚，阴寒内盛，故见四肢厥逆；剧烈呕吐，津液大伤，阳气欲脱，心神浮越，故见烦躁大渴等症。故辨证为少阴虚衰，吐利亡阳，急予四逆汤回阳救逆，加木瓜舒筋活络，吴茱萸增加散寒之效。药后四肢得温，呕吐已止，故加生津存液之药以顾护津液，以善其后。

7. 小柴胡汤证

【原文】

呕而发热者，小柴胡汤主之。（15）

【证治机制】

邪气传入少阳，一般有两种途径：一是素体虚弱，抗邪无力，少阳本经受邪；二是由于失治、误治等原因致使邪气由它经传入少阳。邪入少阳，枢机不利，郁而化火，邪热迫胃，故见呕吐。邪气处于半表半里之间，正邪交争剧烈，正胜则热，邪胜则寒，互有胜负，故见往来寒热。本条文虽只提及呕吐、发热二症，但综合《伤寒论·辨少阳病脉证并治》"少阳之为病，口苦，咽干，目眩也""伤寒五六日中风，往来寒热，胸胁苦满，默默不欲饮食，心烦喜呕……小柴胡汤主之"，当具有少阳证本证的口苦、咽干、目眩、胸胁苦满等症状。后又言"有柴胡证，但见一证便是，不必悉具"，胡希恕先生认为"但见往来寒热""胸胁苦满""默默不欲饮食""心烦喜呕"四大主症具其一，通过与其脉症相结合进行分析，或然证有无，则可判定为小柴胡汤证。临床中应根据具体情况判定，针对不同的病症灵活运用小柴胡汤，从而达到辨证施治的目的。

【方剂组成】

柴胡半斤，黄芩三两，人参三两，甘草三两，半夏半斤，生姜三两，大枣十二枚。

上七味，以水一斗二升，煮取六升，去滓再煎，取三升，温服一升，日三服。

【方解】

小柴胡汤由柴胡、黄芩、人参、半夏、生姜、大枣、甘草七味中药组成。柴胡"味苦，平。主心腹，去肠胃中结气，饮食积聚，寒热邪气，推陈致新。久服，轻身明目益精"，入肝胆经，既能疏泄气机之郁滞，又可透泄少阳之邪热。黄芩味苦寒，可清泄少阳之热，《本经疏证》记载黄芩功效"气分热结者，与柴胡为耦……以柴胡能开气分之结，不能泄气分之热。"黄芩与柴胡相配，一升一散，一清一降，可解少阳郁热。生姜、半夏合用为小半夏汤，可降逆止呕，与柴胡、黄芩相配，有辛开苦降之功，为治疗呕吐之祖方。邪气传至少阳缘于正气亏虚，故与人参、大枣、甘草扶助正气，助少阳枢机之转动以和解气机，祛邪外出。诸药合用，共奏和解少阳、降逆止呕之效。若合并阳明腑实，大便不通，可予大柴胡汤通腑泄热；若太阳表邪未解，太阳少阳合病，可予柴胡桂枝汤疏风散寒兼和解少阳。

【现代应用】

现代药理研究发现，小柴胡汤具有调节免疫、调节内分泌、抗炎、抗感染、抗肝纤维化、抗肿瘤等作用。在临床中可以广泛应用于糖尿病、咳嗽变异性哮喘、慢性胆囊炎、胆汁反流性胃炎、慢性乙型肝炎、肝硬化、非酒精性脂肪性肝病、系统性红斑狼疮、肿瘤等诸多疾病。

【临床验案】

许某，男，60岁，初诊日期2022年1月25日。主诉：间断乏力15年余，加重伴恶心欲呕1周。患者15年前因乏力于当地医院就诊，测空腹血糖10mmol/L，餐后2小时血糖20mmol/L，诊断为"2型糖尿病"，予门冬胰岛素皮下注射控制血糖，血糖控制不佳，后逐步根据血糖调整降糖方案，现降糖方案为赖脯胰岛素注射液早20U，晚18U，联合阿卡波糖片每次1片，每日3次；盐酸二甲双胍片每次2片，每日3次控制血糖，空腹血糖波动在8～9mmol/L，餐后2小时血糖波动在10～11mmol/L。1周前患者无明显诱因出现乏力加重，伴有恶心欲呕，现患者为进一步治疗，遂来我科门诊就诊。刻下症：双下肢乏力，发凉，口干口苦，恶心欲呕，胸闷气短，纳呆，食后腹胀，眠可，大便干，3～4日一行，小便不尽感，夜尿1～2次。舌红，苔黄腻，脉弦。既往有胆囊炎、胆结石、脂肪肝病史20年，冠心病、高脂血症病史15年。平素嗜食肥甘厚味；吸烟史40年，已戒烟3年；饮酒史40年，未戒酒。中医诊断：消渴病，少阳热郁证；西医诊断：2型糖尿病，慢性胃炎，冠心病，高脂血症，胆结石，胆囊炎，脂肪肝。治则治法：和解少阳，通腑降浊。方药：小柴胡汤加减。具体药物如下：柴胡24g，法半夏9g，黄芩15g，生姜10g，党参15g，海金沙30g，鸡内金15g，虎杖30g，芒硝6g，制香附15g，郁金10g。共14剂，日1剂，水煎服，早晚饭后温服。嘱患者戒烟戒酒，清淡饮食，不适随诊。药后诸症悉除，血糖控制平稳。

按：糖尿病在中医学中属于消渴病的范畴，发病多与过食肥甘、脏腑柔弱、七情失调等有关。《素问·奇病论》云："此人必数食甘美而多肥也，肥者令人内热，甘者令人中满，其气上溢，转为消渴。"患者平素嗜食肥甘厚味，又嗜烟酒，湿热内生，耗伤津液，发为消渴。患者口干口苦、恶心欲呕、胸闷气短、脉弦，"但见一证便是，不必悉具"，当属少阳热郁证。予小柴胡汤加减和解少阳，通腑泄浊，小柴胡汤寒热并用，攻补兼施，柯韵伯喻其为"少阳机枢之剂，和解表里之总方"。患者大便干结难解，加虎杖、芒硝通腑泄热；考虑患者既往胆结石、胆囊炎病史，予海金沙、鸡内金消石；久病多瘀，故加制香附、郁金疏肝理气、活血化瘀。

8. 大半夏汤证

【原文】

胃反呕吐者，大半夏汤主之。(《千金》云：治胃反不受食，食入即吐。《外台》云：治呕，心下痞硬者。)(16)

【证治机制】

"以发其汗，令阳微膈气虚，脉乃数，数为客热，不能消谷，胃中虚冷故也。脉弦者，虚也，胃气无余，朝食暮吐，变为胃反。寒在于上，医反下之，今脉反弦，故名曰虚"论述了误汗和误下导致胃阳受损而形成胃反的过程。大半夏汤证是由于寒邪在上而误用下法，导致阳微膈虚，延及胃阳、脾阴，胃阳不足，脾阴亏涸，水谷不化，胃气上逆，导致朝食暮吐，暮食朝吐，宿谷不化。脾主运化，胃主腐熟，今脾虚胃寒，气血生化乏源，故见神疲乏力。程门雪《金匮篇解》云："气阴大伤，胃火下降，津液枯槁，上下无以濡润，大便结如棋子，食不得入，入则呕吐。"因津液枯槁，故见大便干结。脾主升清，胃主降浊，现脾虚胃寒，脾胃升降失调，气机壅塞，则见心下痞硬。参其病机，涉及太阴阳明，治疗当以和胃降逆、补虚润燥为基本治法。

【方剂组成】

半夏二升(洗完用)，人参三两，白蜜一升。

上三味，以水一斗二升，和蜜扬之二百四十遍，煮取二升半，温服一升，余分再服。

【方解】

大半夏汤由半夏、人参、白蜜三味中药组成。程门雪在《金匮篇解》记载大半夏汤的功效"方用人参生津养气阴，半夏降逆气，白蜜润枯燥"。方中重用半夏二升，降逆止呕，用为君药；人参补虚益胃，用为臣药；条文中用法"和蜜扬之二百四十遍"，由于水性走下，合以白蜜扬以缓之，甘润上脘之燥，作为佐使之药。全方配伍理念体现《素问·至真要大论》"补上治上，制以缓"的治疗思想。若呕吐严重者，可合用生姜或生姜汁；若脾虚明显者，可加用白术。

【现代应用】

大半夏汤在临床中可用于食管癌、幽门梗阻、贲门胃底疾病、胃食管反流、各种原因引起的呕吐等。研究表明，大半夏汤可以改善食管癌患者的呕吐、吞咽困难、进食、反流、疼痛、梗阻、口干、食欲减退等症状，能够有效提高生活质量，且无明显肝肾毒性。

【临床验案】

某，口吐涎沫，胃气虚不能约束津液也。吐沫而仍口渴，胃阴虚而求救于水也。舌萎苔黄，胃气不治而虚浊反行攒聚也。气阴益亏，又复夹浊，用药顾此失彼，且恐动辄得咎，唯仲景大半夏汤取人参以补胃气，白蜜以和胃阴，半夏以通胃阳，试进之以觇动静。人参（一钱）、白蜜（五钱）、半夏（三钱）。（张聿青医案）

按：《金匮要略心典》云："胃反呕吐者，胃虚不能消谷，朝食而暮吐也。又胃脉本下行，虚则反逆也，故以半夏降逆，人参、白蜜益虚安中。"胃反呕吐的病机主要体现在"虚、逆、燥"三个方面，虚即"胃虚不能消谷"，逆即"胃脉本下行，虚则反逆"，燥即"津液枯槁，上下无以濡润"，其本在胃气虚弱，其标在胃气上逆。而阴津亏损一方面是呕吐导致，另一方面是进食减少所致，是反复胃气上逆的继发证，故大半夏汤证的病机应当是以阳明胃气虚寒为主，兼有胃气上逆和津液亏损。该患者因胃气虚弱而出现胃气上逆、津液亏虚的症状，其病在阳明，故予大半夏汤治疗以和胃降逆、补虚润燥。因脾胃虚，故以人参、白蜜益虚安中；胃气上逆，故以半夏降逆气；气阴大伤、津液亏虚，故以人参生津养气阴。三药相合标本兼顾、相辅相成，与"虚、逆、燥"的病机相合。

9.大黄甘草汤证

【原文】

食已即吐者，大黄甘草汤主之。《外台》方又治吐水。（17）

【证治机制】

"食已即吐"是饮食入于胃，旋即尽吐而出，与"朝食暮吐，暮食朝吐，宿谷不化"的胃反有本质的区别。胃反呕吐是由于胃中虚冷，水谷不化，而致诸症。本证"食已即吐"是由于阳明胃肠实热，腑气不通，肠中有实热积滞，胃气不得通降，反逆而上行。程门雪在《金匮篇解》云："若食已即吐者，是阳明积热上冲，宜大黄甘草汤以泻其热，热出则冲止呕止，即前贤所谓食已即吐，责之有火是也。"从火、热立论，点明本病的病理性质。故予大黄甘草汤通腑泄热，和胃止呕。

【方剂组成】

大黄四两，甘草一两。

上二味，以水三升，煮取一升，分温再服。

【方解】

大黄甘草汤由大黄、甘草两味中药组成。《神农本草经》载大黄"味苦寒，无毒，主下瘀血，血闭寒热，破癥瘕积聚，留饮宿食，荡涤肠胃，推陈致新，通利水谷，调中化食，安和五脏，平胃下气"。大黄泄热通腑，荡涤肠胃实热，推陈致新，伍以甘草缓急和胃，使泻下而不伤胃气，清热而胃气和降，上病下取，因势利导，从而使胃的通降功能得以恢复，而呕吐也自然得以缓解。若腹痛者，可加木香、白芍顺气止痛；若腑实明显者，加芒硝泻下通腑；若食滞者，加山楂、神曲、麦芽消食和胃。

【现代应用】

现代药理学研究表明，大黄中含有的主要有效成分为蒽醌衍生物，包括大黄素甲醚、大黄素、芦荟大黄素、大黄酚等，具有调节胃肠道、保肝、保护心脑血管、抑菌抗炎、抗肿瘤及免疫调节等药理作用。甘草具有抗炎、调节免疫、镇痛、抗心律失常、镇咳平喘等药理作用。大黄甘草汤不仅可以用于治疗消化系统疾病，还能治疗目赤肿痛、鼻衄、口疮、牙痛、头痛、眩晕、小儿夜啼、小儿厌食等多种疾病。

【临床验案】

洋货店曾某，患伤寒，一月未愈，后变呕吐，食入，顷刻倾吐无余。诸医技穷而却走。延诊时，见其满面红光，舌色红而有刺，脉洪数，大便硬，与大黄甘草汤而瘥。反胃症之可畏，人皆知之，而试询其所用之方，动辄汇集滋润之品，以多为贵，及至屡服不应，徒太息于疾不可为，而不知其操术之不工；一医然，从医皆然，故一患反胃，鲜有愈者。（萧琢如医案）

按：胃反呕吐与大黄甘草汤证呕吐不同。《医宗金鉴》"食已即吐者，非宿谷不化之胃反，乃火热攻冲之吐逆"明确指出两者的病机差异，胃反呕吐缘于胃中虚冷，故见宿谷不化，而大黄甘草汤证呕吐缘于阳明胃热腑实，火热上冲。临床中不可见反复呕吐，即认为是虚寒胃反，遂用大量滋润之品，应"观其脉证，知犯何逆，随证治之"。该案患者由于前医误用大量滋腻之品，致胃肠积滞，实热内生，诊治时见"面红光，舌色红而有刺，脉洪数，大便硬"，已然变为阳明胃热腑实证，故予大黄甘草汤治疗而愈。

10. 茯苓泽泻汤证

【原文】

胃反，吐而渴，欲饮水者，茯苓泽泻汤主之。（18）

【证治机制】

"胃反，吐而渴，欲饮水者，茯苓泽泻汤主之"，此处"胃反"是症状，为患者反复呕吐的意思，为饮停中焦，脾失运化，胃气上逆所致，与大半夏汤"朝食暮吐，暮食朝吐，宿谷不化"之"胃反"不同。茯苓泽泻汤证"吐而渴，欲饮水者"是由于水饮影响气化，津不上承而口渴，饮水之后再次呕吐，如此反复，故会出现呕吐与口渴相交替。从药物组成来看，茯苓泽泻汤包含泽泻汤（泽泻、白术），《金匮要略·痰饮咳嗽病脉证并治》云："其人苦冒眩，泽泻汤主之。"饮停心下，阻遏清阳，浊阴上冒，故茯苓泽泻汤证的患者当有眩晕症状。

【方剂组成】

茯苓半斤，泽泻四两，甘草二两，桂枝二两，白术三两，生姜四两。

上六味，以水一斗，煮取三升，内泽泻，再煮服二升半，温服八合，日三服。

【方解】

茯苓泽泻汤由茯苓、泽泻、甘草、桂枝、白术、生姜等药物组成。方中用茯苓健脾利水，泽泻淡渗利湿，桂枝温阳化饮，生姜降逆止呕兼散水气，白术、甘草补脾建中。本方为五苓散去猪苓加生姜、甘草而成，"猪苓渗利泄水，较之茯苓更捷"，故此方去猪苓以免过于利水，加重津液不足。诸药合用，温阳化饮，气化水行，水饮去，呕渴止。若痰湿眩晕明显者，可加天麻、石菖蒲；若喘咳者，可加杏仁、葶苈子、细辛；若小便不利者，可加乌药、车前子；若耳鸣者加石菖蒲、远志。

【现代应用】

茯苓泽泻汤可以用于治疗急慢性胃炎、胃神经官能症、糖尿病、糖尿病胃轻瘫、梅尼埃病等。

【临床验案】

成绩录云，安部候臣菊池大夫，从候在浪华，久患胃反，请治于先生曰：不佞曩在江户得此病，其初颇吐水，间交以食，吐已乃渴，诸医交疗，百端不愈，一医叫我断食，诸证果已。七日始饮，复吐如初，至今五年，未尝有宁居之日，愿先生救之。先生乃诊其腹，自胸下至脐旁硬满，乃与茯苓泽泻汤，数日而痊愈。（《金匮今释》）

按： 患者反复吐水，吐后乃渴，如此反复，为太阴脾虚饮停、胃气上逆所致，水饮影响气化，津不上承而口渴，饮水之后再次呕吐，如此反复，故会出现呕吐与口渴相交替。胸下至脐旁硬满为水饮停滞所致，故予茯苓泽泻汤温阳化饮，疗效显著。

11. 文蛤汤证

【原文】

吐后，渴欲得水而贪饮者，文蛤汤主之。兼主微风，脉紧，头痛。（19）

【证治机制】

前文言"先呕却渴者，此为欲解"，因胃中有停饮导致呕者，如果呕吐后出现口渴则提示水饮随呕吐而去，胃阳逐渐恢复。但是胃阳刚恢复，虽渴欲饮水，但只可"少少与饮之，令胃气和则愈"。若呕后思水而过饮者，即可能重复酿成新饮，形成猪苓散证；倘若水饮顽固，随呕去而不尽，又因渴而索水反助宿饮，便可形成愈吐愈饮及愈饮愈吐之茯苓泽泻汤证；而文蛤汤"渴欲得水而贪饮者"，病情介于猪苓散与茯苓泽泻汤之间，推其病机，当属于水热互结证，盖因呕吐去其饮而留其热，热邪弛张则消水不已也。

【方剂组成】

文蛤五两，麻黄、甘草、生姜各三两，石膏五两，杏仁五十枚，大枣十二枚。

上七味，以水六升，煮取二升，温服一升，汗出即愈。

【方解】

文蛤汤为文蛤散合麻杏石甘汤加生姜、大枣所组成。文蛤散专为"渴欲饮水不止者"所设，攻专润燥生津。麻杏石甘汤为伤寒汗后邪热壅肺而设，功擅清宣肺热。文蛤汤以上两方再加生姜以散外寒，配大枣以补中虚。张志聪《金匮要略注》云："文蛤，水之精也，外刚内柔，取外之坚壳，以行化皮毛之水津。石膏佐麻黄，通秋金肺胃之气；姜、枣配甘草，宣中焦水谷之精。杏子利肺气，以开窍于皮毛。毛脉合精，则水津布而吐渴解矣。"诸药相合，共奏清里热、散外寒、宣肺润下之效。

【现代应用】

文蛤汤现代多用于治疗糖尿病、咳喘、过敏性荨麻疹、顽固性头痛等属于水热互结证者。

【临床验案】

朱某，男，50岁，工人。1979年2月6日初诊。患者患糖尿病半年余，口渴多饮，咽干舌燥，心烦不安，饥而欲食，但食而不多，全身乏力，两眼视物模糊，舌尖红，苔薄黄而干，脉偏数。血糖测定：空腹血糖12.6mmol/L，尿糖定性（+++），眼底检查：早期白内障。此肺胃热盛，耗伤津液所致，治以清热解渴，宣肺布津。方用文蛤汤加减：文蛤20g，麻黄3g，生姜1片，.生石膏60g，杏仁6g，大枣2枚，鲜石斛3g，麦冬10g。上方共服20剂，上述诸症基本消失。化验检查：空腹血糖4.8mmol/L，尿糖（－）。以上方加用补肾之品，以巩固疗效。方药：文蛤20g，麻黄3g，生姜1片，生石膏60g，杏仁6g，大枣2枚，鲜石斛30g，麦冬10g，熟地黄30g，女贞子10g，山萸肉15g，山药20g。又服30剂，体力和精神完全恢复正常，长驱步行5km不觉疲累。1980年5月复查：血糖6.0mmol/L，尿糖（－）。1981年4月随访，患者一切均好。(《金匮名医验案精选》)

按：《本草纲目》载："文蛤其味酸咸，敛肺止血，化痰，止渴，收汗，其气寒，能散热毒疮肿，其性收，能除泄痢湿烂。"文蛤在临床中常用于治疗糖尿病患者。在使用文蛤汤时，文蛤和生石膏的用量应当较大，以发挥清热生津之效；麻黄与杏仁的用量较小，以宣发肺气；生姜、大枣用量更宜小，以温脾化津。

二、哕病

哕是指呃逆之古称，是指胃气上逆动膈，以气逆上冲，喉间呃呃连声，声短而频，难以自制为主要表现的病证。《灵枢·口问》云："谷入于胃，胃气上注于肺，今有故寒气与新谷气，俱还入于胃，新故相乱，真邪相攻，气并相逆，复出于胃，故为哕。"此指出胃气上逆是哕的基本病机。哕病当从虚实论治，虚者多为胃气虚败、气逆而上所致；实者常因邪结、胃气上逆而致。根据"实则阳明，虚则太阴"以及"阳病属腑，阴病属脏"理论，哕病主要涉及太阴脾与阳明胃，并牵扯多经。《伤寒论》对哕病的病因病机进行了详细的阐述：如"本渴饮水而呕者，柴胡不中与也，食谷者哕"，指出太阳病误治伤正胃逆作哕；"阳明病……欲饮水者，与水则哕"，提出阳明胃中虚冷水入作哕；"阳明中风……有潮热，时时哕……若不尿，腹满加哕者不治"，认为阳明胃虚有热上冲作哕。针对上述阳明胃寒气逆与胃虚有热上冲的病机，《金匮要略》分别提出"干呕，哕，若手足厥者，橘皮汤主之"，予橘皮汤温胃散寒止呕；"哕逆者，橘皮竹茹汤主之"，予橘皮竹茹汤清热补虚降逆。《金匮要略》所载"哕而腹满，视其前后，知何部不利，利之即愈"，又引出邪实内结胃气上逆作哕，以通利之法治之而哕病得除。虽未载方药，但根据"视其前后，知何部不利，利之即愈"的原则，应视大小便何部不利。若小便不利，水饮停聚致哕，可予五苓散通前阴则哕自停；若大便不通，腑气不降所致哕，可予承气汤攻下后阴则哕自止。故哕病虽涉及多经，但总从阳明、太阴论治。

1.橘皮汤证

【原文】

干呕，哕，若手足厥者，橘皮汤主之。(22)

【证治机制】

《伤寒论》云："阳明病，不能食，攻其热必哕，所以然者，胃中虚冷故也；以其人本虚，攻其热必哕。"此为阳明病大便难而燥屎未成，误用大承气汤攻腑泄浊，反致脾胃阳气损伤，胃中虚冷，受纳腐熟无权，胃气不降，不唯纳食受阻，且饮水之后水停胃中不化，寒水相搏，胃气不降而逆则见哕。因寒邪内阻，胃寒气结，中阳被郁，阳气不达四末，则见四肢厥冷或兼胃脘冷痛。故治宜温胃寒、降逆气。

【方剂组成】

橘皮四两，生姜半斤。

上二味，以水七升，煮取三升，温服一升，下咽即愈。

【方解】

橘皮汤由橘皮、生姜两味中药组成。方中橘皮理气和胃通阳，重用生姜温胃散寒、降逆止呕，两药合用，药少而效专，共奏通阳和胃，降逆止哕之效。因橘皮汤证病情轻浅，故"下咽即愈"。临证时，若呕哕严重者，可加木香、半夏、代赭石以行气降下；若心胸痞塞严重者，可加枳实消胀破积，即橘皮枳实生姜汤。

【现代应用】

现代药理学研究表明，橘皮中含有的主要活性成分橘皮素具有抗炎和免疫调节活性、抗氧化、抗癌、调节代谢、神经保护等作用。生姜的药理作用主要表现在止呕、抗菌、抗炎、镇痛、抗氧化、降血糖等诸多方面。橘皮汤可广泛应用于急慢性胃炎、神经性呕吐、妊娠恶阻等疾病属本证者。

【临床验案】

一妊娠将三月，呕吐恶食，体倦嗜卧。此恶阻之症，用人参橘皮汤，二剂渐愈。又用六君加紫苏，二剂而安。（薛己医案）

按： 妊娠恶阻是指妊娠早期出现恶心呕吐，头晕倦怠，甚至食入即吐等症状，其病多因脾胃虚弱导致冲气上逆、胃失和降。患者妊娠三月，呕吐剧烈，损伤脾胃阳气，胃中虚冷，受纳腐熟无权，胃气上逆，又加剧呕吐、哕逆等症状，如此反复循环，易成妊娠恶阻之重症。人参橘皮汤由橘皮、生姜、人参三味中药组成，方中橘皮理气和胃通阳，生姜温胃散寒、降逆止呕，人参补益脾胃、益气生津，为温脾胃、止呕哕之良药。二剂药后患者症状逐渐缓解，考虑妊娠脾胃虚弱，故改用六君子汤益气健脾，加用紫苏安胎止呕，以固其本。

2. 橘皮竹茹汤证

【原文】

哕逆者，橘皮竹茹汤主之。（23）

【证治机制】

哕病的发生多由失治误治而成，如阳明胃热而无燥屎内结，却用峻下之法，重伤脾胃，脾胃虚弱而热邪未去，胃气夹虚热上冲而致哕逆；或因素体脾胃虚弱，水饮内停，蕴而化热，发为此病。《金匮要略论注》云："此不兼呕言，是专胃虚而冲逆为哕矣。然非真元衰败之比，故以参、甘培胃中元气，而以橘皮、竹茹，一寒一温，下其上逆之气，亦由上焦阳气，不足以御之，因呃逆不止，故以枣姜宣其上焦，使胸中之阳渐畅而下达，谓上焦固受气于中焦，而中焦亦禀承于上焦，上焦既宣，则中气自调也。"该条文指出胃虚气逆是本病的病机关键所在，治疗关键在于补胃虚、清虚热、调中气、止哕逆。

【方剂组成】

橘皮二升，竹茹二升，大枣三十枚，生姜半斤，甘草五两，人参一两。

上六味，以水一斗，煮取三升，温服一升，日三服。

【方解】

橘皮竹茹汤由橘皮、竹茹、人参、大枣、生姜和甘草等中药组成。《医宗金鉴》云："哕有属胃寒者，有属胃热者，此哕逆因胃中虚热，气逆所致。故用人参、甘草、大枣补虚；橘皮、生姜散逆；竹茹甘寒，疏逆气而清胃热，因以为君。"方中人参、炙甘草、大枣益气补中，以复脾胃升降之职；橘皮、生姜理气和胃降逆；竹茹清胃热，倍增和胃降逆之效。诸药合用，清热补虚降逆，可使气虚复，胃气降，哕逆自平。若兼有气阴两伤，可加麦冬、天花粉、石斛养阴和胃；若胃热明显者，可加黄连、黄芩清热止呕。

【现代应用】

橘皮竹茹汤适合于妊娠恶阻、幽门梗阻、胃食管反流、糖尿病胃轻瘫、术后呃逆等胃虚有热者。

【临床验案】

初一日误下成胸痞自利，两用泻心，胸痞自利俱止；但陷下之邪，与受伤之胃气搏而成哕。昨用丁香柿蒂汤去人参，加芩连，方虽易，仍不外仲景苦辛通降之法。病者畏而不服。今日哕不止，而左脉加进，勉与仲景哕门中之橘皮竹茹汤。其力量减前方数等矣。所以如此用者，病多一日，则气虚一日，仲景于小柴胡汤中即用人参，况误下中虚者乎！广皮六钱，半夏三钱，生姜五钱，竹茹五钱，炙甘草四钱，人参二钱，若无人参，以洋参代之，大枣去核，四枚，煮三杯，分三次服。（吴鞠通医案）

按： 哕逆的病机有虚实之分，临床应加以鉴别，勿犯"虚虚实实"之戒。有胃火气逆上冲致哕者；有胃肠积滞上逆动膈致哕者；有寒邪直中入里，胃寒气逆而作哕者；有阳明胃虚夹热上冲致哕者；亦有阳明燥热，胃津大伤，胃气败绝而为呃逆者。患者两次被误用苦寒之品攻下，损伤胃气，胃气大伤，而虚热留恋，为阳明胃虚夹热上冲而致哕逆。治疗应补胃虚、清虚热、调中气、止哕逆，不可重用苦寒，以免攻伐正气，使胃气败绝。

三、下利

（一）病机、脉证及预后

夫六腑气绝于外者，手足寒，上气，脚缩；五脏气绝于内者，利不禁，下甚者，手足不仁。（24）

下利，脉沉弦者下重，脉大者为未止，脉微弱数者为欲自止，虽发热不死。（25）

【语义浅释】

此条为下利病的总纲。六腑阳气绝于外，无以温煦体表，则表现为手足寒、腿脚挛急；五脏阴气绝于内，津液无所依附，则下利不止，手足失于濡养，甚则手足麻木不仁。

下利病，脉沉弦为腹中拘急，里急后重，是为热利。下利见脉大为阳气未复，故见下利不止，脉微弱为阳气将复，下利自止。

【六经辨析】

《金匮要略》所言"下利病"包括泄泻、痢疾在内，究其病因病机，主要责之于太阴、阳明，并涉及少阴、厥阴等。"实则阳明，虚则太阴"，太阴脾与阳明胃同居中焦，为后天之本，气血生化之源。若脾胃失于健运，则水反为湿，谷反为滞，水走肠间而为泄泻，临床多表现为排便次数增多，粪便稀溏，甚至泻出如水样，多有腹痛；若湿浊内停，大肠传导失司，气血壅滞，脂膜、血络受损，则便下赤白黏冻，临床以腹痛、里急后重、便下脓血为主症，其痛便后不减。

下利病的发生与"六腑气绝于外""五脏气绝于内"关系密切。六腑为阳，阳气主温手足、御三焦，六腑阳气绝于外，则阳气不得温煦手足而四肢厥冷，胸中阳气不足则浊阴上逆，筋脉失于温煦则脚缩不得屈伸。五脏属阴，五脏气先绝于内，脾肾虚衰，阴寒内盛则下利不止，阴津大伤，筋脉失于濡养，故手足麻木不仁。下利病多因里有邪气，脉沉弦为下焦阴寒内盛，病邪结于下焦，阳气不行，故见里急后重等症。"脉大为劳，极虚亦为劳"，脉大主虚证，亦主邪盛，下利见脉大为阳气未复，故见下利不止，病势持续。脉微弱为正邪俱衰，现见数脉，为阳气将复之象，邪去则发热，故病情将解，下利将止，虽发热而不致病情危殆。阳胜易愈，阴胜难愈，故病在三阳者易解，病入三阴者难瘥。

下利，手足厥冷，无脉者，灸之不温。若脉不还，反微喘者，死。少阴负趺阳者，为顺也。（26）

下利脉沉而迟，其人面少赤，身有微热，下利清谷者，必郁冒，汗出而解。

病人必微厥，所以然者，其面戴阳，下虚故也。（34）

下利后脉绝，手足厥冷，晬时脉还，手足温者生，脉不还者死。（35）

【语义浅释】

下利有阴阳之分，虚实之别，虚寒下利表现为手足厥冷，脉微弱欲绝，此为虚脱之证候。急用灸法灸之，若脉复手足温，病尚有转机，若脉不还，手足仍不温，逆气而喘，为胃气已绝，病情危殆。

下利病，脉沉迟，而见面红赤，身有微热，下利清谷不止者，为下焦虚寒，邪气怫郁在表所致。可用微汗法，使邪从表解。

虚寒下利后脉微欲绝，手足厥冷，为泻利太甚，胃气大伤，手足温者为胃气已复，脉不还者为胃气已绝。

【六经辨析】

下利致手足厥冷者，是由于太阴脾阳久亏，少阴肾阳下脱，又"凡厥者，阴阳气不相顺接，便为厥"，故手足厥冷多责之三阴。下利无脉者多缘于正气欲绝而邪气亦衰，微喘为亡阳上脱，少阴已绝，治疗可用灸法以助阳气，若仍无脉者，为正气已脱，多为难治；若手足回温，为阳气渐复，病情向愈。少阴脉主水，趺阳脉主土，少阴负趺阳即水负土胜，为顺证，反之则为逆证。若下利见脉沉迟者，兼有面色赤，身微热，下利清谷，此责之于肾阳虚衰，阳气浮越，不可见热清热，当急予通脉四逆汤破阴回阳，通脉止利，俾阴寒得破，虚阳得敛，诸症得除。

下利，有微热而渴，脉弱者，今自愈。（27）

下利，脉数，有微热，汗出，今自愈。设脉紧，为未解。（28）

下利脉数而渴者，今自愈，设不瘥，必清脓血，以有热故也。（29）

下利，脉反弦，发热，身汗者自愈。（30）

下利气者，当利其小便。（31）

下利，寸脉反浮数，尺中自涩者，必清脓血。（32）

【语义浅释】

下利病自愈的脉证有四：其一，微热而渴，为胃阳渐复，脉弱为正复邪衰，故自愈；其二，脉数有微热则里寒渐去，汗出为邪从表而解，表里俱和，故可自愈；其三，脉数而渴，则寒邪去而利当止；其四，下利见脉弦为寒，发热为阳气渐复，身汗出则寒邪渐去，故令自愈。

下利病，若见寸脉浮数，为表有热，尺脉涩，为血行不畅，血与热合，流滞不行，灼伤血络，故见脓血不止。

下利伴矢气不止者，当利其小便，分清别浊即愈。

【六经辨析】

前文言下利病"脉微弱数者为欲自止,虽发热不死",可知阳气在下利病中具有重要的作用,阳胜易愈,阴胜难愈。若身有微热,为邪气欲从表出,渴为胸中阳气胜,脉弱为邪气衰,或兼有脉数汗出,此即阳胜阴弱,即使不治疗,亦可自愈;假设脉象紧,为阴寒尚存,故病情迁延未解。若脉象数与口渴并见,亦是阳胜的表现,病可自愈,然热多可耗气动血,灼伤血络,致下利脓血不止。若见发热脉弦,弦为阳脉,发热为邪气欲出,病机与"脉数,有微热,汗出,令自愈"相似,阳胜则愈。若下利尺脉涩为阳邪入阴,为热多的表现,故亦可见下利脓血。下利气为下利伴矢气不已,此气滞为患,治疗可通利小便,小便利则气化顺,则气机通畅。上述列举下利病的诸多脉象,或可自愈,或病未解,或反下利脓血,均不离阳胜易愈、阴胜难愈之总纲,故临床中治疗下利病当关注阳气之盛衰。

(二)证治

1.四逆汤、桂枝汤证

【原文】

下利,腹胀满,身体疼痛者,先温其里,乃攻其表。温里宜四逆汤,攻表宜桂枝汤。(36)

下利清谷,不可攻其表,汗出必胀满。(33)

【证治机制】

此证下利为少阴虚寒内盛而又兼太阳表邪。《伤寒论》云:"少阴病,欲吐不吐,心烦但欲寐,五六日自利而渴者,属少阴也。虚故引水自救;若小便色白者,少阴病形悉具;小便白者,以下焦虚寒,不能制水,故令色白也。"少阴阳虚,阴寒内盛,运化失司,虚寒不能制水,故见诸症。"下利清谷,不可攻其表,汗出必胀满。"少阴病下利清谷不止者,此为里寒盛,治疗当以里证为急,不可先用攻表之法,否则重伤阳气,致中焦虚寒,气机升降失调,而发为腹胀满。故少阴下利不止兼有太阳表邪,应当以里证为急,以四逆汤温里散寒,回阳救逆,待阳回利止,清便自调,若仍有身体疼痛之表证,再予桂枝汤救其表,此即《金匮要略·脏腑经络先后病脉证》所言"病,医下之,续得下利清谷不止,身体疼痛者,急当救里;后身疼痛,清便自调者,急当救表也"之意。临证时应分清表里缓急,掌握病情的先后主次,方能治之无误。

【方剂组成】

四逆汤

附子一枚(生用),干姜一两半,甘草二两(炙)。用法同前。

桂枝汤

桂枝三两（去皮），芍药三两，甘草二两（炙），生姜三两，大枣十二枚。用法同前。

【方解】

四逆汤由生附子、干姜、炙甘草三味中药组成。生附子辛、甘、大热，"主六腑沉寒，三阳厥逆，癥坚积聚，寒湿拘挛，霍乱转筋，足膝无力，坠胎甚速"，直入少阴，铲除阴寒，使真阳得助，为回阳救逆第一要药。干姜味辛，性大热，可"除胃冷而守中，沉寒痼冷。肾中无阳，脉气欲绝者，用黑附为引"，可助生附子回阳之功。炙甘草味甘，平，"炙则健脾胃而和中，解百毒，和诸药"，既能缓解生附子、干姜的毒性，又能协助附子、干姜增强回阳救逆之效。诸药合用，共奏温里散寒、回阳救逆、回阳止利之功。若阴盛格阳，成寒厥下利之重症，可用通脉四逆汤破阴回阳。

【现代应用】

现代药理学研究表明，四逆汤有保护肠黏膜，减少肠道血性渗液的作用。在失血性休克代偿时由肠道给予四逆汤煎剂，可使失代偿程度明显减轻，提高回输血液的疗效。四逆汤在临床中可以广泛应用于各种原因导致的休克、心力衰竭，亦可用于肺心病、中毒性休克所致的血压下降等。

【临床验案】

陈氏妇盛夏病霍乱吐泻，腹中痛，四肢厥冷，冷汗溱溱，转筋戴眼，烦躁大渴，喜冷冻饮料，饮已即吐，六脉皆伏。余曰：虽霍乱，实脏厥也。经云：大气入脏，腹痛下注，可以致死，不可致生。速宜救阳为急，迟则肾阳绝矣。以四逆汤：姜、附各三钱，炙甘草、吴萸各一钱，木瓜四钱，煎成冷服。日夜连服三剂，四肢始得全和，危象皆退，口渴反喜沸汤，寒象始露。即于方中佐以生津存液之品，两服而安。（王孟英医案）

按：四逆汤为仲景回阳救逆之主方，郑钦安曾言："仲景深通造化之微，知附子之力能补先天欲绝之火种，用之以为君。又虑群阴，阻塞不能直入根蒂，故佐以干姜之辛温而散，以为前驱，荡尽阴邪，迎阳归舍，火种复兴，而生命立复，故曰回阳。阳气即回，若无土复之，光焰易熄，虽生不永，故继以甘草之甘，以缓其正气。缓者即伏之之义也，真火伏藏，又得重生也，此方胡可忽视哉。"该患者病霍乱吐泻，病入少阴，肾阳虚衰，阳气欲脱于外，辨证为少阴虚衰，吐利亡阳，急于四逆汤回阳救逆止利。药后四肢得温，吐泻已止，在上方基础上加生津存液之药以顾护津液，以善其后。

2. 通脉四逆汤证

【原文】

下利清谷，里寒外热，汗出而厥者，通脉四逆汤主之。（45）

【证治机制】

通脉四逆汤证下利清谷不止与四逆汤证下利病机相似，皆为少阴虚寒内盛，阳气衰微。然而通脉四逆汤证里寒更重，故可出现脉微欲绝或脉不出等阴寒极盛之证，以及发热、面色赤、汗出等虚阳浮越于外的表现。前文言："下利脉沉而迟，其人面少赤，身有微热，下利清谷者，必郁冒，汗出而解。病人必微厥，所以然者，其面戴阳，下虚故也。"此责之于肾阳虚衰，阳气浮越，不可见热清热，当破阴回阳，通脉止利，俾阴寒得破，虚阳得敛，诸症得除。

【方剂组成】

附子（大者）一枚（生用），干姜三两（强人可四两），甘草二两（炙）。

上三味，以水三升，煮取一斤二合，去滓，分温再服。

【方解】

通脉四逆汤即在四逆汤的基础上加重附子、干姜的用量而成。干姜佐附子，可除六腑之沉寒，回三阴之厥逆，救肾中元阳。重用干姜可增辛热之功以逐寒邪，加强荡涤阴邪、迎阳归舍之效。炙甘草既能缓解生附子、干姜的毒性，又能协助附子、干姜增强回阳救逆之效。诸药合用，药少而功专，取效益彰，共奏破阴回阳、通脉止利之功。若腹痛明显，可加芍药缓急止痛；若干呕不止，可加生姜温胃散寒止呕；若利止脉不出，可加人参大补元气。

【现代应用】

附子的主要成分是乌头类生物碱、多糖、皂苷等，具有强心、保护心肌细胞、抗心律失常、抗炎和镇痛、抗肿瘤等广泛作用。干姜具有镇痛抗炎、改善心肌收缩功能、减轻心力衰竭症状的功能。炙甘草具有抗炎、调节免疫、镇痛、抗心律失常、镇咳平喘等药理作用。通脉四逆汤在临床中可以用于心力衰竭、肾衰竭等疾病治疗之中。

【临床验案】

顾五十岁直中燥气，呕少泻多，四肢厥逆，无脉，目开无语，睛不转，与通脉四逆汤加人参、川椒、吴萸、丁香，一剂而效，三剂脉渐复，重与补阳而愈。（《吴鞠通医案》）

按：患者四肢厥逆，脉绝不出，为少阴寒厥之危急重症，少阴寒盛，火不暖土，致脾肾阳虚，故下利不止。治疗应谨守病机，抓住疾病的本质，以破阴回阳、通脉止利为基本治法，予通脉四逆汤为基础方，加人参大补元气、回阳救逆，添川椒、吴茱萸、丁香暖中散寒。切合病机，故一剂见效，三剂后脉逐渐恢复，此时阳气尚且亏虚，再予补阳之药以善其后、以固其本。

3. 大承气汤证

【原文】

下利，三部脉皆平，按之心下坚者，急下之，宜大承气汤。（37）

下利，脉迟而滑者，实也，利未欲止，急下之，宜大承气汤。（38）

下利，脉反滑者，当有所去，下乃愈，宜大承气汤。（39）

下利已瘥，至其年月日时复发者，以病不尽故也，当下之，宜大承气汤。（40）

【证治机制】

《医方集解》云："治伤寒阳明腑证，阳邪入里，胃实不大便，发热谵语，自汗出，不恶寒，痞满燥实坚全见，杂病三焦大热，脉沉实者……胃中干燥，因转属阳明，胃实，大便难也。"又云："太阳初病，发其汗，汗先出不彻，因转属阳明。阳明证能食为中风，风阳邪，能消谷，不能食为中寒，寒阴邪，不能消谷，以此为辨。胸闷不食为痞，胸腹膨胀为满，大便枯少为燥，腹满痛不大便为实，按之硬硬为坚。"伤寒邪气传入阳明之腑，入里化热，与肠中燥屎相结，腑气不通，故大便秘结；里热消灼津液，糟粕结聚，燥粪积于肠中，故腹痛硬满而拒按。又因里热炽盛，燥屎结于肠中不得出，但自利清水，色青而臭秽不可闻，并见脐腹部疼痛，按之坚硬有块，此即"热结旁流"，故此下利缘于实热积滞内结肠胃，内热壅闭，肠中津液被迫下泄而致。治宜"通因通用""釜底抽薪，急下存阴"，法当急下实热燥结，以存阴救阴。

【方剂组成】

大黄四两（酒洗），厚朴半升（炙，去皮），枳实五枚（炙），芒硝三合。用法同前。

【方解】

《医方考》云："此则上中下三焦皆病，痞、满、燥、实、坚皆全，故主此方以治之。厚朴苦温以去痞，枳实苦寒以泄满，芒硝咸寒以润燥软坚，大黄苦寒以泄实去热。"方中大黄泻热通便，荡涤肠胃，为君药。芒硝助大黄泻热通便，并能软坚润燥，为臣药，二药相须为用，峻下热结之力甚强；积滞内阻，则腑气不通，故以厚朴、枳实行气散结，消痞除满，并助硝、黄推荡积滞以加速热结之排泄，共为佐使。诸药合用，共奏峻下阳明热结之效，为"釜底抽薪，急下存阴"的代表方。若燥屎初结，痞满不甚者，可予调胃承气汤泻热和胃、润燥软坚；若阳明腑实，燥屎阻塞，以痞满为主而燥热为次，可予小承气汤轻下热结、行气除满。

【现代应用】

现代药理研究发现，大黄中含有的主要活性成分大黄蒽醌类是中药大黄泻下作用的有效成分，厚朴中的厚朴酚类具有抗病原微生物和调整胃肠运动等药理作用，枳实中的橙皮素对胃肠道平滑肌、心血管系统、抗炎和利尿等均有一定的作用。大承气汤除具有泻下、调节胃肠激素分泌和促进胃肠运动的作用，还具有抗炎、抗感染、抑制血清内毒素、降低炎性细胞因子和提高机体免疫力等作用，对脑、肺等重要脏器具有显著的保护作用。目前，大承气汤临床上主要用于治疗急腹症、肠梗阻、手术后导致的肺损伤与胃肠道功能障碍、多器官功能障碍综合征等疾病。

【临床验案】

李某，男，35 岁。病下利腹痛，肛门灼热如火烙，大便后重难通。曾自服"十滴水"，腹痛当时得以减缓，下利 3 日未作。至第 4 天，腹痛又发，较前更严重里急后重，下利皆为红白黏液，有排泄不尽之感。以手按其腹，疼痛叫绝。脉沉有力，舌苔黄厚。其证始于胃肠积热，乃葛根芩连汤证，反服"十滴水"热性之品，使邪热凝结不开，以致气血腐化为红白之利。治当通因通用，荡涤胃肠积滞以推陈致新。大黄 10g，玄明粉 10g，枳实 10g，厚朴 10g，滑石 10g，青黛 3g，甘草 3g。服药 1 剂后，大便泻下黏秽数次，诸症随即而煎。（刘渡舟医案）

按：大承气汤为张仲景治疗阳明病燥屎内结、腑气不通而设，"燥屎"即大便干结成球如羊屎，反映了阳明燥热，邪气伤津，糟粕凝结，嵌顿于肠内而不得排出体外。本案患者"以手按其腹，疼痛叫绝"可知其阳明腑实之甚，又下利红白黏液，为"热结旁流"之表现，痞满燥实皆具，非荡涤胃肠积滞不能取功，故用大承气汤一剂而效。吴又可云："承气本为逐邪而设，非专为结粪而设也。必侯其粪结，血液为热所搏，变证迭起，是犹养虎遗患，医之咎也。况多有溏粪失下，但蒸作极臭如败酱，或如藕泥，临死不结者。但得秽恶一去，邪毒从此而消，脉证从此而退，当徒孜孜粪结而后行哉。"临床诊治时应见微知著，注重既病防变，在燥屎初结之际即当泻下热结，不可延误病机，以生他变。

4. 小承气汤证

【原文】

下利谵语者，有燥屎也，小承气汤主之。（41）

【证治机制】

阳明为多气多血之经，邪气侵犯阳明最易化燥化热，易致气血凝滞，壅滞不通，腑气不行。伤寒邪气侵犯阳明，邪在上焦，胃热干肺则作喘满，邪在中焦，燥屎内结则发胀，阳邪乘心故谵语时作，阳明燥金主于申西，故可见日晡潮热。《医方集解》云："此痞满燥实坚未全者，故除芒硝，欲其无伤下焦真阴也。"可知此证阳明腑实初结，燥屎阻塞不甚，以痞满为主而燥热为次。

【方剂组成】

大黄四两，厚朴二两（炙），枳实大者三枚（炙）。

上三味，以水四升，煮取一升二合，去滓，分温二服。得利则止。

【方解】

小承气汤由大黄、厚朴、枳实三味中药组成，为大承气汤去芒硝，减少枳实、厚朴用量而成。方中大黄："下瘀血，血闭寒热，破癥瘕积聚，留饮宿食，荡涤肠胃，推陈致新，通利水谷，调中化食，安和五脏"，具有荡涤胃肠、泻热通腑的作用。厚朴"味苦温，主中风伤寒头痛，寒热惊悸，气血痹死肌，去三虫"，具有行气除满之功。枳实"除寒热热结，止痢，长肌肉，利五脏，益气，轻身"，功善破气消痞。诸药合用，共奏泻热通便，行气除满之效。《医方集解》云："大承气汤治三焦，小承气不犯下焦，调胃承气不犯上焦。"若痞满燥实皆重，当予大承气汤峻下热结；若燥屎初结，痞满不甚者，可予调胃承气汤泻热和胃、润燥软坚。

【现代应用】

现代药理学研究表明，大黄中含有的蒽醌苷类成分可以通过促进大肠排空运动而起作用；番泻苷作用于胃壁神经，能够增加胃部蠕动而起效，并且可以刺激肠黏膜下神经丛而促进肠运动。枳实挥发油可以明显提高慢传输型便秘模型大鼠的肠道推进率，纠正异常结肠慢波。厚朴的主要成分 β- 桉叶醇可以促进胃肠运动。小承气汤在临床中可以广泛用于肠梗阻、急性胃肠炎、便秘、肠易激综合征、胃肠功能紊乱等多种疾病。

【临床验案】

客有病伤寒，下利，身热，神昏多困，谵语，不得眠。或者见其下利，以谵语为郑声，皆阴虚证也。予诊其脉曰此承气汤证也。众皆愕然曰：下利服承气，仲景法乎？答曰：仲景云下利而谵语者，有燥屎也，属小承气汤。乃投以小承气，得利止，而下燥屎十二枚，俄得汗解。（许叔微《伤寒九十论》）

按： 患者患有伤寒，邪气传入阳明，燥屎内结，化热伤津，故见身热，又阳明燥金主于申西，可知当为日晡潮热。热邪迫津外出，可见下利不止之"热结旁流"之象，又因阳邪乘心，故谵语时作。由于津液损伤，邪热与宿食糟粕互结较轻，尚未影响血脉运行，血脉往来仍然流利，可知该患者或为脉滑。此时治疗应以通腑为主，腑通则热泻，故在运用大黄泻热的同时，用厚朴、枳实通腑，使与邪热初结的宿食糟粕速去，避免进一步发展而成燥屎阻于肠中。

5. 桃花汤证

【原文】

下利便脓血者，桃花汤主之。（42）

【证治机制】

桃花汤证为少阴虚寒下利便脓血。程昭寰在《伤寒心悟》云："太阳篇提出赤石脂禹余粮汤，是因为只见下焦滑脱不禁，但不是因为寒邪所致，只重在固脱；白头翁汤证，则为厥阴热利，故一派苦寒之品以泻火清热；桃花汤则相反，乃温少阴之寒，涩肠固脱并重。"他指出桃花汤具有温阳散寒、涩肠固脱的功效。以方测证，桃花汤由赤石脂、干姜、粳米三味中药组成，以甘辛温之药收敛固涩，而无大温大热之药，可知桃花汤证当以虚见寒，以虚为主。汪昂在《医方集解》云："此证乃因虚以见寒，非大寒者，故不必用热药，惟用甘辛温之剂以镇固之耳。本草言石脂性温，能益气调中固下，未闻寒能损胃也。"

【方剂组成】

赤石脂一斤（一半锉、一半筛末），干姜一两，粳米一升。

上三味，以水七升，煮米令熟，去滓，温七合，内赤石脂末方寸匕，日三服，若一服愈，余勿服。

【方解】

桃花汤由赤石脂、干姜、粳米三味中药组成。赤石脂味甘、酸、涩，性温，《本草新编》载赤石脂："禀土金之气，而色赤则象离火，寒邪之下痢白积者，似可涩之"，功善涩肠止血、生肌敛疮，用为君药。干姜味辛，性热，《神农本草经》载干姜"主胸满咳逆上气，温中，止血，出汗，逐风湿痹，肠澼下痢，生者尤良"，功善温中散寒，与赤石脂合用增强温中涩肠、止血止痢之效，用为臣药。粳米功善健脾和胃，补中益气，与赤石脂、干姜合用以养胃气，用为佐药。诸药合用，共奏温中涩肠，固脱止泻之功。若阴寒较盛者，可加附子、肉桂破阴散寒，若腹痛明显者，可加白芍、甘草缓急止痛。

【现代应用】

现代药理学研究表明，赤石脂具有止血、抗血栓、抗炎、止泻、保护消化道黏膜等作用。赤石脂水煎浓缩液能够显著缩短凝血时间与血浆复钙时间；能够吸附胃肠中的食物，减少异物刺激，清洁肠道，保护胃肠黏膜，从而达到止泻作用。另外，赤石脂外用能防止细菌生成，减轻炎症，促进溃疡的愈合。干姜具有镇痛抗炎、改善心肌舒缩功能、减轻心力衰竭症状的功能。桃花汤在临床可用于治疗慢性细菌性痢疾、慢性阿米巴痢疾、慢性结肠炎、胃及十二指肠溃疡出血等证属虚寒下利者。

【临床验案】

蒋某，男，25 岁。1982 年 2 月 21 日初诊。病延 7 日，发热未退，体温38.5℃，兼有恶寒，脉沉细数，痢下脓血，一日 5～6 次，腹痛，入晚神烦，不能安寐，舌苔黄腻、舌质红。此邪在少阴，寒热夹杂，阴分已亏，兼有积滞。拟桃花汤与黄连阿胶汤加减。干姜 9g，赤石脂 20g，黄连 9g，黄芩 9g，生白芍9g，阿胶 6g（烊化），木香 6g，焦山楂肉 9g，2 剂，每日 1 剂，水煎服。（《国医大师经方验案精选》）

按： 少阴为水火之经，病理状态下表现为邪从寒化及邪从热化，辨治以两大治法，分别为温阳法与清热法。患者就诊时以发热恶寒、痢下脓血、腹痛、神烦难寐等为主要症状，为少阴寒热错杂证，治以桃花汤合黄连阿胶汤加减。桃花汤为少阴病寒化下利的主方，功善温中涩肠、固脱止泻，黄连阿胶汤为少阴病热化的经典名方，功善滋阴散热，两方合用，寒热平调，标本兼顾，切中病机。

6. 白头翁汤证

【原文】

热利下重者，白头翁汤主之。（43）

【证治机制】

厥阴下利，可由太阳病越经传入，亦可因为外邪直中厥阴。厥阴肝为风木之脏，内寄相火，肝性喜条达而恶抑郁，病入厥阴易致木郁化火，疏泄失常。厥阴肝经郁热，下注大肠，故见下利赤多白少、肛门灼热等热利的表现；肝失疏泄、气机郁滞，故见里急后重，"行血则便脓自愈，调气则后重自除"，治疗应注重调气行血，俾气行血行；肝为血脏，厥阴热盛迫血妄行，故见脓血。黄元御《长沙药解》所云："足厥阴风木，手少阳相火，俱陷于大肠，故魄门郁热而重坠。手少阳下陷，则足少阳上逆，君相合气，升炎于上，故渴欲饮水。"此证病入厥阴，为厥阴血分风热里证。故用白头翁"苦寒之性，并入肝胆，泻相火而清风木，是以善治热利"，黄连"清少阴之君火"，黄柏、秦皮"泻厥阴之湿热"。

【方剂组成】

白头翁二两，黄连三两，黄柏三两，秦皮三两。

上四味，以水七升，煮取二升，去滓，温服一升。不愈，更服。

【方解】

白头翁汤为清利厥阴之药。白头翁苦寒，"其治温疟狂易寒热等症，皆少阳、阳明热邪固结之病，结散则积血去而腹痛止矣"，主入胃、大肠二经功善凉血清热解毒；黄连苦寒，"入心泻火，镇肝凉血，燥湿开郁，解渴除烦，益肝胆，厚肠胃，消心瘀，止盗汗"，功善清热燥湿、凉血解毒；黄柏苦寒沉降，清热燥湿，泻火解毒力强，长于清下焦湿热；秦皮苦涩性寒，为清热燥湿、收涩止痢之良药。诸药合用，配伍精当，药少功专，共奏清热燥湿、凉肝止利之效。

【现代应用】

现代药理学研究表明，白头翁汤对多种病菌具有较强的杀灭和抑制作用；具有调节机体多种免疫细胞因子、促进免疫功能的作用；能够抑制肠管运动，抗腹泻，对抗内毒素对机体的损害；能够抑制炎症细胞浸润，改善肿瘤微环境，达到抗肿瘤的目的。

【临床验案】

治一人。诊脉数象，经谓数则为热，热伤血分，致成血痢。夫脱肛者，湿热甚也。干呕者，火毒冲胃也，宜防噤口之虞。但滞下纯红，先哲已云不治。勉拟白头翁汤加味。(《伤寒名案选新注》)

按：白头翁汤为治疗厥阴热利的主方，临床应用以下利脓血、肛门灼热、里急后重等为目标，但临床中不应局限于此。陆渊雷云："热利，谓下利之属于热者，不必指身热，但脉舌腹候有热象者皆是。"痢疾多因湿热邪毒留滞大肠，壅塞不通，故见腹痛里急，肛门重坠；血被热腐，故酿为脓血，此即陈修园言"热胜湿，赤痢溃"。白头翁汤在临床中应用广泛，不可拘泥于痢疾，凡月经先期、崩漏、经期延长、赤白带下、睾丸红肿热痛等辨证为湿热蕴结者，均可在本方的基础上加减治疗。

7.栀子豉汤证

【原文】

下利后，更烦，按之心下濡者，为虚烦也，栀子豉汤主之。(44)

【证治机制】

阳明之腑包含胃与大小肠，但以胃为主。《伤寒论》中记载的阳明病的形成原因主要包含两个方面：一是太阳病误治，损伤津液，表邪化热入里；二是阳明本身感受外邪使胃肠的功能失去正常，其病机是"津伤胃燥，阳热偏盛"。若下利后，胃中津液损伤，阳气失去制约而亢盛，可致阳亢之气上扰胸膈而致失眠。在《伤寒论》太阳病篇亦有栀子豉汤证记载"发汗后，水药不得入口，为逆。若更发汗，必吐下不止。发汗、吐下后，虚烦不得眠，若剧者，必反复颠倒，心中懊恼，栀子豉汤主之"，为发汗吐下之后损伤胃气，邪热内陷而成，虽与阳明之栀子豉汤证发病原因不同，但病机和临床表现相同，故均可用栀子豉汤进行治疗。

【方剂组成】

栀子十四枚，香豉四合（绵裹）。

上二味，以水四升，先煮栀子，得二升半，内豉，煮取一升半，去滓，分二服，温进一服，得吐则止。

【方解】

栀子豉汤由栀子、淡豆豉两味药物组成。方中栀子苦寒，"治胃中热气，既亡血、亡津液，腑脏无润养，内生虚热，非此物不可去"，功善泻火除烦；淡豆豉苦寒，"主下血痢如刺者，治时疾热病发汗，又寒热风，胸中疮生者"，功善宣郁除烦；两药合用，为清宣胸中郁热，治疗虚烦懊恼之良方。若兼呕吐，可予栀子生姜豉汤清热除烦止呕；若兼少气者，可予栀子甘草豉汤清热益气除烦。

【现代应用】

现代药理学研究表明，栀子主要包含环烯醚萜类、二萜类、黄酮类等活性成分，淡豆豉主要包含异黄酮类等活性成分。栀子具有抗菌消炎、保肝利胆、抗氧化、镇静、抗惊厥、抗肿瘤等药理作用；淡豆豉具有调节血脂、抗动脉硬化、降糖、抗肿瘤等药理作用；栀子豉汤具有镇静催眠、抗抑郁、抗氧化、调节肠道菌群、改善胰岛素抵抗、调节内分泌紊乱等作用，临床常用于治疗失眠、抑郁症、焦虑症、胃食管反流症等疾病。

【临床验案】

都事靳相庄患伤寒十余日，身热无汗，怫郁不得卧，非躁非烦，非寒非痛，时发一声如叹息之状。医者不知何症，迎予诊视，曰：懊恼，怫郁证也。投以栀子豉汤一剂，十减二三，再以大柴胡汤，下燥屎，怫郁除而安卧，调理数日而起。（《名医类案》）

按：《医方集解》记载栀子豉汤"治伤寒汗吐下后，虚烦不眠，剧者反复颠倒，心下懊恼，及大下后身热不退，心下结痛，或痰在膈中"，为清宣阳明郁热的代表方。该患者身热无汗、心中懊恼怫郁，为热郁阳明之证，当予栀子豉汤清热解郁除烦。又因其燥屎内结，予大柴胡汤清解少阳、内泻阳明，则怫郁除，诸症解。

8.紫参汤证

【原文】

下利肺痛，紫参汤主之。（46）

【证治机制】

此条言"下利肺痛"，病位主要在手阳明大肠与手太阴肺。肺与大肠相表里，肠中积聚，下利不止，则肺气不行，肺气郁闭，阻碍气机，气滞血瘀，损伤肺络，故见咳嗽肺痛；然肺失宣降，加重大肠腑气不通，两者相因为病。故《金匮要略心典》云："大肠病而气塞于肺者痛，肺有积者亦痛，痛必通用，紫参通九窍，利大小肠，气通则痛愈，积去则利自止。"紫参汤可以通利九窍，散瘀止痛，既可止阳明血痢，又能消少阴肺痛。前文言"夫六府气绝于外者，手足寒，上气，脚缩；五藏气绝于内者，利不禁，下甚者，手足不仁"，下利病阳胜易愈，阴胜难愈，紫参其药苦寒，易伤阳气，故配伍甘草补虚益气，以顾护阳气，止利消痛。

【方剂组成】

紫参半斤，甘草三两。

上二味，以水五升，先煮紫参，取二升，内甘草，煮取一升半，分温三服。（疑非仲景方。）

【方解】

紫参汤由紫参和甘草两味中药组成。方中紫参入血分，《神农本草经》记载"紫参，味苦辛寒，主心腹积聚，寒热邪气，通九窍，利大小便"，功善散瘀止痛。甘草调和诸药又兼补虚益气，以防紫参苦寒伤中。两药合用，清中有补，配伍精当，共奏散瘀止痛、补虚止利之效。

【现代应用】

现代研究表明紫参对痢疾杆菌、大肠埃希菌、伤寒杆菌及副伤寒杆菌均有明显的抑制作用；甘草含有甘草酸、甘草总黄酮、甘草苷等活性成分，具有抗氧化应激、抗菌抗炎、调节免疫、抗胃十二指肠溃疡、解毒抗癌、抗肝纤维化、抗动脉粥样硬化等多种作用。

【临床验案】

王幼，网船。时痧后，下痢肺痛，咳嗽未止，拟紫参法增味治之。紫菀三钱，金银花二钱，金石斛三钱，谷芽三钱，桑叶三钱，人中黄一钱，大力子三钱，槐花一钱半，朱灯心五分，冬瓜皮五钱。

又，去紫菀，加蝉衣、青蒿。(《慎五堂治验录》)

按：紫参汤散瘀止痛、补虚止利，为治疗下利肺痛的主方。关于紫参一药，历代医家颇有争论，有言紫参为紫菀者，亦有言紫参当为桔梗者。《金匮要略浅注》云"南山有桔梗根，似人参而松，花开白而带紫，又名紫参"，提出紫参当为桔梗根的观点。《本草逢源》云紫菀"亦治下痢肺痛，与紫参同功"，认为可用紫菀代替紫参。本案患者患时疹后出现下利肺痛，咳嗽不止，其病位在肺与大肠，治疗当注重宣通肺气，通利大肠。

9.诃梨勒散证

【原文】

气利，诃梨勒散主之。（47）

【证治机制】

下利病位多与阳明相关，阳明为多气多血之腑，邪伤阳明气分，则发生气利。《长沙药解》载："金匮诃黎勒散治气利，以肝脾郁陷，二气凝塞，木郁风动，疏泄失常，而为下痢，痢则气阻而痛涩，是为气痢。"气利缘于气机壅滞，气滞则涩聚，诃子既可行气开涩涩肠，又可固气，故为治疗气利之主方。

【方剂组成】

诃梨勒十枚（煨）。

上一味，为散，粥饮和，顿服。

【方解】

诃梨勒即诃子,《本草备要》言其"涩肠，敛肺，泻气，苦以泄气消痰，酸以敛肺降火"，功善敛肺涩肠。诃子在临床中应用广泛，与不同类别的药物配伍使用即具有不同的功效，诃子同乌梅、五倍子合用则收敛，同橘皮、厚朴配伍则下气，同人参共用则补肺治咳嗽。

【现代应用】

诃子包括鞣质类、酚酸类、三萜类、黄酮类、脂肪族类等多种活性成分。现代药理学研究表明，诃子具有抑制胃肠道、抗氧化应激、抗癌抗肿瘤、抗菌抗炎、调节免疫、促进支气管平滑肌收缩等多种药理作用，可以广泛用于胃肠道疾病、呼吸系统疾病之中。

【临床验案】

杨某，男，38岁。于1957年秋，患痢疾已三天，小腹疼痛，里急后重，频频登厕，排出少量纯白色冻样物，甚则虚坐努责，昼夜不停，肛门如有物塞。曾由某医诊治，处以芍药汤加减，服一剂后，反而加剧，邀家父诊治。苔白滑，脉沉带紧。问及发病前后，未曾畏冷发热，此属气痢。处《金匮》诃黎勒散：诃子十枚，煨去核，研末用米粥汤一次送服。药后肛门窘迫难忍，一努力，大便从肛门急射而出。顷刻，肛门如拔去物塞，顿觉舒适。后以调理脾胃

而康复。[杨文辉，徐长春.《金匮》诃黎勒散临床一得 [J]. 浙江中医学院学报，1980（4）：29.]

　　按：痢疾以下利为主要表现，古今医家治疗下利多忌用收涩止泻之品，而诃子为涩肠止泻，体现了"塞因塞用"的反治之义。《证治准绳》载："痢不外湿热二字，所受不外阳明位，阳明为多气多血之府；湿阴邪也，湿胜于热，则邪伤阳明气分，而为白痢……"白痢即属气痢。临床中在应用诃黎勒散时注意，若表证明显者，不可妄投此方，以免闭门留寇；若里实严重者亦不可乱用，当以通腑泄浊为要。

第 29 章　疮痈肠痈浸淫疮　一分寒热一分表

本篇论述了外科范围的痈肿、肠痈、金疮、浸淫病四种疾病的辨证论治和预后。

其中，痈肿因病位分为外痈和内痈。生于体表及四肢称为外痈；生于胸腹肢体之里或脏腑之中称为内痈，故本篇所涉及之肠痈则为内痈。痈肿一般都有红、肿、热、痛的表现，甚则腐溃成脓，脓尽始愈的过程。痈肿病也有阴阳证之别。就其病因病机而言，阴证多由气郁寒滞，阻遏于局部经络血脉所致。《灵枢·痈疽》云："寒邪客于经络之中则血泣，血泣则不通，不通则卫气归之，不得复返，故痈肿。"阳证是由于热毒瘀结于局部，亏耗营血所致。故《灵枢·痈疽》云："营卫积留于经脉之中，则血泣而不行；不行则卫气从之而不通，壅遏而不得行，故热；大热不止，热胜则肉腐，肉腐则为脓……故名曰痈。"

如上文所述肠痈属内痈，发生于肠之阑门部位。此病以右下腹疼痛拒按、右下肢屈而不欲伸，伸则腹痛加剧，甚者伴有发热恶寒为主证。其同样有阳证与阴证之分。阴证由于气血郁滞，正气不足，阳气不化，久郁成毒，变成痈脓，其病程比较缓慢。阳证多由于热毒内聚，营血瘀结，血腐肉败所成，病程相对短，属于急重证。《诸病源候论》也曾探讨其病机，即"肠痈者，由于寒温不适，喜怒无度，使邪气与营卫相干在于肠中，遇热加之，气血蕴积，积聚成痈，热积不散，血肉腐败，化而为脓"。针对痈肿之病的治则，都将以阴阳二证加以区分。未成脓属急性里热实证者为阳明病，治以泄热解毒，消痈排脓，逐瘀攻下；而脓已成属慢性体虚邪恋者，治宜排脓消痈，振奋阳气。

金疮指一切金刃刀斧所伤，包括创伤性外伤疾病。由于人体受外伤之后，往往易于招致邪气，甚或变生疮疡。金疮之疾，因于金刃伤及皮肉筋骨，多有红、肿、热、痛的表现。热毒日久亡血伤阴，导致气血虚弱，创伤久不愈合，感受邪毒则破溃成脓，变生疮疡之疾。

浸淫疮初起时如疥，渐出黄水，浸淫弥漫，终成一片，是以痒痛难忍为特点的一种皮肤病，即黄水疮。本病属湿热邪毒浸淫之疾。《诸病源候论》所云"浸淫疮是心家有风热，发于肌肤，初生甚小，先痒后痛而成疮，汁出浸溃肌肉，浸淫渐阔乃遍体……因名浸淫也"，进一步阐明了本病由风湿热毒引发的一系列病理过程。

一、疮痈

诸浮数脉，应当发热，而反洒淅恶寒，若有痛处，当发其痈。（1）

【语义浅释】

凡脉浮数，应当有发热的症状，但患者反而感觉到怕冷，像冷水洒在身上一般，如果身上再有疼痛的部位，则会发生痈肿。

【六经辨析】

因浮脉主表，数脉主热。凡患者脉象浮数，多属于有外感表热之太阳病，同时应当伴有发热的症状。浮数之脉亦可主里热证，若病属于外感表热证，则患者应当有发热恶寒，并且是以发热重而恶寒轻为特点。若里热盛，表未解，可有浮数脉和恶寒同时存在。本条中患者有浮数脉，本应发热而发热不突出，反而感觉恶寒怕冷，好似有冷水淋洒在身上。这种情况下，虽有类似于外感表热证，但只有身体某些局部发生红、肿、热、痛，乃是发生痈肿的征兆。因局部热毒壅塞，气血渐滞，营卫受阻所致。《灵枢·痈疽》云："营卫稽留于经脉之中，则血泣而不行，不行则卫气从之而不通，壅遏而不得行，故热。""血泣则不通，不通则卫气归之，不得复返，故痈肿。"故脉浮数为特点的证候，兼有恶寒发热，身体局部红、肿、热、痛为痈肿初起的辨证要点，不可误诊为普通外感。

师曰：诸痈肿，欲知有脓无脓，以手掩肿上，热者为有脓，不热者为无脓。（2）

【语义浅释】

本条用触诊法辨别痈肿有无脓。各种痈肿，想辨别有无脓，用手触按在痈肿之上，感觉到热的为有脓，感觉不到热的为无脓。

【六经辨析】

周扬俊在《金匮玉函经二注》云："邪客经络，则血必至于涩，涩则卫气归之，不得反复。于是寒郁则化热，热胜则肉腐而为脓。欲知成脓与否，以手掩其上，热则透出，否则未也。师之所以教之者，盖已成欲其溃，未成托之起也。"疮痈的发生经过具有发展过程：首先局部性气血营卫的凝涩不通，之后出现红、肿、热、痛，恶寒发热。此即邪正交争之关键时刻，正胜邪却、治疗及时，则凝涩畅通而肿痛可消；若正不胜邪，或邪正抗争，则恶寒发热，局部红肿热痛不减，则热毒垂结已盛，进而肉腐脓成，即"大热不止，热胜则肉腐，肉腐则为脓"之义。故用手掩盖于痈肿之上辨别有无脓在治疗中十分关键。有明显发热者，说明热毒壅聚，为有脓；不热者，热毒未聚，故无脓。

《诸病源候论》云："六腑血气，行于经脉，经脉为热所搏，而外有风邪乘之，则石热痛结，血气否涩，而成痈肿。"其证是由外邪所乘于表，而疮痈在表而非只属太阳表证，表证据于六经而传变，层层贯穿于六经之中。有脓者是为热毒壅聚，属阳证；无脓者热度未聚，素体阳气衰弱，是为阴证。阳明表证与太阳表证的鉴别，在于阳明表证恶寒自罢快，而反汗出濈濈然。三阴伤寒较之太阳伤寒，太阴伤寒手足自温，脉迟浮弱或浮而缓，其发热与太阳伤寒的寒邪束表相比程度较轻；而少阴伤寒手足厥冷，脉沉紧；厥阴伤寒之巅顶痛则不同于太阳伤寒的头项强痛，并伴有手足厥冷、少腹冷痛和脉细欲绝等证候。

二、肠痈

（一）薏苡附子败酱散证

【原文】

肠痈之为病，其身甲错，腹皮急，按之濡，如肿状，腹无积聚，身无热，脉数，此为腹内有痈脓，薏苡附子败酱散主之。（3）

【语义浅释】

肠痈患者的皮肤粗糙，似如鳞甲。腹部皮肤紧张，但用手按是濡软的，用力按压又有肿胀之状，但腹中并无积聚硬块，身不发热。脉数，是肠内生痈的表现，用薏苡附子败酱散治疗。

【证治机制】

本条所论肠痈，病势缓慢，病程较长，发热恶寒不突出，其或身体不发热，类似于慢性阑尾炎感染成脓。中医辨证应属于阴证虚证，故在治疗时应与实热证区分开，阴证肠痈多发生于体虚邪恋者，治宜排脓消痈，振奋阳气。而观临床症状，患者皮肤干燥，似如鳞状是因为肠内生痈，气机郁滞，营血为痈脓所耗，营卫气血不能荣润肌肤所致，即"营滞于中，故血燥于外也"之表现。肠内痈脓，气血郁结，故腹皮紧张，而腹内并无积聚，故按之濡软；肠中有痈，故按之碍手如肿状。此证患者肠痈已久，郁热邪毒化腐成脓，正气已虚，病变局限，无全身症状。患者阳气不足，正不胜邪，而痈脓未除，病属阴证，故用薏苡附子败酱散以振奋阳气，排脓解毒。

【方剂组成】

薏苡仁十分，附子二分，败酱五分。

上三味，杵为末，取方寸匕，以水二升，煎减半，顿服，小便当下。

【方解】

方中重用薏苡仁配败酱排脓解毒，附子辛热，振奋阳气以散结。方后注药当顿服，意在集中药力，速攻其疾，使痈脓极早排除，以杜滋漫之害。服药后"小便当下"，是因痈脓向愈，营卫气血畅通，膀胱气化复常，则小便复通。胡希恕先生认为本方证为里热无疑，附子用量小，故本方证为阳明里热为主，适应薏苡仁、败酱草清热排脓，附子主起振瘀滞之气的作用。

【现代应用】

古方薏苡附子败酱散中薏苡仁十分、附子两分、败酱草五分。本方组成虽然只有三味药，但其表达的中医治疗疾病的思想很重要。本方中附子大辛热，温肾补阳，振奋人体一身正气，有利于祛邪；薏苡仁和败酱草药力大且专注祛实邪，三药配伍标本同治。现代药理学研究发现，本方有调节免疫、镇痛消炎、抗氧化、抗肿瘤的功效。薏苡仁具有抗肿瘤、抗炎、抗病毒、抗菌、降血糖、免疫调节等多方面的活性。败酱草对大鼠溃疡性结肠炎有一定的治疗作用，能够改善溃疡性结肠炎模型的黏膜损伤，促进结肠黏膜的修复，纠正炎症因子的失衡状态。薏苡附子败酱散对肠道疾病疗效较好，且在临床内、外、妇、儿等学科有其独特的治疗作用。

【临床验案】

杨某，男，56岁，农民。初诊日期：1998年3月10日。主诉：右下腹隐痛2年余。病史：患者1995年10月患急性阑尾炎，行手术治疗，术后恢复良好。唯右下腹时觉隐痛，痛引阴部，行走时需微屈其身躯，不能直腰。经多种治疗效不佳，一直未能从事正常劳动。诊查：舌质暗红，苔薄白微腻，脉细弦。腹软，右下腹轻压痛，无明显包块。畏寒喜暖，纳寐尚可，二便调。方药：生薏苡仁30g，制附子5g（先煎），败酱草30g，炒当归30g，炒川芎30g，赤芍10g，延胡索10g，五灵脂10g，蒲黄10g，炙乳香10g，炒小茴香3g，制大黄5g。5剂，每日1剂，2次煎服。

3月14日二诊：右下腹疼痛减轻。后继服20剂，腰部渐可挺直，腹痛不显。调治月余，渐能恢复正常劳动。后在气温骤降之时右下腹尚觉隐痛，上方制附子改为10g（先煎），败酱草改为15g，服5剂，症状渐除。[刘婷，孙月婷，陆为民.国医大师徐景藩运用薏苡附子败酱散经验[J].吉林中医药，2022，42（7）：774-777.]

按：患者为中老年男性，阑尾炎术后右下腹隐痛，四诊合参，当属"腹痛"范畴。患者畏寒喜暖，苔薄白微腻为寒湿之象。患者病史2年，日久成瘀，戕伤正气。另患者痛引阴部，腰不能直，考虑瘀及少腹筋脉，而致局部气血运行不畅，亦当活血化瘀，行气止痛。此病属于太阴病，太阴助阳明运化，为气血生化之源，太阴瘀血不去，新血不生，水湿停滞，基本病机为阳气不振，寒湿兼夹瘀血，治以温阳除湿，化瘀止痛，以薏苡附子败酱散合少腹逐瘀汤加减。前者温阳除湿，散寒止痛，后者活血化瘀，消积止痛。患者瘀象较著，故方中重用败酱草

30g 解毒行瘀。后患者症状于气温下降时再现，考虑寒凝气滞，故加大附子量以温阳止痛，败酱草寒凉，减量以防苦寒伤阳。

（二）大黄牡丹汤证

【原文】

肠痈者，少腹肿痞，按之即痛如淋，小便自调，时时发热，自汗出，复恶寒。其脉迟紧者，脓未成，可下之，当有血。脉洪数者，脓已成，不可下也，大黄牡丹汤主之。（4）

【证治机制】

肠痈患者少腹部肿胀而痞满，用手按压肿处，患者感到如患淋病般刺痛，但小便正常。时时发热，自汗出，又复畏寒怕冷。若脉迟紧，属脓未成，可以用下法治疗，以大黄牡丹汤主治。服药后，大便应当下血。若脉象洪数的，为肠痈已经成脓，此时就不能应用下法。本条论述肠痈急证脓未成的辨证和治疗，其当属肠痈之实热证。从六经的角度而言，未成脓属急性里热实证者为阳明病，治以泄热解毒，消痈排脓，逐瘀攻下。"肠痈者，内痈之属，而结于小肠者也，故少腹肿而气觉痞塞不通。"患肠痈的患者，其少腹阑门部位出现了突起的包块，有形之痈肿阻碍于肠中，患者有痞塞不通的感觉，故曰"少腹肿痞"。此为热毒内聚，营血瘀结肠中所致。虽然按压肠痈部时，可牵引至前阴痛如淋，但并不是真有淋病，因其"小便自调"，此点以与淋病相鉴别。其病变在阳明肠腑，不在少阴肾和膀胱，故小便自调。肠内有痈肿，营血凝滞，卫气受阻，则时时发热。实热熏蒸，营卫失调，迫津外泄，故自汗出。肠痈未成脓之时，由于局部的营血为邪气所遏，热伏血瘀蕴结不通，其脉象多为迟紧，是邪与血结而脓尚未成。此时在治疗上，应当急用攻下法，以泄热解毒，破血消痈，使痈肿消散，而污血从大便泄出，也符合阳明病胃家实者当下之的治疗原则。故言"其脉迟紧者，脓未成，可下之"，用大黄牡丹汤治疗，当有血，下之方可痊愈。

【方剂组成】

大黄四两，牡丹一两，桃仁五十个，瓜子半升，芒硝三合。

上五味，以水六升，煮取一升，去滓，内芒硝，再煎沸，顿服之，有脓当下；如无脓，当下血。

【方解】

方中芒硝、大黄泄热软坚，牡丹皮、桃仁破血凉血，瓜蒌仁清热解毒、消肿排脓，以共奏泄热解毒、破血消痈之功。而肠痈到酿脓期后，脉象由迟紧变为洪数，此乃热毒瘀积，实热蕴结，血腐肉败，肠痈已成脓。此时治法应当以清热解毒、排脓生肌为主。药用薏苡仁、败酱草、金银花、鱼腥草、当归、白及、桔梗之类为宜。对于破血攻逐之品应当慎用，否则有可能导致痈脓未尽而出血不止，至正气亏损的后果。

【临床验案】

李某，男，42岁。患者既往有阑尾炎病史，平素饮食不节，2天前因进食辛辣刺激性食物后出现右下腹疼痛，遂到我院普外科就诊，查体：37.8℃，腹部软，麦氏点压痛、反跳痛阳性，余腹部无压痛、反跳痛。刻下见：右下腹持续闷痛，腹部平软。口干，汗多，纳可，大便偏干，小便色黄。舌红有瘀点，苔黄腻。证属湿热型，兼有气滞血瘀，治以清利湿热、活血化瘀为主，方以大黄牡丹汤加减：大黄9g、牡丹皮9g、桃仁12g、冬瓜子30g、芒硝9g、黄芩6g、黄连6g、薏苡仁30g。5剂，水煎服200ml，每日2次。

二诊：患者诉服药3剂后即疼痛、发热症状明显减轻，再服2剂汤药后未再出现发热、腹痛症状。[孔志鹏.魏开建教授运用大黄牡丹汤加减治疗慢性阑尾炎临床经验[J].亚太传统医药，2017，13（16）：83-84.]

按： 肠痈病机常以气滞、血瘀、湿阻、热毒等实邪为主，六腑讲究以通为用，故以"通腑泄热"为主要治疗法则，综观该患者症状及舌脉，阳明腑证已存，属湿热证，应使用清热解毒、活血化瘀之法。方用大黄牡丹汤主治，共奏泄热解毒、破血消痈之功。

三、金疮

（一）脉证

问曰：寸口脉浮微而涩，然当亡血，若汗出设不汗者云何？答曰：若身有疮，被刀斧所伤，亡血故也。（5）

【语义浅释】

本条论述金疮的脉证。寸口脉象浮弱而涩，应当是亡血或汗出，如果不汗出，就应当考虑身上有金创，是被刀斧所伤而失血的缘故。

周扬俊在《金匮玉函经二注》云："微则阳虚，涩为血虚，定理也，故涩则亡血，阳微当汗出，若不汗者云何，知汗为血液，故汗多尚亡阳，况去血乎。然则验为刀斧伤者，阴去而阳亦随衰，阳虽衰而不能复汗者，亡血故也。"创伤导致失血的脉证是浮微而涩。寸口脉微为阳气虚弱，脉涩为津血亏耗，脉浮为阴血虚少，阳气不能内守而虚浮。其脉浮微而兼涩，按一般规律，应当是亡血伤津，或者汗出过多所致。所以说，寸口脉浮微而涩，法当亡血，或若汗出。因为汗血同源，故《黄帝内经》云"夺血者无汗，夺汗者无血"。凡因吐断下血、崩漏、汗出太过等都可导致津血亡失。设若患者没有这些常见的亡血汗出病史，但患者受了创伤，被刀斧等利器所伤，并有失血情况，也可出现如此脉证。

（二）证治

1. 王不留行散证

【原文】

病金疮，王不留行散主之。（6）

【证治机制】

因金刃利器所伤者，用王不留行散主治。金疮者，即篇首所说的"金刃"所伤的外科疾病。由于创伤导致皮肉筋骨的损伤，使皮肉破损，血脉瘀阻，影响营卫气血的畅通。故对外伤疾病的治疗，应以活血止血，消肿定痛，续筋接骨为主。

【方剂组成】

王不留行十分（八月八日采），蒴藋细叶十分（七月七日采），桑东南根白皮十分（三月三日采），甘草十八分，川椒三分（除目及闭口者，去汗），黄芩二分，干姜二分，芍药二分，厚朴二分。

上九味，桑根皮以上三味，烧灰成性，勿令灰过；各别杵筛合治之为散，服方寸匕。小疮即粉之，大疮但服之，产后亦可服。如风寒，桑东根勿取之。前三物，皆阴干百日。

【方解】

王不留行散即具有这些功效，为治疗金创外伤的专方，方中王不留行性味苦平，功专活血行血，消肿止痛；蒴藋行气理血，宣通痹滞；桑白皮性寒，生肌止血。三味先在瓦上微火烧成性，以深黄色为度，研为细末，取其止血定痛之功，并同其余药研制成散剂，以便备用。黄芩苦寒，芍药酸敛微寒，以入血分清热解毒，敛阴止血；川椒、干姜、厚朴辛温散寒，理血行滞，通调血脉；甘草和中生肌而解毒。在使用时，局部损伤较小的，用粉剂外用以止血定痛即可。若损伤较大，出血较多，又当以内服为主，收效更捷。产后与外伤都有瘀血，故说产后亦可用本方，是为异病同治之法。桑白皮性寒凉，若是外感风寒之疾，只宜宣透疏解，不宜寒凉收敛，故去之。

【临床验案】

钟某，女，53 岁，1997 年 3 月 17 日初诊。半年前因颈椎增生而行手术，术后颈部有一小创口至今未愈合，多次局部用药及服药，效果不佳。诊见伤口处有渗出物，颜色暗红，时流黄水，局部疼痛，夜间加重，舌苔正常，脉细。诊为术后伤口久不愈合。证属金疮痈毒，腐灼血脉，治宜化痈敛疮，排脓托毒。方以王不留行散加味。方药：王不留行、蒴藋细叶、桑白皮各 30g，花椒 9g，黄芩、甘草、干姜、厚朴、白芍各6g，当归、牡丹皮各12g，黄芪18g，皂角刺10g。5剂，每日1剂，水煎分2次服。服10剂伤口转变为嫩红色，渗出物消失，局部轻痒。守方续服16剂，伤口愈合。[王成宝.王不留行散临床应用举隅[J].新中医，2007，396（5）：72.]

按：此证发病机制有二，一为正气应失其固摄而不能敛疮，阳气虚而失其温胶，故见伤口颜色暗红；二为气虚不能托毒外出而加重瘀血阻滞，血液瘀滞不通，不通则痛，而见局部疼痛、夜间加重。故拟王不留行散活血化瘀，理气通阳，酌加当归补血活血养血，使弃血去，新血生。黄芪益气补气，使气能固摄以敛。皂角刺通经化瘀，透达肌肤毛窍。诸药合用，使气血调和，病症得愈。

2. 排脓散方证

【方剂组成】

枳实十六枚，芍药六分，桔梗二分。

上三味，杵为散，取鸡子黄一枚，以药散与鸡黄相等，揉和令相得，饮和服之，日一服。

【证治机制及方解】

排脓散附于王不留行散之后，旨在补充金疮的治法和方药。若金疮未成脓时，用王不留行散主治；当感染成脓之时，则用排脓散托毒排脓。本方重用枳实配芍药，以破气行滞，止痛活血，再配伍桔梗，排脓解毒。鸡子黄扶正安中，诸药相协，共达消肿止痛，扶正安胃，排脓解毒之功。故魏荔彤在《金匮要略方论本义》云："排脓散为疮痈将成未成，治里之法也。"

3. 排脓汤方证

【方剂组成】

甘草二两，桔梗三两，生姜一两，大枣十枚。

上四味，以水三升，煮取一升，温服五合，日再服。

【证治机制及方解】

排脓汤即桔梗汤加生姜、大枣，方中以桔梗为君，合甘草以排脓解毒，生姜、大枣建中和营。本方性味辛甘，安中和营而不燥热，是解毒排脓、安中和营的代表方剂。排脓散与排脓汤均属排脓解毒的代表方剂，其主治不仅限于肠痈，无论内外痈，金疮成脓或未成脓者，都可使用。其中排脓散有破血排脓、消肿止痛之功，侧重于下部痈脓；而排脓汤苦辛甘，以排脓解毒，安中和营卫为特点，可用于上部颈咽部痈脓。临床中，亦可将此两方合用。或根据病情的寒热虚实、随证治之，可分别加薏苡仁、贝母、瓜蒌仁、金银花、连翘、鱼腥草等，收效更捷。总之，排脓散即产后篇枳实芍药散加桔梗、鸡子黄；排脓汤即桔梗汤加生姜、大枣。二方除桔梗外无一味同，而皆以排脓命名，可见桔梗为排脓之要药。

【现代应用】

排脓散出自《金匮要略》，书中只载其方而未见其证，后世医家以方测证，认为本方有清热排脓、行气散瘀、养血和血之功，用治气郁血滞、瘀腐成脓者。通过对排脓散现代实验研究的梳理总结，发现具有广谱抗菌作用，其中白芍是三味药中抗菌作用最强的生药，枳实次之。其不仅用于治疗肺痈、肠痈、胃痈，还可用于治疗鼻渊、急性化脓性疾病、涎石症、带下等病证，凡病机相符，均可使用。

【临床验案】

廖某，男，14岁，学生。1990年10月7日初诊。主诉鼻塞，流黄浓涕已3年，常因感冒使病情复发。西医诊断为"慢性副鼻窦炎"，虽经中、西医多方治疗效果不显，病情缠绵难愈。现症鼻塞不通，语声重浊，嗅觉迟钝，涕黄而浓，无臭味，难以擤出，头晕不痛，眼眶易感疲劳。舌质红、苔薄黄而腻，脉濡细滑。中医诊断鼻渊。辨证为热闭肺窍，上犯清道。方药：桔梗9g，浙贝母20g，薏苡仁15g，辛夷花9g，苍耳子9g，赤白芍各6g，枳实9g，桃仁、红花各6g，黄芩8g，甘草6g。9剂而痊愈。[胡建和，辜宝祥.排脓散加味治疗鼻渊[J].江西中医药，1993（5）：25.]

按：本证乃湿热内蕴，涉及阳明内热及太阴湿滞证结合，宜清热泻火的基础上加用祛风利湿之品。方用排脓散加减，鼻塞不通较严重者加辛夷花、苍耳子，前额疼痛加白芷，眼眶痛加决明子、青葙子，涕浓色黄，量多臭秽者为热毒蕴结，浊气弥漫，酌加金银花、连翘、浙贝母、芦根或野菊花、蒲公英、紫花地丁、鱼腥草、败酱草等。

四、浸淫疮

（一）预后

浸淫疮，从口流向四肢者，可治；从四肢流来入口者，不可治。（7）

【语义浅释】

本条论述浸淫疮的预后情况，凡从口部流向四肢蔓延的可治，从四肢向口部蔓延的不易治。

【六经辨析】

《诸病源候论》曰："浸淫疮是心家有风热。"浸淫疮是因湿热火毒所生，逐渐弥漫全身，而后破溃成脓的皮肤病。从口流向四肢，说明热开而湿散，可以清热除湿而治。如若先起四肢，逐渐向头面及口里发展，是湿热向混，上甚之极，热结湿聚，故其不可治也。故治疗中应当秉持"热之不能开者徐开之，湿之不能散者徐散之"的治疗原则。

（二）治疗

浸淫疮，黄连粉主之。（8）

【证治机制】

浸淫疮是由于湿热火毒引起的一种皮肤病，因其流布浸淫力强为特点。治以清热泻火，燥湿解毒为法，方用黄连粉主治。黄连粉方虽未见，但以黄连为主药，而黄连味苦寒，有清热泻火、燥湿解毒之功，故浸淫疮用黄连粉治疗可愈。《素问·至真要大论》曰："诸痛痒疮，皆属于心。"在外治浸淫疮的同时，还应用泻火解毒、清热燥湿内服药为宜，可在方中加金银花、连翘、土茯苓、薏苡仁等。《千金方》曾载："黄连胡粉散方，黄连二两，胡粉十分，水银一两。上三味，黄连为末，以二物相和，软皮裹，熟搜之，自和合也，纵不得成一家，且得水银细散入粉中也。以敷乳疮、诸湿疮、黄烂肥疮等，若干，著甲煎为膏。"

【临床验案】

患者，男，71岁，因"左下肢皮肤破溃1个月"于2021年4月5日就诊。既往有2型糖尿病、冠心病、高血压病病史30余年，平素血糖控制不佳，不喜运动，喜食红肉，烟龄40余年，每日吸烟10余支，每日饮酒约250ml。有2型糖尿病、高血压病家族慢性病史。患者1个月前无诱因出现左下肢皮肤破溃伴红、肿、痛，入住我院内分泌科，诊断为"2型糖尿病，左下肢皮肤感染"，静脉滴注抗生素抗感染、降糖治疗2周，左下肢皮肤感染未改善。刻下症：左下肢皮肤破溃肿胀、糜烂、边界清、瘙痒，无腐肉，无出血，寒热往来，有大量黄色渗出液从破溃处流向足背，闻之味腥无臭，肤色紫暗，疼痛不甚，体胖面油腻，行走不便，神情凝重，痛苦面容，口苦少饮，纳欠佳，寐差，尿频，便溏，舌淡白，苔黄腻，脉细数。西医诊断：2型糖尿病；左下肢皮肤感染。中医诊断：消渴；浸淫疮。辨证：湿热内盛，蕴毒成脓。治法：清热燥湿，解毒排脓。患者经静脉滴注抗生素长疗程治疗后，胃脘胀满，纳呆，不愿口服中药汤剂。故选黄连粉外敷于左下肢感染部位治疗。

制备方法：取黄连片500g，中药粉碎机打粉，过100目筛，装洁净瓶中备用。使用时裸露左下肢，取黄连粉均匀撒于患肢，药粉厚约0.5cm，用医用无菌纱布包裹患处，嘱其第2日复诊。继续维持降糖、降压、降脂治疗方案。另嘱患者患肢勿沾水，勿抓患处，勿食辛辣油腻之品，宜低糖、低脂、高维生素、富含蛋白质和纤维素饮食，近日宜少动。半月后复诊患者左下肢皮肤破溃处已结痂，无渗出液，肿胀消，瘙痒少作，无疼痛。[杨步流，徐传松.黄连粉外敷治愈糖尿病患者皮肤感染验案[J].中国民间疗法，2022，30（6）：100-102.]

按：本案患者体型肥胖，平素嗜好肥甘厚味、烟酒，致脾胃运化失司，积热内蕴，化燥伤津。《素问·奇病论》曰："此人必数食甘美而多肥也，肥者令人内热，甘者令人中满，故其气上溢，转为消渴。""二阳结为之消""结"即结聚，不通。阳明为多气多血之经，脾胃又为气机升降之枢纽，阳明气结，气机升降不利，气血结聚，极易郁结化热。患者年高，消渴病久，阳明内结，火毒内蕴，灼伤营阴，脉络瘀阻，气血凝滞，毒热炽盛，蕴毒成脓。望其左下肢皮肤破溃处皮色红，红肿界限明显，溃处分泌物色黄白、质稠厚，未见败浆污水状，未及筋骨，为浸淫疮。患者苦脸锁眉，知其焦虑，心理压力大；舌苔黄腻，为湿热内蕴之象。此案采用黄连粉外敷，直接作用于患者皮肤疮面，可增加药物作用于疮面的时间，以增强抗菌效果，同时黄连粉与疮面结合后，在疮面形成保护屏障，减少了感染机会，有利于疮面愈合。

第 30 章　蛔厥转筋阴狐疝　治在厥阴肝气舒

本篇论述趺蹶、手指臂肿、转筋、阴狐疝、蛔虫五种疾病的辨证论治。这五种病证都有不同的证候特征，但其病位均属肝，病机以寒热错杂为主，从六经辨证而言属厥阴病，法当从厥阴而解。

一、趺蹶

趺蹶，"趺"指足背；"蹶"为僵直。趺蹶指足背强直，前后活动不利等筋络关节运动失常，属于痹厥类的足部疾病。这种疾病多是由于太阳经伤，致筋脉拘急所致。故仲景提出用针刺治疗，即针刺小腿部腧穴以舒缓筋脉。

师曰：病趺蹶，其人但能前，不能却，刺腨入二寸，此太阳经伤也。（1）

【语义浅释】

趺蹶的患者，只能向前行走，而不能往后退。这是太阳经伤的缘故，治疗时针刺小腿肚穴位，深 2 寸。论述趺蹶的病因及证治。

【六经辨析】

趺蹶病，表现为足背部痹厥或肿痛，功能障碍。典型证见患者只能向前行走，而不能向后退。足太阳经脉行身之后，下贯腨内，出外踝后。趺蹶病正是由于太阳经脉之气不通所致。故治疗时宜用针刺足太阳经的承山穴，进针深度以二寸为宜，以达舒筋通络之功。经络舒利，气血畅通，则趺蹶自能愈。经络学中阳明脉络在前，太阳脉络在后。阳明气旺能前步；太阳气旺则能后移。今倾趺之后，太阳脉络受损，故能前步不能后却。治疗时须刺腨肠，入 2 寸，因腨肠是太阳经脉之所过，当邪气聚于太阳脉之合阳承筋间，须针刺而泻之，使太阳与阳明之气相通，则前后同利，趺蹶自愈。现代治疗中，除足背外，趺蹶应指踝关节以下的整个足背、足掌、足指活动障碍的一类病变。故整体足部屈伸不利时，都可用针刺，同时配合活血通络、除湿宣痹类方剂，临床收效更佳。

二、手指臂肿

手指臂肿是指患者手指和臂部时常发生肿胀疼痛，抽引动摇，或身体某些肌肉也可发生振动摇晃为特征的病证。本病的基本病机是由于风湿痰涎阻滞于关节经络。在治疗中以祛风除痰，养血通络为主。

病人常以手指臂肿动，此人身体眴眴者，藜芦甘草汤主之。(2)

【语义浅释】

患者常发生手指及臂部肿胀抖动、身体肌肉牵引跳动的，用藜芦甘草汤主治。

【六经辨析】

这种病证是风湿痰涎阻滞经络所致。风痰阻滞经络关节，经络气血循行不畅，手指关节和臂部麻痹肿胀，风痰阻滞则身体局部发生震颤跳动。治疗应以涌吐风痰，除湿通络为主，用甘草藜芦汤治疗。方中藜芦涌吐风痰除湿、甘草和中安正，使风痰去则诸证愈。《金匮玉函经二注》中言"凡动者皆属风，而肿属湿，故肝木主风，血虚则风生，气虚则湿袭。手臂肿且动，知其血不足以养筋，阳亦不能自固，而身体之眴，势不得已矣"，故此病当从肝而解。

《伤寒论》第 82 条："心下悸，身眴动，振振欲擗地者，真武汤主之。"《伤寒内科论》言："肾阳虚不仅不能温养筋脉、肌肉，而水寒之气又乘机浸淫于筋脉肌肉，致身体筋脉肌肉跳动。"此即太阳病误治之变证，其人素体阳气虚弱，发汗过多致津液枯涸，卫气失守，此为逆也。身体眴动是因汗过亡阳，表虚津亏，筋肉肌肤失于濡养呈肌肤跳动证。其治当温阳利水，宜真武汤。津亏阳气得复，眴证自罢。本条眴证也可理解为太阳病变证，但其因风痰阻滞经络而成，故用涌吐之法以治之。

三、转筋

转筋，是以患者四肢突然发生强直痉挛性疼痛为特征的病证。本病的发生由于湿浊内阻，郁久化热，日久伤津或因吐泻伤津或因素体阴津气血不足；使筋脉失去温煦和濡养所致。在治疗时应当根据不同病情，清热除湿、养阴增液、温经散寒、活血通络、柔筋解痉等法以治疗。

【原文】

转筋之为病，其人臂脚直，脉上下行，微弦。转筋入腹者，鸡屎白散主之。(3)

【方剂组成】

鸡屎白。

上一味，为散，取方寸匕，以水六合，和，温服。

【语义浅释】

转筋患者的上臂或下肢强直，不能屈伸。脉弦直有力，或微弦，转筋痛连腹部，用鸡屎白散主治。

【六经辨析】

转筋是以四肢发生突然痉挛剧痛为特点的病证，以下肢小腿的疼痛为多见。病重者其疼痛可从下肢循经牵引小腹作痛，这种情况称为转筋入腹。其主证是上肢臂部或下肢小腿部发生痉挛强直，不能屈伸。其脉上下行而微弦，与《金匮要略·痉湿暍病脉证治并治》"夫痉脉，直上下行"同理，都因经脉痉挛所致。脉微弦，是肝木乘其土虚，经脉失其柔和之候。脾主四肢、肝主筋、风主动，湿浊化热动风，伤及阴血，脾虚不能荣木，筋脉失养，故臂脚强直而转筋。《素问·至真要大论》曰："诸暴强直，皆属于风。"若转筋上循入腹，此为邪热伤及筋脉，用鸡屎白散主治。转筋亦属于湿浊化热伤阴所致，故用本方以消积清热、去风安脾、转筋可愈。《诸病源候论》言："冷入于足之三阴三阳则脚筋转，入于手之三阴三阳则手筋转，随冷所入之筋筋则转，转者皆由邪冷之气击动其筋而移转也。"本条所论是湿浊化热伤阴所致，病位属肝，属厥阴。病性以虚实夹杂为主。在临床应用上，各种原因引起的吐泻伤津、过度疲劳伤筋，或是妊娠期气血不足等致转筋，都可应用本方治疗，此即中医学"审证求因，辨证论治"之义。

四、狐疝

阴狐疝，指患者阴囊时大时小，并伴随发生时痛时止为特征的病证。阴狐疝，是寒湿凝滞厥阴肝经，肝肾阳虚；或为湿热内限所致的阴囊疾病。阴狐疝的治疗当以辛温通阳，疏肝理气为主。

【原文】

阴狐疝气者，偏有小大，时时上下，蜘蛛散主之。（4）

【方剂组成】

蜘蛛十四枚（熬焦），桂枝半两。

上二味，为散，取八分一匕，饮和服，日再服，蜜丸亦可。

【语义浅释】

阴狐疝气是指阴囊一边小、一边大，时上时下的疾病。用蜘蛛散治疗。

【六经辨析】

本病多因情志不舒，或寒湿凝结厥阴肝经所致。赵以德曰："此厥阴之筋病也。睾丸上下，有若狐之出入无时也。足厥阴之筋，上抵阴股，结于阴器，筋结故偏有小大；气病，故时时上下也。"阴囊部位属肝经徇行之处，如《灵枢·经脉》曰："肝所生病者……狐疝。"治疗当用辛温通利之蜘蛛散主治，方中蜘蛛破瘀消肿散结，配桂枝温经散寒，使寒散瘀消。后世医家治疗疝气常选用温经散寒、疏肝理气药，如川楝子、延胡索、木香、小茴香、荔核、橘核、乌药之类。

属于脾肾阳虚、中气不足者，以温阳补肾，补中益脾为治。

五、蛔虫

蛔虫病是以患者经常发生腹脐部剧烈疼痛，甚或吐蛔为特征的肠道寄生虫病。《诸病源候论》言蛔虫病发作时则"心腹作痛，口喜唾涎及清水"。在治疗中应遵循"急则治标，缓则治本"的原则。当虫动不安，发生剧痛时，急当安蛔止痛；待蛔虫安定而痛止，则当驱蛔杀虫。

（一）脉证

问曰：病腹痛有虫，其脉何以别之？师曰：腹中痛，其脉当沉，若弦，反洪大，故有蛔虫。（5）

【语义浅释】

本条论述寒气腹痛与蛔虫腹痛的鉴别。腹痛因于寒者，其脉应当沉而兼弦；如果反呈洪大脉，是为有蛔虫。

【六经辨析】

就寒性腹痛而言，沉脉主里主寒，弦脉主痛，里寒腹痛则脉当沉而兼弦。若腹痛脉洪大者，是蛔虫妄动所致的腹痛。《金匮玉函经二注》云："腹痛中焦湿土之为病也。腹为阴，痛为阴类，故脉当沉。若脉弦，是见厥阴风木之象矣。反洪大者，风木盛而生火，风木之邪，贼伤中土，湿热不攘则生虫。故曰诸虫皆生于风也。东方生风，在地为木，在体为筋，在脏为肝，风伤筋。此因风伤而生虫，故虫乃厥阴肝筋之为病也，是以《伤寒》蛔厥在厥阴篇内；此章蛔痛列于筋痛篇中。"

（二）证治

1. 甘草粉蜜汤证

【原文】

蛔虫之为病，令人吐涎，心痛，发作有时，毒药不止，甘草粉蜜汤主之。（6）

【证治机制】

本条论述蛔虫病的症状和治疗。患有蛔虫病的患者，口吐清水，腹部或上腹部发生疼痛是基本特征。患蛔虫病的患者，无论寒热虚实均可使蛔虫动乱不安。虫乱于肠则腹痛，上扰于胆则上腹剧痛，虫入于胃则吐蛔。脾胃虚寒，不能统摄津液，则脾津上泛而吐清涎。《灵枢·口问》云："虫动则胃缓，胃缓则廉泉开，故涎下。"亦即脾胃虚缓，脾津失于统摄所致。蛔动则腹痛，蛔静则痛止如常人，故说"发作有时"。本例属于蛔虫病，蛔虫病在厥阴，但肝实横犯脾胃，故应当安蛔和胃，治从太阴，故用甘草粉蜜汤主治。方中甘草、蜂蜜皆为安蛔和胃之品，蛔虫得甘则安，腹痛可止，待胃和虫安时，再行驱杀蛔虫之剂。

【方剂组成】

甘草二两，粉一两，蜜四两。

上三味，以水三升，先煮甘草，取二升，去滓，内粉、蜜，搅令和，煎如薄粥，温服一升，瘥即止。

【现代应用】

甘草粉蜜汤药味均为甘性，甘草清热解毒，和中缓急，能缓解胃肠平滑肌痉挛，还有抗炎症的作用；蜂蜜补中滑肠，解毒缓急，和养胃阴。甘草粉蜜汤可用于治疗胆道蛔虫症及蛔虫性肠梗阻等疾病，可以起到解痉止痛的作用。

【临床验案】

郭某，8岁，因右上腹部阵发性绞痛3天，经用中西药物驱虫、止痛无效，于1981年12月10日由其父送我处门诊，见其肢冷，腹痛，呕吐清水，痛时上腹部可摸到不规则包块，痛止时消散，诊为蛔厥证，遂投以乌梅丸方去人参，加雷丸、鹤虱，二剂，嘱其带回煎服。次日，其父又接余出诊，谓服上方后，已下蛔虫，而腹痛不止。诊之，呕吐好转，唯腹痛不止，但腹部已无不规则包块。后思《金医》有："蛔虫之为病，令人吐涎心痛，发作有时，毒药不止，甘草粉蜜汤主之。"遂令其家属买甘草一两，煎水，加米汤、白蜜调匀，徐徐饮服2小时后，腹痛开始缓解，半天后腹痛停止，后用此法治愈多例，有的甚至只需饮服米汤调白糖即愈。[谢鼎苏.浅谈甘草粉蜜汤的药物与适应症[J].湖北中医杂志，1986（3）：47，24.]

按：该方由甘草、米粉、白蜜所组成，并非杀虫之剂，不能治疗因蛔虫扰动而致的吐涎心腹痛，而只适宜于驱虫而腹痛仍不止者。

2. 乌梅丸证

【原文】

蛔厥者，乌梅丸主之。（8）

【证治机制】

患蛔虫病的患者，当腹痛剧烈时而四肢厥冷时称为蛔厥。蛔厥病不仅有腹痛，吐涎，还有时从口中吐出蛔虫的兼证。今患者安静，时而心烦，盖内脏寒冷所致，由于蛔虫寄生于肠内，喜温而恶寒。现因肠道虚寒，故蛔虫动乱不安，上窜入于膈，即蛔虫上逆入于胆道或胃中。由于蛔虫上扰，故患者心烦。当蛔虫入于胃中时，则蛔虫暂安而患者心烦复止。但当患者进饮食后，虫闻食臭而复动，则患者又发生呕吐心烦。《伤寒论》所言："厥阴之为病，消渴，气上撞心，心中疼热，饥而不欲食，食则吐蛔，下之利不止"与本病病机一致，治疗当从厥阴为解，以安蛔和胃为法。厥阴病属寒热错杂，从本病病机来讲，虽蛔厥为脏寒，但在临床上也有热证表现，其也属寒热错杂，应当辨证论治。

【方剂组成】

乌梅三百个，细辛六两，干姜十两，黄连一斤，当归四两，附子六两（炮），川椒四两（去汗），桂枝六两，人参六两，黄柏六两。

上十味，异捣筛，合治之，以苦酒渍乌梅一宿，去核，蒸之五升，米下，饭熟捣成泥，和药令相得，内白中，与蜜杵二千下，丸如梧子大，先食，饮服十丸，日三服，稍加至二十丸。禁生冷滑臭等食。

【方解】

乌梅丸乃是寒温并用的方剂，平调寒热以安中杀虫。方中乌梅、川椒杀虫止呕；附子、细辛、桂枝、干姜温经散寒而止痛；黄连、黄柏苦寒清热除烦；人参、当归益气养血。综合而言，本证属于胃虚而寒热交错的蛔厥病，方中寒热辛温共用，以收辛温散寒、苦寒清热、杀虫安胃之功。《证治准绳》云："蛔得酸则伏，故以乌梅之酸收之；蛔得苦则安，故用连、柏之苦安之；蛔得寒则动，故以桂、附、姜、椒温其中脏，而以细辛、当归润其肾肝，人参用以助脾，乌梅兼以敛肺。"

【现代应用】

蛔虫病以经常性腹痛、吐涎、吐蛔为特点。治疗的基本原则是虫未动扰时，以驱杀蛔虫为主，虫动而上扰胆胃之时，则当以安蛔止痛为主。此外，蛔厥病亦因患者体质表现偏寒偏热，故在治疗时，除安蛔和杀虫之外，尚需调理寒热而治之。例如，《全生集》中取理中汤加乌梅、川椒，名为安蛔理中汤，治疗胃虚偏寒的蛔虫动扰之证；《伤寒辨注》用黄连、黄柏、枳实、乌梅、川椒成方治疗胃不虚而偏热实的蛔虫动扰之证。

【临床验案】

患者，男，40 岁，2012 年 8 月 10 日因"右中腹疼痛 3 小时，加重 0.5 小时"入院。3 小时前饮酒或进食辛辣后开始出现右中腹疼痛，呈持续性隐痛，近半小时症状加重，遂来我院就诊，查肝胆脾、双肾、输尿管、膀胱、前列腺、附睾彩超基本正常，胸椎、腰椎、骶髂关节平片基本正常，全消化道钡餐正常。门诊考虑功能性腹痛，口服中药后症状无明显好转，门诊以"腹痛待查"收入院。入院时症见：右中腹持续性隐痛，进食辛辣刺激后症状加重，时有腰痛，有恶心欲吐，无嘈杂泛酸，无胸闷心慌，无咳嗽，二便可，纳食可，多梦。入院后予抑酸护胃，保护胃黏膜，解痉止痛对症治疗，患者症状缓解不明显，予行胶囊内镜检查，结果示空肠上段附着 3 条半透明的蛔虫，最后确诊空肠蛔虫症，予乌梅丸加减 3 剂，日 1 剂，分两次温服，当晚自觉腹痛加重，次日排出一条约 10cm 的活体蛔虫，此后未见活体蛔虫排除，出院后随访至今，患者腹痛无复发。[赵静 . 乌梅丸加减治疗肠道蛔虫体会 [J]. 河南中医，2013，33（11）：1853–1854.]

按：彭子益言："此（蛔虫病）厥阴肝脏本气病，肝脏病则下寒上热，中虚风动。上热者，因下寒木失温养，化风上冲，风冲化热，热伤津液，故消渴心中热痛而饥。下寒蛔不能居，寻胃间热处而上，故病吐蛔。蛔动即是阳动，故烦。人身火在水下，上清下温则治。火出水外，上热下寒则病。"乌梅丸具有温脏安蛔之功。蛔虫起伏无时，腹痛时发时止，其"喜温恶寒，得酸则静，得辛则伏，得苦则下"，故方中以酸性之乌梅为君药安蛔，现代药理学研究证实乌梅有麻醉蛔虫的作用，可使蛔虫失去附壁能力。方中重用白芍一是因为可助乌梅安蛔，还有解痉止痛的作用，可以缓解蛔虫窜动引起的剧痛。同时用蜀椒、细辛之辛温肠散寒伏蛔，苦性之黄连、黄柏下蛔，将蛔虫驱除体内，槟榔、使君子杀蛔，制附子、干姜暖中而温四肢，破气之青皮协助蛔虫排出体外，全方合用，具有酸苦辛并进，寒热并治，温脏安蛔之功。

第31章　妇女妊娠肝脾虚　调和阴阳安胎气

一、妊娠脉证

师曰，妇人得平脉，阴脉小弱，其人渴，不能食，无寒热，名妊娠，桂枝汤主之（方见利中）。于法六十日当有此证，设有医治逆者，却一月，加吐下者，则绝之。（1）

【语义浅释】

诊得妇人脉象，两手寸关部位从容和缓，柔和有力如常人，唯有尺部脉略细软无力，呕吐不欲食，但不恶寒发热，这是早期妊娠的征象，治疗用桂枝汤。按一般妊娠的规律，在六十日内当有上述脉证出现，假如治疗不当，病情迁延一月未解，反见呕吐加剧，又增泄泻，则应随证施治，杜绝病根，不得拘泥于桂枝汤。

【六经辨析】

正值生育年龄的已婚妇女，无任何原因而月经过期一月不至者，其脉正常，尺部脉微弱，出现口渴食减，但未见形寒身热之症，此时当是妊娠。桂枝汤首先出现在《伤寒论》第12条："太阳中风，阳浮而阴弱，阳浮者，热自发；阴弱者，汗自出。啬啬恶寒，淅淅恶风，翕翕发热，鼻鸣干呕者，桂枝汤主之。"桂枝汤由桂枝三两，芍药三两，炙甘草二两，生姜三两，大枣十二枚组成。药虽五味，但配伍严谨，用药精当，徐彬曾讲过"桂枝汤，外证得之，解肌合营卫；内证得之，化气调阴阳。"其适应证主要有以下三个方面：太阳中风表虚证；营卫不和之发热自汗证；心阳不足所导致的冲气上逆证等。而在《金匮要略》中，亦可用其治疗妇人妊娠恶阻。本条文中的"不能食"既指吃不下饭，饮食上的偏嗜，也包括了欲呕这一妊娠反应。子宫为少阴肾之位，故其脉见于尺，因妊娠初期胎气未盛，肾气引全身气血精华潜注胞宫以养胎，因受胎吸养而致母体阴血不足，故脉略见细软无力。

从其病位而言，呕不能食属里证，无寒热说明未感外邪，阴脉小弱，排除阳证，此证可归属太阴证。清代尤在泾在《金匮要略心典》注解此条文时，言"夫脉无故而身有病，而又非寒热邪气，则无可施治，惟宜桂枝汤调和阴阳而已"。一般情况下，应当在妊娠60天左右见上述之症。迨至3个月以后，胎气逐渐旺盛，胞宫气血充盈，则尺脉反见滑数流利。妊娠恶阻为一时性的阴阳偏虚失调，谓桂枝汤化气调阴阳者，即是借助此方温调脾胃，以增进营卫之气的化生而和调阴阳，故本方用于脾胃虚寒的妊娠恶阻效果较佳。若医者误治过一个月之后，再加用吐、下之法治之，则脾胃受损，气血生化乏源，胎失荣养，往往引起胎动，或坠胎，亦易形成劣胎，故为了优生，当中止妊娠。对妊娠疾病的治疗如同其他疾病一样，亦当辨证论治，据证用药，才能应手奏效。经失治或误治，妊娠恶阻日久不止而反加剧，且增腹泻，说明并非纯属冲气上逆的生理原因影响，往往合并其他病理因素所致，故在治疗上当以"断绝病根"为要，不得囿于安胎之说。脾胃乃气机升降之枢，又为气血化生之源，妊娠养胎以及对恶阻、腹泻的治疗无不与脾胃相关，因而在辨证用药中寓以顾护脾胃，很有必要，故黄氏之说可从。如属脾胃虚弱者，更应以调养中气为主，方能收治病安胎两全之效。

二、癥病证治

桂枝茯苓丸证

【原文】

妇人宿有癥病，经断未及三月，而得漏下不止，胎动在脐上者，为癥痼害。妊娠六月动者，前三月经水利时，胎也。下血者，后断三月衃也。所以血不止者，其癥不去故也，当下其癥，桂枝茯苓丸主之。（2）

【证治机制】

癥病即瘀血停留，结而成块的病证，所谓癥者，征也，有形可征也。妇人素有癥病，若经闭不到三月，未经正确治疗而见阴道流血，淋漓不止，且脐上有跳动，似妊娠之胎动感，此乃气血运行不畅，瘀血内结，即素有癥积而致，故曰"为癥痼害"。这时虽有闭经，脐上跳动，但均非属妊娠，因妊娠胎动应在脐下，为孕后四、五个月才出现。

原文"妊娠六月动者"至"后断三月，衃也"指出妊娠和癥病的鉴别。孕妇怀孕六个月时，若停经前三个月经水正常，月经应时通利，量、色、质均正常，停经后胞宫按月增大，按之柔软不痛，六个月时，且有胎动，触之腹皮柔软，此为妊娠无疑。若月经停前三个月经水不正常，停经三个月后又见下血者，小腹按之较坚，触之有块或痛者，为瘀血内结，此乃癥病为患。

其所以癥病下血不止，乃因癥积未除的缘故，治疗当去其癥，癥去则血自止，宜用桂枝茯苓丸消癥以止血。癥病下血的病理是瘀血不去，新血不得归经，如原文云："所以血不止者，当癥不去故也，当下其癥"。所谓"当下"系指广义的"下法"，针对有形之实邪，拟从下窍排出的治法，即《素问·阴阳应象大论》所说"浊阴出下窍"之意。此因癥积为害，根据《黄帝内经》提出的"留者攻之""血实者宜决之"的治疗原则，"下"的实质当是活血化瘀，使瘀血去，血得以归经，漏下亦止，故以"桂枝茯苓丸主之"。

多数人常用桂枝茯苓丸治疗慢性病、久有瘀血者，自然多认为该方是治疗内伤杂病，不再认为其有表证。但从《伤寒论》第15条"太阳病，下之后，其气上冲，可与桂枝汤"可知，凡气上冲、呕逆、脐上动悸等，多用桂枝，其意皆在解表降冲。故从经方六经归类看，本方证是太阳太阴合并瘀血。

下焦少腹为厥阴之里，寒伤太阳心不解则顺传厥阴肝。寒邪传入厥阴之里少腹，也可产生蓄血证。如《伤寒来苏集》曰："此经病传府，表病传里，气病传血，上焦病而传下焦也。少腹居下焦，为膀胱之室，厥阴经脉所聚，冲任血海所由，瘀血留结，故硬满。"柯韵伯又说："冲任之血，会于少腹，热极则血不下而反结，故急。"可见柯氏也赞同血蓄于胞宫而导致少腹急结或硬满，并说明了传变的途径，即上焦太阳（或阳明）传入下焦及冲任二脉。血结之因可热极而成如桃核承气汤，亦可因表证内陷，或太阴虚寒所致，如桂枝茯苓丸。

【方剂组成】

桂枝、茯苓、牡丹（去心）、桃仁（去皮尖，熬）、芍药各等分。

上五味，末之，炼蜜和丸，如兔屎大，每日食前服一丸，不知，加至三丸。

【方解】

桂枝茯苓丸为化瘀消癥的缓剂，程云来称为"治瘀之小剂"。方中桂枝温通血脉，又降气平冲止悸；茯苓补正和中；芍药和营；桃仁、牡丹皮活血化瘀，配伍芍药养血和血、使瘀血既去，新血又生。蜜调和诸药，本方具有活血化瘀祛癥之功。本方以丸缓图之，其用量小，故可达到祛瘀化癥，邪去而正不伤的目的。

【现代应用】

桂枝茯苓丸除在妇科疾病的治疗中取得满意疗效，已广泛运用于内科、外科等。现代药理实验研究发现：桂枝茯苓丸在临床的应用中主要是对免疫、血液等系统以及机体内激素水平进行调节，进而改善大脑缺氧缺血、降低血黏度、抑制肿瘤生长、增强免疫力、抵抗组织增生及抗炎等，整体看来与中医理论中的活血化瘀作用机制关系密切。

桂枝茯苓丸的药理作用如下。

临床研究证实，桂枝茯苓丸可显著降低血黏度，属于其抗血瘀作用的重要机制。临床使用中发现，桂枝茯苓丸可有效降低患者的血黏度、全血高切黏度、凝血因子 I 以及全血黏度。其还可对唾液酸酶活性的定位分布产生作用，促进其恢复正常，进而发挥抗血瘀作用。相关实验室研究发现，此药对小鼠的红细胞膜上含有的唾液酸酶活性的正常定位具有良好的恢复作用，并通过对糖皮质激素产生抑制而恢复唾液酸酶的活性。其还能够对氧化低密度脂蛋白产生限制，防止动脉粥样硬化的形成；并对过氧化脂质的生成产生抑制（对剂量产生依赖）。因此，其对血液黏度的降低作用可能通过降脂作用实现。

桂枝茯苓丸在妇科的使用中，对女性血瘀引起的下腹癥块、漏下、月经不调、痛经、血色暗紫、疼痛拒按、多血块等症患者具有明显效果，提示其可能具有雌激素样活性。此药可对卵巢产生直接作用，对性激素进行调节以促进排卵。桂枝茯苓丸可直接促进中性白细胞趋化因子的分泌，并对 TNF-α 和 IL-1β 产生促进作用以促中性粒细胞趋化因子的分泌，进而达到促进排卵的目的。实验室将此药用于实验性高雌孕激素模型大鼠中，大鼠的黄体酮及雌二醇血浓度均降低，说明此药对雌孕激素异常导致的子宫内膜异位、子宫肌瘤、乳腺增生等疾病有良好疗效。桂枝茯苓丸还可对前列腺内性激素以及其相关受体产生调控作用，对前列腺增生也具有治疗效果。

桂枝茯苓丸可对机体呈现出的病理状态进行改善，具有祛邪扶正的功效，与方剂中对免疫力的提高，调节机体内环境整体免疫功能具有密切关系。桂枝茯苓丸中主要含有赤芍、桂枝、牡丹皮、茯苓及桃仁等。

上述药物均具有调节异常免疫功能及增加机体免疫力的功效，同时药物对机体免疫力的调节可通过多种途径实现。

(1) 此药对巨噬细胞的吞噬作用具有加强作用，可显著提升机体的非特异性免疫功能。

(2) 此药还能够对细胞的免疫功能进行调节。相关研究通过动物模型实验研究证实，对早期血管病变的实验动物模型进行桂枝茯苓丸治疗，可有效降低动物体内胸腹部动脉内皮细胞中的 T 淋巴细胞黏附率，并抑制大脑内部动脉内皮细胞中的 T 淋巴细胞的黏附作用。提示桂枝茯苓丸发挥免疫作用主要是通过对外周血管内皮细胞中的 T 淋巴细胞产生抑制而进行。另有实验研究证实：此药对环磷酰胺诱导的免疫力下降的小鼠治疗效果显著，可对其产生免疫刺激并调节免疫功能，使 T 淋巴细胞的数量上升，调整 T 淋巴细胞中紊乱的亚群，升高 IL-2 水平。临床研究发现，桂枝茯苓丸的抗肿瘤机制与其对机体免疫功能的调控作用密切相关。动物实验证实，该药可有效延长荷瘤小鼠的生存期限并抑制肿瘤的生长。主要是因为该药可显著提高荷瘤机体细胞的免疫力，促进免疫力低下的荷瘤机体中细胞因子 TNF-α 以及 IL-2 的分泌；IL-2 水平上升进而促进 NK 细胞、CTL 细胞核淋巴因子等的活化，进而对肿瘤细胞产生杀伤作用。其还能够对部分肿瘤细胞产生直接杀伤作用，增强 CTL 细胞的表达等，均对抗肿瘤具有重要意义。相关临床研究发现，桂枝茯苓丸还对子宫内膜异位组织产生的特异性免疫具有抑制作用；对系统性红斑狼疮（轻度）患者的治疗具有辅助作用。

(3) 桂枝茯苓丸在临床应用中对慢性盆腔炎等的治疗效果显著，实验研究证实，该药抗炎作用显著，可对 5- 羟色胺、组胺等物质引起的毛细血管通透性增加产生抑制，并对甲醛、蛋清等造成的大鼠足部水肿具有抑制作用，同时阻碍慢性肉芽组织的增生，表明无论是在炎症早期还是晚期，此药均具有显著疗效。其抗炎作用主要是通过对炎性反应发生的环节产生直接的抑制作用而实现，同时此药还具有对血栓的形成产生抑制、改善血流等的作用，对过敏反应引起的全身症状均有较显著的改善作用。

(4) 降血压：桂枝茯苓丸在大鼠实验模型的研究中可对自发性高血压上升产生抑制作用，并降低血管内皮活性，证明此药对高血管并发症具有预防性作用。其对血压的降低作用可能是因为其可改善机体的微循环状态。

(5) 改善肾功能：桂枝茯苓丸对尿蛋白排泄量、血清肌酐值以及肾脏相关的病理变化具有良好的改善作用，同时对糖尿病肾病的发展进行抑制。此药可降低肾脏组织中高等糖基化最终产物的蓄积以及过氧化脂的含量，并抑制脂质发生过氧化，但是桂枝茯苓丸对糖尿病肾病的作用机制有别于氨基胍和卡托普利。

(6) 缺血性脑部损伤：桂枝茯苓丸对缺血性脑损伤的治疗主要是对大脑缺血后再灌注产生抑制，并抑制 c-fos 基因的表达，进一步阻断脑组织水肿的发生及氨基酸兴奋造成的毒性损害，对大脑缺血后的损伤进行改善。提示此药可用于脑部缺血的早期治疗，有助于缓解患者临床症状，降低缺血后的脑组织损伤并促进疾病的预后。此药还能够显著缓解钙离子大量内流以及氨基酸兴奋引起的神经毒性反应，这进一步说明其对缺血性大脑损伤具有治疗作用。

(7) 除上述作用外，桂枝茯苓丸在临床应用中具有一定的抗纤维化作用、镇静以及镇痛作用等。

【临床验案】

赵某，女，47 岁，1961 年 4 月 3 日初诊。患者于 4 年前发现下腹部有一鸡蛋大肿物未予介意。但以后肿物逐渐增大，四年后肿物增大使腹围增至 97cm，较前增加 17cm，如怀胎状。两天前突发下腹剧痛，冷汗淋漓。经医院诊为"子宫肌瘤"，并要立即手术治疗，患者未允。乃请岳老诊治。诊见形体瘦弱，面色萎黄，下腹肿物按之坚硬，压痛明显，舌质暗，少苔，脉沉细而涩。经水 2～3 月一行，量少色暗，夹有血块。证属痰积瘀血，治以疏肝健脾，破瘀消。方药：

桂枝 9g，茯苓 9g，川芎 9g，牡丹皮 9g，桃仁 9g，白芍 21g，当归 9g，泽泻21g，白术 12g。服药 10 剂后，腹痛明显减轻，乃将原方改为散剂，每服 9g，日服 2 次。服用 2 个月，下腹肿物日渐变小，症状大见好转。服药半年，下腹肿物消失，经水正常，诸症悉除。7 年以后，患者复因处境不顺，情志不舒。下腹肿物又起，逐渐增大，症状同前。经岳老诊治，仍继服原方散剂，3 个月后，又获痊愈。（岳美中医案）

按： 癥病，指瘀血结成的痞块而言。本方能治妇人癥病下血，且无论男女，凡因瘀血而下血，或因瘀血引起的胸腹痛、痛有定处的其他血证，不宜桃核承气汤的攻下者，大多宜桂枝茯苓丸。此病系肝郁气滞，血行不畅，气血滞于小腹，久积而成。岳老虑其体虚，不宜攻逐，当治病留人，缓消其癥。仲景十分重视水与血的关系，如《金匮要略·水气病脉证并治》中提到"血不利则为水，名曰血分"。瘀血阻滞，三焦不利，水液停留，变为痰饮水湿。故岳老承仲景思想治疗瘀血病证化瘀、利水配伍应用。患者形体瘦弱，考虑太阴脾虚，津液气血输布障碍，瘀积于少腹则成癥瘕。太阴运化不足无以受气取汁化赤为血，留滞于中焦，而致水湿停聚。血为气之母，血与水同出一源，同气相求，血虚而致瘀生。故选用当归芍药散合桂枝茯苓丸以疏肝健脾、活血消癥，病虽重却免于手术，药治半年而愈。

三、妊娠腹痛

（一）附子汤证

【原文】

妇人妊娠六七月，脉弦、发热，其胎愈胀，腹痛恶寒者，少腹如扇。所以然者，子脏开故也，当以附子汤温其脏。（方未见）（3）

【证治机制】

妊娠六七月见脉弦发热，小腹疼痛而冷，犹如扇冷风入腹，并自觉胎愈胀大，诸皆由"子脏开故也"，即子宫寒冷引起，此为阳虚寒盛，阴寒滞于胞宫所致。妊娠至六七月，胎儿长大，易影响气机的升降，以致孕妇常感腹部胀满，加之阳虚寒盛，阴寒凝滞，阳气不通，故感胀满愈甚。附子汤方本书未载，但多数医家认为可能是《伤寒论》附子汤（方由炮附子、茯苓、芍药、白术、人参组成）此说可供临证时参考。

（二）当归芍药散证

【原文】

妇人妊娠，腹中疠痛，当归芍药散主之。（5）

【证治机制】

妇人怀孕以后，血聚养胎，阴血相对偏虚，肝为刚脏，非柔润不和，肝血虚则失于条达，如再因情志刺激，肝气横逆，乘犯脾土，以致肝郁脾虚，肝虚气郁则血滞，故腹中拘急，绵绵而痛，称为疠痛。此痛既区别于寒疝的绞痛，又不同于瘀血之刺痛，乃属虚中夹滞之疼痛；脾虚则运化无权，水湿内停，并结合方药测评，应当有小便不利、足跗肿等症。

当归芍药散方"妇人怀妊，腹中疠痛，当归芍药散主之""妇人腹中诸疾痛，当归芍药散主之"。本方证的辨证要点为腹痛拘急、头晕心悸、小便不利者。据《伤寒论》第 273 条："太阴之为病，腹满而吐，食不下，自利益甚，时腹自痛。若下之，必胸下结硬。"本方证归属太阴病证，临床中常用于治疗血虚血瘀及水湿停滞的腹中急痛症，其人或冒眩，或心下悸，或小便不利而有血虚水盛的表现者。原条文虽说是妇人腹中诸疾痛，而在临床实际运用中，无论男女只要见到太阴血虚水盛者皆可用之来养血利水。

【方剂组成】

当归三两，芍药一斤，茯苓四两，白术四两，泽泻半斤，芎䓖半斤（一作三两）。

上六味，杵为散，取方寸匕，酒和，日三服。

【方解】

方中重用芍药以养血调肝缓解止痛，当归、川芎补血柔肝，疏利气机；白术健脾燥湿；茯苓、泽泻渗湿泄浊。抑木扶土并举，气血水同治，腹痛诸证自解。

【现代应用】

现代医学研究表明，当归芍药散具有改善血液微循环、调控体内激素分泌、调节机体免疫及清除自由基等作用。在现代中医临床实践中，当归芍药散不仅用于治疗妇科疾病，如月经病、盆腔炎性疾病、子宫内膜异位症等，还用于内科疾病的治疗，如胃脘痛、水肿、肝硬化、泄泻、糖尿病并发症、肾病综合征等，此外，在五官科及皮肤科疾病的治疗中，也有运用当归芍药散的报道。

【临床验案】

患者，女，25 岁，2017 年 7 月 14 日初诊。主诉：贫血半年余。患者 2 周前体检时发现血红蛋白 70g/L，伴头晕，月经量少，色淡，纳可，眠差，大小便正常，医院门诊开具补铁合剂（具体不详），服用近 2 个月，效果不明显，寻求中药治疗。舌质淡，苔白润，脉沉滑。六经辨证为太阴病，证属血虚水盛。给予当归芍药散加减。方药组成：当归 15g，白芍 20g，茯苓 30g，泽泻 15g，白术 12g，桂枝 15g，川芎 10g，炙甘草 6g。7 剂，水煎，每日 1 剂，早晚饭后 1 小时温服，禁忌生冷及甜食。

2017 年 7 月 25 日二诊：患者服药后头晕症状减轻。效不更方，原方再进 7 剂。

2017 年 9 月 15 日三诊：患者服药后头晕症状基本消失。继续服用原方 30 余剂巩固疗效，2017 年 10 月 19 日复查血红蛋白显示指标正常。[刁贝贝，高赛赛，张晨冰，等．从太阴病之血虚水盛论当归芍药散治疗贫血 [J]. 中国民间疗法，2021，29（20）：9-11.]

按：患者以贫血为主诉，但服用补铁合剂后症状改善不明显，可知该患者病证并非单纯性贫血。复观其主症有头晕、月经量少色淡、舌苔白润、脉沉滑等，此乃典型"血虚水盛"之太阴病，太阴水饮困阻，饮邪上逆故作眩晕；血水不利故而月经量少色淡。"病痰饮者，当以温药和之"，故拟当归芍药散合苓桂术甘汤，一则健运中焦，温化水饮：二则活血利水。两方合用，共奏温阳化饮、活血利水之功。方中白术配伍当归，养血和血，兼补益脾土；桂枝、白芍温通血脉；桂枝、白术、茯苓和甘草四味，温脾和胃，健运中州。诸法合参，补虚泻实，最终使中焦通调畅达，百脉和畅，气血充盛。

四、妊娠下血

胶艾汤证

【原文】

师曰：妇人有漏下者，有半产后因续下血都不绝者，有妊娠下血者。假令妊娠腹中痛，为胞阻，胶艾汤主之。（4）

【证治机制】

妇人下血，常见下列三种情况：一是经血非时而下，淋漓不断的漏下；二是小产后连续下血不断；三是妊娠下血并伴腹痛，此为胞阻，亦称胞漏或漏胞。这三种妇人下血，病情虽有不同，但其病机则皆属冲任脉虚，阴血不能内守，寒气凝滞所致，均当调补冲任，固经养血，可用胶艾汤一方通治。

所谓"胞阻"，系指不因癥积而妊娠下血、腹痛的病证。腹痛是其辨证的关键，故原文"假令妊娠腹痛中痛，为胞阻"，"假令"二字是承上文"有妊娠下血者"而言，即是说假如妊娠下血又腹中痛，就称为胞阻。此条重点论述妊娠胞阻下血，胞阻既是病名，又是病位病机的概括，"胞"言其病机，即胞脉阻滞，如尤在泾所说"胞阻者，胞脉阻滞，血少而气不行也"，意谓此下血而又腹痛，乃虚中夹实之证，故治疗用胶艾汤，可不必顾虑方中归、芎辛散行血之弊。本方亦寒温并用，主要在补血清虚热而止血。人体气血皆来源于胃，胃中虚寒则气血无以生，血虚则生虚热，故补血不可纯寒凉，必用温补佐以甘寒生血止血，此仲景补血清热止血之大要，故本方应归类于里为妥。本方证当属太阴阳明合病证。

【方剂组成】

芎劳、阿胶、甘草各二两，艾叶、当归各三两，芍药四两，干地黄四两。

上七味，以水五升，清酒三升，合煮，取三升，去滓，内胶，令消尽，温服一升，日三服，不瘥更作。

【方解】

胶艾汤为四物汤加入阿胶、甘草、艾叶三味。方中阿胶养血止血，艾叶温经暖宫；四物汤养血和血，甘草佐之调和诸药，清酒以行药势。诸药合用，具有养血暖宫、止血、调理冲任，亦治腹痛、安胎。

【现代应用】

现代药理提示阿胶有极其显著的改善凝血、纠正贫血的作用，表现不仅可提升血小板、加快血液凝固，还可以改善缺血性疾病的症状；当归具有升高外周血象、缓解平滑肌痉挛等药理作用。川芎所含的化学成分如挥发油、生物碱、多糖等对机体多系统均有多方面的药理活性，从而发挥镇痛、抗炎、抗氧化、细胞保护等作用；艾叶提取物可通过促进血液凝固达到止血作用，尚有镇痛作用；地黄所含的地黄多糖可促进骨髓造血功能，地黄提取物可提升血红蛋白及血浆促红细胞生成素水平，进而有改善贫血的作用，所含的糖类、环烯醚萜苷类为其发挥止血作用的药效活性物质；芍药苷和甘草次酸分别是两者解痉镇痛、缓解疼痛的重要活性成分。

胶艾汤作用机制主要与增强子宫平滑肌收缩、促进凝血因子生成以及抑制纤维蛋白溶解系统的活性、养血止血等有关。根据异病同治的思想，现代临床不仅将胶艾汤运用于胎产病，还将其运用于其他虚寒性出血类疾病。临床上主要将胶艾汤用于治疗妇产科出血类疾病，如月经不调、崩漏、先兆流产或不全流产、产后子宫复旧不全等妇科疾病，还运用于其他血证，如血小板减少性紫癜、血尿、上消化道出血等。

【临床验案】

于某，女，40 岁，1993 年 11 月 29 日初诊。素来月经量多，近月余淋漓不断，某医院诊为"功能性子宫出血"。经色鲜红，质稀，头晕乏力，腰酸腿沉，口渴，口苦，便干。舌体肥大，舌边有齿痕，苔白，脉沉按之无力。此证属气血两虚兼有虚热。经云：冲为血海，任主胞胎。今冲任不固，阴血不能内守，而成漏经。治当养血止血，益气养阴调经，方用胶艾汤加味。阿胶珠 12g，艾叶炭

10g，川芎 10g，当归 15g，白芍 15g，生地黄 20g，麦冬 20g，太子参 18g，炙甘草 10g。服 7 剂而血量大减，仍口苦，腰酸，大便两日一行，于上方中加大麻仁12g。又服 7 剂，诸症皆安。(《刘渡舟临证验案精选》)

按：综合本案脉证，月经不止、质稀、头晕、乏力、舌胖、脉沉无力，究为气血两虚，冲任不固，证属太阴厥阴，故用胶艾汤调补冲任，固经止血。又见经色鲜红、口渴，此出血日久，伤阴损津所致，故加麦冬以养阴生津也。

五、妊娠呕吐

干姜人参半夏丸证

【原文】

妊娠呕吐不止，干姜人参半夏丸主之。(6)

【证治机制】

妇女怀孕以后，出现恶心呕吐，本属生理现象，一般不需治疗，可自行缓解。本文谓"呕吐不止"，意即吐势颇剧，反复发作，缠绵难愈。以药测证，其呕吐多有清稀痰涎，口干不渴，或渴而喜热饮不多，并可见头眩心悸，倦怠嗜卧，溲清便溏，脉弦苔滑等。此因脾胃虚寒，寒饮上逆所致，故宜温中散寒，降逆止呕，用干姜人参半夏丸主治。本方证当属太阴病证。

【方剂组成】

干姜一两，人参一两，半夏二两。

上三味，末之，以生姜汁糊为丸，如梧子大，饮服十丸，日三服。

【方解】

方中干姜温化寒饮，人参补脾益气安胎；半夏配生姜汁，蠲饮降逆以止呕。四味合用，共达温中补虚，蠲饮降逆，和胃止呕之功。以丸剂服之，便于受纳，并能达和缓补益之效，实为虚寒恶阻久不止的"至善之法"。

【现代应用】

临床干姜人参半夏汤可随证应用于妊娠恶阻、呕吐、腹痛、痞满、眩晕等。

【临床验案】

陈某，女，24 岁，2001 年 3 月 22 日就诊。患者自诉停经 2 月余，开始胃纳不佳，饮食无味，倦怠嗜卧，晨起头晕恶心，干呕吐逆，口涎增多，时或吐出痰涎宿食。自以为属妊娠反应，未加治疗。近 1 周，食入即吐，所吐皆痰涎清水，头晕，心烦胸满不思食，膈间有水，心悸气短，面色苍白，喜热畏寒，四肢发凉，舌淡苔白而滑，脉迟。此乃脾胃阳虚，胃有寒饮所致。治宜：温中健脾，和胃降逆。方药：干姜 10g，半夏 9g，人参 12g，茯苓 12g，炒白术 12g，陈皮 10g，砂仁 10g，甘草 6g，生姜 3 片。水煎分 2 次频服。服 3 剂后，呕吐已止，唯饮食欠佳，继以异功散 5 剂调理善后，诸证消失。后随访顺产一女婴。［周步君.干姜人参半夏汤加味的临床运用 [J].北京中医，2002（6）：358–359.］

按： 患者素体虚弱，脾胃阳虚，寒饮内停，而致痰湿内生，加之受孕之后，经血不泻，冲脉之气上逆而犯胃，胃虚则失于和降，反随冲气上逆而作呕恶，病位在里，又呕吐物稀薄澄清或口内清涎上泛，唾液津津，苔白滑、舌质淡白，一派寒象，故本证属太阴证。后世方家多谓半夏害胎，干姜为热药妊娠尤当禁用，但常以本方治此证屡验，并无一失。

六、妊娠小便难

当归贝母苦参丸证

【原文】

妊娠小便难，饮食如故，当归贝母苦参丸主之。（7）

【证治机制】

妊娠小便难，指妊娠期间出现小便频数而急，或淋漓不畅，常伴灼热，或有疼痛等症，即后世所谓"子淋"。其人饮食如故，示胃肠无病，说明病在下焦膀胱，以方药测知，乃因怀孕后，血虚热郁，肺燥气郁，失于通调，膀胱津液不足，郁热蕴结所致。用当归贝母苦参丸主治。本方证当属阳明病证。

【方剂组成】

当归、贝母、苦参各四两。

上三味，末之，炼蜜丸如小豆大，饮服三丸，加至十丸。

【方解】

本方具有养血清利之功效。因妇人妊娠血虚而易生热，故以当归补血润燥；贝母利气解郁，以达清水之上源、利下焦之湿热；苦参以清利下焦湿热，《神农本草经》言其可治"溺有余沥"，即尿不净，为泌尿系统感染特征。可使血虚得养，郁热解除，膀胱通调，则小便自能爽利。

【现代应用】

临床本方常用于妊娠小便淋沥涩痛、男子前列腺炎、小便不利、泌尿系统感染、慢性咳嗽、湿疹等病机属湿热内蕴、血虚热郁、血瘀内结者。

【临床验案】

张某，女，28 岁，农民。孕 8 个月，因小便滴沥难下，小腹胀急，于 1976 年 6 月 15 日住院。西医诊断为妊娠尿潴留。经用抗生素、导尿等法治疗 10 余日，不但无效，反而出现发热等症。患者苦于导尿，故邀余会诊。证见口干苦，气短，少腹及尿道热痛，脉弦细滑数，舌质绛，苔黄腻，面赤。体温：38.5℃；血常规：白细胞 13×10^9/L；尿常规：脓球（＋＋＋）、红细胞（＋＋）、白细胞（＋＋）。诊断为妊娠癃闭。辨证：始由膀胱湿热蕴结，气化失常，分清泌浊失司，小便滞涩难下而为癃；复因反复导尿，尿道感染，终至尿路阻塞，小便点滴不下而为闭。治宜清热解毒，利尿除湿。方选导赤散加味，6 剂尽，证无转机。后投以当归贝母苦参丸治之。药用：当归 12g，贝母 12g，苦参 12g，3 剂，水煎服。

三诊：体温 37.5℃，小腹、尿道热痛减轻，脉细滑稍数，口干但不苦，气已不短，舌质红，苔黄腻，原方加金银花 15g，败酱草 30g，3 剂。

四诊：拔除导尿管 1 天，小便通，色微黄，便时微感不适，伴体倦，手足心热，脉滑细稍数，舌质红，苔微黄，余热未尽，气阴两伤。前方加太子参 60g，生山药 30g，鸡内金 10g。3 剂。

五诊：体温、血管、尿检均正常，诸证悉除，出院调养。[薛璞．当归贝母苦参丸临床应用举隅 [J]．山西中医，1990（2）：14-16.]

按： 程国彭在《医学心悟》曰："知其浅而不知其深，犹未知也；知偏而不知其全，犹未知也。"本病治之初，即如是说。导赤散与当归贝母苦参丸，虽可俱清心养阴，利尿导热，但导赤无宣肺降气之功。肺气不降，不能通调水道，下输膀胱，利尿之药再多，于病无济。故首用导赤散不效，中用当归贝母苦参丸见功。前者只重视心火而忽略了肺郁；太阴阳明为之表里，阳明内盛而欲通阳明可运化太阴，开肺郁以通调水道，下病上取。继增金银花、败酱草清热解毒，活血排脓，后加太子参诸药补太阴以输布水谷精微而获全胜。

七、妊娠水气

葵子茯苓散证

【原文】

妊娠有水气，身重，小便不利。洒淅恶寒，起即头眩，葵子茯苓散主之。（8）

【证治机制】

"水气"是指气化不利。"身重，小便不利"是因气化不利，水湿停聚而致，重者可以出现身肿，妊娠有水气，系指妊娠期间因水湿为患而病水肿，后世称为子肿。此证多因妊娠六七月，胎儿渐长，影响气机升降；或因妊娠期间情志所伤，肝失疏泄，气化受阻，水湿停聚而致。膀胱气化受阻，则小便不利；小便不利，水湿无去路，停聚于内而泛滥于肌肤遂成水肿，并觉身重；水停而卫阳被遏，则恶寒，状如寒风冷水浸淋身体一样；水气内停，清阳不升，故起即头眩。其病关键在于气化受阻，小便不利，故治疗当利水通阳，使小便通利则水湿去，水湿去则阳气畅通，而诸证自愈，方证当属太阴阳明合病证。

【方剂组成】

葵子一斤，茯苓三两。

上二味，杵为散，饮服方寸匕，日三服，小便利则愈。

【方解】

葵子即冬葵子，味甘、寒，性滑利通窍行水，《神农本草经》谓其"主五脏六腑寒热羸瘦，五癃，利小便"；茯苓利水渗湿健脾，导水下行，二药共奏通窍利水，渗湿通阳之功。宜用于妊娠水肿实证，其利水是手段，通阳是目的，水去阳通，诸证自解，故后方云："小便利则愈。"但方中冬葵子其性滑利，属妊娠禁忌之品，故小便通利则应停服，过之恐有滑胎之弊。

【现代应用】

本方治孕妇心脏性或肾脏性水肿，见心悸肿满，小便不利，身重恶寒，起则头眩等症。本方治疗泌尿系结石者。对于葵子茯苓散中"葵子"一味药，《本草纲目》云其"能利窍通乳，消肿滑胎也"，故一些《金匮要略》注家也认为葵子性滑利，有滑胎之弊，妊娠不宜用。但从本方看出葵子并非妊娠禁用之品，但若素体气虚，或有滑胎史者，则不宜用本方。

【临床验案】

袁某，23岁。1996年5月21日诊，产后次日早晨即发现小便点滴而下，渐至闭塞不通，小腹胀急疼痛。西医拟诊为：膀胱麻痹，尿路感染，经用青霉素、庆大霉素、新斯的明、乌洛托品等药，治疗5天未效，无奈放置导尿管以缓解小腹胀痛之苦。闻其语音低弱，少气懒言；观其面色少华，舌质淡、苔薄白；察其脉缓弱。方药：炒冬葵子（炸碎）、云茯苓、党参各30g，黄芪60g，焦白术12g，桔梗3g。第1剂服后，小便即畅通自如，小腹亦无胀急疼痛感。3剂服完，诸证悉除，一如常人。[周德清，王乃汉．葵子茯苓散在产后病中的活用实例 [J]．浙江中医杂志，1997（7）：309.]

按：《素问·灵兰秘典论》曰："膀胱者，州都之官，津液藏焉，气化则能出矣。"患者产时失血耗气过多，致太阴肺脾气虚，不能通调水道，膀胱气化不及，故产后小便不通。取葵子茯苓散化气行水、滑利窍道加桔梗提壶揭盖，以利通调水道；参、术、芪补益肺脾之气虚，助膀胱气化复元，故小便自通。

八、妊娠养胎

（一）当归散证

【原文】

妇人妊娠，宜常服当归散主之。（9）

【证治机制】

妇人妊娠以后，若无病，则不需服药，若素体虚弱，曾经堕胎半产，或已见胎漏或胎动不安者，则应予以重视，需要积极治疗以保胎。妊娠养胎与肝脾二经关系至密，肝主藏血，血以养胎，脾主运化，乃气血生化之源，假如妇人脾气健旺，气血生化有源，肝血充足，则能濡养胎元而无病。如肝血不足，血虚则易生热；脾气不健，运化失常而易生湿，以致血虚脾弱，湿热郁滞，胎失所养而病胎漏、胎动不安等，即可常服当归散养血调肝益脾，清化湿热以安胎。对原文中"常服"二字应灵活理解，非指所有孕妇均应常服本方，必须见血虚脾弱，湿热内生之证者方可服之，否则不宜，因为方中当归、川芎皆属辛窜活血之品，过之则可能动血伤胎。同时还当注意服后应中病即止。本方证当属少阳太阴合病证。

【方剂组成】

当归、黄芩、芍药、芎䓖各一斤，白术半斤。

上五味，杵为散，酒饮服方寸匕，日再服。妊娠常服即易产，胎无疾苦。产后百病悉主之。

【方解】

本方具有养血补肝，清除湿热，健脾益气之功。方中当归、芍药养血补肝，川芎和血舒肝，白术健脾除湿，黄芩苦寒坚阴清热，配白术清利湿热。合而用之，使血虚得养，湿去热清，血气调和，则胎元自安。

【现代应用】

现代研究表明当归散具有安胎作用，其机制与调节机体的子宫收缩紧密有关。当归散中当归、川芎、白芍补血活血，当归有调节平滑肌、改善微循环以及血流动力学异常、抗血栓形成等作用；川芎活血化瘀，川芎中有效成分川芎嗪、阿魏酸可扩张血管、预防血栓形成，降低血小板表面活性及聚集性；白芍养血敛阴，白芍总苷可抑制血小板聚集，降低血液全血黏度，改变血液流变性；白术益气健脾、安胎，白术提取物可提高免疫力，抑制子宫收缩；黄芩清热燥湿、止血、安胎，黄芩提取物可抑制子宫的自发收缩及催产素引起的强直性收缩。

临床辨证论治亦可用于内科杂症。

【临床验案】

患者，女，30 岁。以"月经量少 4 年余，未避孕规律性生活 10 个月不孕"于 2014 年 10 月 3 日初诊。就诊前，患者已行宫腔三维及输卵管造影检查示子宫及双侧附件均无异常。患者月经量少 4 年余（日均一片护垫即可），3/25 天，经色偏黑，偶腹胀腹痛，血块多；欲备孕二胎，未避孕规律性生活 10 月不孕；日常恶寒，关节痛，冬睡不温，易疲倦；胃纳可，喜食冷，睡眠可，无心慌，二便平。舌质粉红、苔薄白，脉细弦数。月经史：既往月经规则 5～7/28～30 天，量中，无痛经，无血块，无乳房胀痛，无经期腹泻，于 4 年前月经改变；白带量色无异常，稍有异味。生育史：孕 3 产 1，10 年前顺产 1 女，于 2003 年、2005 年行人流各 1 次。中医辨证：肝脾两虚、气虚血瘀；予以调和肝脾、活血化瘀之法。拟当归散加味。方药：白术 15g，黄芩、干姜各 6g，当归、川芎、白芍、茯苓、泽泻各 10g。7 剂。水煎服。嘱患者多食老母鸡、阿胶等温补之品，少食生冷食物及饮料。

复诊：该方服至 1 月，月经量色质均好转，去泽泻续服后，连续 3 个月经周期均为 30 天，经期为 5 天，量转至月经前 3 日需日均 2 片日用卫生巾。后将当归散方制成膏方调养 8 月余，于次年 6 月份确认妊娠，妊娠亦常服，于今年 4 月份顺产 1 子，体健。[章青青.当归散临床运用 [J].浙江中医杂志，2017，52（1）：53-54.]

按： 女性禀坤之质，坤即土性主生成，脾土乃后天之本，太阴为气血生化之源，脾土弱则无以资先天、无以充血脉，冲任督脉气血不充，则女子之经带胎产皆受影响。该患者月经量少以及月经先期 4 年余，实由肝脾气血两虚引起。肝藏血、脾统血，脾气虚不能摄血，故月经先期；肝肾同源，肝血虚，天癸不充，故月经量少；气血周流不畅，因虚致瘀，故腹痛、血块多；气血两虚，则无以充血脉、关节，故而恶寒，关节疼痛。另外该患者未避孕，规律性生活 10 月不孕之由，亦缘于肝脾两虚，正如黄元御写于《金匮悬解》之言："胎之结也，赖木气以生之，藉土气以养之，妊娠所以多病者，土湿而木燥也。燥则郁热而克土，故妊娠所以宜常服者，培养土木之剂也。当归散，白术燥土，归、芍润木，芎芍、黄芩，清热而行瘀，土旺木荣，妊娠无余事矣。"方中佐干姜、茯苓以助白术燥土扶脾；泽泻滋水上行，启先天资后天。诸药合用，共助患者经胎之事。

（二）白术散证

【原文】

妊娠养胎，白术散主之。（10）

【证治机制】

妊娠伤胎，有因湿热者，有因寒湿者，随人脏气之阴阳各异。若阳虚之体脾虚易生湿，湿从寒化则脾虚寒湿伤胎，如有小腹下坠感，或腰酸腹痛，甚至阴道有少量下血，是胎动不安之象，常为堕胎、半产的先兆，以方药测知，本方为正治湿寒之剂也，证属太阴病证，治妊娠心腹冷痛，胸腹有动，小便不利者也，除上述胎动不安之症外，还当脘腹时痛，呕吐清涎，食减，白带多，舌淡苔白润、脉缓滑等。

因脾阳虚，运化无权，寒湿内生，一则不能化水谷精微以生气血，二则寒湿中阻，气血受阻，导致胎失所养而胎动不安，故投以白术散健脾温中、散寒除湿以安胎。本方证当属太阴病证。

【方剂组成】

白术、芎䓖各四分，蜀椒三分（去汗），牡蛎二分。

上四味，杵为散，酒服一钱匕，日三服，夜一服。但苦痛，加芍药；心下毒痛，倍加芎䓖；心烦吐痛，不能食饮，加细辛一两，半夏大者二十枚。服之后，更以醋浆水服。若呕，以醋浆水服之，复不解者，小麦汁服之。已后渴者，大麦粥服之。病虽愈，服之勿置。

【方解】

方中白术健脾燥湿，川芎和血疏肝，伍入白术健脾和血养胎，蜀椒温中散寒，牡蛎除湿利水，二药相伍可镇逆固胎。

【现代应用】

有人认为白术散证实为"水寒土湿木郁"证，临床应用病症广泛，如慢性湿疹、强直性脊柱炎、痛经、崩漏、不孕不育等，其运用白术散的根本病机在于湿寒郁滞。

【临床验案】

付某，男，47岁。2018年8月21日初诊：腕踝关节皮肤增厚伴瘙痒十余年，泛发水疱，以内侧面尤甚，与季节变化无关，西医诊断为"神经性皮炎"，曾激素治疗，效果不佳（具体用药不详）。患者平素劳心寐差，心烦易怒，头汗尤多，稍恶寒，纳可，喜温，嗜饮酒，饮食喜辛厌甘，小便正常，大便溏，无口苦口干，舌质淡胖、苔稍厚腻、中心稍焦黑，脉一息五至，左脉寸弱、关尺旺，右脉寸旺、关弱、尺弱有根。中医诊断：慢性湿疮（水寒土湿证）。治以益肾暖土疏木，方药：白术、牡蛎各20g，川芎、花椒各5g。14剂。早晚温服150ml。且嘱咐患者平时适当食用牛肉、羊肉、土鸡等甘温之品，忌食水果、牛奶等生冷饮食。

2018 年 9 月 3 日二诊：患者来诊诉四肢瘙痒减轻，下肢增厚皮肤变薄且无新增水疱，舌苔转淡、胖红舌、薄白苔，原方去花椒 5g，改加天花粉 10g。继予 7 剂，服法如前。

2018 年 9 月 10 日三诊：患者诉本周仍瘙痒，但无水疱溃破，继进上方 7 剂，服法如前。

2018 年 9 月 17 日四诊：患者诉本周几乎没有瘙痒，且无水疱溃破，手腕掌背面皮肤同周围他处皮肤，继进上方 7 剂，服法如前，结束治疗。[章青青，熊卫标，杨文园，等 . 熊卫标基于"水寒土湿木郁"活用白术散治验三则 [J]. 浙江中医杂志，2022，57（1）：66-67.]

按：本例患者病在太阴、少阴，少阴阴精不足，太阴生化乏源，气血不足则厥阴无以敛阴气而升发阳气，水土寒湿，则肝木郁而生风，故而瘙痒，患者舌质淡胖、苔稍厚腻、中心稍焦黑，左脉寸弱尺旺，右脉寸旺尺弱，可见病在太阴，肝郁为标。初诊以祛风湿为先，白术燥湿和中以顾护生湿之源，牡蛎引相火入阴，以去冲越之浮阳，气行则血行，川芎行气开郁、润肝燥以达疏肝解郁、助气血流通的目标，蜀椒辛、温，归脾、胃、肾经，温脾肾以去寒湿。二诊瘙痒减轻，下肢增厚皮肤变薄且无新增水疱，去花椒加天花粉清热生津，以防辛温过多伤津液，服后渗液减轻，效不更方。辅以牛、羊、鸡肉，为点睛之处，功在补先后天之精血，如叶天士云："夫精血皆有形，以草木无情之物为补益，声气必不相应。"全方旨在充盛土气以灌溉他脏，木火得以生长，金水得以收成，水木暖而下不病寒，火金清而上不病热，阴阳相交，水火既济，继而标本兼治，用药 4 个疗程则病症全消。

九、伤胎

妇人伤胎，怀身腹满，不得小便，从腰以下重，如有水气状，怀身七月，太阴当养不养，此心气实，当刺泻劳宫及关元。小便微利则愈。（11）

【语义浅释】

妇人伤胎之病，是怀孕以后，出现腹部胀满，小便不利，自腰以下感觉沉重，好像有水气病一样，怀孕至七个月，应当是手太阴肺经养胎的时候而不养胎，此因心气实的缘故，应当用针刺法以泻劳宫穴及关元穴，使小便通利则病可痊愈。

【六经辨析】

妊娠"七月始成其骨，手太阴脉养之"，若出现腹满，小便不利，从腰以下沉重感，好像有水气而实非水气病，故谓"如有水气状"，以上皆为手太阴肺经当养胎而不能养，导致胎失所养即"伤胎"的症状。"太阴当养不养"的原因为"心气实"，所谓"心气实"乃心火气盛之意。心火盛而乘犯肺金，肺金受伤则胎失所养；肺伤而通调失职，则水道不利，因而腹满诸证丛生。故不必治其肺，但治其心，当用针刺法。针刺手厥阴经的劳宫穴，以泻心气，兼刺小肠募之关元穴，以行水气，俾心气降，胎得所养，则病自愈。

第32章　妇人产后气血虚　外邪入侵多在经

　　本篇主要阐述了妇人产后特殊时期疾病的诊治，妇人因其自然生理过程经带胎产具有特殊性，故其病机症状较常人也有所变化。新产妇人气血虚弱，腠理不固，外邪容易入侵，最易出现腹痛、中风、下利、呕逆等病症。产后病以太阴里虚兼太阳外感风寒为主，也可涉及少阳、少阴、阳明、厥阴病，治疗宜扶正祛邪。

一、病因病机

　　师曰：新产血虚、多出汗、喜中风，故令病痉；亡血复汗、寒多，故令郁冒；亡津液，胃燥，故大便难。（1）

　　产妇郁冒，其脉微弱，不能食，大便反坚，但头汗出。所以然者，血虚而厥，厥而必冒。冒家欲解，必大汗出。以血虚下厥，孤阳上出，故头汗出。所以产妇喜汗出者，亡阴血虚，阳气独盛，故当汗出，阴阳乃复。大便坚，呕不能食，小柴胡汤主之。（2）

　　病解能食，七八日更发热者，此为胃实，大承气汤主之。（3）

　　此为腹中有干血着脐下。（6）

　　产后七八日，无太阳证，少腹坚痛，此恶露不尽。（7）

【语义浅释】

　　产后伤津亡血最易发生痉病、郁冒、大便难三病。产后失血过多，营血虚少，营卫失调，腠理失固，汗出过多，易外感风邪，血虚外风最易化燥伤筋，出现痉挛抽搐等症状，形成痉病。亦容易感受寒邪，寒性收引，阳气内郁，阴血虚少无力固阳，则虚阳上冲，见郁冒。产后失血过多，汗多伤阴，阴血不足，不能濡润大肠，则见大便难。

　　新产过后，气血俱伤，元气受损，抗病力减弱，所谓"产后百节空虚"，失血耗津，血虚不荣，腠理失固，则多汗出，汗出伤津，又进一步加重津虚血虚，此为产后病的提纲病机。腠理不固则喜中风，亡阴血虚阳气独盛则易汗出，津液亡失则大便难。

　　同时产后余血浊液（如恶露）若排出不畅则易生瘀滞，多虚多瘀；病解后食复等亦为产后病的常见病因。

【六经解析】

《金匮要略·痉湿暍病脉证治》曰："太阳病，发汗太多，因致痉。"由此可知，痉病实属太阳病，其病因由外感中风，加之过汗伤津，与产后中风之机相同，遂成痉病。郁冒病，产后气血亏虚，加之外感寒邪，症见大便反坚，故为虚中夹实。《伤寒论》第 148 条："伤寒五六日，头汗出……口不欲食，大便硬，脉细者，此为阳微结，必有表，复有里也……今头汗出，故知非少阴病，可与小柴胡汤。"此与郁冒病之症机方治相一致，郁冒病病位半在表半在里也，仲景治拟小柴胡汤，亦为少阳病之主方。故将产后郁冒辨为少阳病。大便难常与痉病及郁冒病并见。《金匮要略·痉湿暍病脉证治》"痉为病，胸满口噤，卧不着席，脚挛急，必龂齿，可与大承气汤"之描述，邪热内传入里阳明，里热亢盛、津液亏损，大便必难，为阳明里实证是也，本篇亦有"病解能食，七八日更发热者，此为胃实"之描述，亦可将大便难归属于阳明里实证也。但如前述郁冒病之少阳病则不可下，当和解为法。

二、治疗原则

产后病应重视气血津亏之基础，不忘于产后，同时兼顾外感之邪，瘀血、食积、湿热之患，不拘于产后，整体上以扶正祛邪为主，兼顾补气养血之本及化瘀、泄实、清利湿热之标。

三、证治

（一）少阳病——小柴胡汤

【原文】

产妇郁冒，其脉微弱，不能食，大便反坚，但头汗出，所以然者，血虚而厥，厥而必冒。冒家欲解，必大汗出。以血虚下厥，孤阳上出，故头汗出。所以产妇喜汗出者，亡阴血虚，阳气独盛，故当汗出，阴阳乃复。大便坚，呕不能食，小柴胡汤主之。（2）

【临床表现】

头晕目眩，呕吐不能饮食，大便硬，仅头部汗出，脉象虚弱。

【证治机制】

本证属郁冒之病，本于阴虚阳盛，阳为寒郁。产后失血气随血脱致使气血两虚，虽外感寒邪，但缘其气血虚弱之本，脉象不浮而反微弱。表邪未解，邪入少阳，胆胃不和，则见呕不能食。血虚津伤，肠道失于濡润，则大便坚结。此大便坚结非为阳明腑实，而是源于产后亡津液胃燥，正如本篇开头"亡津液，胃燥，故大便难。"同时外感寒邪束于肌表而身无汗，但产后阴虚阳盛，阳气上逆，夹阴津外泄，故仅见头汗出。

本条方证明属少阳病，"少阳之为病，口苦，咽干，目眩也。"邪入少阳，胆胃不和，则呕不能食。治以和解少阳。

【方剂组成】

柴胡半斤，黄芩、人参、甘草（炙）、生姜（切）各三两，大枣十二枚（擘），半夏半升（洗）。用法同前。

【方解】

呕不能食，头晕目眩，皆为小柴胡汤方证，"但见一证便是，不必悉具"。同时《伤寒论》第 97 条明言"血弱、气尽、腠理开，邪气因入，与正气相搏，结于胁下。正邪分争，往来寒热，休作有时，默默不欲饮食，脏腑相连，其痛必下，邪高痛下，故使呕也，小柴胡汤主之。服柴胡汤已，渴者属阳明，以法治之。"小柴胡汤证成因中有气血虚弱的因素（血弱气尽），同时外感邪气（邪气因入），正与产后郁冒的病机相合。《金匮要略心典》云："小柴胡汤主之者，以邪气不可不散，而正虚不可不顾，唯此法为能解散客邪，而和利阴阳耳。""冒家欲解，必大汗出。"服本方后身大汗出则欲解，此正印证《伤寒论》第 101 条中言"必蒸蒸而振，却复发热汗出而解。"柴胡苦平，疏气行滞，佐以黄芩除热止烦，半夏、生姜逐饮止呕，复以人参、大枣、甘草补胃以滋津液。兼顾扶正祛邪，为本病之正法。

《医宗金鉴》云："若有汗当减柴胡，无热当减黄芩，呕则当倍姜、半，虚则当倍人参，又在临证之变通也。"此为本方加减法可参。

【临床验案】

某产妇，28 岁，产后 20 天，2010 年 6 月 2 日初诊，诉产后目昏郁闷伴发热、咳痰、纳差 10 天。患者于自然分娩后 10 天感寒，且多食肥甘滋腻之品，遂致昏冒，伴见发热，体温 39.2℃，咳嗽吐黄痰，颈部淋巴结肿大，经西医诊断为感冒。以头孢唑林、病毒唑（利巴韦林）静脉滴注治疗 7 天后，体温由 39.2℃降至 37.2～37.5℃，痰由黄变白，但痰量多而稠，乏力，时有汗出，口干，纳差，大便艰难，两天一行，神志清，精神差，面色苍白，舌边红，舌苔腻微黄，脉浮滑而略数。血常规显示：白细胞 3.9×10^9/L，红细胞 3.5×10^{12}/L。胸部 X 线提示：双肺纹理紊乱增粗。诊断为产后郁冒兼咳嗽，证属气血不足，寒闭卫郁而兼肺有痰热，治当补养气血，透邪解郁为主，兼以清肺祛痰，处方以小柴胡汤加减：柴胡 18g，黄芩 15g，党参 15g，半夏 15g，胆南星 12g，鱼腥草 30g，连翘 15g，杏仁 12g，川贝母 9g，浙贝母 9g，甘草 9g，生姜 3 片，大枣 4 枚。上方 3 剂，日 1 剂，水煎取 500ml，分 2 次空腹温服。

2010 年 6 月 6 日复诊，患者发热已止，咳嗽次数、程度及痰量大大减少。再服 3 剂，于 13 日随访，患者已痊愈。

按： 本案产后感寒，外邪侵入，但因产后气血虚弱无力抗邪，则邪气因入，又因静脉注射抗病毒药物偏凉，阳气受阻，正邪交阻于少阳则时有汗出，正气虚弱则精神差，乏力，此为里虚邪入之少阳病，虽大便难，但未阳明里实证，为典型郁冒兼大便难之症，禁下，应以小柴胡汤和解少阳，痰多色稠辅以胆南星、鱼腥草、川浙贝化痰，连翘稍清热发表，解决少阳郁而化热之问题，再以杏仁润肠通便兼宣肺稍解大便难多痰之症。病机明确，方药合法，故能速愈。

（二）阳明病——大承气汤

【原文】

病解能食，七八日更发热者，此为胃实，大承气汤主之。（3）

产后七八日，无太阳证，少腹坚痛，此恶露不尽。不大便，烦躁发热，切脉微实，再倍发热，日晡时烦躁者，不食，食则谵语，至夜即愈，宜大承气汤主之。热在里，结在膀胱也。（7）

【临床表现】

发热，或小腹坚硬疼痛，不大便，烦躁，脉微实，不能食，说胡话，日晡时重夜晚轻。

【证治机制】

本证属阳明腑实。本条方证明为阳明腑实的证候。结合《伤寒论》第 212 条"伤寒若吐、若下后不解，不大便五六日，上至十余日，日晡所发潮热，不恶寒，独语如见鬼状。若剧者，发则不识人，循衣摸床，惕而不安，微喘直视，脉弦者生，涩者死。微者，但发热谵语者，大承气汤主之。若一服利，则止后服"看，本条症状与之类似。发热烦躁以日晡所加剧为阳明腑实之明证，因日晡所为申时，阳明之气旺于申酉戌，故每当日晡之时，阳明之气旺则正邪交争更剧。"不食，食则谵语，至夜则愈"亦是阳明腑实证常见证，因胃肠结实而不能食，若勉强进食，食入必助长胃热，胃络上通于心，胃热盛则上扰神明而作谵语，入夜则阴长阳消，阳明气衰，邪热减轻，故谵语即愈。治以泄下热结。

【方剂组成】

大黄四两（酒洗），厚朴半斤（炙，去皮），枳实五枚（炙），芒硝三合。用法同前。

【方解】

大黄攻下，芒硝软坚，两药合用攻下颇峻，复佐以消胀破结的厚朴、枳实，则荡涤肠胃、通利水谷既迅且猛，任何大实、大热、大满，以至塞而不利或闭而不通者，均得攻而克之。

【现代应用】

本方现代临床常用于肠梗阻、胰腺胆道疾病（胰腺炎、胆囊炎等）、呼吸道疾病（各种肺炎、支气管哮喘、肺脓肿、肺性脑病、呼吸窘迫综合征等）、急性中毒等。现代药理研究表明，本方可提高血清 SOD 水平以及机体清除氧自由基的能力，改善微循环障碍，减轻组织损伤，保护胰腺组织；提高动脉血氧分压和改善肺组织病变等。

【临床验案】

一武弁李姓，在宣化作警，伤寒五、六日矣。镇无医，抵郡召予，予诊视之日，脉洪大而长，大便不通，身热无汗，此阳明证也，须下。病家曰："病者年逾七十，恐不可下。"予曰："热邪毒气并蓄于阳明，况阳明经络多血少气，不问老壮，当下。不尔，别请医占。"主病者曰："审可下，一听所治。"予以大承气汤，半日，殊未知，诊其病，察其证宛然在，予曰："药曾尽否"，主病者曰："恐气弱不禁，但服其半耳。"予曰："再作一服。"亲视饮之。不半时间，索溺器，先下燥屎十数枚，次溏泄一行，秽不可近，未离已中汗矣。濈然周身，一时顷，汗止身凉，诸苦遂除。次日，予自镇归，病人索补剂，予曰，"良大承气得瘥，不宜服补剂，补则热仍复。"自此，但食粥旬日可也。故予治此疾，终身止大承气，一服而愈，未有若此之捷。(《伤寒九十论》)

按： 本案为阳明腑实证。本案虽非产后病人，但患者年逾七十，与产后妇人亦属于相对气血虚弱者。但观其脉洪大而长，为实热内盛之象，大便不通，乃燥屎内结之征，故投大承气汤下之而愈。故可知只要脉证辨别准确，有是证用是药。《黄帝内经》有云："有故无损，亦无损也。"仅服半剂后承气汤证仍在，则再服，直至腑实去，自然症悉除。此法亦可迁移至产后病中。许氏言，服大承气得瘥，不宜服补剂，补则热仍复，但宜食粥自养。正合本条文所言"病解能食，七八日更发热"之食复，临床中当注意。

（三）太阴病——当归生姜羊肉汤

【原文】

产后腹中疠痛，当归生姜羊肉汤主之；并治腹中寒疝，虚劳不足。(4)

【临床表现】

腹中拘急，绵绵作痛，或伴喜温喜按，或形寒怕冷，舌淡苔白润，脉象虚缓或沉细等症。

【证治机制】

本方所治血虚里寒证。由于产时失血过多,冲任空虚,一则血少气弱,运行无力;二则寒邪乘虚袭人胞室,以致血虚寒滞、脉络不和而腹中拘急,绵绵作痛。气血虚少,腹痛为太阴病之里虚之机。《伤寒论》第 273 条:"太阴之为病,腹满而吐,食不下,自利益甚,时腹自痛。"故本方证可归属于太阴病。治以温调血脉,补虚散寒,行滞止痛。

【方剂组成】

当归二两,生姜五两,羊肉一斤。用法同前。

【方解】

当归活血定痛,生姜、羊肉温中养正补虚,故治血虚津枯而腹中痛者。

【现代应用】

本方现多用于循环系统疾病(如频发室性期前收缩)、血液系统疾病(如巨幼细胞性贫血)、消化系统疾病(如消化性溃疡、肠易激综合征)、呼吸系统疾病(如感冒)、妇科疾病(痛经及产后风寒、产后痛风)等。本方为药食同疗方,相关药理研究较少。方中当归治疗贫血有良好效果,对子宫也有调节作用;生姜能促进血液循环、改善食欲,增强消化功能;羊肉有很高的营养价值,含蛋白质、脂肪、钙、磷、铁及 B 族维生素等多种营养成分。

【临床验案】

张某,女,22 岁,学生,2003 年 12 月 8 日初诊。每逢月经来潮之前即少腹疼痛,痛势剧烈,得热稍减,经量少,色暗有瘀块,待行经后痛势渐减。诊见形体较胖,面色青白,畏寒,舌质暗淡,脉沉迟。证属阳虚血寒,瘀阻胞宫。投以当归生姜羊肉汤:当归 50g,生姜 120g,羊肉 400g。连服 3 剂,畏寒症状减轻,后因煎药不便,改用生山楂 30g,红糖 30g,泡水代茶常饮,饮至下次月经来潮,疼痛消失。(马国珍医案)

按:本案年轻女性,形体较胖,素体阳虚,面色青白,畏寒,《伤寒论》第277 条言"自利不渴者,属太阴,以其脏有寒故也",此为太阴里虚,阳虚生内寒,胞宫受寒,气血阻滞,则生瘀。此案虽非产后妇人,但经后血虚之机亦与产后同。予以当归生姜羊肉汤温阳散寒,化瘀止痛。后以山楂化瘀、红糖温暖胞宫,终见良效。

(四)少阳病——枳实芍药散

【原文】

产后腹痛,烦满不得卧,枳实芍药散主之。(5)

【临床表现】

产后腹中胀满疼痛，心烦胸满，不能自然平卧。

【证治机制】

本证属气滞血瘀证。"烦满不得卧"，提示了本条方证的性质偏实，此证腹痛之特点应为胀满甚于疼痛，结合用药考虑病机当以气滞为主。气郁日久化热，热扰心神则烦，气滞不畅则满，气滞无法推动血液运行则血亦滞，气血郁滞，不通则痛。综上，本证之机为气郁血滞，尤适气滞偏重之产后腹痛。

本方证可归属于少阳病，少阳阳郁不畅，枢机不利，典型则见四逆散证。《伤寒论》第318条："少阴病，四逆，其人或咳，或悸，或小便不利，或腹中痛。或泄利下重者，四逆散主之。"阳气郁结不舒不能畅达四末致使四逆，气滞不宣则泄利下重，非寒非热，与本条方证之气滞为主的病机较为相应，同时从用药上，四逆散为枳实芍药散加了升发内郁阳气的柴胡，用甘草和阴气，本方则用麦粥益气调中，其理则一。四逆散证虽出现在少阴病篇，但其主要是与少阴病进行鉴别之用，少阳枢机不利阳气内郁之四逆与少阴病阳气衰竭之四逆对举，实属少阳病，故将本方归属于少阳病中。治以行气活血止痛。

【方剂组成】

枳实（烧令黑，勿太过）、芍药等分。

上二味，杵为散，服方寸匕，日三服，并主痈脓，以麦粥下之。

【方解】

方中枳实破气散结，烧黑存性，既能入血分以行血中之气，又可减轻其攻破作用，配伍芍药和血止痛，两味等分为散，每服"方寸匕"说明药少量轻，病情不重，意在缓治。同时用麦粥可益气调中，兼顾产后气血虚弱之机。《金匮要略浅述》言："用大麦粥调服，大麦性味甘、咸、凉，入脾胃二经，能除热，益气调中，三味合用，使气血宣通，则满痛心烦诸证自解。"

【现代应用】

本方现代常用于各类腹痛（如急性胃脘痛、产后腹痛）及带状疱疹、肠易激综合征等疾病。相关动物学实验表明，枳实芍药散可调节肥大细胞分泌、活化，调节P物质分泌的紊乱状态，改善胃肠道的分泌和运动，降低内脏敏感性。

【临床验案】

杨某，女，40岁，教师，2009年9月4日初诊。因反复发作腹胀痛1年为主诉求诊。现症见：腹部胀痛，食后加重，大便偏干，排便不畅，矢气频，纳差，舌暗红苔白，脉弦细。诊断：肠易激综合征。中医辨证：气血凝滞肠道。治以调理气血，通腑止痛。方药：白芍30g，枳实30g，三棱10g，莪术10g，乌药

10g，麻子仁10g，桃仁10g，丹参15g，槟榔10g，三七4g（冲），炙甘草4g。服上方14剂后，腹痛症状明显减轻。（沈舒文医案）

按：本案患者中年女性，舌暗红脉弦细实为气滞血瘀之象，腹痛以胀为主，矢气频，排便不畅均为气滞之象，少阳郁火，内迫阳明，下趋大肠，可见患者大便偏干，排便不畅，矢气频；少阳枢机不利，气机不畅，不通则痛，故有腹痛；《伤寒论》第265条言"伤寒，脉弦细，头痛发热者，属少阳"，弦细脉亦为少阳病之征；第266条言"转入少阳者，胁下硬满，干呕不能食"，少阳枢机不畅，影响中焦运转，故纳差。

综上本案属少阳病，枢机不利，故予以行气为主的枳实芍药散，病程1年较长，久病入络，多瘀，故加三棱、莪术、乌药、三七、槟榔、丹参行气活血，大便偏干以麻子仁、桃仁润肠通便，甘草补津液，替代麦粥和中补虚之用。

（五）太阳蓄血——下瘀血汤

【原文】

师曰：产妇腹痛，法当以枳实芍药散，假令不愈者，此为腹中有干血着脐下，宜下瘀血汤主之。亦主经水不利。（6）

【临床表现】

腹痛以脐下为主，疼痛如刺、拒按或有块，或硬满，可伴有大便干结。

【证治机制】

本证属瘀热内结。产后腹痛常见病机为气滞血瘀，使用枳实芍药散行气和血多能痊愈，如果不愈，说明病机以瘀血为主而非气滞，枳实芍药散效力太弱，主以行气故不妥。干血着脐下为本病的主要病机，瘀血久积，郁遏化热，热灼血干，则生"干血"。脐下乃胞宫所居之处，又时值产后，明示此为瘀热内结胞宫，胞脉阻滞之产后腹痛。

本方证大可归属为太阳蓄血证。蓄血证是太阳腑证的一种类型，由邪热与瘀血互相搏结而成。《伤寒论》第106条："太阳病不解，热结膀胱，其人如狂，血自下，下者愈。其外不解者，尚未可攻，当先解其外。外解已，但少腹急结者，乃可攻之，宜桃核承气汤。"第124条："太阳病，六七日，表证仍在，脉微而沉，反不结胸，其人发狂者，以热在下焦，少腹当硬满，小便自利者，下血乃愈，所以然者，以太阳随经，瘀热在里故也，抵当汤主之。"第125条："太阳病，身黄，脉沉结，少腹硬，小便不利者，为无血也；小便自利，其人如狂者，血证谛也，抵当汤主之。"总结太阳蓄血证的几条条文，可以明显看出，少腹硬满急结为太阳蓄血的重要症状，小便自利，证实以瘀热内结为主，"以太阳随经，瘀热在里故也"，与本条方证病机一致。同时，从用药角度分析，下瘀血汤与抵当汤在用药上方向类似，下瘀血汤用大黄、桃仁、䗪虫，抵当汤用大黄、桃仁、虻虫、水蛭，仅抵当汤之破血祛瘀力更强。综上所述，将本条方证归属于太阳蓄血。治以逐瘀泄热。

【方剂组成】

大黄二两，桃仁二十枚，䗪虫二十枚（熬，去足）。

上三味，末之，炼蜜和为四丸，以酒一升，煎一丸，取八合，顿服之，新血下如豚肝。

【方解】

方中用大黄入血分，荡热逐瘀，推陈致新。桃仁活血化瘀润燥，䗪虫善攻干血，破结逐瘀。三味合用，破血之力峻猛，为防伤正，用蜜为丸，以缓急润燥。以酒煎药丸，既能引药入血分直达病所，又可奏和血之功。

【现代应用】

本方现代常用于子宫肌瘤、卵巢囊肿、肝纤维化、慢性肾病、冠心病、慢性萎缩性胃炎、下肢深静脉血栓形成后综合征、骨质增生等疾病。相关动物研究表明，本方能干预肝硬化及其肝脏脂质过氧化反应，保护肝功能、抗肝细胞损伤，抑制大鼠猪血清免疫性肝纤维化等。

【临床验案】

李某，女，41 岁，2020 年 4 月 22 日初诊。近欲求嗣，曾行三次试管婴儿手术未果。输卵管超声造影：左侧输卵管通而不畅，右侧输卵管不通。刻下月经量少，有血块，腹中冷，舌暗，苔薄白，脉弦。中医诊断：不孕症，证属冲任虚寒、瘀阻胞宫。拟方：桃仁 15g，焦大黄 10g，水蛭 10g，桂枝 30g，茯苓 30g，赤芍 20g，白芍 20g，牡丹皮 15g，王不留行 30g，当归 15g，川芎 15g，莪术 10g，炮姜 15g，炒苍术 15g，炒白术 15g，泽兰 15g，泽泻 15g，益母草 20g。共 14 剂，日 1 剂，水煎服。

2020 年 6 月 14 日二诊：2020 年 6 月 11 日，输卵管超声造影示左侧输卵管未见明显显影，右侧输卵管显影通畅。（张杰验案）

按：《医宗金鉴》曰："女子不孕之故，由伤其任、冲也……或因宿血积于胞中，新血不能成孕。"瘀血着而不行，阻滞胞宫，治疗当以化瘀通滞为主。太阳蓄血，则月经量少有血块；太阳寒水不行，则腹中冷。《伤寒论》第 106 条："其外不解者，尚未可攻，当先解外。"但本案尚无外感之症，故可直以攻下为主，予以下瘀血汤、抵当汤、桂枝茯苓丸加减为主方，取其攻逐蓄血之功；同时反复手术伤及气血，加当归、川芎、莪术、王不留行、益母草、泽兰、泽泻活血利水、养血调经，炒苍术、炒白术、炮姜健脾温中滋化源。综观全方，攻补兼施，主以化瘀通滞，瘀血去，堵塞自通。

（六）太阳中风——桂枝汤

【原文】

产后风，续之数十日不解，头微痛，恶寒，时时有热，心下闷，干呕汗出。虽久，阳旦证续在耳，可与阳旦汤。（8）

【临床表现】

头微痛，恶寒，时时发热，心下痞闷，干呕，汗出。脉当浮。

【证治机制】

产后气血虚弱，无力抗邪，则易外感风寒。若感受风邪，病在表，症见头微痛、恶寒、时时发热、汗出等，明为太阳中风证，即使病程持续十几天以上，但太阳中风之病机仍不变，有是证用是药，无论病程长短。《伤寒论》第5条："伤寒二三日，阳明、少阳证不见者，为不传也。"既然未传变，治即如是。或兼有"心下闷、干呕"之症，一是桂枝汤本证即有"鼻鸣干呕"，二是心下闷缘于外邪欲内入而内不受，仍因根据病邪的位置及趋向选择汗法祛邪外出。本方证归属太阳中风证，无须再辨。治以调和营卫。

【方剂组成】

桂枝（去皮）三两，芍药三两，甘草二两（炙），生姜三两（切），大枣十二枚（擘）。用法同前。

【方解】

桂枝、生姜辛温发汗，还可健胃，配大枣、甘草纯甘之品，益胃气而滋津液，增强荣卫之气。桂枝降气冲，生姜治呕逆，都可下达平逆，故升发之力不强，虽合用仍不至大汗。芍药微寒而敛，可制桂、姜的辛散，又助枣、草的滋津。本方既可发汗解热，又能安中健胃滋液，对于产后中风气血虚弱之基础最为适宜。

【现代应用】

本方可用于治疗小儿反复呼吸道感染、阵发性室性心动过速、桡骨远端骨折、肩周炎、老年慢性支气管炎等疾病。现代药理研究表明，桂枝汤具有解热、抗炎、调节免疫、镇静、对体温、血压、胃肠运动的双向调节作用等。

【临床验案】

患者，女，58岁，2022年9月1日就诊。患者发现甲状腺结节3年，既往颈椎病、肩周炎病史，刻下见：晨起口苦，无咽部异物感，手足凉，易汗出，汗出后恶风需带围巾，纳眠可，大便成形，日一行，小便可，舌淡红苔薄白，脉弦细。诊断：汗证营卫不和，治法：调和营卫，方药：桂枝15g，白芍30g，葛根

20g，浙贝母 30g，羌活 10g，生姜 10g，大枣 15g，炙甘草 10g，服上方 14 剂，诸症悉愈。

按： 本案为典型的桂枝汤证，汗出恶风，手足凉，无明显里证表现，舌淡红苔薄白，均提示为太阳中风之营卫不和证，予以桂枝汤调和营卫。因其汗出恶风以颈项为主（需戴围巾），故加葛根 20g、羌活 10g 以通太阳经，浙贝母 30g 兼顾甲状腺结节病史，终获良效。

（七）太阳阳明合病——竹叶汤

【原文】

产后，中风发热，面正赤，喘而头痛，竹叶汤主之。（9）

【临床表现】

发热，面色红赤，气喘头痛，可伴有恶风，脉浮等。

【证治机制】

本证属正虚邪实，标热本寒。产后气血虚弱，无力抗邪而易感受风邪，因风伤太阳之表，营卫失和而发热、头痛。对面赤、气喘解释不一，常见有虚阳上扰之说。认为产后气虚，元阳虚不能固守于下，虚阳上浮则见面赤、气喘。但元阳虚衰、虚阳上浮属少阴寒化，真寒假热，证类四逆辈，依本方用药似不符合，以解散风热为主。另有人认为面赤气喘为阳明热盛之见，产后虽有气血虚弱，但局部气血仍需聚于阳明以生乳汁，阳明经经气旺盛，一旦受邪，极易化热。如《伤寒论》第 48 条："二阳并病……设面色缘缘正赤者，阳气怫郁在表，当解之、熏之。"曹颖甫认为"夫面正赤，为胃热上熏，痰饮篇可证也"，张再良认为"面正赤，邪入阳明之经，而阳明之热上壅"。另有说认为竹叶汤并非是针对妇人产后中风又现虚阳外越所设，而是一张治疗妇人产后中风未罢又防止其演变为痉病的方子，故仅用炮附子以固表止汗，以防生痉，亦非为回阳救逆。

综上，本方证可归属为太阳阳明合病。但同时亦有产后气血虚弱之因素，治以补正散邪。

【方剂组成】

竹叶一把，葛根三两，防风、桔梗、桂枝、人参、甘草各一两，附子一枚（炮），大枣十五枚，生姜五两。

上十味，以水一斗，煮取二升半，分温三服，温覆使汗出。颈项强，用大附子一枚，破之如豆大，煎药扬去沫。呕者，加半夏半升（洗）。

【方解】

竹叶汤为补正散邪之方，方中除竹叶、葛根、防风、桔梗、桂枝搜风散邪以解其外，人参、附子温阳益气以固里之虚脱，亦有说为固表止汗，甘草、姜、枣补津液、调和营卫。《金匮要略浅注》言："本方佐使得法，邪正兼顾，为后世扶正祛邪法之鼻祖。"

本方加减，颈项强，加附子温阳。呕者，加半夏止呕。

【现代应用】

本方现主要应用于妊娠发热、产后发热、体虚感冒、带下病等。目前关于本方的药理学研究暂无。

【临床验案】

患者，女性，27岁，产后5天出现发热恶寒头痛2天，体温38.5℃。患者面赤汗出，咳逆上气，倦怠懒言，咽痛溲赤，便调纳差，恶露色红量少，小腹胀痛。血常规检验显示相关指标正常。舌淡红苔薄白微黄，脉浮数无力。医与竹叶汤原方，将人参用量稍做增加，再入荷叶、益母草。三服热退脉静恶寒不作，余症减轻，去益母草再进3剂病瘥。［金真.竹叶汤妇科临床应用举隅[J].浙江中医学院学报，1991，15（4）：19-20.］

按： 患者系产后体虚中风兼恶露不下，风气怫郁在表，故见面赤，并非虚阳外越，而是太阳阳明二阳并病，同时亦有太阴里虚之因素，故见纳差倦怠，腹痛，故将人参加量以补充中气，同时因小便赤用荷叶、益母草增加清热利尿活血之力，故能短期效痊。

（八）太阴阳明合病——竹皮大丸

【原文】

妇人乳中虚，烦乱呕逆，安中益气，竹皮大丸主之。（10）

【临床表现】

哺乳期女性，心烦意乱，呕吐气逆。

【证治机制】

本方证属素体中虚，胃中实热。对于本方证历代医家争论较多，《医宗金鉴》甚至称此条"证药"未详，不加以注释。现代教材以虚热病机认识为多。但依《金匮发微》言："乳中虚者，或产妇体本虚羸，纳谷减少，或因小儿吮乳过多，乳少不能为继，于是营阴不足，心中烦乱，胃纳既少，生血之原，本自不足，加以无厌之吸吮，引动胆胃之火，发为呕逆"。一是产前素体中焦虚弱，气血无生化之源，二是小儿吮乳过多消耗营血，皆终归引动肝胃之郁火犯胃，出现"烦乱呕逆"。此中"乳中虚"为"乳少不能为继"之意。且观竹皮大丸用药以清热祛邪为主，除白薇可清虚热外无明显补阴药，认为本方仍以胃中实热为主，兼顾中焦虚弱，同时亦可兼有阴血不足所生之虚热。

本条方证中，同时有中气虚弱及胃中实热的因素，太阴里虚则无力化谷，阳明里热则邪热犯呕，张景岳《景岳全书》言："凡呕而发热烦闷者，邪热为呕也""邪热不杀谷，故热邪在胃则不食"，皆言胃中实热致使呕恶之机。综上，考虑本方证归属于太阴阳明合病。治以清热降逆，安中益气。

【方剂组成】

生竹茹二分，石膏二分，桂枝一分，甘草七分，白薇一分。

上五味，末之，枣肉和丸弹子大，以饮服一丸，日三夜二服。有热者，倍白薇，烦喘者，加柏实一分。

【方解】

方中竹茹、石膏甘寒清胃热、除烦止呕而致中安，白薇清虚热，桂枝辛温，能平冲降逆，与寒凉同用损其温燥之偏，而存其降逆之性，石膏大寒与辛温相伍，则清胃热而不损胃阳，合而用之，相得益彰。重用甘草，配伍枣肉，意在补益中气，化生液汁，诸药同用共奏安中益气之功。若热象明显者，可倍用白薇，烦躁气喘者可加柏子仁。

【现代应用】

本方在临床中主要应用于妇科（更年期综合征、经前烦乱、产后发热等）、内科（呕吐、失眠、情志类病、贫血、久咳等）、男科（阳痿、早泄、不育等）疾病。目前关于本方的现代药理研究暂少，从单味药的药理研究来看，此方药物中具有退热、镇静等效果。

【临床验案】

患者，女，36 岁。自述产后 90 天，每次哺乳时全身疲软无力，四肢瘙痒伴有恶心、头晕。就诊时患者精神良好，食欲尚可，二便可，舌苔脉象均正常。方药：竹皮大丸原方。竹茹 15g，石膏 15g，桂枝 6g，甘草 6g，白薇 6g，大枣 5 枚。服上方加减 6 剂后，病痊愈。（王秀敏医案）

按： 本案患者哺乳时全身疲软无力，正合竹皮大丸之产后乳中虚之机，产后气血津液不足，太阴里虚，运化失常，又影响阳明升降，则恶心、头晕，故予以原方加减，安中益气，自然病痊。

（九）厥阴少阴合病——白头翁加甘草阿胶汤

【原文】

产后下利虚极，白头翁加甘草阿胶汤主之。（11）

【临床表现】

下利日久，可伴有发热腹痛、里急后重、大便脓血黏液等。

【证治机制】

本方证属热利伤阴。妇人产后营阴本虚，又患下利，复伤其阴，所以虚极。

考虑本方用药，此下利当为热利。《伤寒论》第371条："热利下重者，白头翁汤主之。"第373条："下利欲饮水者，以有热故也，白头翁汤主之。"此二者均提示白头翁汤主治热利。然而产后亡阴，复利阴更虚，遂加甘草、阿胶。

本方证归属于厥阴少阴合病，主因白头翁汤主治厥阴热利，同时亡阴虚极，属少阴热化，故辨为厥阴少阴合病。治以清热止利，养血滋阴。

【方剂组成】

白头翁二两，黄连、柏皮、秦皮各三两，甘草二两，阿胶二两。

上六味，以水七升，煮取二升半，内胶全消尽，分温三服。

【方解】

白头翁汤为治湿热痢疾的主方，功专清热，燥湿，凉血止利。加甘草补中以化生津液，阿胶滋阴养血。

【现代应用】

本方现代常应用于溃疡性结肠炎、放射性直肠炎、宫颈癌放疗后并发症、慢性泄泻等疾病。目前关于本方的现代药理研究较少，方中白头翁、秦皮具有清热解毒、杀菌抑菌和促进溃疡愈合的作用。

【临床验案】

一薛姓老妇，六十二岁。七四年初患子宫颈癌，在国际妇婴保健院放射治疗后精神困顿，饮食衰少，大便一天五六次，夹红白冻或鲜血，有后重感。舌红苔少根薄黄腻。口干引饮，心悸少寐。余予白头翁9g，川连5g，川柏6g，秦皮12g，炙草6g，阿胶9g，石斛12g，麦冬12g，白术12g，薏苡仁12g，赤豆30g，当归9g。凡十多诊，食欲增加，便血止而精神渐振，一年后康复如常人。（郑敬贤医案）

按：本案患者宫颈癌放疗后下利日五六行，红白冻鲜血，里急后重，病久入厥阴，明属白头翁之热利证，放疗属燥邪，在厥阴之里虚寒热错杂之余又伤津伤血，又口干引饮、心悸少寐，结合舌红少苔，考虑有阴血不足之象，属少阴热化证，故投以白头翁加甘草阿胶汤清热止利，养血滋阴。方证明确，遂得良效。

第33章　妇人虚冷病多端　辨治体系六经总

妇人杂病，是指除妊娠产后疾病以外的经、带、前阴和情志疾病为主的多种疾病。内容包括热入血室、脏躁、咽中炙脔、经水不利、带下、漏下、腹痛、转胞和前阴疾病等十余种病证。各种病证治法，从六经辨证论治，可以重点突出，言简意赅。

一、成因

妇人之病，因虚、积冷、结气，为诸经水断绝，至有历年，血寒积结胞门，寒伤经络。（8上）

【语义浅释】

妇人杂病的病因，主要可以概括为虚、积冷、结气三个方面。"虚"是气血虚少，"积冷"为寒冷久积，"结气"为气机郁结，三种病因为患均可导致气血失调，脏腑功能失常，导致月经病的发生，感邪日久，血分受寒，凝结积聚于胞宫，经络凝滞不通形成癥瘕。

【六经辨析】

"虚"可致太阳、少阳、三阴病，正气虚弱，表虚不固，风寒袭表，腠理疏松，营卫不和则见太阳表证，太阳表邪不解，又可循经入里或转阳明、少阳，或转三阴经；素体虚弱，抗邪无力，外邪来至少阳本经受邪；先天禀赋不足，脾阳素虚，寒湿之邪直中太阴或过食生冷，脾阳损伤，运化失司发为太阴病；素体少阴阳虚，感受外邪，邪气直入内外合邪而发病，或由于失治、误治等肾阳虚衰，转属少阴，太阴虚寒转属少阴，而成脾肾阳虚证，虚则寒由内生，寒性主收引，导致血行凝滞，气机不利。三者又互为因果，"虚"可致"寒"，虚为本，寒为标，受寒至阳气虚损进一步发展即为"积冷"，正气不足，邪气循经致病，"虚"可致"结气"，虚为本，结气为标，气虚气行无力，升降失司，气机紊乱，进一步发展即为"结气"。脾肾虚寒，血行凝滞，导致气滞血瘀寒凝于胞宫，最终形成癥瘕。这与《素问·离合真邪论》所指出的"天有宿度，地有经水，人有经脉，天地温和，则经水安静；天寒地冻，则经水凝泣"是一致的。"妇人杂病"除了虚、寒、气滞的病机本质外，还受到内伤七情的影响，或眩冒，或状如厥癫，或有忧惨，或悲伤多嗔，都为妇人独有之病态。"虚""积冷"和"结气"是导致常年经水断绝的病因，三者不仅伤害"胞门""经络"，也会引发病在肺脏之"肺痈"、病在脾胃中焦之"寒疝"，病结日久更成为"形体损分"之虚劳病等。

二、脉证

寒伤经络，凝坚在上：呕吐涎唾，久成肺痈，形体损分；在中盘结，绕脐寒疝，或两胁疼痛，与脏相连；或结热中，痛在关元，脉数无疮，肌若鱼鳞，时着男子，非止女身。在下未多，经候不匀，冷阴掣痛，少腹恶寒，或引腰脊，下根气街，气冲急痛，膝胫疼烦，奄忽眩冒，状如厥癫，或有忧惨，悲伤多嗔，此皆带下，非有鬼神。（8中）

【语义浅释】

虚、积冷、结气日久，在上为胸肺受邪，即为虚寒肺痿；日久寒邪化热，胸痛而成肺痈，日久不愈，津液受损故形体虚损而消瘦。在中为肝脾受邪，阴寒内聚而致绕脐疼痛之寒疝，轻者可见寒滞肝脾二经之胁腹痛，重者瘀血停留而致脐下关元部疼痛；虽脉数而身无疮疡之变，但肌肤粗糙如鱼鳞状。这些证候，男子也可能发生，并非妇女所独有。在下为肝肾受病，可见月经先后不定期，经量或多或少；或出现前阴掣痛，小腹寒冷，严重者尚可牵引腰脊疼痛，疼痛之根，起源于气街，即冲脉所经之气冲穴；或出现腰脊痛，膝胫疼烦等证。甚则可出现猝然眩晕昏冒，状如昏厥、癫狂一类的疾病，或忧惨悲伤，经常发怒。这些都是妇人杂病之证候，并非鬼神作祟。

【六经辨析】

素体阳虚，寒邪直中太阴，手太阴肺经受邪，其人上焦阳虚，肺中虚冷，阳虚不能化气，气虚无力敷布水津而为饮，寒饮上逆则咳唾涎沫；或过用温燥或上焦素有郁热者，虚、冷、结气致病则易从热化，邪热壅肺，肺气不利，气不布津、痰涎内结，热伤肺络，则咳唾涎沫，或吐稠痰如米粥；足太阴脾经受邪或从寒化，或从热化。素体阳虚者，则病从寒化，重者寒气盘结于中焦，阴寒积聚而见绕脐疼痛之寒疝；若素体阳旺者，则病从热化，其轻者，热结中焦，气机阻滞，热灼津液，瘀血停留可见脐下关元疼痛，重者因热伤营血，营阴耗损，不足以濡润肌肤，而致肌肤粗糙状若鱼鳞。太阴病日久，脾阳虚衰，病邪传入少阴或厥阴。肝肾亏虚，精血不足，血海空虚，可见月经后期或经量减少；或因肝郁、肾虚、血海蓄溢失常，又可见月经先后无定期或经量变化。足厥阴肝经循阴器过少腹，寒邪中厥阴，循经络所过致病，寒性收引故见疼痛，虚寒相搏，结于下焦，则冲任受损，因冲脉起于胞中，分三支循行，一支行经气街，沿腹上行；一支与任、督二脉同会于会阴穴，向后上行于脊内；还有一分支向下沿大腿内侧经膝胫下行，故冲脉有病，冲气攻冲急痛。手少阴心经起于心中，心主藏神，足少阴肾经属肾，主藏精，转属少阴，心神失养，肾精不足，故见癫狂、昏厥，或者情绪或悲或怒等证候，乃为邪入少阴之征。

三、预后与治疗

久则羸瘦，脉虚多寒，三十六病，千变万端，审脉阴阳，虚实紧弦，行其针药，治危得安，其虽同病，脉各异源。子当辨记，勿谓不然。（8下）

【语义浅释】

迁延日久，气血更虚，形体消瘦，脉虚意为邪气更盛，正气更虚，变生他证，预后不佳，因此要脉证合参，早期治疗。

【六经辨析】

脉虚为正气不足，邪入更深之意，若早期不及时治疗，病邪会循经内传，或有表证变为经证，或由一经传为他经。妇人杂病的诊治原则，为详审脉象阴阳，辨证候的寒热虚实，据证立法，依法制方。重视内外治相结合的方法，本篇治法基本囊括全书大部分剂型，内治法包括膏、汤、丸、散、酒等，外治法有针刺、洗剂、坐浴药等，谨守病机，截断病程，防止病邪内传。各种病证治法，从六经辨证论治，可以重点突出，言简意赅。

四、证治

（一）热入血室证

1.证治

妇人中风，七八日续来寒热，发作有时，经水适断，此为热入血室，其血必结，故使如疟状，发作有时，小柴胡汤主之。方见呕吐中。（1）

妇人伤寒发热，经水适来，昼日明了，暮则谵语，如见鬼状者，此为热入血室。（2上）

【语义浅释】

妇人感受风邪，外邪袭表，卫阳不固，营阴外泄，七八日后出现往来寒热，发作有时，如疟状，经水正行恰又停止，此为表邪乘虚侵入血室，热与血相搏，经血郁结不行之故，即谓之"热入血室"，邪在少阳。血室包括肝、冲任二脉及子宫，内虚而邪正交争于半表半里，故见往来寒热，发作有时如疟之少阳证。此属热邪初结血室，正气有祛邪外出之势，故治以小柴胡汤和利枢机。小柴胡汤既可和解少阳，以除在表的如疟寒热，又可散血室的邪热，热邪解则血结自行，其病乃愈。正如尤在泾所说："仲景单用小柴胡汤，不杂血药一味，意谓热邪解而乍结之血自行耳。"

妇人外感寒邪而发热，风寒外束，卫阳被遏，此时适逢经水来潮，表邪乘虚入血室，虽月经畅利，但见白日神志清楚，入夜则精神错乱，如见鬼状。《灵枢·口问》云："卫气昼日行于阳，夜半则行于阴"，气属阳血属阴，此邪不在阳而在阴、不在气而在血，为热入血室证。

2. 治禁

治之无犯胃气及上二焦，必自愈。（2下）

【语义浅释】

既不可因其谵语，误作阳明腑实而治，清中焦实邪而损伤脾胃之气，也不可因伤寒发热，误以为太阳表证而用汗法而解，或误作热入少阴心经，扰动心神而出现如见鬼状，从而清泄上焦火热，导致病必不除。但治其下焦血室，则其病自愈。

3. 变证与预后

妇人中风，发热恶寒，经水适来，得七八日，热除脉迟，身凉和，胸胁满，如结胸状，谵语者，此为热入血室也。当刺期门，随其实而取之。（3）

【语义浅释】

妇人感受外邪而发热恶寒，此时月经来潮，患病已七八日，表热已除，脉象迟，身凉如常，但见胸胁胀满硬痛如结胸状，结胸乃有形之痰水内结，必按之痛，寸脉浮，关脉沉，瘀热上扰神明而作谵语，当刺期门，足厥阴肝经之募穴，泻其经中之实热，以散血室之瘀蒸也。

阳明病，下血谵语者，此为热入血室，但头汗出，当刺期门，随其实而泻之。濈然汗出者愈。（4）

【语义浅释】

妇人得阳明病，里热亢盛，热邪循经侵入血室，里热熏蒸，迫血下行，而见非经期但下血。心藏神，神之魂藏于血，热扰血分，神明不宁，不同于阳明病的谵语，见昼轻夜乱。热迫津泄，应见周身汗出，但见头汗出者，阳通而闭在阴也，此虽阳明之热，而传入血室则仍属肝家。当刺期门散血室实热，随其实而泻之，使周身汗出潮润，阴阳合则病自愈。

【六经辨析】

本篇有关"热入血室"的四条条文与《伤寒论》中内容相同，分别对应《伤寒论》第144条、第145条、第143条与第216条。

第一条太阳中风初起发热恶寒，邪在太阳经表，月经已来，至七八日，邪乘虚而入血室，热与血相结，血室瘀阻，气血运行不畅，正邪交争于少阳，使往来寒热如疟状，经水适断。依六经辨证，可辨为少阳病，以小柴胡汤和解枢机、助正达邪。

第二条妇人伤寒发热之际，适逢月经来潮，血室空虚，表邪化热内陷血室与血相结，气分属阳，血分属阴，阳气昼行于阳，夜行于阴，因此夜间血分之热与夜行阴分之阳相合，邪热扰动心神，故见"如鬼状"。邪热离太阳之表，未入阳明之里，依六经辨证，可辨为少阳病。若将谵语误认为阳明胃实谵语，则泻下徒伤胃气，病在下焦而非上焦，故不宜妄用上中二焦之药。泄热下焦即自愈。

第三条太阳中风，经水适来，七八日后，虽热除脉迟身凉，但见胸胁下满，谵语等，此为邪热乘虚离表往里传。如 269 条："伤寒六七日，无大热，其人躁烦者，此为阳去入阴故也。"即邪气离表入里，太阳表证已罢，入少阳半表半里也，邪入里化热，与血搏结；热入血室，肝脉受阻，气血不利，故见胸胁满闷、疼痛，状如结胸；血热扰心，心神不宁，故见谵语，属少阳阳明合病，治从少阳同前法。

第四条阳明病，谵语，若与腹满痛，潮热，便结共见，则属阳明腑实证。阳明热盛，内破血分，热入血室，破血妄行，则见下血，病及少阳，但头汗出，为气机不通、郁热熏蒸于上所致，属阳明少阳合病，刺期门以行气泄热，濈然汗出热从外散，则正胜邪却，阴阳平衡而病愈。

四条条文虽症状各异，但病因均为热邪，病机均属血热相搏，证治以泄热为主，辨证可属少阳病、阳明少阳合病。本证与伤寒少阳证均见往来寒热，同用小柴胡汤，但伤寒少阳证以"往来寒热、口苦、咽干、目眩、脉弦"为主要症状，并无月经变化，以小柴胡汤和解少阳；热入血室证可见经行中断，热邪初结血室，有正气外趋之势，故以小柴胡汤既解在表寒热，又清散血室之热结。热入血室与阳明腑实证均可见谵语，但热入血室为热扰血分，故夜而谵语，后者热在气分，谵语昼重夜轻。误下或犯上二焦可致邪陷入里，传变他经，终至坏病。

【现代应用】

小柴胡汤中含有黄酮、挥发油、三萜皂苷等化学成分，具有解热、抗炎、免疫、保肝、抗肿瘤、改善心肌缺血等药理作用。小柴胡汤对垂体 - 肾上腺 - 皮质功能和糖皮质激素具有双向调节作用。实验研究发现，小柴胡汤能够维持各类神经递质的稳态，增强神经营养，调节雌激素和孕激素及其下游信号通路，保护神经元。同时，在消化系统方面具有保护胃黏膜、增加胃肠道平滑肌收缩、促进胃排空等作用；免疫系统方面常被用于治疗类风湿关节炎、自身免疫性肝炎、乙型肝炎、慢性肾小球肾炎、肾病综合征等。

【临床验案】

许叔微治一妇病伤寒，发寒热，遇夜则如见鬼状。经六七日，忽然昏塞，涎响如引锯，牙关紧急，瞑目不知人，病势危困。许视之，曰：得病之初，曾值月经来否？其家云：经水方来，病作而经遂止，得一二日，发寒热，昼虽静，夜则有鬼祟，从昨日不省人事。许曰：此乃热入血室症。仲景云：妇人中风，发热恶寒，经水适来，昼则明了，暮则谵语，如见鬼状，发作有时，此名热入血室。医者不晓，以刚剂与之，遂致胸膈不利，涎潮上脘，喘急息高，昏冒不知人。当先化其痰，后除其热。乃急以一呷散投之，两时顷，涎下得睡，省人事，次授以小柴胡汤加生地，三服而热除，不汗而自解矣。

按：本案妇人伤寒，遇夜如见鬼状，六七日突发阴闭，究其原因症结在适逢月经来潮，妇人血室空虚，表邪乘虚化热内陷血室与血相结，气属阳，血属阴，血热于夜间更盛与夜行阴分之阳相合，邪热扰动心神，故见"如鬼状"。医者未明病机，看到谵语以为邪在阳明，遂以刚剂泻下，以至胃气大伤，中焦气机不利，少阳内传厥阴，痰热上扰，痹阻心包，邪犯厥阴故见胸膈不利，涎潮上脘，喘急息高，昏冒不知人等症状，当先化其痰解其标，后除其热治其本。

（二）阳明病

阳明病是外感病过程中邪入阳明，正邪相争剧烈，邪热盛极的阶段，其性质多数里、热、实证。阳明感邪发病，每易导致胃肠功能失常，邪从燥化，是以《素问·阴阳脉解》云："阳明主肉，其脉血气盛，邪客之则热，热甚则恶火。"柯韵伯则谓："阳明为成温之薮。"邪入阳明，邪正相争剧烈，故多表现为邪盛正实，这是阳明为病的主要特征，故其病变性质多表现为里热实证。

1. 大黄甘遂汤

【原文】

妇人少腹满如敦状，小便微难而不渴，生后者，此为水与血俱结在血室也，大黄甘遂汤主之。（13）

【证治机制】

少腹满、小便不利看似为太阳里证，外邪由表入里，结于膀胱，气化不利，形成小便不利的蓄水证，而若外邪化热循经入里，与血结于下焦，可见少腹急结或硬满、发狂或如狂、小便自利之蓄血证。此证妇人少腹满，小便微难，非不利也非自利且口不渴，正如仲景后言此为水与血俱结在血室，水血同病。太阳里证传里，水血同病有阳明、太阴之分，"实则阳明，虚则太阴"，水邪与瘀血为有形实邪内聚，依六经辨证，此条方证可辨为阳明病，治以大黄甘遂汤，攻血逐水兼施。

【方剂组成】

大黄四两，甘遂二两，阿胶二两。

上三味，以水三升，煮取一升，顿服之，其血当下。

【方解】

大黄入阳明胃经，《神农本草经》曰其"下瘀血，血闭寒热，破癥瘕积聚。"其性通泄，入血分，大黄用了四两，与其在承气汤方中的分量相同，为下血之用；甘遂入太阴经，苦寒性降，善行经隧水湿，直达水停之处，使水从小便出，《本草正义》载其有"攻水破血"之功，功在逐水；阿胶入阴分，助药入血室，又能扶正滋阴，使水血下之不伤阴。

【现代应用】

大黄甘遂汤中大黄有促进肠道蠕动，改善肝组织脂肪变性及炎性浸润，保护肝脏的作用，还有抗多种病原微生物的作用如抗病毒、抗炎与抗真菌，可以缩短凝血时间、利尿、抗衰老。甘遂其醇浸膏有显著的泻下作用，能强烈刺激肠黏膜，引起炎症性充血和肠蠕动增加而造成峻泻，能终止小鼠、家兔及豚鼠的中、晚期妊娠，并对小鼠免疫系统的功能表现为明显的抑制作用。大黄甘遂汤为妇科急症要方，经常用于难产、急性盆腔炎、闭经、癥瘕等以少腹满痛为主要表现的疾病中。有后世医家认为"生后者"非指产后或并不囿于妇科疾病，如《类聚方广义》载："此方不特治产后，凡经水不调，男女癃闭，小腹满痛者，淋毒沉滞，霉淋小腹痛满不可忍，泄脓血者，皆能治之。"《勿误药室方函口诀》载："男子疝证，小便闭塞，小腹满痛者，此方尤有验。"因此，大黄甘遂汤也用于治疗肝硬化腹水、精神分裂症、尿潴留、癫痫、附睾淤积症等疾病。凡阳明病，出现少腹满或痛，小便微难者，无论男女均可酌情使用。

【临床验案】

癸未6月，有店伴陈姓者，其妻患难产，两日始生，血下甚少，腹大如鼓，小便甚难，大渴，医以生化汤投之，腹满甚，且四肢头面肿，延予诊治。不呕不利，饮食如常，舌红苔黄，脉滑有力，断为水与血结在血室，投以大黄甘遂汤，先下黄水，次下血块而愈。病家初疑此方过峻，予曰：小便难，知其停水，生产血少，知其蓄瘀，不呕不利，饮食如常，脉滑有力，知其正气未虚，故可攻之。若泥胎前责实，产后责虚之说，迟延观望，俟正气既伤，虽欲攻之不能矣。病家坚信之，故获效。（易巨荪医案）

按： 妇人产后多虚多瘀，然而此人血下甚少，可知内有瘀血，血行不利，四肢头面肿为水液代谢失司，膀胱气化不利，不呕不利，饮食如常，舌红苔黄，脉滑有力，知其正气未虚，内有水与血结在血室，水饮、瘀血互结，病属阳明，不可再拘泥"胎前责实，产后责虚"之说，以大黄甘遂汤下血逐水。若医家以滋补之剂，恐助热生火，徒伤正气，或日久由实转虚，邪入太阴，病必难除。

2. 抵当汤

【原文】

妇人经水不利下，抵当汤主之。(14)

【证治机制】

抵当汤方在《伤寒论》出现 2 次，第 124 条、第 125 条用于治疗太阳病蓄血重证，第 237 条、257 条用于治疗阳明病蓄血证。此篇出现症为妇人经水不利，指行经不畅，继而发展为闭经，是由第 10 条"经水不利"日久发展而来，彼为病之初，此为病之渐。蓄血有太阳蓄血与阳明蓄血，同为热与血结，太阳蓄血为太阳表邪入里，化热与血互结下焦，可见少腹急满，小便自利，或发狂等症，多为"新瘀"，而阳明蓄血为阳明邪热与久有瘀血相结，可见发热、善忘、消谷善饥，大便色黑等症，多为"久瘀"，此条妇人先有行经不畅，瘀血停留，日久化热与久瘀相结，邪气阻隔，脉道不通，遂有经血不得下行，当属阳明蓄血证。除经水不利下以外，可见小腹硬满疼痛，善忘、易饥、大便色黑等症状，舌暗或有瘀斑，脉象沉涩，若病程日久，还可见肌肤甲错等症状表现，治用抵当汤，破血逐瘀。

【方剂组成】

水蛭三十个（熬），虻虫三十枚（熬，去翅足），桃仁二十个（去皮尖），大黄三两（酒浸）。

上四味，为末，以水五升，煮取三升，去滓，温服一升。

【方解】方中虻虫、水蛭皆入阳明、厥阴，为血肉有情之品，药性峻猛，直入血络，有破血逐瘀之效，专攻瘀血；大黄入阳明经下瘀血，通闭结、桃仁逐瘀破血，四味药同用，遂成破血逐瘀之峻剂，非瘀血实热证，切勿轻投。本方亦可治男子下焦蓄血，而见少腹急满之症。

【现代应用】

药理研究表明，抵当汤可改善血液流变学，有强抗凝作用和纤溶活性；有抗癌和增强机体免疫功能的作用；可改善胰岛素抵抗，调节血脂，保护内皮功能，提高抗炎因子水平，保护脑细胞等多种作用。其中，水蛭具有抗凝、抗血栓、抗肿瘤、细胞保护、脑保护、抗纤维化及抗炎等多种作用。虻虫具有改善血液流变学的作用，明显减少血浆中纤维蛋白原含量，对血小板的最大聚集率有显著的抑制作用。桃仁可通过改善血流动力学，实现活血化瘀的作用，增加脑血流量，降低脑血管阻力，同时能明显的增加灌流液的流量，改善血流动力学，有预防肝纤维化的作用，是预防肝纤维化及促进肝纤维逆转的一味良药，还有抗炎、抗氧化及提高免疫力的作用。大黄可以调节胃肠功能、抗病原微生物、抗肿瘤、保护心脑血管、抗炎、保肝及抗衰老等。除妇科病证外，抵当汤还应用于急性脑出血、脑梗死、脑血栓等脑血管病变；糖尿病、代谢综合征等内分泌系统疾病；血栓性静脉炎、下肢血栓形成等周围血管病；急性尿潴留、慢性前列腺炎等泌尿生殖系统疾病；精神分裂症等心理疾病等诸多病证中。

【临床验案】

余尝诊一周姓少女，住小南门，年约十八九，经事三月未行，面色萎黄，少腹微胀，证似干血劳初起。因嘱其吞服大黄䗪虫丸，每服三钱，日三次，尽月可愈。自是之后，遂不复来，意其瘥矣。越三月，忽一中年妇人扶一女子来请医。顾视此女，面颊以下几瘦不成人，背驼腹胀，两手自按，呻吟不绝。余怪而问之，病已至此，何不早治？妇泣而告曰：此吾女也，三月之前，曾就诊于先生，先生令服丸药，今腹胀加，四肢日削，背骨突出，经仍不行，故再求诊！余闻而骇然，深悔前药之误。然病已奄奄，尤不能不一尽心力。第察其情状，皮骨仅存，少腹胀硬，重按痛益甚。此瘀积内结，不攻其瘀，病焉能除？又虑其元气已伤，恐不胜攻，思先补之。然补能恋邪，尤为不可。于是决以抵当汤予之。虻虫一钱，水蛭一钱，大黄五钱，桃仁五十粒。明日母女复偕来，知女下黑瘀甚多，胀减痛平。唯脉虚甚，不宜再下，乃以生地、黄芪、当归、潞党、川芎、白芍、陈皮、茺蔚子活血行气，导其瘀积。一剂之后，遂不复来。后六年，值于途，已生子，年四五岁矣。（曹颖甫医案）

按：此女经事三月未行，面色萎黄，少腹微胀，予大黄䗪虫丸化瘀补虚，而未奏效。原按谓：丸药之效否，与其原料之是否地道，修合之是否如法，储藏之是否妥善有关，故服大黄䗪虫丸而未效者，不能即谓此丸竟无用也。此病属阳明，患者积邪日久，耗伤正气，病邪入里，转属太阴、少阴，现见少腹胀硬，重按痛益甚，此瘀积内结。虽元气已伤，恐不胜攻，但补能恋邪，尤为不可，所以予抵当汤一剂峻下瘀血，后以调补善后。

3. 猪膏发煎

【原文】

胃气下泄，阴吹而正喧，此谷气之实也，膏发煎导之。（22）

【证治机制】

阴吹即人前阴排气有声，如后阴矢气状，为谷气之实也。《伤寒论》第180条："阳明之为病，胃家实是也。"《金匮要略·中风历节病脉证并治》第5条："趺阳脉浮而滑，滑则谷气实，浮则汗自出。"谷气实则趺阳脉滑，趺阳主脾胃，谷气实即胃家实，证属阳明。阳明不能升发谷气上行，辨为浊邪，反泄下利，胃肠燥结而大便不通，胃中下行之气，不得遵循常道从后阴排出，而迫走前阴，故从阴户作声而吹出。治用膏发煎通腑泻实，养血润燥。

【方剂组成】

猪膏半斤，乱发如鸡子大三枚。用法同前。

【方解】

猪膏润燥、可润导大便，通利血脉，乱发利尿，猪膏发煎未入阳明而有阳明之用，以润燥而行通便泻实之用。大便一通，气机顺畅，中焦气机正常运行，气归常道，阴吹即止。

【临床验案】

陈妇，42岁。得一隐疾，不敢告人，在家亦不敢外出，偶有客至，则回避于房中，半年不愈。不得已而就诊于予。问其每天有十余次发作，每发则连续不断吹气四五十次，持续一二分钟，响声很大。按其脉沉细带数，饮食动作皆如常，余无所苦，唯大便干结，三五日方解一次。《金匮要略》谓："此谷气之实也，以猪膏发煎导之"。遂照方服用，进服1剂，大便连泻数次，斯证顿愈，信古方之不谬也。（刘天鉴医案）

按：患者脉沉细带数，此为胃气下泄，病属阳明。胃主燥主降，外邪侵袭阳明，致胃肠功能失调，邪从燥热而化，燥热之邪与肠中糟粕搏结而成燥屎，腑气不通，阳明之气不循常道而见阴吹频频，用猪膏发煎泻下大便则愈。

（三）太阴病

太阴指手太阴肺和足太阴脾，先天禀赋不足、脾阳素虚或过食生冷，失治误治损伤脾阳，均可使寒湿之邪直中或转归太阴，发为太阴病。病在太阴，病位多在里，病性属虚，兼变证包括太阴兼表证、太阴兼腹痛证及寒湿发黄证等，治疗当温之。

1.甘麦大枣汤

【原文】

妇人脏躁，喜悲伤欲哭，象如神灵所作，数欠伸，甘麦大枣汤主之。（6）

【证治机制】

本病的发生多由情志不遂或思虑过度导致，肝气郁结，化火伤阴，五脏阴液亏损，虚火躁动，五脏俱病，其病始于肝，而累及心、脾、肺、肾，脾主运化，为津液、气血化生之源，若脾气健旺，气血津液化生充足，则可资源他脏，五脏之阴充盈，虚火自灭，脏躁诸症自平，即所谓"脾为孤脏，中央土，以灌四傍"之意。故治用甘麦大枣汤，以补脾为主，兼养心肝。此病多见于妇女，思虑过度或久病伤阴，或产后亡血，致五脏失于濡养，五志之火内动而扰乱心神。依六经辨证，可辨为太阴病。

【方剂组成】

甘草三两，小麦一升，大枣十枚。

上三味，以水六升，煮取三升，温分三服，亦补脾气。

【方解】

方中甘草甘平性缓，入足太阴脾、足阳明胃经，养太阴之阴液，培植中州，健运气血化生之源，缓肝急为君，大枣性温味甘，甘平质润而性缓，亦入太阴，补益太阴脾气，协助甘草补中益气，缓急柔肝，调和阴阳。正合《素问·脏气法时论》所谓"肝苦急，急食甘以缓之"的治疗原则。小麦养心肝、安心神，心主血，肝藏血，脾统血功能正常，则五脏之阴充，五志之火降，三味相合，共成补脾养心、缓急止躁之效，实属治脏躁之良剂，补脾之佳方。

【现代应用】

甘麦大枣汤具有升高白细胞、镇静、催眠、抗惊厥、促进离体平滑肌收缩等作用，无不良反应。近年来，甘麦大枣汤单方或复方用于妇科、神经系统、五官科、小儿科的某些疾病，是一个常用方剂。临床上对癔症、神经衰弱、癫痫、更年期综合征等多种精神神经性疾病有一定疗效。此外，对心血管系统、消化系统疾病等，见有言行失常、无故悲伤、喜怒不节、心烦不得眠，或恍惚多梦，或坐卧不安，或身如蚁行，或汗多口干、不思饮食、大便秘结、畏声光、喜独居等，见有舌红少苔、脉细数，以上症状不必悉具，均可用之。如心烦失眠、舌红少苔，心阴虚明显者，可加生地黄、柏子仁等养心安神；如头晕目眩、肝血虚者可加酸枣仁、当归等养肝安神。

【临床验案】

1936年于山东菏泽医院诊一男子，年30余，中等身材，黄白面色，因患精神病，曾2次去济南精神病院治疗无效而来求诊。查其具有典型的悲伤欲哭，喜笑无常，不时欠伸，状似"巫婆拟神灵"的脏躁证，遂投以甘麦大枣汤。甘草9g，淮小麦9g，大枣6枚。药尽7剂而愈，追踪3年未发。(岳美中医案)

按：脏躁病虽多见于妇人，但不唯妇人独有，男子亦有患之。因此，尤在泾所云"脏躁，沈氏所谓子宫血虚，受风化热者是也"似不可从。笔者认为脏，指五脏，五脏有五志，心在志为喜，肝在志为怒，脾在志为思，肺在志为忧，肾在志为恐，五脏功能失调，五志发于外而生情绪诸症。悲伤欲哭乃病在肺，《金匮要略释义》云"脾主四肢，脾气虚则伸。"依六经辨证本病属太阴病，予甘麦大枣汤则愈。

2. 半夏厚朴汤

【原文】

妇人咽中如有炙脔,半夏厚朴汤主之。(5)

【证治机制】

妇人自觉咽中如有炙烤的肉块一样梗阻不适,吐不出咽不下,但饮食如常,无梗阻,后世称为"梅核气"。本病多因情志因素所致,肝失条达而气机郁结,气郁则津液结聚而成痰,痰凝气滞搏结于咽喉所致。咽喉者,病所之处,司开阖似枢纽,半表里之位也,故其病位在半表半里。痰凝气结,痰饮的产生根责于太阴,气结责之于少阳,又痰饮之邪易阻滞气机,气结易生痰饮之邪,二者互为因果,故其病机为肝脾失调、水气同病。依六经辨证,可辨为太阴少阳合病,属气郁痰阻证。

【方剂组成】

半夏一升,厚朴三两,茯苓四两,生姜五两,干苏叶二两。

上五味,以水七升,煮取四升,分温四服,日三夜一服。

【方解】

方中半夏入太阴、厥阴,功擅化痰散结,降逆和胃,除太阴痰饮,复太阴脾运,又辛开苦降以散结;厚朴升中有降,长于行气开郁,下气除满,温通除滞。茯苓渗湿健脾,太阴脾运湿去,痰无由生,增强半夏化痰之力;苏叶理肺金升降,调肝木气机,协厚朴开郁散结,同为臣药。生姜宣散水气,降逆止呕,并解半夏之毒,为佐药。半夏厚朴汤属辛温之剂,宜用于痰凝气滞尚未化热之证。但痰气交结日久则容易化热,若见咽部红肿、咽痛咽干者,宜去生姜,加入清热利咽、咸寒化痰之品,如瓜蒌仁、杏仁、桔梗、连翘等,若咽喉不利,声音嘶哑属肺肾阴虚,虚火上逆者,则选用麦门冬汤,或百合类方。

【现代应用】

半夏厚朴汤能有效促进胃肠排空,对胃肠黏膜起到一定的保护作用。本方醇提物可以通过多途径达到抗抑郁作用。半夏厚朴汤的镇呕止吐、增进肠道功能、镇静催眠、抗抑郁等多种作用在临床应用广泛。

【临床验案】

杨某,男,65岁,1965年10月28日初诊。10年来,自觉咽中梗阻,胸闷,经4个月的治疗已缓解。在1963年曾复发1次,近日来又自觉咽间气堵,胸闷不畅,经检查无肿瘤。六脉沉滑,舌正苔黄腻。属痰湿阻滞,胸中气机不利,此谓梅核气。治宜开胸降逆,理气豁痰。方药:苏梗3g,厚朴3g,法半夏6g,陈皮3g,茯苓6g,大腹皮3g,白芥子3g(炒),炒莱菔子3g,薤白6g,降香1.5g,

路路通 3g，白通草 3g，竹茹 3g。10 剂。一剂两煎，共取 160ml，分早晚食后温服。

11 月 8 日二诊：服上药，自觉咽间堵塞减轻，但偶尔稍阻，食纳无味，晨起痰多色灰，失眠，夜间尿频量多，大便正常，有低热。脉转微滑，舌正苔秽腻。湿痰见消，仍宜降气、和胃、化痰为治。原方去薤白、陈皮，加黄连 1.5g，香橼皮 3g，白芥子加 1.5g。10 剂，煎服法同前。

11 月 22 日三诊：服药后，咽间梗阻消失，低热已退，食纳、睡眠、二便均正常。不再服药，避免精神刺激，饮食调理为宜。（蒲辅周医案）

按：本证与甘麦大枣汤一样不独妇人独有，现代生活节奏加快，压力随之增加，焦虑、紧张的情绪越来越常见，而且偏于年轻化，情志不调，气郁痰阻，搏结于咽喉可见咽喉气机不利；搏结于胸中，可见胸中气机不利，如胸闷，憋气等；搏结于肝络，可见两胁胀痛；搏结于胃脘，可见胃脘隐痛，纳呆等证，百证频生。病时调节情绪，予疏肝理气药物则症状缓解，当情绪不畅时再度发生，反复发作，皆有情绪因素发生或加重，治宜顺气降逆，解郁豁痰，此患者见舌苔黄腻，湿热象重，故蒲老加黄连、竹茹、白通草、白芥子等清化之品，后期生活情绪调护是关键，避免精神刺激是防止诱因再度引发疾病。

3. 旋覆花汤

【原文】

寸口脉弦而大，弦则为减，大则为芤；减则为寒，芤则为虚；寒虚相搏，此名曰革，妇人则半产漏下，旋覆花汤主之。（11）

【证治机制】

本条见于《金匮要略·血痹虚劳病脉证并治》及《金匮要略·惊悸吐衄下血胸满瘀血病脉证治》，论述各有侧重，虚劳中主要阐述精血亏损的脉象，血病中主要论述虚寒亡血，本条主要论述妇人半产漏下。妇人半产或漏下，下血不止，气血亏虚，寸口脉弦而大。黄元御谓："弦则阳衰而外减，大则阴衰而内芤，减则阳气不足为寒，芤则阴血不充而为虚。"因虚而寒气结，虚寒相搏，故见革脉。本证的病位在里，病性属寒，为本虚标实。弦脉属少阳主脉，证见一派虚象寒象，依六经辨证，此条方证可辨为太阴少阳合病，虚寒夹瘀证。久漏多瘀，急则治其标，缓则治其本，旋覆花汤顿服之散结化瘀，邪祛后当以温补法治其太阴虚寒证，正如"先散结聚，而后温补"之谓。

【方剂组成】

旋覆花三两，葱十四茎，新绛少许。

上三味，以水三升，煮取一升，顿服之。

【方解】

旋覆花辛开苦降，咸软温通，入太阴消痰除痞，降逆行水，葱性辛温，可以通阳外达，辛香祛浊开痹，《名医别录》言能除"肝中邪气"，新绛活血祛瘀。旋覆花汤全方通阳化瘀行气，通血脉。本方为救急之方，血止瘀除后当根据病证另行调补，以益气补血，温阳散寒为主。

【方剂应用】

温病大家叶天士善用旋覆花汤，常以此方化裁治疗久咳、喘嗽、胁痛、黄疸、月经不调、癥瘕、血证等病证。根据旋覆花汤的功效特点，对"初为气结在经，久则血伤入络"进行了阐发，由此提出了"络病学说"，系统提出辨病在气分、血分、在经在络及络之虚实的辨治体系，创立"辛润通络"的治法理论。从《临证指南医案》所录的旋覆花汤证的医案中，叶氏络病辨证首先辨其在气在血，其次辨其在经在络，如涉及络脉，则需要辨其络脉虚实，是否累及奇经。吴鞠通在叶天士辛润通络的基础上进一步变通，创立"苦辛淡合芳香开络法"，将旋覆花汤去葱、新绛，加生香附、苏子霜、茯苓、陈皮、半夏、薏苡仁治疗伏暑湿温胁痛，变内伤杂病方为外感热病剂。将辛润通络及香附旋覆花汤法结合起来创立新绛旋覆花汤治疗肝络瘀滞不通及妇人肝郁血瘀的病证。当代医家在探究、总结、发挥经方的基础上，用旋覆花汤加用活血、化痰、理气、宣络之品，配伍形成具有清通肝络、滋阴润络等功效的多种方剂，治疗气血瘀滞肝经循行部位的多种病症。例如本方治迁慢性肝炎，可加养血柔肝、活血化瘀之品；治肋间神经痛，加活血化瘀之品配伍虫类药，以加强通络止痛之效；治干性胸膜炎，常加养血活血、通络止痛之品；用本方加桃仁、红花、赤芍、丹参等治疗冠心病，亦有良好效果。

4. 当归芍药散

【原文】

妇人腹中诸疾痛，当归芍药散主之。（17）

【证治机制】

当归芍药散首见于"妇人怀妊，腹中疠痛，当归芍药散主之。"关于当归芍药散的两条条文，仲景只给出腹痛一症，需以方测证。当归芍药散方，当归、芍药、川芎补血活血，通脉止痛，重在调理血分，茯苓、白术、泽泻利水化湿，重在调理水分。由此可见，当归芍药散适用于水血同病，后世总结本方为肝脾两调之方，主治肝郁脾湿，气血瘀滞证。病为在里，依六经辨证，当归芍药散方证可辨为太阴厥阴病。

【方剂组成】【方解】见前妊娠中。

【现代应用】

当归芍药散在女性生殖系统方面主要运用于痛经及乳腺增生的治疗。

【临床验案】

刘某，女，37岁，1990年3月5日初诊。经行腹痛，伴心悸、头晕、耳鸣。素有痛经史。腹内有一癥块，压痛明显，近日痛剧。舌边紫，脉细涩。证属血瘀，胃内停饮。治宜活血健脾利水。用当归芍药散化裁：当归10g，白芍15g，川芎6g，云苓10g，白术10g，泽泻10g。每日1剂，水煎服。共服12剂后腹痛止，癥块消失而痊愈。（任存德医案）

按：此人经行腹痛伴心悸、头晕等症，可知腹痛属虚，现腹内癥块，压痛明显，为脾虚湿阻，气血瘀滞所致，脾虚气血生化乏源，胞宫失养，故"不荣则痛"，日久血瘀水湿停滞，故"不通则痛"，与太阴病提纲"腹满而吐，食不下，自利益甚，时腹自痛"相合。脾胃为气血生化之源，脾主土，治中央，为胃行其津液，四肢百骸皆禀气于胃，太阴脾虚，气血生化无源，故可见一系列太阴脾虚之症。土壅木郁故厥阴肝失于调达，气机不畅，血行不利，加重瘀血。本案患者素有痛经史，腹内癥块、舌边紫、脉细涩皆为瘀血之象，其心悸、头晕、耳鸣属胃内停饮，当归芍药散具气血同调，培土疏木的作用，故能奏效。

5. 小建中汤

【原文】

妇人腹中痛，小建中汤主之。（18）

【证治机制】

小建中汤见于《金匮要略·血痹虚劳病脉证并治》《金匮要略·黄疸病脉证并治》，虽主病证不同，但均属脾胃虚寒，病机治法相同。《伤寒论》第100条"伤寒，阳脉涩，阴脉弦，法当腹中急痛，先与小建中汤。"由此可见，小建中汤方证的脉象当为阳脉涩、阴脉弦。脉浮取而涩主虚，脉沉取为弦主寒。《金匮要略心典》曰："营不足则脉急，卫不足则里寒。"故妇人腹中痛总由虚寒所致，腹痛当为绵绵作痛，喜温喜按，还可见心悸、神疲乏力，大便溏稀等。其病位在里，病性属寒。依六经辨证，可辨为太阴病，故用小建中汤温中培土，以复脾之健运，使气血流畅，腹痛自消。

【方剂组成】见前虚劳中。

【方解】

小建中汤由桂枝汤略施变化而成，小建中汤证病已不在太阳，邪入太阴也。小建中汤方，由桂枝汤倍芍药加一升胶饴而成，虚寒里急而腹痛必以甘药补中缓急。胶饴，味甘，入太阴脾经，功专扶土，力可建中，善缓里急，最止腹痛。合辛以生阳，合酸以生阴，与桂枝汤阴阳合而荣卫行，腹痛自去。

【现代应用】

小建中汤对多种实验性胃溃疡有保护作用，能有效降低血中参与胃肠黏膜保护屏障破坏的主要炎性因子 IL-6 的含量，抑制胃泌素的生成，从而减少胃酸分泌；同时，通过抗炎作用、调整免疫功能，及增强胃黏膜的抗氧化能力，发挥对胃黏膜的保护与治疗作用。在慢性胃炎及消化性溃疡等治疗中，小建中汤对根除幽门螺杆菌感染有效，且存在量 – 效正相关关系。研究为小建中汤温中补虚、缓急止痛的功效提供了一定的药理学依据。

（四）少阴病

少阴包括手少阴心经和足少阴肾经。心属火，主藏神，肾属水，主水液，内寓元阴元阳。生理状态下，心火下蛰于肾以暖肾水，肾水上济于心以制心火，心肾相交，水火既济。若素体少阴阴虚或阳虚，外邪乘虚直中少阴，或失治误治，太阳或太阴转属少阴，都可发为少阴病。少阴病本证包括寒化证、热化证、阳郁证，以阳虚寒化证为主。

肾气丸

【原文】

问曰：妇人病饮食如故，烦热不得卧，而反倚息者，何也？师曰：此名转胞，不得溺也。以胞系了戾，故致此病。但利小便则愈，宜肾气丸主之。

【证治机制】

肾气丸在其他篇章亦有见到，《金匮要略·血痹虚劳病脉证并治》第 15 条："虚劳腰痛，少腹拘急，小便不利者，八味肾气丸主之。"《金匮要略·中风历节病脉证并治》附方："崔氏八味丸治脚气上入，少腹不仁。"（《金匮要略辑义》记载：崔氏八味丸即仲景肾气丸。）《金匮要略·痰饮咳嗽病脉证并治》第 17 条："夫短气有微饮，当从小便去之，苓桂术甘汤主之。肾气丸亦主之。"《金匮要略·消渴小便不利淋病脉证并治》第 13 条："男子消渴，小便反多，以饮水一斗，小便一斗，肾气丸主之。"综上，肾气丸可用于治疗虚劳腰痛、少腹不仁、痰饮、消渴等，体现了肾气丸的广泛应用与异病同治思想。此篇以肾气丸治疗转胞，转胞病的主症为小便不利，伴见倚息、不得卧、烦热。不见寒热，而饮食如故，则病不在阳明、太阴。肾主水，与膀胱相表里，膀胱乃州都之官，津液藏焉，气化则能出焉，肾司膀胱气化，少阴之气不振致膀胱气化不利，水不下行而见小便不通，此为本；水道不通，浊音上逆，故见倚息、不得卧，邪扰胸膈而觉烦热，影响手太阴气机宣降，此为标。依六经辨证，转胞病可辨为少阴病，予肾气丸温阳化气，通利小便。

【现代应用】

肾气丸具有一定的免疫调节作用，其免疫调节机制为抑制免疫器官萎缩，调节免疫细胞及免疫球蛋白水平，从而保证机体的正常免疫功能。肾气丸可降低多种炎症因子水平，减轻炎性物质浸润程度，对体液免疫和细胞免疫均有调节作用。此外，肾气丸对自身免疫系统疾病也能发挥一定治疗作用。肾气丸还具有改善体内自由基的损伤、调节免疫功能、抑制炎症等药理作用。在神经系统、免疫系统、内分泌系统、循环系统等多系统疾病中效果显著。

（五）厥阴病

厥阴经包括手厥阴心包经与足厥阴肝经。肝主藏血，内寄相火，性喜条达而恶抑郁，调畅一身气机，心包经以三焦为通路滋养肝木，温养肾水。邪犯厥阴，出现上热下寒，寒热错杂证。"厥者，尽也"，阴阳气不相顺接则见阴阳交争，出现手足厥冷等症。

1. 温经汤证

【原文】

问曰：妇人年五十所，病下利，数十日不止，暮即发热，少腹里急，腹满，手掌烦热，唇口干燥，何也？师曰：此病属带下。何以故？曾经半产，瘀血在少腹不去。何以知之？其证唇口干燥，故知之。当以温经汤主之。（9）

【证治机制】

妇人年五十所，天癸已断而见下利，数十日不止，属于崩漏。妇人曾经小产，冲任气血受损，时至老年，冲任更虚，邪直中厥阴，寒邪乘虚克于胞宫，"胞中有寒，瘀不行也"，故见少腹里急；刺痛拒按，血不循常道，冲任不固，故见经行淋漓。积瘀生热，热入阴分，阳气至暮而入阴，故见暮而发热，热损阴分，故见手掌烦热。其根在于虚冷结气在下焦，瘀血郁而化热在上焦，出现寒热错杂，阴阳相争之象，依六经辨证属厥阴病，冲任虚寒为本，瘀血为标。血寒久积，非温不开，予温经汤温养血脉，生新去瘀。

【方剂组成】

吴茱萸三两，当归、川芎、芍药各二两，人参、桂枝、阿胶、牡丹皮（去心）、生姜、甘草各二两，半夏半升，麦门冬一升（去心）。

上十二味，以水一斗，煮取三升，分温三服。亦主妇人少腹寒，久不受胎，兼取崩中出血，或月水来过多，及至期不来。

【方解】

温经汤方共12味药，是仲景为数不多的药味多的方子之一，吴茱萸入厥阴肝经，温厥阴血脉，逐冷降气，润而不燥，桂枝、生姜辛温，温通气血畅达经脉，温下寒以治本，当归、川芎、芍药调补冲任，牡丹皮辛寒，入阴分，善清厥阴伏火，阿胶滋阴清热，润燥养血，半夏辛开苦降，平调厥阴寒热，入阳明经，与冲任相通，直达病所行气散结、麦门冬清金润燥以防木火刑金，人参入戊土益胃气，走己土助脾阳，补中生津，甘草入金木两家之界，培植中州，养育四傍，合而滋补气阴，清上温下，寒温并投，以治厥阴。

【现代应用】

温经汤能显著降低血瘀大鼠的红细胞压积、全血黏度、纤维蛋白黏度、血浆黏度，且长时间使用具有较强的补血作用，还具有改善大鼠卵巢结构和功能的作用。临床多用于治疗月经不调、不孕症等妇科疾病。

【临床验案】

李某，女，45 岁，1993 年 5 月 5 日初诊。10 年前因做人工流产而患痛经。每值经汛，小腹剧痛，发凉，虽服止痛药片而不效。经期后延，量少色暗，夹有瘀块。本次月经昨日来潮，伴见口干唇燥，头晕，腰疼腿软，抬举无力。舌质暗，脉沉。

证属冲任虚寒，瘀血停滞。治宜温经散寒，祛瘀养血。予温经汤：吴茱萸 8g，桂枝 10g，生姜 10g，当归 12g，白芍 12g，川芎 12g，党参 10g，炙甘草 10g，牡丹皮 10g，阿胶 10g，半夏 15g，麦冬 30g。服 5 剂，小腹冷痛大减。原方续服 5 剂，至下次月经，未发小腹疼痛，从此月经按期而至，俱无不适。(刘渡舟医案)

按： 妇人流产之后，冲任空虚，寒邪乘势而入，凝滞气血，瘀阻胞宫，行经时气血凝滞不通，不通则痛，故见小腹剧痛。如《妇人良方大全》曰："夫妇人月经来腹痛者，由劳伤气血，致令体虚，风冷之气客于胞络，损于冲任之脉。"厥阴肝经受寒，肝主疏泄失常，寒凝血瘀胞络，口唇干燥为瘀血外征。血不寻常道，故胞宫空虚，气血亏虚而见头晕，腰疼腿软，抬举无力。上见口干唇燥，下见小腹凉、头晕、抬举无力，为上热下寒，寒热错杂证冲任虚寒为本，瘀血内留为标，投温经汤而取效。

2. 土瓜根散方

【原文】

带下，经水不利，少腹满痛，经一月再见者，土瓜根散主之。(10)

【证治机制】

足厥阴肝藏血，主疏泄，血行不利多夹瘀血，妇人瘀滞胞脉，气滞血瘀而见少腹满痛。瘀血不去，蓄泄失常，可见月经量少淋漓，色暗有块，舌紫暗或有瘀斑，脉弦或涩。仲景拟土瓜根散方，以酒送药，增强散瘀通滞之功。

【方剂组成】

土瓜根、芍药、桂枝、䗪虫各三分。

【方解】

土瓜根即王瓜根，味苦性寒，功在以清热活血消瘀，桂枝辛温通阳行滞，合芍药以通滞和营，䗪虫破瘀攻坚。四味合用，共成化气行滞、活血通瘀之效，以酒服，助其散瘀通滞之力。

（六）变证

妇人吐涎沫，医反下之，心下即痞，当先治其吐涎沫，小青龙汤主之。涎沫止，乃治痞，泻心汤主之。（7）

小青龙汤方见痰饮中。

泻心汤见惊悸中。

【语义浅释】

妇人吐涎沫，医者不用温散反用下法，则见心下痞满，应当先以小青龙汤治其吐涎沫，再以泻心汤治疗痞满症状。

【六经辨析】

妇人吐涎沫，乃上焦有寒，以方测证，当伴见表寒症，其病机为表寒内饮，依六经辨证，此条方证可辨为太阳太阴合病。本应散寒化痰消饮，医者误用下法，太阳表证未罢，而势必损伤中阳，邪陷更深，寒饮内结遂成心下痞。如尤在泾曰："然虽痞而犹吐涎沫，则上寒未已，不可治痞，当先治其上寒，后治其中痞……表解乃可攻痞也。"遂先以小青龙汤治上寒，散太阳表寒，化太阴里饮。服用小青龙汤后，太阳表证罢，后以泻心汤治痞。若太阴病过用麻、桂、姜、辛等温燥之品，或寒湿郁久化热，阳复太过，由虚转实，太阴转出阳明，阳明里热壅滞中焦而成痞，以三黄泻心汤主之。若太阴里饮未罢，脾阳虚衰，传至厥阴，太阴虚寒水饮与阳明里热互结，治从厥阴，甘草泻心汤主之。泻心汤在《伤寒论》中为方不一，半夏泻心汤主呕利痞，生姜泻心汤主水利痞，甘草泻心汤主虚利痞。因此亦应视具体病情，参考诸条遣方用药。

若表里同病，里证不重，表证势急，自当先治其表，如《伤寒论》所说"太阳病，外证未解，不可下也，下之为逆"即属此例。本条表证未解，误下出现表邪内陷，变生他证，故应权衡轻重，先表后里治疗。

（七）外用方

1.矾石丸

【原文】

妇人经水闭，不利，脏坚癖不止，中有干血，下白物，矾石丸主之。（15）

【证治机制】

妇人经水闭塞不通，乃因瘀血停留胞宫所致，积久化热，热灼血干，日久成干血，坚结不去，经血受阻不得下行，故经水不利。干血日久蕴内化生湿浊，郁而化热，湿热下注而见白带频出，色或黄或赤，质稠味重，或有前阴瘙痒等症状。仲景以矾石、杏仁二味药研末，用蜜炼制成如枣大的丸药，纳入阴道中，矾石散仅可去胞宫湿热，仍需内服活血化瘀之剂除干血。

【方剂组成】

矾石三分（烧），杏仁一分。

上二味，末之，炼蜜和丸枣核大，内脏中，剧者再内之。

【方解】

《长沙药解》提到："矾石，入足太阴脾、足太阳膀胱经，善收湿淫，最化瘀浊，黑疸可消，白带能除。"其味酸、涩，性寒，外用解毒杀虫，燥湿止痒，内服可解除风痰；合苦润之杏仁，破其郁陷之滞气以润燥，佐之白蜜滋润，三味合用，具有清热除湿，敛涩止带，杀虫止痒之效。

2. 蛇床子散

【原文】

蛇床子散方，温阴中坐药。（20）

【证治机制】

妇人前阴寒冷，为肾阳虚衰，邪在少阴，寒湿凝聚下焦故见带下清稀澄澈，伴腰痛，小腹冷等症状，治疗当"温阴中"。

【方剂组成】

蛇床子仁。

上一味，末之，以白粉少许，和令相得，如枣大，绵裹内之，自然温。

【方解】

蛇床子入足少阴肾经，以散作坐药，直达病所，以温其受邪之处，《神农本草经》载蛇床子"主妇人阴中肿痛，男子阴痿湿痒，恶疮等。"其性温，温阳散寒，味苦辛，祛风燥湿止痒，如沈明宗所说："胞门阳虚受寒……但寒从阴户所受，不从表出，当温其受邪之处，则病得愈。"除外治法外，可以内服温肾壮阳的药物以协同增效。

3. 狼牙汤

【原文】

少阴脉滑而数者，阴中即生疮，阴中蚀疮烂者，狼牙汤洗之。（21）

【证治机制】

《金匮发微》中阐明少阴脉指两尺脉，尺脉以候肾，肾主前后二阴，阴中为肾之窍，脉滑为湿，数主热，故少阴脉滑而数是下焦湿热盛的征象。湿热蕴结于前阴，日久则热瘀血腐而蚀烂成疮，浸淫甚致阴中糜烂疼痛，以狼牙汤清热燥湿、杀虫止痒。

【方剂组成】

狼牙三两。

上一味，末之，取腊月猪脂煎，以槐枝绵裹头四五枚，点药烙之。

【方解】

尤在泾曰："狼牙味酸苦，除邪热气，疗瘙恶疮，去白虫，故取治是病。"狼牙首载于《神农本草经》，以根芽入药名狼牙，后扩展以全草入药名狼牙草（即《中药学》中仙鹤草的别名），《备急千金要方》首用于治疗小儿阴疮。仙鹤草入手少阴心经、足厥阴肝经，可解毒截疟、止痢、收敛止血，古代以其根芽入药，谓其有杀虫作用，可治疗阴蚀阴疮，仙鹤草鲜品捣烂外敷或用其茎叶熬膏调蜜还可治疗疮疖痈肿。现代药理研究显示，仙鹤草有抗肿瘤、降血糖、镇痛抗炎、抗疟、杀虫等作用，可用于治疗阴道炎、阴道滴虫病等。

4. 红蓝花酒方

【原文】

妇人六十二种风，及腹中血气刺痛，红蓝花酒主之。（16）

【证治机制】

魏念庭曰："此六十二种之风名，不过风之致证多端，为百病之长耳！"六十二种风，泛指风邪，妇人经期或产后，风邪乘虚袭入腹中，风邪与血气相搏，血瘀气滞，经脉阻滞不通，不通则痛，可见腹中刺痛，为瘀血之征。以红蓝花借酒力活血行气，通经止痛。

【方剂组成】

红蓝花一两。

上一味，以酒一大升，煎减半，顿服一半。未止，再服。

【方解】

红蓝花辛温，有活血通经之用，酒以温和其血，助其辛热之性，"治风先治血，血行风自灭"，红蓝花酒辛温助血运行，行散其瘀，血开气行，风自散也，故方中不用祛风药，而能治风血相搏之证，腹痛可止。

除红蓝花酒方证（疑非仲景方）及外治方（矾石丸方证、蛇床子散方证、狼牙汤方证）外，妇人杂病篇各方证均可从六经进行归类辨析，笔者联系《伤寒论》相关条文、互勘《金匮要略》前后篇章、参考后世医家注释，对其各自病脉证并治进行阐释分析，继而从病位、病性、病机、方证，结合六经病的特征及其合病、并病的理论进行归纳、总结。

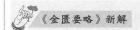

参考文献

[1] 曹颖甫.金匮发微 [M].北京：中国医药科技出版社，2014.

[2] 陈明.金匮名医验案精选 [M].北京：学苑出版社，2001.

[3] 南京中医药大学南京中医学院.金匮要略 [M].上海：上海科学技术出版社，2018.

[4] 刘渡舟.金匮要略诠解 [M].北京：人民卫生出版社，2013.

[5] 陶汉华.金匮要略研读心悟 [M].北京：人民卫生出版社，2008.

[6] 李克光.金匮要略译释 [M].上海：上海科学技术出版社，2010.

[7] 陈亦人.伤寒论译释 [M].上海：上海科学技术出版社，2010.

[8] 乔模，乔欣.《金匮要略》运用六经辨证论治杂病探讨 [J].山西中医，2011，27（12）：1–3.

[9] 林昌松.《金匮要略》在杂病辨证中的特点 [J].长春中医学院学报，2001（1）：1–3.

[10] 宋红普，姚佳音.《伤寒论》和《金匮要略》临证思维模式探讨 [J].上海中医药杂志，2019，53（1）：45–47.

[11] 张聪慧.《伤寒杂病论》比较性辨证思维之探讨 [D].济南：山东中医药大学，2011.

[12] 杨梅.基于《金匮要略》复杂病症辨治体系的理论研究 [D].济南：山东中医药大学，2021.

[13] 张世霞，邢宇红.试析仲景妙用六经辨治杂病 [J].山西中医学院学报，2011，12（1）：9–10.

[14] 吴文军.俞根初"以六经钤百病"学术思想研究 [D].成都：成都中医药大学，2018.

[15] 赵金铎.论《金匮要略》之痉湿暍 [J].河南中医，1983（5）：1–4.

[16] 郑丽.《金匮要略》论治"湿病"方证研究 [D].北京：北京中医药大学，2012.

[17] 姚荷生，伍炳彩.《伤寒论》证候分类纲目——太阳变证（续五）[J].江西中医药，2010，41（10）：5–6.

[18] 姚荷生，姚梅龄，伍炳彩.《伤寒论》证候分类纲目——太阳变证（续六)[J].

江西中医药，2010，41（11）：5-8.

[19] 姚荷生，姚梅龄.《伤寒论》证候分类纲目——太阳变证（续七）[J]. 江西中医药，2010，41（12）：5-7.

[20] 何若苹，徐光星，何任. 湿病方证与临床——《金匮要略》方证与临床系列之二 [J]. 浙江中医杂志，2009，44（2）：83-86.

[21] 姚荷生，姚梅龄.《伤寒论》证候分类纲目——太阳变证（续八）[J]. 江西中医药，2011，42（2）：3-7.

[22] 何易，马晓峰."百合病"与"小柴胡汤证"异同辨析 [J]. 实用中医内科杂志，2015，29（7）：53-55.

[23] 叶进. 关于百合病的讨论 [J]. 上海中医药杂志，1992（8）：40-42.

[24] 张再良，杨文喆. 辨病辨证话六经 [J]. 新疆中医药，2009，27（1）：1-4.

[25] 吕黎明."疟属少阳"之我见 [J]. 江西中医药，1985（3）：48-49.

[26] 邓飞强. 论少阳病往来寒热与疟病寒热休作 [J]. 广西中医药大学学报，2020，23（3）：43-45.

[27] 万田莉，郑闪闪，金春宇，等. 浅谈开阖枢理论在《金匮要略》疟病治疗中的运用 [J]. 天津中医药，2021，38（12）：1581-1585.

[28] 李进，史载祥.《金匮要略·中风历节病脉证并治》中风病范畴探析 [J]. 中医杂志，2020，61（12）：1033-1036.

[29] 唐瑛，赵庆，闫颖，等. 痹与历节病名考辨 [J]. 中国中医基础医学杂志，2016，22（1）：10-11，14.

[30] 刘佳佳，曹灵勇，许家栋，等. 从太阴中风理论探讨血痹病传虚劳 [J]. 中华中医药杂志，2021，36（8）：4504-4507.

[31] 左黎黎. 胡希恕经方医学痹证证治规律探讨 [D]. 北京：北京中医药大学，2017.

[32] 刘佳佳，林树元，曹灵勇. 试论太阴中风证及主治方药黄芪桂枝五物汤 [J]. 中华中医药杂志，2018，33（4）：1291-1293.

[33] 付守强，冯慧，孔柄坛，等. 浅谈从表中里三层辨治阳明空虚证 [J]. 环球中医药，2021，14（11）：2026-2028.

[34] 赵鸣芳. 试论桂枝汤系列方证与太阴病之关系 [J]. 新中医，2010，42（11）：118-119.

[35] 喻爱萍，章浩军. 章浩军六经辨治血痹经验 [J]. 国医论坛，2020，35（1）：56-58.

[36] 张建生，陈志斌."六经方证辨证"在肺病中的应用 [J]. 福建中医药，2019，50（2）：56-58.

[37] 王浩，张念志，张一萌，等. 六经辨证在肺胀治疗中的应用 [J]. 中医杂志，2016，57（8）：708-710.

[38] 屈杰，孔文霞，李培，等. 六经理论辨治咳嗽 [J]. 中医学报，2019，34（8）：

1609–1612.

[39] 邱敏，孙科，陶劲，等.《金匮要略》胸痹"阳微阴弦"病机探微 [J]. 中国中医基础医学杂志，2017，23（2）：151–152.

[40] 吴毅锋，郑峰. 开阖枢理论在《金匮要略》胸痹病治疗中的运用 [J]. 中医杂志，2018，59（18）：1615–1617.

[41] 于磊，张涛，钟凯.《金匮要略》寒疝病探析 [J]. 浙江中医杂志，2021，56（11）：845–846.

[42] 侯养彪，林寓淞，杨涛. 运用六经九分法辨治腹满病 [J]. 上海中医药杂志，2016，50（10）：32–34.

[43] 罗尚杰. 太阴（肺系）里证的辨证分类研究 [D]. 南昌：江西中医药大学，2021.

[44] 范顺，郝征. 痰饮六经辨治初探 [J]. 长春中医药大学学报，2019，35（1）：6–9.

[45] 丁念，郑承红. 从六经辨治消渴病的思考 [J]. 湖北中医药大学学报，2018，20（5）：54–57.

[46] 唐瑛，沈宏春，王科闯，等. 浅议《金匮要略》消渴病的辨证论治体系 [J]. 江苏中医药，2011，43（6）：73–74.

[47] 王仃仃. 基于《伤寒论》六经辨证体系的水气病证治规律研究 [D]. 济南：山东中医药大学，2017.

[48] 王博. 水气病的六经辨治规律初探 [D]. 成都：成都中医药大学，2008.

[49] 张文勇. 黄疸六经辨证初探 [J]. 国医论坛，2001（1）：4–5.

[50] 陈新胜. 黄疸六经辨治 [J]. 湖北中医杂志，2007（11）：40–41.

[51] 娄亮，郭华. 六经血证辨治探析 [J]. 吉林中医药，2017，37（3）：230–234.

[52] 陈晶.《金匮要略》呕吐病证治源流研究 [D]. 沈阳：辽宁中医药大学，2010.

[53] 崔巍，赵德喜. 当归芍药散方证内涵探微 [J]. 中医学报，2021，36（11）：2285–2288.

[54] 杨娇娇.《金匮要略》妇人产后及杂病之六经辨证研究 [D]. 杭州：浙江中医药大学，2018.

[55] 孙达，陈烨文. 以仲景学说为中心探讨妇科病病因病机 [J]. 中医临床研究，2020，12（17）：15–18.

相 关 图 书 推 荐

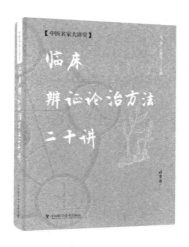

主编　倪　青　王祥生

定价　88.00 元

　　基于理论与临床实践相结合的宗旨，本书系统梳理了临床实践中辨证论治的具体思路与方法，比较全面地概括了临床辨证论治过程中所面临的各类具体问题，并以案例加以说明。全书共 20 讲，分别介绍了辨证论治中常用的五种方法，即从主诉出发的辨证论治方法、以刻下症为核心的辨证论治方法、诊断次序中的辨证论治方法、辨证论治的步骤及层次辨证法，同时涉猎辨证论治过程中的四诊信息收集与应用、寒热虚实错杂证辨证，以及辨证论治过程中的求属论思想、整体恒动观、无症可辨的思维模式、病因病机理论、体质学说、气化理论、情志因素、正邪学说、五脏相关学说等。本书为笔者学习中医 30 余年临床心得体会，也是带教临床医生的讲稿，可供中医类的临床医师、研究人员、医学生参考、阅读、借鉴。

相 关 图 书 推 荐

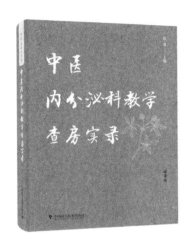

主编　倪　青

定价　88.00 元

　　本书由中国中医科学院广安门医院内分泌科的专家们组织编写，原汁原味地记录了病例讨论的全过程；系统介绍了科室教学查房的实际病例 23 例；内容涉及 110 多个病症（包括糖尿病、甲状腺疾病等内分泌代谢疾病及其并发症、合并症等）的中西医双重诊断及治疗方案的讨论；反映了中医内分泌科临床糖尿病及其相关病的"病证结合"诊疗技术的应用现状；体现了国内外糖尿病等内分泌及代谢疾病诊断与治疗的中医、西医最新进展。本书引经据典，强调循证证据与临床经验有机结合，可作为各级医院采用中医药治疗糖尿病等内分泌代谢疾病及其并发症的教学、临床工作参考书，可供基层医务工作者、住院医师、规培医师、医学生学习参考。

相 关 图 书 推 荐

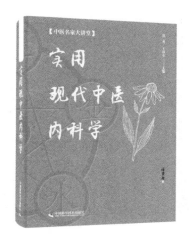

主编　倪　青　王祥生

定价　88.00 元

　　本书以内科疾病中医临床实用为宗旨，基于临床实践和大量文献研究，在充分采集临床证据，吸收最新临床研究成果的基础上编辑而成。本书主要整理了呼吸系统疾病、心血管系统疾病、消化系统疾病、肾脏疾病、风湿性疾病、血液系统疾病、内分泌系统疾病、代谢性疾病、神经系统疾病、感染性疾病等内科系统常见疾病的中西医认识、中西医诊断、中医辨证论治、中医病证结合治疗、常用中成药、常用中药单方验方以及非药物疗法等内容。可供从事中医内科临床工作的医务人员、研究人员、医学生在应用中医药防治内科疾病时参考、借鉴。